全国中医药行业高等教育"十四五"创新教材

中医病名学概论

（供中医学、中西医临床医学、针灸推拿学等专业用）

主　编　何清湖　邓奕辉　罗　健

全国百佳图书出版单位
中国中医药出版社
·北　京·

图书在版编目（CIP）数据

中医病名学概论 / 何清湖，邓奕辉，罗健主编.

北京：中国中医药出版社，2025.4. --（全国中医药行业

高等教育"十四五"创新教材）.

ISBN 978-7-5132-9320-4

Ⅰ. R22

中国国家版本馆 CIP 数据核字第 2025KP4984 号

中国中医药出版社出版

北京经济技术开发区科创十三街 31 号院二区 8 号楼

邮政编码　100176

传真　010-64405721

三河市同力彩印有限公司印刷

各地新华书店经销

开本 787×1092　1/16　印张 24.5　字数 566 千字

2025 年 4 月第 1 版　2025 年 4 月第 1 次印刷

书号　ISBN 978 - 7 - 5132 - 9320 - 4

定价　99.00 元

网址　www.cptcm.com

服 务 热 线　010-64405510

购 书 热 线　010-89535836

维 权 打 假　010-64405753

微信服务号　zgzyycbs

微商城网址　https://kdt.im/LIdUGr

官 方 微 博　http://e.weibo.com/cptcm

天猫旗舰店网址　https://zgzyycbs.tmall.com

全国中医药行业高等教育"十四五"创新教材

《中医病名学概论》编委会

李定祥（湖南中医药大学）

李钰佳（湖南中医药大学）

杨　虹（湖南省人民医院）

杨丽琴（广西中医药大学）

肖长江（湖南省中医药研究院）

肖碧跃（湖南中医药大学）

吴　丹（湖南中医药大学第一附属医院）

吴东升（湖南中医药大学第一附属医院）

何宜荣（湖南中医药大学）

张春芳（河南中医药大学）

张栎婧（南京中医药大学）

陈　聪（湖南中医药大学）

陈景伟（河北中医药大学）

易亚乔（湖南中医药大学）

罗银河（湖南中医药大学）

周月红（浏阳市中医医院）

周亚莎（湖南中医药大学）

周歆晨（长沙市中医医院）

胡宗仁（湖南医药学院）

祝　艳（河南中医药大学）

唐成剑（湖南中医药大学第一附属医院）

唐燕萍（湖南中医药大学）

曹　玉（上海中医药大学附属岳阳中西医结合医院）

曹　淼（湖南中医药大学）

康　臻（湖南省岐黄中医学研究院）

梁　媛（湖南中医药大学）

梁　静（广西中医药大学第一附属医院）

梁　慧（湖南省肿瘤医院）

覃艮艳（湖南中医药大学附属常德医院）

蔡昱哲（湖南中医药大学）

学术秘书　李钰佳（湖南中医药大学）

编写说明

中医，作为中华民族的传统医学，其疾病命名方式独特且多样化，然而标准化程度的不足在一定程度上阻碍了中医的现代化进程。目前中医病名的标准化研究成为中医药现代化进程中的关键和挑战。在教学方面，中医病名的概念、内涵与临床存在一定程度的脱节，对病、证、症等基本名词的定义不明确，相关概念既无法与传统的经验认知体系对接，又难以被西医理解。在临床方面，西医学病名已被广大医学工作者接纳，西医辨病、中医辨证的诊疗模式已成为当下中西医学结合模式的主流，这也将进一步加剧中医病名应用的弱化。因此，掌握中医病名对构建中医临床思维体系、指导中医诊疗具有重要意义。中医病名学是中医基础学科的重要组成部分，不仅能体现医学流派的演化脉络与发展态势，更能揭示不同历史阶段医学与文化的交融特色，对于医学经验的继承、文化的彰显，以及认知体系的构建都具有不可替代的作用。

本教材的内容包括了绪论、中医病名学发展简史、中医病名学理论基础、中医病名学命名原则及方法、病名等内容。绪论主要包括中医病名学的概念、主要内容和学习方法；中医病名学发展简史包括中医病名的萌芽时期、奠基时期、发展时期、完善时期及规范与标准时期；中医病名学理论基础包括阴阳五行学说、藏象学说、精气血津液神学说、经络学说；中医病名学的命名原则及方法，包括中医病名命名的五大原则和常用的九大命名方法；中医病名涉及广泛，主要包括外感类病名、寄生虫病类病名、中毒及意外伤害类病名、脏腑病及相关病类病名、情志病类病名、气血津液病类病名、头身形体病类病名、皮肤黏膜类病名、生殖病类病名、小儿相关病类病名、眼科类病名、耳科类病名、鼻病类病名、咽喉病类病名、口齿类病名、癌瘤病类病名、临时诊断用病名等疾病。

本教材以《中医临床诊疗术语 第 1 部分：疾病》（2020 版）国家标准为

蓝本，对 1369 种中医病名术语按照教材的形式重新排序，深度解读中医病名的定义、出处和主要证型。本教材适用于中医学、中西医临床医学、针灸推拿学等专业的学生，从事内、外、妇、儿、骨伤等领域的中医临床医生，以及对中医感兴趣的"西学中"人员。学习中医标准化病名，有利于学生构建中医临床诊疗思维体系，对中医药教学和中医临床、培养高素质中医人才具有重要的意义。

本教材由全国 50 余位专家共同编写，编委们在主编的统一部署下根据各自的专业领域进行编写，在编写过程中得到了湖南中医药大学、湖南医药学院的大力支持，在此表示诚挚的感谢。但是由于时间仓促，教材内容难免有疏漏之处，恳请各位专家和读者提出宝贵意见，以便再版时修订完善。

《中医病名学概论》编委会

2025 年 4 月

目　录

绪　论 ▷▷▷▷
·················

一、中医病名学的概念

病名是概括疾病全过程的总称。在中医的辨证思维理论体系中，通过四诊合参（望、闻、问、切）的方法，医生可以确定疾病的病名。在此基础上，进一步进行辨证分型，确立相应的治则治法及方药。确立准确的病名在中医诊疗中起着承前启后的重要作用，是中医病名学这一中医基础学科的重要组成部分。

中医病名学是在中医基础理论的指导下，通过综合运用"望闻问切"四诊方法，结合患者临床症状的具体表现，对所获得的资料进行辨病分析，从而得出疾病的病名的学科。掌握好中医病名学对于构建中医临床思维体系、指导中医诊疗过程具有关键意义。病名的正确与否直接关系到疾病证候分型的确立、治则治法及方药选择的正确性。如果病名确定错误，可能会导致整个诊疗过程的失误，造成一步错、步步错的局面。

二、中医病名学的主要内容

本教材的编写分为五个部分，即绪论、中医病名学发展简史、中医病名学理论基础、中医病名学命名原则及方法、病名等主要内容。绪论主要包括中医病名学的概念、主要内容和学习方法；中医病名学发展简史包括中医病名的萌芽时期、奠基时期、发展时期、完善时期及规范与标准时期；中医病名学理论基础包括阴阳五行学说、藏象学说、精气血津液神学说、经络学说；中医病名学的命名原则及方法，包括中医病名命名的五大原则和常用的九大命名方法；中医病名涉及广泛，主要包括外感类病名、寄生虫病类病名、中毒及意外伤害类病名、脏腑病及相关病类病名、情志病类病名、气血津液病类病名、头身形体病类病名、皮肤黏膜类病名、生殖病类病名、小儿相关病类病名、眼科类病名、耳科类病名、鼻病类病名、咽喉病类病名、口齿类病名、癌瘤病类病名、临时诊断用病名十七类疾病。以上内容，病名涉及上千种，内容充实、层次清晰，便于学习和查找，兼具"词典"和"教材"的双重作用。

中医辨病是中医临床诊断的重要环节，在现行的中医教学体系中，尚无中医病名学方面的教材和学科，这些中医病名散见在中医内、外、妇、儿等临床学科中。《中医病名学概论》教材以《中医临床诊疗术语 第 1 部分：疾病》（2020 版）国家标准为蓝本，以教材的形式，对 1369 种中医疾病名术语按照教材的形式重新排序，深度解读中医病名相关的知识和病名内涵外延，对其系统定义、注解，对国家标准进行优化升级。既弥补了中医辨病体系的缺失，又有利于该国家标准的推广宣传及运用，让国家标准"活起来"。本教材规范了中医病名的定义，使得病名学的研究及运用有据可依、病名学的继承和发展有据可循、病名学的临床及实践有据可查。这更利于学生构建中医临床诊疗思维体系，对中医药教学和临床运用，以及培养高素质中医人才具有重要的意义。

三、中医病名学的学习方法

中医病名学强调中医辨证论治体系的构建，将中医辨病运用于临床诊疗过程中。学习中医病名学必须培养正确的学习方法。

（一）培养扎实的中医基础理论

中医基础理论、中医诊断学等中医基础学科是中医病名学的基石，确立病名在中医诊疗过程中发挥着承前启后的作用。在中医理论的指导下，准确诊断病名，指导疾病证候分型的确立、治则治法及方药的选择，直接影响着临床运用。因此中医病名学是中医基础学科到中医临床学科的桥梁。中医病名学的诊断方法根植中医理论，如阴阳五行学说、藏象学说、精气血津液神学说、经络学说等，在诊疗过程中必须基础扎实，才能灵活运用辨病方法，从而正确诊断疾病。因此，要夯实中医基础理论，培养系统的临床思维，才能准确辨病辨证和审方用药。

（二）构建完整的中医诊疗思维

中医诊疗思维是将中医理论体系运用于临床实践的具体体现。中医诊疗全过程包括在中医基础理论指导下，利用中医诊断"望闻问切"四诊合参，明确病名，分辨证候，确定治则治法及方药。强化中医诊疗思维是提升中医综合水平的重要因素，准确的辨病则是中医诊疗思维的重要环节。

（三）实践中运用基本的中医辨病方法

中医辨病的过程，如同抽丝剥茧，精细而复杂。这一过程不仅需要深厚的中医理论基础，更需在实际临床中不断磨砺与运用。疾病的表现往往千变万化，甚至可能出现假象，如"大实有羸状，至虚有盛候"等真实假虚、真虚假实的情况，这无疑增加了准确辨病的难度。因此，医生在临床中，必须保持敏锐的洞察力和严谨的态度，以确保辨病准确，为后续的辨证施治奠定坚实的基础。

实践是检验真理的唯一标准。在中医领域，这一点尤为重要。临床是检验医生辨病是否准确的试金石，直接影响着治疗的效果和患者的康复。因此，在学习中医基础知识的同时，我们必须重视实践运用，将理论知识与临床实践相结合，不断探索、总结与提高。

为了更好地传承和创新中医药学，我们需要倡导"学经典、重临床"的理念，强调"早临床、多临床、反复临床"的医学教育模式。通过系统掌握中医基本的辨病理论和方法，结合丰富的临床实践，不断锻炼和提升临床诊疗思维，我们才能更好地掌握中医的精髓，实现中医药的继承与创新。

第一章　中医病名学发展简史 ▷▷▷

中医病名学发展史，即人类认识疾病的研究史，也是中医临床实践的发展史，是中医学在数千年临床实践中逐渐发展起来的，是历代医家在对疾病本质认知过程中凝练而成的概念集群，反映了中医对某一病种的本质及其特征的基本认识，并在发展过程中赋予了时代和社会的烙印。

病名是疾病的名称，一些病名不仅是疾病特点的具体表现，更体现了别具一格的中医特色。中医各种疾病的命名有其自身特点，具体包含病因、病理、病位、病性、病势、诊治方法、护理等系列内容，包括疾病内涵与外延的实质含义。疾病的内涵与外延是不断补充、修改、完善的过程。中医学对疾病的初步认识表现为确定病种并赋予病名，中华民族很早就开始对疾病进行命名，甲骨文中就已有 40 多种病名的记载。此后，从先秦时期的儒家十三经，到两汉时期的《史记》等史书，《说文解字》《释名》等辞书，《五十二病方》《病候》等简帛医书，对于病名的描述逐渐增多。这些文献为《黄帝内经》（简称《内经》）、《伤寒论》、《金匮要略》等经典著作逐步建立病名系统奠定了基础。纵览典籍，我们可以看到它们命名疾病的方式涉及症状（包括症状和体征）、病情、病因、病位、病性、病机等，这反映了中医辨病日益深化与细化的历史过程。

第一节　萌芽时期

中医病名的萌芽时期最早可以追溯到殷商时期，从甲骨文中散见的涉及病名的词汇到马王堆医书等各类同时期出土的竹简，都是这一时期重要的病名研究代表作。1943 年胡厚宣发表《殷人疾病考》，以卜辞研究殷人疾病之滥觞，谓"殷人之病，凡有头、眼、耳、口、牙、舌、喉、鼻、腹、足、趾、尿、产、妇、小儿、传染 16 种"。其后有《殷墟甲骨中所见口腔疾病考》《殷人疾病补考》《甲骨文中反映的疾病》《卜辞殷代医药卫生考》等多篇研究论文发表，开系统研究殷人对于疾病认识的先河。温少峰等搜集了 34 种与疾病相关的卜辞。李实释《齿辛》为新石器时期以来拔除侧门齿以示成年习俗的具体体现。于省吾释"匕凶十酒才病"为酒病；林乾良释"𤵐"为传染病之意，这些可视为中医病名研究最早的相关记载。

此外，湖北省荆门包山二号楚墓竹简中的部分内容为楚左尹邵龙贞问疾病的记载。邵氏死于公元前 316 年，竹简记录了自发病到死亡 15 个月的病情变化，可谓我国现存最早心脏病的病程记录。云梦竹简载有战国末至秦统一六国前的秦律，其中《封诊式》载有里典报告发现疑似麻风患者，医生检查发现的阳性体征，最后确诊送疠迁所的简文，反映当时麻风诊断水平很高，并有报告、鉴定、隔离一套完整制度。

1973 年马王堆古墓出土的一批古医书，进一步完善了中医病名的确立。这批古医书在病名研究史的主要贡献：《足臂十一脉灸经》《阴阳十一脉灸经》均早于《灵枢·经脉》，开经脉辨证的先河，提出"是动病"与"所产病"两类，并被后世典籍及医家沿用，而有"是动病""所生病"之说；《五十二病方》载 52 类疾病、103 种病，病名多为《内经》所未见，病因涉及六淫、外伤、虫兽伤、寄生虫、理化因素、过敏、邪祟等，分布于内、外、妇、儿、五官、皮肤各科。其小类分类具有鉴别诊断价值；《天下至道谈》对七损、八益有所解释，其中"七损"可视为房事养生相关的疾病描述；《阴阳脉死候》有对 6 种死证的描述。《脉书》的《六痛》论骨、筋、血、脉、肉、气的生理功能及其发病为痛的病证。此外，张家山汉墓出土的竹简《病候》为我国现存最早的疾病证候学著作，包括 67 种疾病，按头、上肢、躯干、下肢、全身顺序排列，病名与马王堆古医书病名大同小异，说明在两汉以前，中医学对于疾病已经开始有了较为统一的认识。居延汉简反映了公元前 102 年居延肩水烽燧地区戍边军民病伤情况，记载了传染病的疾死、疾温、伤寒、伤汗等症，内科的头痛、四肢不举、病心腹、支满、肠癖、滞下、痒等症，外伤的金刃伤、刺伤、自伤及痈肿等；还载有"地热多沙冬大寒"、军卒不服水土多病的内容。武威汉代医简在医史上的重要意义在于其较为详细地记载了各科多种疾病的病因病机、病候与治方，尤以创伤论述为详，对"七伤"有具体解释。两汉时期，中医病名已经从萌芽的简约逐步向稳定与统一迈进。

疾病一般被认为是人体正常形态与功能的偏离。病名研究史研究的是人类认识疾病的历史过程与规律，常涉及病名、病因、病理、病候、诊断、治疗、流行学等诸多方面。它既是医史学的一个独立学科，又是医学通史、专科史、医疗技术史等的基础并与之交叉渗透，其重要性是毋庸赘言的。综上可见，中医病名的认识最早可以追溯到殷商时期的甲骨文。但这是广义角度的认识，如果真正从狭义的中医学病名来看，中医对疾病成熟准确的命名最早可追溯到长沙马王堆出土的十余部中医古籍，这些古籍被认为是现存我国最古老的医学方书，成书于战国至秦汉之际。在这些出土的医书中，已经出现了概念化的疾病名，如"厥、痛、疽、疣、疥、疟、瘕"等，并且出现了以身体部位为主的疾病命名方式。如《阴阳十一脉灸经》中的"踝蹶（厥）、骨蹶（厥）、臂蹶（厥）、骭蹶（厥）、阳蹶（厥）"等，《五十二病方》中的"尻厥"等。

总而言之，中医病名在上述萌芽时期已然奠定了丰富的基础，并随着中医学术的发展而不断充实、不断更新。如成书早于《内经》的《五十二病方》仅提出了 50 多个病名，而《内经》则提出了 300 多个病名；张仲景《伤寒杂病论》提出了"痰饮病""百合病""狐惑病"等新病名。隋唐时期，中医病名得到充实。据统计，巢元方《诸病源候论》记载内科病达 1061 个。明清时期，随着温病的学说的形成与发展，医家增添了一些四时温热性疾病的名称。总之，随着中医学术的发展，中医病名不断得到创新、充实与补充。这是中医药学术发展的必然，是临床实践的客观需要。华夏民族的先民对于疾病的认知为之后的医学研究提供了丰富的素材。

第二节 奠基时期

以《内经》《伤寒杂病论》等经典著作为代表的古代医书，在继承前人对疾病认识的基础上，开始从医学理论及临床实践等方面系统剖析疾病。由此，中医病名的认识与研究进入了奠基时期。奠基时期的重要标志是对于疾病的命名已形成规律与方法，以便医者进行归纳、总结、联系乃至推演。

《内经》成书于战国至秦汉之际，但晚于《五十二病方》。从中医经典著作中可见，古代中医对疾病的命名方法，总体上大致有五种：①以症为名，如咳嗽病、胃脘痛、胁痛等；②以证为名，如风湿病、湿温病等；③以病理特点命名，如肺痿、肺痨等；④以疾病特征命名，如痉病、狐惑病、历节病等；⑤以发病原因命名，如内伤发热、中风等。而具体到分科疾病，其命名方法则多种多样，仅以外科疾病为例，就有以部位命名、以症状命名、以穴位命名、以脏腑命名、以病因命名、以形态命名、以颜色命名、以疾病特征命名、以大小范围命名、以有无传染性命名及以病势危急与否命名等多种命名方式。纵观古代中医对疾病命名的方法，虽有不完善之处，但多数仍是符合临床实际的，许多疾病的命名能反映疾病的基本病理变化及特点的演变规律，如肺痈、肺痨、癫狂、痫病、瘿病、痿病、肺胀、胸痹、疥疮、肠痈等，从而能较好地指导临床工作，久用不变。

一、以症状命名

以症状命名是最古老的方式之一，很多名称极其朴素，如咳是"咳咳"的拟声，呕是"呕呕"的拟声。进一步区分，有声无痰谓之咳，有痰无声谓之嗽，有痰有声谓之咳嗽；有声无物为呕，有物无声为吐，有物有声为呕吐，还有一种较为特殊的哕，是指吐出不消化的食物。

实际上在中医病名的萌芽时期，甲骨文文献中已经出现以症状命名的情况，如"疒疫"（"疒"表示疾病的意思）、"腹不安"。在《内经》这一中医专著出现之前，十三经等典籍中就保存了很多对疾病的认识，所提到的病名也以症状为主流。例如《周礼·天官》不仅讲到当时的宫廷已有医事分工，还描述了四时的常见病，曰："春时有痟首疾，夏时有痒疥疾，秋时有疟寒疾，冬时有嗽上气疾。"《内经》更多地采用了以症状命名的方式，对于一些常见症状如咳、痹、痿、厥、诸痛、肿胀、积聚、癫狂、痈疽均有专篇论述，还提出一些影响深远的认识，如"五脏六腑皆令人咳，非独肺也""风寒湿三气杂至，合而为痹也"。

以症状命名只是通过直观印象进行的一种朴素命名方法，而且只是抓住了疾病的表象，加上很多疾病很难用单一的症状来表述，故这种命名方式逐渐被后人舍弃，取而代之的是后述的几种。但不可否认以症状命名疾病仍有其经典性，也因此仍有不少病名被保留至今。例如，呼吸系统的咳嗽、哮喘，消化系统的呕吐、下利（泄泻）、便秘，各个部位的疼痛，以及出血、多汗、水肿、眩晕，这些症状具备高发性与特征性两个特点。《金匮要略》清晰保留了症状病名的演变轨迹，例如，张仲景将胸痹、心痛、短气合篇论述，并非这篇包含了三个病，而是强调胸痹病有发作性的特点，在发作和缓解时分别以心痛和短气为主症，曰"今阳虚知在上焦，所以胸痹心痛者，以其阴弦故也。平人无寒热，短气不足以息者，实也"。显然胸痹取代了原有的心痛和短气病名。再如，张仲景将咳嗽、肺痿、肺痈、上气等肺系疾病合篇论述，是对原有咳嗽一病的分化，即咳吐浊唾涎沫者为肺痿，咳吐脓血者为肺痈，兼有哮喘者为上气，再兼烦躁脉浮者为肺胀。另外，还将水饮所致的咳嗽划归痰饮病。即便沿用原有的病名，张仲景在继承《内经》的基础上也有所发展。例如《素问·汤液醪醴论》论述了水气病的治疗大法，曰"平治于权衡，去宛陈莝""开鬼门，洁净府"，张仲景演绎成"阴阳相得，其气乃行，大气一转，其气乃散""诸有水者，腰以下肿，当利小便，腰以上肿，当发汗乃愈"。此外，张仲景将水饮致病彻底分开：水液代谢障碍，全身停水，病势急，病性简者为水气病；水液输布障碍，局部停水，病势缓，病性杂者为痰饮病。在水气病部分，张仲景还采用了三种分类方法，较《内经》有了更大进步：一是根据发病阶段，分为风水、皮水、正水、石水、黄汗，体现病位由表入里，病势由急转缓。二是根据发病程度，分为气分、水分、血分，体现病位由浅入深，病情由轻到重。三是根据发病脏腑，分为五脏水，体现病位定位及五脏的分工合作。

二、以病情命名

当一种疾病症状较多，难以用症状命名，同时具有显著特征时，则以病情命名。外感病通常病势急，病情重，症状突出，这些特点就成为病名。例如，前述甲骨文文献中提到的"疒疫"，《周礼》提到"疾疠"，《左传》合称"疠疫"，考"疫"通"役"，"疠"通"厉"，均是描述瘟疫病的痛苦之状。再如，甲骨文文献中提到"疟"，考"疟"通"虐"，亦言疟疾的痛苦之状。以病情命名仍然只是抓住了疾病的表象，故后人进一步分化。

例如《内经》根据寒热发作的先后与有无，将疟疾分为寒疟、温疟、瘅疟，还根据病位差异，将疟疾按足六经和五脏进行了划分。再如，《内经》首次提出了霍乱病。霍，迅速、急骤；乱，缭乱、变乱。因本病发于顷刻之间、吐泻交作、挥霍缭乱，故名霍乱，其实就是急重之意。《灵枢·经脉》曰："厥气上逆则霍乱，实则肠中切痛，虚则鼓胀，取之所别也。"《素问》描述的霍乱病症状更多，而且经常与呕吐、下利、腹痛、腹满为互辞，故可以将其称为"吐下痛满症状群"。《伤寒论·辨霍乱病脉证并治》曰："问曰：病发热，头痛，身疼，恶寒，吐利者，此属何病？答曰：此名霍乱。霍乱自吐下，又利止，复更发热也。"明确了本病表里证并见的特点。后人进而认识到寒邪、时气、疫气均可导致霍乱，并进行了细分：气津充足，吐利显著者，称湿霍乱；气津不足，痛满显著者，称干霍乱；阳气衰微者，称为寒霍乱；邪热壅盛者，称热霍乱。

某些发病特征极为明显者，也采用病情命名。例如，浸淫疮是一种皮肤病，初起形如粟米，范围较小，瘙痒不止，搔破黄水淋沥，浸渍皮肤，蔓延迅速，浸淫成片，故以此特征命名。《金匮要略·疮痈肠痈浸淫病脉证并治》曰："浸淫疮，从口流向四肢者可治，从四肢流来入口者不可治……黄连粉主之。"再如，奔豚气是一种气从少腹上冲咽喉的发作性疾病，陆渊雷曰"谓之奔豚者，其状上冲，如豚之奔"，故以此特征命名。

三、以病因命名

以病因命名的方式，也早已有之。甲骨文文献中提到"祸风""蛊"（腹中寄生虫）"疒蛔""疒酒""雨病"等，《山海经》提到"暍"，淳于意之《诊籍》提到"中热""中寒"，《五十二病方》提到"诸食病""蛲虫病""诸伤"，基本囊括了常见的病因类型。

发现病因进行分类，并探索其发病规律，无疑具有重要意义。《左传·昭公元年》提出了著名的"六气致病说"（也被称为"六淫"），曰："六气曰阴、阳、风、雨、晦、明也。分为四时，序为五节，过则为灾。阴淫寒疾，阳淫热疾，风淫末疾，雨淫腹疾，晦淫惑疾，明淫心疾也。"《内经》延续了这种系统化的趋势，《素问·调经论》曰："夫邪之生也，或生于阴，或生于阳。其生于阳者，得之风雨寒暑；其生于阴者，得之饮食居处，阴阳喜怒。"

外感病是古代危害人类生命最严重的一类疾病，故对其病因的探索也最充分。《素问·生气通天论》曰："因于寒，欲如运枢，起居如惊，神气乃浮。因于暑，汗，烦则喘喝，静则多言，体若燔炭，汗出而散。因于湿，首如裹，湿热不攘，大筋软短，小筋弛长，软短为拘，弛长为痿。"张仲景对外感病的分类更加明晰。首先，由于汉代伤寒病高发，故张仲景详细探讨其诊治，这一部分后来独立形成了《伤寒论》。书中对于伤寒病进行了细分，其中一种分法是继承《难经》，将典型者仍称为伤寒，虚化者称为中风，实化者按化热轻重分为温病和热病（也可用于划分其他外感病）。其次，张仲景在杂病部分有条理地描述了其他外感病，包括时邪所致的痉病、湿病、暍病，风邪所致的中风病、历节病，疠气所致的阴阳毒病，外感病迁延所致的百合病、狐惑病，伏邪所致的疟病等。对于一些内伤性质的杂病，张仲景也直接用病因命名，如宿食病、蛔虫病、金疮病，或者以病因细化原有的病名，如将黄疸病再分为谷疸、酒疸、女劳疸。

四、以病位命名

单独以病位命名也是最古老的方式之一，甲骨文文献中以此为主流，如"疒目""疒耳"。此后，这种命名方式逐渐退出了历史舞台。不过某些病位病名仍然不能不提，如六经病。六经是太阳、阳明、少阳、太阴、少阴、厥阴六部经络的合称。既言外感病因，自然是从体表感受的，而经络是体表的核心。《金匮要略·脏腑经络先后病脉证》曰："经络受邪，入脏腑，为内所因也。"经络是沟通人体内外的通道的总称，运行其间的气血不断涨落。因此，受邪经络不同，外感病的演变就会有空间、时间、幅度、类型上的差异。例如，阳明病是指阳明经感受外邪所致的疾病，其表证虽然典型，但化热入里较快，而且往往入于胃肠，形成腑实证。依据这个原理，张仲景对于伤寒病又有了一个视角，即按受邪部位分为六经病。此外，在《金匮要略》中，相较于《伤寒论》用六经命名疾病的高度凝练，《金匮要略》则更直接地以脏腑辨证的方式直接进行病位命名，如"胸痹""心痛""支饮""悬饮""皮水""腹满"等，更直接地用病位加症状的方式进行了疾病命名，对辨证有着更加精准直接的指导意义。

五、以病性命名

单独以病性命名的方式中医学用得不多，却涉及虚劳病、痰饮病、消渴病这几种重要的疾病。虚劳病是一切慢性虚损性疾病的总称，虚为气不足，劳为形不足。《内经》对此高度重视，并提出了"虚则补之，劳则温之"的治疗大法。张仲景将其独立成篇，详述了其病因为"食伤、忧伤、饮伤、房室伤、饥伤、劳伤、经络荣卫气伤"，列举症状如"男子面色薄者，主渴及亡血，卒喘悸，脉浮者，里虚也"，并按五脏气血进行辨证论治。

关于人体停留的病理水液，中医学先后形成了"水""饮""痰"的概念。饮，作动词用，表示饮水；作名词用，表示水。痰，本作"淡"，淡是水之味、水之气、水之色，作名词用，也表示水。《内经》主要采用"水"的概念，同时倾向于用"饮"来表述蓄积在局部的病理水液。张仲景进一步细分了水和饮，同时开始用"痰"来表述潜伏在内部的病理水液，并首次"痰""饮"连用，确立了"蓄水成饮，伏饮成痰"的水饮病架构。

消渴病是一种津液耗损性疾病。消渴，同义词连用，《说文解字》均释为"尽也"，段玉裁说明了区别，曰"消，未尽而将尽也""渴、竭古今字，古水竭字多用渴"，二者只是程度轻重的不同。《内经》不仅提出了"消渴"，而且已经有了一定的认识。在此基础上，张仲景提出了该病的三种病因：一是内热耗津；二是误用攻伐伤津；三是气虚不能摄津。

六、以病机命名

综合病机的四要素来命名是最为成熟的一种方式。其中最为常用的就是病位加病性的方法，如前述的胸痹、肺痿、肺痈。还有一些较为复杂，例如五脏风寒病以五脏分病位，以中风、中寒分阳性和阴性病机，此处的"风"和"寒"不可理解为病因的风邪和寒邪。再如，痰饮病可以一分为四，停于胃肠为痰饮，停于胸膈为悬饮，停于腠理为溢饮，停于肺系为支饮。

总体来看，随着一批中医经典著作的流传，中医病名已经在前贤的研究与实践中得到了比较充分的论证，并据此指导临床、形成理法方药。这些早期形成的病名，虽然随着文辞演绎、文化变迁等，很多内涵与意义无法让今人直接理解，需要用古代的语言或中医的思维来进行诠解。但并不能就此否认其实践价值与临床意义。对文化功底扎实、中医思维熟谙的中医学者而言，奠基时期所形成的中医病名仍蕴含着古人对临床现象高度凝练的概括与总结，具有不可或缺的医学价值。

第三节　发展时期

隋唐至近现代，在中医经典著作的启迪下，中医历代医家所著各类典籍层出不穷，中医病名也不断丰富，进入了快速发展时期。

一、中医典籍病名丰富

《神农本草经》《肘后备急方》《诸病源候论》《备急千金要方》《本草纲目》等著作所涉及的病名研究较多。陈邦贤研究了《神农本草经》的疾病，计 170 余种，以邪气、蛊毒最多，认为蛊毒可能包括血吸虫病、神经疾病、女色病等。《肘后备急方》对疾病的论述之多属我国与世界之最：如对虏疮（天花）、沙虱毒（恙虫病）、虏黄（黄疸型传染性肝炎）、溪毒（血吸虫病）、狂犬病、脚气病的临床症状体征、诊治方法、病因、流行病学均有精确的描述，而以帛验尿检查黄疸进退、以狂犬脑敷伤口治狂犬病的人工免疫方法在当时更属先进。《诸病源候论》是我国现存最为完整的病因病候学专著，李经纬认为它在病因学上较《内经》有巨大进步，举凡传染病、寄生虫病、营养缺乏病、泌尿系结石、麻风等不受三因学说的束缚，进行了具体分析，代表了公元 7 世纪医学家对病因认识的最高水平。傅芳认为其对妊娠诊断、妊娠病、产病、产后病的病因病候分析极为中肯精细。乔守正认为其对口腔病如牙痛、龋齿、口腔黏膜病、颞颌关节脱位等病因病候，以及全身病与口腔关系的论述非常精辟。黄健认为其对精神病的论述涉及中毒性、传染性、营养障碍性精神病，妇产科、儿童精神病，水平很高，对后世影响深远。靳士英认为其对创伤出血的诊断贡献很大，对鉴别早期与晚期继发性出血，判断出血严重程度及诊断盗血（假性动脉瘤）的"糜沸跳手"的四诊合参方法均十分科学。其后，孙思邈可以说是我国百科全书式的医家，《备急千金要方》是我国最具影响力的方书之一。傅芳对近 50 年来对孙思邈的研究情况作了综述，认为《少小婴孺方》对妇儿疾病作了科学的系统分类；对急性传染病如痢疾、霍乱、疟疾等的病因、诊治均有较正确的论述；对麻风、飞尸（肺结核）的传染性认识深刻；对营养缺乏症、瘿病、脚气、夜盲的病因、诊断、治疗有精深的理解；以屦治瘿、以龟甲治佝偻病，以肝脏治夜盲，以谷白皮，大豆治脚气均卓有成效，认为孙氏是我国最早的营养专家。此外，不少学者就孙氏对麻风病、小儿皮肤病、骨伤科疾病、心身病、急症救治、伤寒学及对眼病、脚气、消渴、狂犬病的预防等方面的成就与学术思想进行了研究，认为孙氏贡献是巨大的。巢元方、孙思邈、陈无择、李时珍等前贤在临床中对病证进行了大量的研究，使中医临床开始走向细分化，而病名的数量也开始激增。

二、史学研究病名诸多

陈邦贤集二十六史和诸子百家中的医学史料，于 20 世纪 50 年代按朝代分期在《中华医史杂志》发表；其后编成《二十六史医学史资料汇编》，每期均有疾病专章分科叙述疾病，包括疫病流行、诊治，并有注释。湖北中医药研究院《经史百家医录》中《医史·灾疫》《医话·疾病》《医案》均有病名研究史内容。两书是研究病名研究史的工具书。郑洪新研究了《诗》中周人的疾病，将之分为五类：困苦病 8 种、忧思病 7 种、伤痛病 3 种、疾疠病 2 种、其他 5 种。王范之研究了《山海经》中先秦人的疾病，统计各科疾病共 51 种。这些散在于经、史、子、集中对于疾病的认识，不仅在一定程度上反映了当时的病谱，也是史学家对于中医病名客观的实录，进一步丰富了中医病名的内容。

三、流行病学史研究钩沉病源

近现代以来，关于寄生虫病、传染病、地方病等群体性疾病的研究逐步增多，体现了病名研究为现实服务、古为今用的研究方向。20世纪60年代，我国医家围绕国家提出的要控制消灭的若干疾病，进行了大量的病名史研究，在中、西医学杂志和医史杂志发表，反映了为防治严重危害人民健康疾病服务的努力。

1949年以前留下的病谱调查成果甚少。1935年卫生管理部门曾组织104家医院对29468例住院及门诊患者患传染病寄生虫病的情况进行调查。结果疟疾最多，占50.02%，钩虫病占13.1%。伤寒、副伤寒占11.1%，黑热病占7.8%，白喉占5.0%。1949年后，有学者对1939—1944年10种法定传染病资料作了汇集。关于古代对传染病病因、传染性、流行因素、流行史料研究也有相关研究论文发表。这些研究着眼于疾病的历史溯源，对鉴往知今的了解和认知古今、中外病名的对照以促进中医病名完善有很好的启发指导意义。

（一）对急性传染病的研究

1. 鼠疫 清代洪稚纯《北江诗话》、师道南《怪鼠行》记载最早，清代乾隆年间，云南鼠疫流行，据《俞曲源笔记》《药言随笔》，似是腺鼠疫与肺鼠疫并存。1935年广西卫生试验所研制鼠疫活疫苗成功，用于白鼠疫防治取效。中华人民共和国成立初期鼠疫波及17省区201县，查明媒介蚤类14种，媒介鼠类10种。经综合防治，1955—1956年基本控制人间与鼠间鼠疫流行。但1986—1990年，仍发生有人间鼠疫108例，死亡18人，发病率又有回升趋势。

2. 霍乱 古多属急性胃肠炎、食物中毒之类，我国真霍乱见于1821年世界第一次大流行期间，王孟英《霍乱论》中载典型症状的描述，其后每次大流行均波及我国，至1948年的一百余年间流行不断。中华人民共和国成立后，我国加强国境检疫综合防治，真霍乱已被控制。

3. 猩红热 章太炎、陆渊雷等对本病病史早有研究。陈方之认为其属阳毒、斑、疹、痧证等。对于仲景所论的"阴阳毒"，有以阳毒为是，阴毒为非者；有认为即阴阳毒者。叶天士所言雍正癸丑（1733）流行之烂喉痧、余师愚所言乾隆戊子（1768）疫疹、陈耕道《疫痧草》（1801）的疫痧、金德鉴《烂喉丹痧辑要》的烂喉丹痧，学者多认为皆属猩红热。关于译名，早期有红热症、疹子热症，1881年孔庆高译为玫瑰红症，1909年丁福保始从日文译为猩红热。

4. 白喉 属缠喉风、锁喉风、脾风等。《景岳全书》所载的锁喉风病例，可能为气管白喉；《重楼玉钥》《时疫白喉捷要》的病案多属咽及喉的白喉。近代中医对白喉十分重视，相关专著数量达20余种。1785—1909年，我国至少有较大局部流行10余次，中华人民共和国成立后加强预防接种，本病已被控制。

5. 天花　1985 年，马伯英于上海调查患病情况，65 岁以上者 653 例，接种牛痘者 531 例，接种人痘者 115 例，成功率各为 96.9%、97.4%，未接种天花率为 88.9%，证实人痘接种与牛痘同样成功。1979 年，世界卫生组织宣布世界消灭天花，主要归功于牛痘接种。李约瑟著文强调明清时代"藏苗""选苗"，实是一种减毒方法；马氏认为人痘接种日趋安全，其消灭天花功不可没。我国关于天花的最早记载见于《肘后备急方》。

6. 脊髓灰质炎　以《证治准绳》小儿惊瘫为最早记载。清代戴麟郊描述的"软脚瘟"更为具体；1930 年，谢少文首先在北平报告了 2 例急性患者。1941 年，病毒被成功分离。中华人民共和国成立后，该病在 1953 年的昆明和 1955 年的南通大流行。1957 年至 1959 年间，从 20 个城市的 371 份粪样中共分离得病毒 93 株，其中 Ⅰ 型、Ⅱ 型、Ⅲ 型分别占 57%、25.8%、17.2%。1959 年，我国从苏联引进了活疫苗生产技术。以顾方舟为首的研制组于 1960 年制成了 500 万份活疫苗，试用效果良好。1961—1964 年，该疫苗得到推广。之后，选用了稳定、安全的毒株，将其改为口服糖丸。1986 年，该病发病率降至 0.17/10 万，至今已多年未见病例发生。

7. 斑疹伤寒　古代包括瘟疫、阳毒等。近代该病首见于上海。1885—1934 年，我国经历了 15 次大流行，波及全国大部分地区，尤以北方为重，且常与天灾人祸相伴。1931 年，张汉民、罗京开始对此进行研究；1933 年，他们首先采用病原体方法证实了本病，并成功制成了虱肠疫苗。同年，谢少文也成功用鸡胚分离出了立克次体；1938 年，魏曦实现了该病原体的组织培养。抗战时期，上海每年发生病例达 1000 人，死亡率高达 18%，当时曾组织专门的灭虱队进行防控。中华人民共和国成立后，该病便已得到控制。

8. 恙虫病　以《肘后备急方》"沙虱毒"为恙虫病、"沙虱"为恙螨幼虫、"岭南"为流行区的描述最早。朱师晦查到唐代宣宗宰相李德裕贬崖州时所著《次柳旧闻会昌一品集》载有燕子筑巢衔泥着人肌肤可以发病，认为符合恙螨成虫、幼虫生活在泥土中的习性。施复晋、彭淑景首先报告 1949 年广州市流行的恙虫病。本病在我国西南和东南沿海地区有发生，传播媒介已查明为地里恙螨与红纤恙螨，1953 年赵树萱等发现猫及鼠类吞食病鼠可感染。除上述疾病，研究较多的还有乙型脑炎、狂犬病、流行性脑脊髓膜炎、伤寒、回归热等。

9. 寄生虫病　研究者多认为殷周之"蛊"，晋以后的"溪毒""蛊毒""蛊痢"，明清的"血蛊""蛊胀"为血吸虫病。流行病学：《肘后备急方》载"东间诸山县"，《诸病源候论》载"三吴以东及南"，《外台秘要》载句章、章安、豫章无村不有、无县不有，《寓意草》载东南沿海一带比他处更多，描述基本正确。近代，1905 年证实血吸虫病始于湖南；同年，在新加坡对一福建华侨进行尸检时发现了成虫及卵。1920—1930 年，陈方之调查了浙江地区的血吸虫病感染情况，发现感染率高达 33%。吴光首先开展了对保虫宿主的研究。1937 年，陈国忠对福清地区的疫情进行了调查，结果显示感染率为 56%。中华人民共和国成立初期进行的普查显示，本病遍及长江两岸及其以南的 12 个省区、373 个县市。经过综合防治，1958 年余江县最先消灭了血吸虫病。至 1988 年，累计治愈患者千余万人，灭螺面积达 114 亿平方米。然而，1993 年仍有患者百余万人，每年新发 3000～6000 例，钉螺分布面积达 35.5 亿平方米，尚未控制流行的地区有 118 个县，复燃的危险仍然存在。1984 年，《中华医史杂志》曾就曹操兵败赤壁是否因血吸虫病所致进行了探讨，但未能得出定论。

10. 钩虫病　唐代称"脾劳"，朱丹溪称"食劳疳热"，明代称"黄肿"，《丹台玉案》始认识到"多虫之为害"，其描述的晚期钩虫病甚为典型。清代《杂病源流犀烛》称"脱力黄"，《医门补要》称"粪毒"，清代中叶长江下游流行的桑黄病即此病。近代，1919 年颜福庆首先调查于萍乡煤矿；1938 年徐锡藩对钩虫肠内容物进行了研究。中华人民共和国成立初期的普查显示，我国感染人口达 2.5 亿，其中有症状者 2500 万例。北方主要为美洲钩虫，南方主要为十二指肠钩虫，各地感染率为 25%～73%。当时学者提出本病较血吸虫病感染尤为严重，应予重视。

11. 丝虫病　《诗经》"既微且尰"被认为是丝虫病最早的记载；"两足胫红肿，寒热如伤寒状，从此一月一发、半月数月一发""小便白如米汁""癫疝重坠，襄大如斗"，可能为丝虫引起的淋巴管炎、乳糜尿及阴囊象皮肿。近代，1878 年曼森在厦门发现致倦库蚊为班氏丝虫的中间宿主，1879 年又发现了微丝蚴的周期性。1872 年，米勒与曼森在厦门、梅多在宁波发现了象皮肿患者；1900 年，波尔克在苏州、1909 年怀特在潮州也相继发现了象皮肿患者。1926 年，李宗恩证实徐州、淮阴地区有班氏丝虫病流行。1931 年，冯兰州论述了我国丝虫病的分布、传播媒介及防治措施。1933 年，在厦门发现了马来丝虫患者；1936 年，又发现了中华按蚊是丝虫病的主要传播媒介。中华人民共和国成立后，1953—1954 年，在舟山进行了丝虫病的调查与防治工作；1956 年，全国范围内开展了丝虫病的普查普治工作，如今已基本控制了丝虫病的流行。1980 年，从援赤道几内亚的人员中发现了 1 例罗阿丝虫感染者。

12. 疟疾　甲骨文"疟"为本病最早的记载。《内经》有《素问·疟论》《素问·刺疟论》专篇。《神农本草经》论及治疗多用常山；《肘后备急方》又用青蒿；宋以后有用砷剂的记载。近代，1871 年我国建立了海关疟疾统计制度，曼森、米勒在厦门对疟疾进行了调查。1920 年，辛德尔与冯兰洲成功地用间日疟原虫感染了中华按蚊等蚊虫。1932 年，冯兰洲调查了厦门农村地区的疟疾情况，发现脾大率为 70.2%，原虫阳性率为 78.0%。1934 年，张理觉对京沪铁路沿线的疟疾进行了调查，结果显示脾大率为 19.31%，原虫阳性率为 12.61%。1938 年，钟惠澜在世界上首次报告了吸毒者因共用针头而感染疟疾的病例。1946 年，他与林巧稚又共同报告了先天疟的病例。中华人民共和国成立初期的普查结果显示，间日疟除西藏外遍及全国；恶性疟次之，主要分布于秦岭淮河以南地区，以海南、两广地区最为严重；三日疟则呈散发状态。1972 年，我国研制出了青蒿素、蒿甲醚等新药，对恶性疟、脑型疟等疾病有较好的疗效。

13. 黑热病　清代《乳石山房医案》所论"疫痞"极似黑热病。近代 1913 年科克伦报告冀鲁皖有本病；1924 年研究者统计蔓延范围更广，以苏鲁为例，东三省亦有流行。20 世纪 30 年代钟惠澜、冯兰洲、胡正祥等进行了多方面的研究，诸如本病的潜伏期、临床分型、特殊类型、储存宿主等。1934 年姚永政报告中华白蛉为传播媒介。1950 年徐承荫报告本病流行于长江以北 15 省区，长江以南为零星地区，全国约 50 万患者，病死率很高。由于进行了综合防治，研究者创制了葡萄糖酸锑钠新药，1958 年本病已被消灭。

此外，研究较多者尚有姜片虫病、肝吸虫病、肺蛭等。

（二）对慢性传染病的研究

关于慢性传染病的研究以结核病、麻风病、梅毒为最多。程之范提出我国梅毒始于 16 世纪初，自印度传入广东而蔓延全国；《岭南卫生方》中杨梅疮方可能是 16 世纪初潘祖庵所附载，而过去所说姑精疮、阴蚀疮、下疳疮，均非梅毒，是可信的。他还指出，1979 年我国梅毒患病率锐减，1980 年发病率又复回升，应采取切实措施防止其再度蔓延。

（三）对地方病的研究

1. 地方性甲状腺肿　魏如恕温习了大量文献，认为"瘿病"即本病，他考证了古代有关病名、症状、患者性别、年龄及发病率、病因病机、分类、发病地区、治疗等内容。中华人民共和国成立后的普查显示，15 个省区有地方性甲状腺肿流行，这多与饮水、土壤缺碘有关。1989 年，全国缺碘县达到 1762 个，占全国县级行政单位的 62%。当时，普及碘盐惠及 3 亿人，使用碘油的人数超过 1000 万，还采用碘化茶砖等措施，累计治疗患者 2500 多万，使 17 个省区基本控制了碘缺乏病。然而，进入 20 世纪 90 年代，仍有 800 万患者及新病区被发现。同时，克汀病患者有 20 余万，亚克汀病患者达百余万，这严重影响了人口素质。

2. 克山病　以 1935 年冈本良三的报告为最早的记录，但现已查到 1926 年《抚松县志》中已有本病发生情况的记载，并且还有 1913 年赵显光的调查报告，当时该病被定名为"瘥"，认为其由受寒诱发，病因为水中毒素，从而将本病的发现时间提前了 12 年。中华人民共和国成立初期的普查显示，该病在 15 个省区的 309 个县有流行，且连年暴发，死亡率甚高。1949 年后，学者展开了多方面的研究，提出了生物性病因说（心肌病毒感染）和生物地球化学性病因说（缺硒）。经过"三防四改"措施的实施以及服用亚硒酸钠进行防治，至 20 世纪 80 年代，在服硒的 150 个病区中，发病率下降了 85%，急性型的死亡率也由中华人民共和国成立初期的 80%～85% 下降至 12.94%。

此外，医家对大骨节病史的研究也较多。

（四）对其他病的研究

研究较多较深入的有神经精神病中的癫、痫、狂、中风、痿痹、面瘫、三叉神经痛、中枢感染；营养缺乏与代谢病中的脚气、糖尿病、各系统的肿瘤、高血压、风湿病、肝硬化、血液病；外伤科疾病中的乳房疾患、粪瘘、尿瘘、脊柱损伤、骨伤；医源性疾病与职业病；眼科的沙眼、青光眼等。

通过对各类在近现代多发、高发、频发的急性病、热性病、危重病及传染病的系统研究、溯源研究及历史研究，学界对很多疾病的命名有了更加清晰、立体的认识。

回顾病名研究与完善的过程，可以看出它基本上是沿着两条途径进行的。一条途径是不少学者通过以现代病名来回溯研究中医病名，这一方式需要审慎甄选史料，避免牵强附会，旨在为中西医结合提供历史依据，为中医学对人类的贡献正名；另一条途径则是以传统病证名来界定，这需要认真核实历代病证名称的内涵，可为发展中医学术、实现中医现代化提供宝贵经验。两者相互借鉴、相互渗透，共同促进了病名研究的深入和中医病名的发展。千百年来，病名研究经历了一个由少到多、由浅入深、由古代延伸至近现代、由单一病种扩展至系列研究的发展过程。尽管过程中有曲折、有争议，甚至难免有错误，但总体而言，进步是主流。

第四节　完善时期

由于历史的不断进步，古病名不断经历泛化与异化，同时新病名又层出不穷，因此常有同名异病、同病异名以及因理解差异而产生歧义的情况。病名研究史上遇到的最大难题之一，便是对古病证名内涵的准确把握。然而，随着时代的发展，不断有学者投身于中医病名的研究工作，从史学、工具书编纂、病名史研究以及中西医学对照等多个方面入手，极大地推动了中医病名的完善与发展。这一阶段主要发生在当代，随着中、西医交流的日益深入和西医学的不断发展，中医病名与西医病名开始有了更为广泛的对照与交融，并在临床实践中得到了不断的完善。

一、中西病名对照

不少学者已对中西病名对照进行研究，如徐勤显著《中外病名对照录》、吴建原著《中外病名对照表》、叶橘泉著《中外病名对照表》等，但有些学者认为有牵强附会之嫌，提出了批评意见。20世纪30年代宋大仁曾对消化系统疾病进行中西病名对照；20世纪40年代肖轼之曾对外科疾病进行中西病名对照，将229种古病名，分为7类，较前人工作有明显进步。主要问题是有些疾病难于准确对照。

二、探讨古病证的名实研究

不少学者已对古病证的名实进行研究，如余云岫著《古代疾病名候疏义》《释命名解》《方言病疏》；杨大俊对古代史料中五官科病候加以整理，就其来源、含义等作了考证阐释；方药中按西医学疾病分类将158种古病名、临床特点表解，名曰《常见疾病病名临床特点简表》。1993年，《中医病证分类编码》颁布，起到了规范中医病证名称和分类的作用。关于中医病证的译名，《英汉医学大辞典》《英汉中医辞典》《英汉中医药分类词典》等著作也记载了相关内容。张大庆著文回顾了西医疾病译名研究的早期历史，对中华医学会等机构在这方面所作出的贡献予以肯定。

三、教科书、专著、工具书辅助了中医病名研究

早期的临床教科书在每病的导语或概说部分多涉及病名研究，这在一定程度上促

进了中医病名的完善。例如，王季午的《传染病学》、钟惠澜的《热带医学》，在大部分疾病的章节中都设有"简史"，详细论述了医家的贡献及这些疾病在我国的发现、传入和流行等情况。中医专著则更加重视每一病证的历史论述，如王伯岳的《中医儿科学》、曾敬先的《中医妇产科学》、米仁康的《中医外科学》、王德鉴的《中医耳鼻咽喉口腔科学》等，多设有历史源流或沿革章节，有的还设有历代文献选录、古代资料分析等部分。这些著作通过每一疾病的病史论述，搭建起了医学史与临床科学之间的桥梁，实为医学生接受医史教育的最佳形式。然而，近年来由于中医病名知识传播范围相对较小，相关研究反而呈现出萎缩的趋势。例如，《中国大百科全书·中国传统医学》《中医大辞典·医史文献分册》等权威工具书均未收录病名研究史的内容。唯有《中国医学百科全书·医学史》设有"病名研究史"专章，详细论述了中国古代对肿瘤、皮肤病、人体寄生虫病的认识，探讨颇为深入，充分发挥了工具书的作用。

四、病名研究史专著促进中医病名完善

陈邦贤《中国医学史》设有病名研究史专章。陈邦贤特别强调病名研究的重要，谓"晚近世界研究医学史之问题可分为三大类：一为医家地位之历史，一为医学知识之历史，一为疾病之历史"。一版以中医病名为目，二版以西医病名为目，三版增加了中华人民共和国防治疾病的成就。高镜朗《古代儿科疾病新论》讨论了 60 种儿科疾病的历史，以西医病名为目设病名（古今对照）、病状、病源、历史、小结等项，考证翔实，并有较多新的见解。范行准《中国病史新义》，积数十年之努力，以西医病名为目，分解剖生理、内科病、神经精神病、内分泌病、营养障碍与新陈代谢病、传染病、寄生虫病、外科病、创伤、皮肤病、妇儿病、胎生、五官病 13 篇，177 病，分别阐述每病的认识过程，所用资料不限于医籍，对甲骨文、金文、字书、经史子集、地理、笔记等多有引用，填补了我国病名研究史专著的空白。当然其中也有若干值得商榷之处。

第五节　规范与标准时期

古代中医对疾病的分类，初始时期是以疾病的位置为依据，将疾病分为内科疾病和外科疾病两大类。随着医学的发展，又在内外科疾病之下进行分类，如内科疾病分为外感病和内伤病。根据外感病性质的不同又将其分为伤寒病和温病等；外科疾病分为疮疡病、皮肤病、肛门病等。纵观古代中医对疾病的分类方法，除以科分类外，尚有多种方法，如脏腑分类法、病因分类法、六经分类法等对疾病的命名方法与中医学对疾病的命名方法有部分相似之处，如以症状命名者有荨麻疹、以病理特点命名的有胃溃疡、以疾病特征命名者有舞蹈症、以发病原因命名者有血吸虫病等，有的西医学病名翻译为中文时直接借用了中医病名，如麻疹、痢疾、破伤风、疥疮、麻风等。可见，不论中医学还是西医学，对疾病的命名方法都不能以单一的方法统之。当然，在肯定古代中医学对疾病命名具有合理内核的同时，也要认识到限于当时的客观因素，中医学对疾病的认识和对疾病的命名还有尚未真正反映疾病本质者。由此，现代中医在古代中医对疾病命名的

基础上，运用辩证唯物主义观点扬清激浊，对中医病名重新整理，使其规范化。《中医临床诊疗术语 疾病部分》（GB/T16751.1–1997）于 1997 年 10 月 1 日起在全国实施，在中医药临床、学术交流等方面发挥了重要的规范化、标准化乃至国际化的引领作用。但 20 余年来，中医临床各学科发展迅速，信息技术也日新月异，已经实施了 20 多年的疾病术语标准逐渐无法适应当前我国中医药事业发展的需求。为了更好地促进中医国家标准的使用，国家卫生健康委员会和国家中医药管理局于 2020 年 11 月 23 日联合发布了《中医临床诊疗术语第 1 部分：疾病》。

一、中医病名存在的一些问题

如何规范中医病名？用何种认识和方法论去规范中医病名？中医病名保不保留？这是关系到中医学能否继续发展抑或说是关系到中医存亡的一个值得认真思考的问题。我们知道，在西医学尚未传入中国之前，中医学对疾病的认识在历代均有发展，许多中医病名数千年沿用不衰，一直有效地指导着临床实践，充分说明中医学这门学科的科学性。而在中华人民共和国成立后的几十年间，国家虽然花了大量的人力、物力、财力进行研究，但从总体上看，对中医学理论的研究与进展仍存在不足，研究中医学所采用的认识论和方法论仍在不断地探索中。西学东渐以后，人们习惯以西学评价中学，以西学求证中学，对中医学也大致如此。或用西学的各种新理论来印证中医，证明中医学如何先进、如何科学，以显示中医学的博大精深、无所不容；或用西学的观点和方法来认识中医和研究中医，证明中医学如何落后，而对用中医学固有的认识论和方法论来研究中医者，则一概斥之为复古、倒退。因此，若单用西学方法来规范中医病名或以西医病名取代中医病名，将会导致中医学这门学科支离破碎，更有可能使中医学这门学科出现"医去药留"的局面。当然，规范中医病名，切不可故步自封，必须吸收现代科学包括西医学的新方法、新成果，做到为我所用。可见，规范中医病名必须遵循中医学理论的自身发展规律，充分反映当代先进的认识水平和符合临床实际，以中医学的认识论和方法论为主并吸收、消化、移植现代科学技术方法、手段，以传统与现代结合、中学与西学结合为原则。

在近现代医学研究中，越来越多的学者发现单纯根据中医诊断来治疗疾病是不够的。例如，中医学"胃脘痛"（或上腹部不适）可能包括了西医学的急慢性胃炎、胃痉挛、消化道溃疡、胃癌、冠心病，甚至肝癌等疾病，上述疾病的预后是完全不同的，它们之间没有任何可比性，有些疾病并不需要经过特殊治疗，症状即可缓解，而肝癌等病一旦延误诊断，患者就有生命之虞。再如，"血尿"可能是西医学的尿路感染、尿路结石或膀胱癌等疾病，其预后当然也是截然不同的。某些疾病还必须依赖西医学的诊断。例如，某些冠心病不稳定型心绞痛患者，具有脂质代谢失调、高血压两种非常重要的危险因素，且多次发生急性非 Q 波、急性 Q 波心肌梗死及不稳定型心绞痛，但平时无明显不适，症状、体征不明显，所以治疗重点为西医常推崇的冠心病二级预防，即危险因素及急性冠脉综合征的预防。在规范与标准探索的过程中，中医病名命名也难免出现以下情况。

（一）类病分化

类病通常是指所含范围广泛，或概念模糊的病名，这种类病的病名往往包含多种不同的疾病，有的类病所含的各种不同疾病具有一定内在联系，有的类病所包含的不同疾病却没有内在联系，这种类病在某种程度上削弱了对临床辨证用药的具体指导意义，不能体现疾病的特点，不利于中医病名的规范化。如血证病，广义上讲，它包括出血、血瘀、血热、血虚等有关血的各种疾病。狭义上讲，是指以出血为主要表现的病证，它包含吐血、衄血、便血、尿血、疮血等各种不同的出血性疾病，涉及内、外、儿、五官等多个临床科别。对这种类型的病名，应该进行分化，将某些所属疾病，分化成若干独立的病名。

（二）合病分化

在中医病名中，有的病名本来就是两种不同的独立疾病，有两个不同的疾病名称。然而，古代某些医家根据两种疾病的某些相关性，合成一种病名，诸如癫狂、哮喘、积聚、癃闭等。为了实行病名的规范化、标准化，可以将这类合病的病名进行分化，分化为两个不同的病名。

（三）主附分化

有些疾病由于疾病之间的相互关联，或某些疾病因当时认识不足，没有单独作为一种疾病出现，而是附于某一疾病，如痉病附破伤风、黄疸附黄胖或黄肿、淋证附尿浊。这种主附关系的两个不同病名，在实行病名规范化时，应当主附分开，将其附病充实内容，使其成为独立的疾病，便于临床应用。

（四）混杂分化

在中医学中，由于疾病概念模糊或学术观点不同，造成某些病名所含内容混杂，它既不同于类病，又不同于合病，这种所含内容混杂的病名，则需分化或订立新的病名。如疝病，它包括多种病证，项目繁多，众说不一，主要包括以下3类疾病：①泛指体腔内容物向外突出的病证；②指生殖器、睾丸、阴囊等部位的病证；③指腹部的剧烈疼痛，兼有二便不通的病证。在病名规范化时，必须将这类所含内容混杂的病名，分化订立成不同的疾病，予以恰当的病名。

中医学对疾病的认识有几千年的历史，记载了数以千计的中医病名。由于历史条件和科学发展的局限性，临床各种中医病名不可能完全准确、科学，有的将两病或数病合称为一个病名，个别病名甚则包罗万象。在进行病名规范化过程中，必须对某些病名进行分化，这是继承发展中医的需要，也是临床实践的需要。任何疾病都有其各自不同的发生、发展、变化、转归、预后等全部的病理过程和变化规律，有其自身特点的贯穿疾病始终的基本病理变化。而这一切又都是致病因素的不同作用和受各种致病因素作用的组织或器官病理变化不同的结果。因此，中医学所说的疾病是指人体（机体）的不同客体遭到不同的致病因素的侵袭或刺激所引起的阴阳、气血、脏腑、经络等功能失常或实质性损害的病理变化，以及因此而表现出来的若干特定症征的总概括。具体到每一种疾病，又有其自身的演变过程和发展规律而表现出自有的特点，在不同的阶段或不同的个体、不同的区域或时令等，还可表现出包含主症在内的不同证的症状体征群。可见，不论何种疾病，只要发生而又未愈，不管其是初期还是中期或后期，也不论其所表现的证如何，它仍然是这个病。机体患什么样的病，就会出现与该病相应的具有特征性的症状体征。有病无症状体征或无症状体征的病是不存在的，只是一时难以识别。也就是说，中医对疾病概念的认识包含三个要素：一是致病原因，二是基本病理变化规律，三是贯穿疾病始终的具有特征性的临床表现。在这三个要素中，致病原因既可是特定的，又可是非特定的，即一种疾病可由多种因素引起，而一种致病因素又可引起多种疾病。但基本病理变化及具有特征性的临床症状体征则是相对固定或稳定的。认识到这一点，便可进行真正意义上的中医辨病论治。

二、中医病名规范与标准的思考

随着科学发展与学术交流的日益扩大，中西医科学不仅互相交流、取长补短，它们之间还互相渗透、互相运用、互相移植。20世纪30年代，中医界的有识之士，曾提出"衷中参西"的观点，再实行中医病名。这种移植是以中医理论体系为主体，保证中医诊治疾病特色的指导原则下的移植，是从临床实际出发，便于临床实践应用的移植。这种移植也是自然科学发展的必然规律，任何一门科学不可能孤立发展，总是不断汲取其他学科的有益东西，不断促使本学科发展。

西医学通过临床及实验研究，认识或发现了一些疾病，这些新发现的疾病已被世界的医学界所公认，但这些新发现的疾病，中医学还没有系统完整的认识与记载，而运用中医理论作指导，使用中医中药方法去治疗，确有一定的疗效或较好的效果。为了深入研究这类疾病，传播这些疾病的中医中药诊治经验，以适应临床实际需要，可以直接移植使用西医病名。如艾滋病，在历代中医药医籍里，没有该疾病名称记载，从临床实际出发，可以移植使用艾滋病的名称，运用中医药理论指导辨证用药。

某些专科领域，长期已习用了某些西医病名，且能为某些中医病名相印证。大多数医学专著及临床实践，已广泛应用，对于这类疾病的西医病名，可以直接移植使用，如骨科的骨折、脱位的名称。目前，骨伤科临床及专科论著，普遍采用了西医学骨骼、关节的解剖学名称，已很少使用古代骨折、脱位的名称。如肱骨骨折、髋骨骨折，很少使用古代的臑骨伤、髀骨伤。又如蛔虫病、蛲虫病，已很少使用古代医家命名的长虫病、米白虫病。

在病名规范化时，可以移植认定某些西医学的病名。移植某些西医病名，并不是废弃或取消中医病名，也不是完全使用西医病名来代替中医病名。从继承发扬中医学及临床实际出发，废除或取消中医病名不利于古代文献及先贤经验的继承与发扬，不可能得到中西医界的支持与认可。所以，在实行中医病名规范化时，一定要以中医病名为主体，要在保留中医特色的基础上，适当地移植西医病名。

在中医学中，有些疾病已含有不同类型或证型。这些证型或类型，没有作为一种独立疾病提出来，仅仅是作为一个中医名词术语而赋予称谓，随着临床实践的深入，这些证型或类型的实质内容得到了大量的充实、补充，且具有独立的系统理论知识、诊治经验及发展变化规律。这些证型可以作为一种独立疾病，予以新的病名，如悬饮，本源于痰饮病，是痰饮病的一个类型，结合悬饮的内涵与外延的实质内容，可以作为一种新的病名而进行规范化。又如胃缓病，《内经》仅提出了"胃缓"这个名词，而不是作为一种病名而发现的。鉴于胃缓病与西医学中的胃下垂病的临床表现，具有相似性，《实用中医内科学》也将其列为一种单独疾病。现在实行中医病名规范化，可以将悬饮或胃缓作为一种新的病名。

为了适应临床实践需要，可根据某些疾病的特点，创立新的病名，如中医书籍中的霍乱病，主要包含现代烈性传染病霍乱及急性胃肠炎，两者发病原因、轻重程度、预后等方面均有显著不同，为了避免病名混淆，除保留原霍乱病，另创立"吐泻病"的新病名，主要指急性胃肠炎，这种"吐泻病"的新病名，体现了临床表现特点。

创立新的病名，必须持审慎的科学态度，必须做到名实相符，具有明确的内涵与外延的实际内容，力求做到公认、准确、适用。创立新的病名不得任意将某些疾病的某一类型或证型提拔或分化成一种新的病名，不得简单地在西医疾病名称基础上冠以一种病名，如痹证病根据风、寒、湿、热等病邪的偏盛及临床表现特点，分化行痹、着痹、热痹，在进行病名规范化时，不得任意将其中某一类型，分化成为一种新的独立疾病。

（一）沿用古代中医病名

正如前述，相当部分古代中医病名能较好地反映出疾病的特定演变规律。因此，这些病名仍应继续使用。此外，古代的某些病名虽能反映疾病特征，但未被广泛应用，几近遗忘，如肾水、心水等。这就要求在收集整理古代病名时，必须唯物求是，不要轻易否定时代比较久远而今又很少使用的病名。

（二）分解古代中医病名

古代一些病名概念较笼统，所指范围甚广、没有特定意义。对这些病名应在不失原命名特征的基础上进行分解或分化，使之成为几个疾病的命名。如淋证一病，包括了几乎所有伴有膀胱刺激征的泌尿生殖系统疾病，古代虽有气、血、膏、劳、石、热等分类，但实为证候分类。泌尿生殖系统疾病虽可伴有膀胱刺激征，但各自的发病机制并不完全相同。若以淋证一名来指导这些疾病的治疗，则很难收到预期疗效。为此，应根据不同泌尿系统疾病的发病机制，将淋证分解为几个疾病的命名，使其概念明确，具有特征性，如将肾盂的炎症改变及其所表现的临床症状命名为"肾盂淋"，将膀胱的炎症改变及其症状命名为"膀胱淋"，将尿道炎症变化命名为"尿道淋"，将泌尿系结石命名为"石淋"，将乳糜尿命名为"膏淋"等。

（三）创新古代中医病名

对一些古代没有明确记载或虽有记载但无确切病名的疾病，或病名不符合疾病特定变化规律的，应根据疾病的基本特征给予命名或修改原有病名，如将深静脉血栓形成引起下肢肿胀这一疾病命名为"股肿"，将古代称为"精不射出"的射精不能命名为"精闭"，将前列腺增生引起小便不畅命名为"精癃"，将胆囊炎症改变引起胁肋胀痛命名为"胆胀"等。

（四）宏观微观相结合命名

对于一些古代较笼统的病名，应在原有病名（宏观命名）的基础上，吸收现代新知识新方法进行微观分析，根据分析结果对疾病从宏观微观上进行命名。如古代中医将男性在生育期非人为的不能生育的疾病多命名为不育，但男性不育既是一个独立的疾病，又同时是其他疾病或因素作用的结果。因此，还应针对微观分析的结果作出宏观微观的命名，若为精子数量少引起者命名为"少精不育"，系精子活动力低下引起者命名为"弱精不育"，系无精子引起者命名为"无精不育"，系抗精子抗体引起者命名为"精凝不育"，系死精子过多引起者命名为"死精不育"等。这种命名既保留了古代病名的合理成分，又融合了现代的认识，更趋符合疾病的本质。

（五）借用西医病名

现今出现的许多疾病在古代中医文献中未发现记载，若从中医学角度出发一时难以选择恰当的中医病名时，应直接使用西医病名为中医所用，如艾滋病等。但对这一类病名，应从中医发病学角度界定其含义。

中医病名的分化，应本着实事求是的原则，在继承、整理、提高原则指导下分化，要以中医理论作指导，以临床实践为基础，科学地进行分化。绝不是为分化而分化，也不是分化越细越好，不能重蹈覆辙，将黄疸病分化为二十六黄、三十六黄等，使学者更增疑惑，不利于临床使用。此外，病名规范化的继承性，首先应对各种疾病进行系统的整理与研究，探讨病名源流与演变，对于某些成熟性病名，无须更改新的病名。这种病名的成熟性体现在几个方面：①反映疾病的特点，即病名能反映疾病在病因、病机或临床表现等某一方面的特异性；②名实相符，即病名具有明确的内涵与外延，在病因、病机、病位、病性、病势、辨证治疗等方面，具有系统的理论及实践经验；③公认适用，即病名得到古今医家公认，得到广泛使用。如感冒、肺痈、肺痨、消渴等病名，就是比较成熟的病名，这些病名在某一方面反映了疾病的特点，从理论到实践，都得到公认。对这些常见病、多发病的成熟病名，通过一定的法定程序予以论证、试用，正式公布使用。病名的继承性是一项较长时期的学术研究过程，除对成熟的病名进行公布使用外，对那些尚未成熟的病名，应进行分析、研究、试用，逐个、逐步地统一认定。

三、中医病名规范与标准的进展

在《中医临床诊疗术语 第1部分：疾病》2020版的分类调整中，将1997版的20个分类（传染病寄生虫病类、脑系病类、心系病类、肺系病类、脾系病类、肝系病类、肾系病类、男性前阴病类、颈瘿病类、乳房病类、疮疡病类、皮肤疾病类等）修改为

17个大类（外感病类术语、寄生虫病类术语、中毒与意外伤害病类术语、脏腑病及相关病类术语、情志病类术语、气血津液病类术语等）。

（一）病名分类调整

疾病分类的调整是基于中医学者对疾病认知的变化，也是中医临床信息处理的需求。关于中医对疾病认知的变化，如2020版将1997版中的"脑系疾病"下的"脏躁""卑慄"归入了新增的"情志病类术语"中，而未归入"颅脑类疾病"，即当代学者认为这两个病证与脑部实质性病变无关，而是由情志刺激所引起。精神情志虽与脑有直接关系，但脑仅是物质载体，客观事物通过头部的感觉器官传入脑中，并由脑作出判断，然而脑并不能主导情志，它只是情志活动的场所。因此，2020版将情志病单独分出，与因脑部实质性病变导致的疾病相区分。同样地，将"风水""皮水""石水""正水"等从"肾系病类"移至"气血津液病类术语"下，也是基于这样的考虑，即不再简单地将水肿归结为肾的问题，而是看作一种全身性疾病，这更符合中医整体观的认知。

随着临床分科的细化，疾病的分类统计及中医临床信息处理也随之改变。2020版将原先笼统归于"耳鼻咽喉口齿病类"下，未再进行细分的术语，全部细分至"耳病类术语""鼻病类术语""咽喉病类术语""口齿病类术语"下，这有利于对耳、鼻、咽喉、口齿各科疾病的统计及其规律的深入探讨。此外，将寄生虫病单独设置为一个病类，对于传染性疾病的临床数据处理也更为有利。

（二）病名增删调整

1. 新增常用西医病名 1997版疾病术语并未收录骨伤科疾病术语，所以新增术语大多属于骨伤科疾病（骨折病、脱位病、骨折合并脱位病和筋伤病），共有66个，占新增术语的17%，位于中毒及意外伤害类中的创伤类病下，例如，骨折病的锁骨骨折、肩胛骨骨折及肱骨骨折等，脱位病的颞颌关节脱位、颈椎脱位及寰枢椎脱位等，筋骨病的筋出槽、骨错缝及漏肩风等。

但也有因对疾病认识的发展而增加的西医病名，比如1997版的"蛊虫病"被改为"血吸虫病"，而"蛊虫病"被作为"血吸虫病"的可选用词。1997版的"蛊虫病"的病因被认为是"蛊毒"，而2020版的"血吸虫病"则明确了病因为"血吸虫尾蚴"。"蛊"作为一种假想的，融合了鬼神等因素形成的广泛致病之虫，以"蛊毒"为病因，并不能代表古人真的发现了某种具体的致病性微生物或寄生虫，只是古人对病因的一种推测。因此，"血吸虫病"之名，更符合对疾病本身的描述，所以也更容易被理解和接受。

值得一提的是，2020版新增了"小儿多动症"这一儿科常见疾病，以前没有合适的中医病名对应，多诊断为"脏躁""健忘""失聪""虚烦"等，显然欠准确。注意力缺陷多动障碍（attention deficit and hyperactivity disorder，ADHD），是儿童时期常见的神经精神系统疾病之一，中医学中并无此病名的记录。1990年冷南方主编的《儿童多动症临床治疗学》在中医学上第一次明确使用了"儿童多动症"这一病名。此后该病的病名经历了"儿童多动综合征""注意力缺陷多动症""注意力缺陷的多动障碍"等演变。2012 年人民卫生出版社出版的《中医儿科学》第二版教材中使用的是"儿童多动症"。2017 年《中医儿科临床诊疗指南·儿童多动症（修订）》中应用的病名也是"儿童多动症"。可见无论是教材还是指南都已经关注到了该疾病在中医临床的重要性，此次 2020 版将之纳入是合乎情理的操作。"小儿多动症""小儿性早熟""唐氏综合征"等也纳入了 2020 版的中医临床诊疗术语。

2020 版疾病术语中新增了部分西医病名，解决了真实临床诊疗中无法找到合适中医病名的问题，比如"腰椎间盘突出症"在既往的中医病历书写中只能诊断为"腰痹"，通过诊断名无法和腰肌劳损类的腰痹进行准确区分，从病名的角度，不能对病程的长短、预后有很好的判断。因此，2020 版将西医病名吸纳进中医病名乃合理操作。

2. 新增"类病"术语 2020 版增加了"痹证类病""皮肤类病"等 37 个"类病"术语，新增的类病术语占全部类病术语的 84%。"类病"的设立既有利于中医药词表构建时中医疾病名的分类归纳，也有利于中医临床数据的分科分类规范。医者在临床中认识疾病的过程，实质上也是疾病分类的过程。因此，辨证论治实际上就是对疾病进行分类治疗的过程。所以，"类病"的增加从另一个角度说明中医对其诊疗规律有了更深的认识。同一类的疾病大多具有相似的病机或症状，很多疾病只是在程度或性质上存在差异。如"疝气类病"就包含了 1997 版中位于"躯体痹痿瘤等病类"的"狐疝"以及原本的三个男子疝气病，这样的调整有利于对"类病"下不同的疝气疾病进行鉴别，也有利于对该类疾病的发生率等进行统计，为"类病"的临床数据分析奠定了基础。

3. 删除生理性状态术语 2020 版删除了 2 个生理性状态的疾病词"早孕"和"多胎"。在 1997 版中，"早孕"的定义是"妊娠不满 3 个月的阶段"，"多胎"的定义是"一次妊娠同时有两个（双胎）或三个（品胎）以上的胎儿"，可这二者并不是生理或心理上不正常的状态，不符合疾病的定义。早孕或多胎属于妊娠的生理性状态，将正常生理状态作为疾病的术语词是不合适的，且对于此种"疾病"，中医并没有对应的治疗方法，因此，2020 版将其删除。

综上所述，在类目的设置方面，目前中医病名的标准更详细合理，增加了类病的描述，有利于电子病历数据中疾病的分科统计；增加了中医临床常见的西医病名，解决了临床诊疗中无法找到合适中医病名的问题；删除了生理性的术语"早孕"和"多胎"，使术语表更加严谨。但新规范与新标准也在一定程度上忽略了术语词的易用性、实用性，辨析太过细致，导致有些术语词脱离了临床而无法被真正使用；保留了过多晦涩罕见的中医病名，但其使用率并不高，影响了标准表的可操作性；易混淆概念的存在会导致术语标准的适用性降低。总之，规范与标准进一步丰富了中医病名，促进了中医疾病词表词网的完善，为中医规范化研究提供了强有力的工具，也进一步提升了中医标准化研究水平，但其依然有优化的空间。

第二章　中医病名学理论基础 ▷▷▷▷

第一节　阴阳五行学说

　　阴阳五行学说是中国古代唯物主义哲学的基础，是古人用以认识和解释物质世界发生、发展和变化规律的世界观和方法论。中医学在形成和发展过程中，受到了阴阳五行理论的深刻影响，并将其作为中医理论体系的基本框架。阴阳五行学说融合贯穿中医学的各个方面，是中医理论体系的重要组成部分，对构建中医理论和指导临床实践具有深刻的影响。

一、阴阳学说

　　阴阳学说，是研究阴阳的内涵及其运动变化规律，用以阐释宇宙万物万象的发生、发展和变化的古代哲学理论，包含着丰富的唯物论和辩证法思想。阴阳学说认为，世界是物质性的，世界本身是阴阳二气对立统一的结果。阴阳二气的相互作用，促进了事物的发生、发展和变化。

　　阴阳学说以"一分为二"的观点阐发宇宙万物的生成和变化规律，从整体层次上说明人体的生理活动和病理变化，指导对疾病的诊断和防治。阴阳学说不但使抽象的哲学观念得到了深化细化、发展和充实，而且作为中医学重要而独特的思维方法，深刻地影响着中医理论体系的形成和发展，是中医学理论体系的重要组成部分。中医学的阴阳虽源于哲学，但已不完全等同于哲学的阴阳，而是已具有自身丰富的医学内蕴。

（一）阴阳的概念

　　阴阳，是对自然界相互关联的某些事物或现象对立双方属性的概括。阴阳是中国古代哲学重要而独特的概念，体现了事物的对立统一法则。阴阳从对日光向背的原始含义，逐渐变化为一个概括宇宙万物具有对立统一属性的事物或现象双方的抽象概念。

（二）阴阳的特性

　　1. 相关性　是指用阴阳所分析的对象应当是同一范畴、同一层次的事物或现象。只有相互关联的一对事物，或一个事物的两个方面，才能用阴阳加以解释和分析。

　　2. 普遍性　即广泛性。是指阴阳广泛地用于认识宇宙万物的发展与联系。大到天和地，小到人体的气与血；从抽象的方位之上下、左右、内外，到具体事物的水火、温度、亮度、药物的四气五味等，自然界千变万化的事物或现象，无一不是阴阳关系的展开和体现。

3. 规定性 指在比较的层次、对象、条件不变的情况下，以确定的事物或现象的阴阳属性的不可反称性。如寒与热，寒被规定为阴，不能反称为阳，热被规定为阳，不能反称为阴。

4. 相对性 是指各种事物或现象以及事物内部对立双方的阴阳属性不是绝对的、一成不变的，而是相对的、可以变化的。这种相对性主要表现在以下三个方面。

（1）前提性 指事物或现象的阴阳属性是通过与其对立面相比较而确定的，随着划分前提的改变，事物或现象的阴阳属性也随之发生变化。

（2）转化性 指事物或现象的阴阳属性在一定条件下可以相互转化。当事物发展到一定阶段或处在一定条件下，原先以阴占主导地位的事物可以转化为以阳占主导地位，反之亦然。

（3）可分性 是指属阴或属阳的事物或现象中，还可再分阴阳。如以昼夜分阴阳，白昼为阳，黑夜为阴。属阳的白昼之中有上午、下午之分，上午为阳中之阳，下午为阳中之阴；属阴的黑夜有前半夜、后半夜之分，前半夜为阴中之阴，后半夜为阴中之阳。

（三）事物阴阳属性的划分

古人通过长期的观察，发现水与火这一对事物的特性，最能代表和说明阴和阳各自的特性。故《素问·阴阳应象大论》说："水火者，阴阳之征兆也。"水与火的特征也就成为划分事物阴阳属性的最佳参照。

以水火的特征推而广之，一般而言，凡是运动的、外向的、上升的、温热的、明亮的、无形的、兴奋的都属于阳，而相对静止的、内向的、下降的、寒凉的、晦暗的、有形的、抑制的都属于阴。

阴阳的属性划分落实到医学领域，就可以用以说明众多的医学现象。如温煦、推动、兴奋作用不足时称为"阳虚"，其临床表现有畏寒肢冷、精神萎靡等症状，治疗时运用肉桂、附子等补阳的药物可获良效。所以中医学的阴阳，既有哲学的一般属性，又有医学的特定内容，如阴虚、阳虚，补阴、补阳中的阴阳，既是属性概念，又有物质本体的功能特征的特定内涵。

（四）阴阳的基本内容

阴阳的相互关系是阴阳学说的核心内容，可概括为以阴阳的相互交感为前提的对立制约、互根互用、消长平衡和相互转化关系。

1. 阴阳互藏交感 阴阳互藏，是指相互对立的阴阳双方中的任何一方都包含着另一方，即阴中有阳、阳中有阴。阴阳交感，是指阴阳二气在运动中相互交合、相互影响、相互作用，进而产生各种相应的变化和反应。阴阳的相互交感，是阴阳之间一切运动变化的前提和关键，是宇宙万物得以生成和变化的肇端，阴阳二者只有不断发生交互作用，才会进一步呈现出对立制约、互根互用、消长平衡、相互转化等特性或趋向。

2. 阴阳的对立制约 阴阳对立制约，是指相互关联的阴阳双方存在着相互排斥、相互斗争、相互制约的关系。如寒与热、动与静、上与下、左与右、天与地等。正是由于阴阳双方的对立性，在运动中相互制约和斗争，才使得任何一方不至于过度亢进而带来危害，从而能够维持阴阳之间相对的动态平衡。

3. 阴阳的互根互用 阴阳互根，是指阴阳双方相互依存，互为根本。阴或阳中的任何一方都以对方的存在为自己存在的前提和条件。如果因为某些原因，阴阳之间的这种互根关系遭到破坏，就会出现"孤阴不生，独阳不长"的情况，严重时甚至会导致"阴阳离决，精气乃绝"。阴阳互用，则是在阴阳相互依存的基础上，还存在着相互滋生、促进和助长的关系。在人体的生命过程中，阴阳互用是一种十分普遍的现象。例如，维持人体生命活动的物质与功能之间，以及构成人体的基本物质如气与血之间，都存在着阴阳相互滋生、相互促进的紧密关系。

4. 阴阳的消长平衡 阴阳消长，指的是对立且互根的阴阳双方并非静止不变，而是处于持续的增长与消减变化之中。在这种彼此消长的动态过程中，阴阳双方维持着一种相对的平衡状态，这便是阴阳的消长平衡。正常的阴阳消长，体现了四季气候变化的基本规律，人体的生理功能亦是如此：从子夜经由平旦至日中，是一个由抑制为主逐渐转向兴奋为主的过程，即阴消阳长；而从日中经过黄昏至子夜，则是一个由兴奋为主逐渐转向抑制为主的过程，即阳消阴长。

5. 阴阳的相互转化 阴阳转化，是指事物的总体属性，在一定的条件下可以向其相反的方面转化，即阳可以转化为阴，阴也可以转化为阳。阴阳的相互转化，一般都产生于事物发展变化的物极阶段，即所谓"物极必反"。如果说事物发展变化过程中的消长变化是一个量变的过程，阴阳转化则是一个质变的过程。

综上所述，对立的阴阳必须是以对方的存在作为自身存在的前提条件，阴阳的相互斗争、制约、互用及转化，说明阴阳之间相互联系、相互影响，它们之间相互关系不是静止的，而是处在运动变化之中的。阴阳的消长运动是绝对的，而阴阳的平衡则是相对的。阴阳的消长运动在一定条件下可以导致阴阳的转化。

（五）阴阳学说在中医学中的应用

阴阳学说作为一种世界观和方法论，渗透于中医理论体系的各个层面，可用以说明人体的组织结构、生理功能、病理变化，并指导对疾病的诊断、预防和治疗。

1. 说明人体的组织结构 人体是一个有机整体，其内部充满着阴阳对立统一的关系。人体的一切组织结构，由于其结构层次不同、功能特点不同，阴阳属性也有区别。就人体部位而言，外为阳，内为阴；上为阳，下为阴；后为阳，前为阴；背部为阳，胸腹为阴。就内脏而言，六腑为阳，五脏为阴。五脏之中，心、肺位于上为阳；肝、脾、肾位于下为阴。每个脏腑，又有心阴、心阳，肝阴、肝阳之分等。就经络而言，十二经脉中属于五脏的经脉为阴经，属于六腑的经脉为阳经。就构成人体和维持人体生命活动的基本物质而言，无形之气属阳，有形之血、津液、精属阴。

2. 概括人体的生理功能 人体正常生命活动，是阴阳双方在对立互根的基础上，相互制约、相互促进，进而维持"阴平阳秘"的动态平衡。以人体的功能活动和体内的物质而言，物质属阴，功能属阳，体内的物质是生理功能的基础，没有物质的运动就没有生理功能。而功能活动的结果，又不断促进着物质的新陈代谢，从而有助于物质的化生。故《素问·阴阳应象大论》说："阴在内，阳之守也；阳在外，阴之使也。"

3. 阐释人体的病理变化 人体的正常生命活动，是阴阳两方保持对立统一协调的结果。在某种致病因素的作用下，阴阳平衡协调关系遭到破坏，引起阴阳失调，从而导致疾病的发生。疾病的过程，即为邪正斗争的过程，其结果必然引起机体阴阳偏胜、偏衰。因此，无论疾病的发生、发展变化如何复杂，都可以用阴阳的偏胜、偏衰来进行概括。

（1）阴阳偏胜 包括阴偏胜、阳偏胜。是指阴或阳任何一方高于正常水平的病理状态。《素问·阴阳应象大论》说"阴胜则阳病，阳胜则阴病""阳胜则热，阴胜则寒"。阳胜，指阳邪侵犯人体，或机体阳的功能实性亢奋，而表现出一派热象的实热病变，所以说"阳胜则热"。阳热亢盛，极易耗伤阴液，引起机体阴液不足，所以说"阳胜则阴病"。

（2）阴阳偏衰 包括阴虚、阳虚。是指阴或阳任何一方低于正常水平的病理状态。《素问·调经论》指出："阳虚则外寒，阴虚则内热。"由于阳虚不能制约阴，可出现虚寒征象，所以说"阳虚则寒"；由于阴虚无力制约阳，可出现虚热征象，所以说"阴虚则热"。由于阴阳之间互根互用，当机体中阴阳的任何一方虚损到一定程度时，往往会引发对方的不足，这就是所谓的"阴损及阳"和"阳损及阴"现象。若此情况进一步发展，可导致阴阳两虚的病理状态。

4. 指导疾病的诊断 临床上对于疾病的诊察，可以根据阴阳变化的规律来加以分析和辨别，故《素问·阴阳应象大论》说："善诊者，察色按脉，先别阴阳。"如望诊方面，以色泽分阴阳，则鲜明者属阳，晦暗者属阴；闻诊方面，凡气粗声高者属阳，气弱声低者属阴；问诊方面，口干而渴者属阳，口润不渴者属阴；切诊方面，浮、数、洪、滑等脉象属阳，沉、迟、细、涩等脉象属阴。中医以阴阳作为辨证的总纲，用以辨别病证的表里、寒热、虚实。故凡表证、实证、热证均属于阳证，凡里证、虚证、寒证均属于阴证，所以临床病证虽然千变万化，总不出阴阳两纲范围。

5. 指导疾病的治疗 由于阴阳失调是疾病的基本病机之一，因此调整阴阳，或是去除其有余，或是补充其不足，以恢复阴阳的协调平衡，是治疗疾病的基本原则之一。此外，利用阴阳理论来归纳药物的性能，也是临床选择药物的重要依据。

二、五行学说

五行学说，是研究木、火、土、金、水五种物质及其所引申的事物的内涵、特性及生克制化规律，并用以解释自然界万物之间的相互关系及其复杂运动变化规律的一种古代哲学理论，属中国古代唯物论和辩证法范畴，含有朴素的系统论思想。其以"五"为基数说明宇宙的根本秩序，解释宇宙万物的整体性及其发生、发展变化和相互联系。该理论认为，自然界的万事万物可以在不同层次上划分为木、火、土、金、水这五个方面，进而构成不同层级的系统结构。五行之间的相生相克与制化关系，维系着系统内部及系统之间的相对稳定。因此，五行学说是探讨事物本身及其相互之间结构关系的理论。

中医学在五行学说的指导下，建立了人体是一个有机整体和人与自然环境息息相关的整体观框架，构建了以五脏为中心的生理病理与诊疗系统。中医学在运用五行学说的同时，也丰富和发展了五行学说，赋予了五行哲学理论丰富的医学内涵。

（一）五行的概念

"五"，是指木、火、土、金、水五类基本物质要素；"行"，即运动变化。五行，就是指木、火、土、金、水五类要素及其运动变化。古人根据五行的抽象特性，运用取象比类和推演络绎法，将自然界各种事物和现象归纳于五行之中，并用五行之间生克制化理论来阐释各种事物和现象发生、发展、变化的规律。

（二）五行的特性

五行的特性是古人在长期生产、生活实践中，对木、火、土、金、水五种物质观察的基础上，通过归纳和抽象，逐渐形成的理性认识。《尚书·洪范》所载"水曰润下，火曰炎上，木曰曲直，金曰从革，土爰稼穑"是对五行特性的经典性概括，也是后世对五行特性阐发的主要文献依据。

1. 木的特性 "木曰曲直"指树木的向上向外舒展、能屈能伸的生长特征。引申为木具有生长、升发、舒畅、条达等特性。凡具有此类特性的事物和现象，其属性为木。

2. 火的特性 "火曰炎上"指火在燃烧时具有发光发热、蒸腾上升之象。引申为火具有温热、明亮、上升等特性。凡具有此类特性的事物和现象，其属性为火。

3. 土的特性 "土爰稼穑"指土地可供人类从事种植和收获的农事活动。引申为土具有生化、承载、受纳等特性。凡具有此类特性的事物和现象，其属性为土。

4. 金的特性 "金曰从革"指金属是通过对矿石的冶炼，顺从变革，去除杂质，而凝成纯净、坚刚、沉重之质。引申为金具有肃杀、清洁、收敛、沉降等特性。凡具有此类特性的事物和现象，其属性为金。

5. 水的特性 "水曰润下"指水寒凉滋润、性质柔顺、流动趋下的特点。引申为水具有寒凉、滋润、向下等特性。凡具有此类特性的事物和现象，其属性为水。

（三）事物五行属性的归类

五行学说运用取象比类法和推演络绎法，以五行特性为依据，将自然界各种具有相同或相似特征的事物或现象划分为五类，分别归属于木、火、土、金、水五行之中。中医学在天人相应思想的指导下，将人体的主要结构和生理病理现象，归类为以五脏为中心的人体五大系统，进而将人体的生命活动与自然界有关的事物或现象进行联系，形成了人体内外环境相统一的五行整体结构系统。

（四）五行的生克关系

五行的生克关系，包括相生、相克、制化、相乘、相侮和母子相及等。其中相生、相克和生克制化理论，用于分析事物正常状态下的调节机制；而母子相及、相乘、相侮理论，用于解释事物异常状态时的相互关系。

1. 五行相生、相克与制化 五行之间存在着动态有序的相互资生和相互制约关系，维持着五行系统的动态平衡和相对稳定，以推动事物的生化不息，这是事物正常状态下的调节。

（1）五行相生 是指木、火、土、金、水之间存在着有序的递相资生、助长和促进关系。五行相生的次序是木生火、火生土、土生金、金生水、水生木，依次递相资生，循环不休。在五行关系中，任何一行都存在着"生我"和"我生"两方面的关系，其中"生我"者为我之"母"，"我生"者为我之"子"。

（2）五行相克 是指木、火、土、金、水之间存在着有序的递相克制、制约关系。五行相克的次序是木克土、土克水、水克火、火克金、金克木，依次递相制约，循环不休。在五行相克关系中，任何一行都具有"克我"和"我克"两方面的关系，其中"克我"者为我之"所不胜"，"我克"者为我之"所胜"。

（3）五行制化 是指五行之间既相互资生又相互制约，生中有克（化中有制），克中有生（制中有化），维持事物动态平衡的规律。五行制化关系实际是其相生和相克两种关系协调并存的状态，没有相生，就没有事物的发生和成长；没有相克，事物就会发生、发展过亢而失去协调。只有生中有克，克中有生，才能维持事物间的协调平衡状态，促进事物稳定有序地发展变化。

2. 母子相及、相乘、相侮 五行中任何一行太过或不及，就会导致五行之间正常的相生或相克关系遭到破坏，出现母子相及、相乘和相侮的异常情况。

（1）母子相及 是指五行之间正常的相生关系遭到破坏后相互累及所产生的异常变化。母子相及包括母病及子和子病及母两种情况。母病及子，是指五行中某一行异常，累及其子行，而导致母子两行都异常的变化，其顺序与相生关系一致。子病及母，是指五行中的某一行异常，累及其母行，而导致母子两行都异常的变化，其顺序与相生关系相反。

（2）相乘 即相克太过，是指五行中某一行对其所胜一行的过度制约或克制，为五行之间的异常克制现象。相乘次序与相克相同，即木乘土、土乘水、水乘火、火乘金、金乘木。

（3）相侮 即反向克制，指五行中某一行对其所不胜一行的反向制约或克制，又叫"反克"，或者"反侮"。相侮的次序与相克次序相反，即木侮金、金侮火、火侮水、水侮土、土侮木。相乘和相侮，都是相克关系的异常，是一个问题的两个方面。五行中的每一行太过和不及都会形成相乘和相侮的变化。

（五）五行学说在中医学中的应用

五行学说在中医学中主要用于阐释人体的生理功能、生理特性、病理变化及人体与外界环境各要素间的联系，并用以指导疾病的诊断、预防、治疗及判断疾病的预后等方面。

1. 解释脏腑的生理及相互关系　中医学运用五行学说解释脏腑的生理及相互关系。

（1）构建天人一体的藏象系统　中医学采用五行归类的方法，根据脏腑组织的性能和特点，将它们归属于五行之中，并以五脏为核心，与六腑相配合，进一步联系到五脏所支配的五体、五官九窍、五华、五液、情志等，从而构建了一个以五脏为中心的藏象系统。这一系统体现了人体是一个有机整体的思想，为藏象学说奠定了理论基础。同时，中医学还将人体与自然界的相关事物或现象进行五行属性归类，将人体的五脏、六腑、五体、五官、五志、五液等与自然界的五方、五时、五气、五化、五色、五味等进行横向联系，这既反映了人体与外界环境的协调统一性，也表达了天人相应的整体观念。

（2）阐释脏腑的生理功能与特性　五行学说，将人体的五脏分属于五行，以五行的特性来说明五脏的生理功能。如木有生长、升发、条达、舒畅的特性，肝喜条达而恶抑郁，故以肝属木。火有温热、向上的特性，类比心阳的温煦作用及心主行血、温养全身的功能，故以心属火。土性敦厚，有化生万物的特性，脾主运化水谷以营养全身，为气血生化之源，故以脾属土。金性清肃、收敛，肺有清肃之性，以清肃下降为顺，故以肺属金。水具有滋润、下行、闭藏的特性，肾有藏精主水的功能，故以肾属水。

（3）说明脏腑之间的相互关系　五行学说运用五行生克制化理论来说明五脏生理功能的内在联系，即五脏之间存在着既相互资生又相互制约的关系。以五行相生说明五脏之间的资生关系：肝生心即木生火，肝藏血以济心，肝藏血功能正常有助于心主血脉功能的正常发挥；脾生肺即土生金，如脾主运化、升清至肺；肾生肝即水生木，如肾藏精以化生肝血，肾阴资助肝阴以防肝阳上亢等。以五行相克说明五脏之间的制约关系：肾制约心即水克火，如肾水上济于心，可以防心火亢烈；肺制约肝即金克木，如肺气的肃降制约肝气的升发太过；脾制约肾即土克水，如脾运化水湿，可防肾水泛滥等。

需要指出的是，五脏的功能具有多样性，且相互之间的关系也极为复杂。五行理论作为一种解释性模型，虽然具有其独特的价值，但本身具有一定的局限性，并不能全面解释五脏的所有功能以及它们之间复杂的内在联系。因此，在实际应用中，我们需要根据各脏的实际功能和具体情况，进行具体问题具体分析，以确保理论的有效性和准确性。

2. 阐释五脏病变的发生与传变　用五行学说阐释五脏病变的发生与传变，主要说明多种病因与五脏疾病发生的关系，以及五脏病变的相互影响。

（1）说明五脏病变的发生　五脏疾病的发生，多因外感、内伤。五脏配五行，外应五时，内主五志。故如五时六气发生变化，产生六淫之邪气，侵犯五脏而发病，多先伤及与其五行属性相同之脏，即五脏在其所应的季节最易感受时令邪气而发病，形成季节性多发病。如夏时，暑邪易入心而多发心病；秋时，燥邪易入肺而多发肺病；长夏，湿邪易入脾而多发脾病。又如七情五志的刺激多伤及其相应之脏，如怒伤肝、喜伤心、忧伤肺、思伤脾、恐伤肾等。

（2）说明五脏病变的相互影响　五脏在生理上相互联系，病理上相互影响，某脏有病可以传至他脏，他脏疾病也可以传至本脏，这种病理上的相互影响称为传变。以五行学说来说明五脏病变的传变，可以分为相生关系的传变和相克关系的传变。

1）相生关系的传变：包括"母病及子"和"子病犯母"两个方面。母病及子，又称"母虚累子"，指疾病的传变从母脏传及子脏，如肾属水，肝属木，水能生木，肾病及肝，即母病及子。如肝肾精血不足、水不涵木等；子病犯母，又可称"子盗母气"，是指疾病的传变从子脏传及母脏，如肝属木，心属火，木能生火，心病及肝，即子病犯母，如心肝火旺等。

2）相克关系的传变：包括"相乘"和"相侮"两个方面。相乘，是相克太过为病，如肝属木，脾（胃）属土，木能克土，若木气有余，相克太过，其病由肝传脾（胃），即"木旺乘土"；相侮，是反克为害，如肝属木，肺属金，金能克木，若肝木太过，反侮肺金，其病由肝传肺，即"木火刑金"，由于肝火偏旺，影响肺气清肃，则见胁痛、口苦、烦躁易怒、咳嗽甚或痰中带血等症。

总之，五脏中每一脏都可能通过母子关系或乘侮关系而影响其他脏腑，脏腑间的病理影响，可以用五行的乘侮等关系加以说明，但不能生搬硬套。疾病的发展变化，并不一定按照这样的规律来传变，而是与脏腑的虚实、病邪的性质以及治疗护理等有密切的关系。

3. 指导五脏系统疾病的诊断　五脏病变的病理信息，可以通过诸多途径反映于体表的相应组织器官，在色泽、声息、形态、脉象等诸多方面显现出异常的变化。通过分析望、闻、问、切四诊所搜集的资料，依据事物属性的五行归类和五行生克乘侮规律，可指导疾病的病位诊断，推测疾病的传变趋势和预后转归。

4. 指导五脏系统疾病的治疗　应用五行学说指导疾病的防治，主要根据五行生克乘侮规律，控制疾病传变和确定治则治法。

（1）控制疾病的传变　根据五行生克关系，一脏有病，可影响他脏，因此，在治疗时除针对所病脏腑进行治疗外，还应根据五行的生克乘侮规律，来调整各脏之间的相互关系，以控制其传变。若肝气太过，木旺必乘土，此时应先健脾胃以防其传变，脾胃不伤，则病不传，易于痊愈。所以说"见肝之病，则知肝当传之与脾，故先实其脾气"（《难经·七十七难》）。

（2）确定治则和治法　五行学说不仅被用来阐释人体脏腑的生理功能和疾病的传变机制，指导疾病的诊断和治疗预防，而且还依据五行相生相克的规律来制定治疗疾病的基本原则和方法。

1）根据相生规律确定治则和治法：根据相生规律确立的治疗原则是"补母"和"泻子"，即"虚则补其母，实则泻其子"（《难经·六十九难》）。补母：适用于母子关系的虚证。如肾阴不足，不能滋养肝木，而致肝阴不足者，称为水不生木或水不涵木。其治疗，不仅治肝，更补肾脏之虚。因为肾为肝母，肾水生肝木，所以补肾水以生肝木。

泻子：适用于母子关系的实证。如肝火炽盛，在泻肝火的同时，可采用泻心法，泻心火有助于泻肝火。

根据相生规律确定的治疗方法有以下几种。

滋水涵木法（滋肾养肝法）：适用于肾阴亏损而肝阴不足，以致肝阳偏亢。

培土生金法（补养脾肺法）：适用于脾胃虚弱不能滋养肺脏而致肺气虚弱。

金水相生法（补肺滋肾法）：适用于肺虚不能输布津液以滋肾，或肾阴不足，精气不能上滋于肺，而致肺肾阴虚病变。

益火补土法（温肾健脾法）：适用于肾阳衰微而致脾阳不振。

2）根据相克规律确定治则和治法：根据相克规律确定的治疗原则是"抑强扶弱"。

抑强：主要是针对太过的一方，如肝气横逆，犯胃克脾，称为木旺乘土，以疏肝、平肝为主，以抑其强。扶弱：主要是针对不及的一方，如肾阴不足，水不克火，导致心火亢盛，称为水不制火，治当滋补肾水为主，以扶其弱。

根据相克规律确定的治疗方法有以下几种。

抑木扶土法（疏肝健脾法）：适用于木旺乘土，即肝旺脾虚。

培土制水法（温肾健脾法）：适用于脾虚不运，致肾水泛滥而形成的水肿胀满。

佐金平木法（清肺泻肝法）：适用于肝火偏盛，影响肺气清肃之"木火刑金"（肝火犯肺）。

泻南补北法（泻心补肾法）：适用于肾阴不足，心火偏旺，水火不济的心肾不交。

总之，运用五行生克规律来确立治则和治法，必须分清主次，或者以治母为主，兼顾其子；或治子为主，兼顾其母。或抑强为主，扶弱为辅；或扶弱为主，抑强为辅。

五行学说在治疗领域的应用颇为广泛，它不仅适用于药物治疗，也为针灸疗法和情志病治疗提供了重要的指导。

第二节　藏象学说

藏象学说是研究人体脏腑的形态结构、物质基础、生理功能、生理特性、病理变化、相互关系，以及与外环境相互联系的系统理论，是中医理论体系的核心之一。

一、藏象的基本概念

藏指隐藏于体内的脏腑；象即形象、征象、比象。象包括两层含义：一是指脏腑生理病理表现于外的征象；二是指五脏与自然环境的事物与现象类比获得的比象。藏象，指藏于体内的脏腑及其表现于外的生理病理征象以及与自然界相通应的事物和现象。"藏"是"象"的内在本质，"象"是"藏"的外在反映，藏象一词体现了中医学"以象测藏"的认识方法。

藏象学说，是通过对人体生理、病理现象的观察，研究人体各个脏腑的生理功能、病理变化及其相互关系的学说。藏象学说是中医基础理论的核心，是以脏腑形态和生理病理为研究目标的中医基础理论。

二、脏腑的分类及特性

藏象学说的基础是脏腑，脏腑是人体内脏的总称。中医学依据脏腑的生理功能和形态结构特点，将脏腑分为五脏、六腑、奇恒之腑三类。五脏，即心、肺、肝、脾、肾；六腑，即胆、胃、小肠、大肠、膀胱、三焦；奇恒之腑，即脑、髓、骨、脉、胆、女子胞。

五脏在形态上多属于实体性内脏，其共同的生理功能是"藏精气"，即化生和贮藏精微物质。五脏的功能特点可概括为"藏而不泻""满而不实"，即五脏的精气以藏为主，不宜外泻；所藏精气盈满而不能壅滞，五脏亦不能被有形水谷充实。六腑在形态上多属于空腔性内脏，其共同的生理功能是受纳、传化水谷。六腑的功能特点可概括为"泻而不藏""实而不满"，即六腑传化水谷，常有水谷充实，水谷必须从上而下不断传导变化，而不能满塞。奇恒之腑在形态上多属于空腔性内脏，与六腑类似；而在功能上又主"藏精气"，与五脏相似。因其与五脏、六腑均有区别，故称奇恒之腑。

三、藏象学说的主要特点

藏象学说的主要特点是以五脏为中心的整体观。一脏一腑互为表里，有经络相互络属；五脏与形体、官窍、精神情志等各有特定联系；五脏之间在功能上相互资生、相互制约，脏腑与自然环境、社会环境密切相关，从而维持机体内外环境的相对稳定。

由于中医"以象测藏"的认识方式决定了中医"藏"不仅是解剖学概念，而且是关于内脏位置形态、生理功能、病理变化、脏腑间关系，脏腑与外在环境统一的综合概念。中医某一脏腑功能可涉及西医多个脏器的功能；而西医某一脏器功能又常分散在中医几个脏腑功能中。因此，中医的"藏"和西医同名脏器不能等同。

四、五脏

五脏，即心、肺、肝、脾、肾的合称。在经络学说中，心包络也作为脏，故有六脏之称。五脏共同的生理功能是化生和贮藏精气。五脏具有各自的生理特性和功能，与密切相关的形、窍、志、液、时，形成五大系统，在功能上相互配合，以心为主宰，形成一个协调统一的整体。

（一）心

心位于胸中，膈膜之上，有心包络卫护于外。它主宰人体的生命活动，在五脏六腑中居于首要地位，被称为"君主之官""五脏六腑之大主"。心的主要功能是主血脉、主神明；生理特性为阳脏而喜通明；心在体合脉，其华在面，开窍于舌，在液为汗，在志为喜，与小肠相表里；心五行属火，为阳中之太阳，外与夏气相通应。

1.心的主要生理功能

（1）主血脉　心主血脉是指心气具有推动血液在脉道中运行不息的作用。心主血脉包括心主血和心主脉两个方面。心主血，一是指心生血的作用，即"奉心化赤"，水谷精微化生的营气和津液入于脉中，经心火（心阳）的作用，化为赤色血液；二是指心具有行血的作用，即心气推动和调控血液运行，输送营养物质于全身各脏腑形体官窍的作用。心主脉，是指心气推动和调控心脏的搏动、维持脉道通利的作用。

（2）心主神明　又称心主神志，或心藏神。是指心有统帅全身脏腑、经络、形体、官窍的生理活动和主司精神、意识、思维、情志等心理活动的功能。心主神明的作用表现在两个方面：其一，心主宰和调节脏腑组织的生理功能。人体的五脏六腑、四肢百骸、五官九窍，各有不同的功能，必须在神明之心的主宰和调节下，分工合作，彼此协调，才能共同完成整体生命活动。其二，心主宰精神、意识、思维及情志活动。中医认为，各种情志活动统归心主宰，心具有接受外界客观事物和各种刺激并做出反应，进行心理、意识和思维等活动的功能，人的精神、意识、思维及情志活动必须在"心神"的主导下，由五脏协作共同完成。

2. 心的主要生理特性

（1）心为阳脏　心位于胸中，在五行属火，为阳中之阳，故称阳脏，又称"火脏"。说明心以阳气为用，心阳有推动心脏搏动、温通全身血脉、兴奋精神，以使生机不息的作用。

（2）心主通明　是指心脉以通畅为本，心神以清明为要。心脉畅通，心神清明，需心阳的温煦、推动作用和心阴的凉润、宁静作用。心阳与心阴作用协调，脉道舒缩有度，血行通畅；心神清明，无亢奋或抑郁。

3. 心的体内系统联系

（1）心在体合脉，其华在面　指全身的血脉统属于心，由心主司；心脏精气的盛衰，可从面部的色泽表现出来。华，指荣华，光彩。头面部血脉极其丰富，全身血气皆上注于面。心气旺盛，血脉充盈，则面部红润光泽。心气不足，可见面白无华；心血亏虚，则面色苍白或萎黄；心脉痹阻，则面色青紫；心火亢盛，则面色红赤；心阳暴脱，可见面色苍白、冷汗淋漓。

（2）心在窍为舌　指心之精气盛衰及其功能改变可从舌的变化得以反映。心经别络上系于舌本。舌体血管丰富，外无表皮覆盖，舌色能灵敏反映心主血脉功能；舌司味觉及语言表达功能，亦与心主血脉及心主神明功能密切相关。心的功能正常，则舌体红活荣润、柔软灵活，味觉灵敏，语言流利。若心血不足，则舌淡瘦薄；心火上炎，则舌红生疮；心血瘀阻，则舌质紫暗，或有瘀斑；若心神失常，可见舌强、语謇，甚或失语等。

（3）心在志为喜　指心的生理功能与喜志有关。喜乐愉悦有益于心主血脉的功能，但喜乐过度可使心神受伤。心主神明功能又有太过和不及的变化，精神亢奋可使人喜笑不休，精神萎靡可使人易于悲哀。

（4）心在液为汗　指汗液的生成、排泄与心关系密切。汗是津液通过阳气的蒸化后，经汗孔排于体表的液体。心主血脉，血由津液和营气所组成，血液与津液同源互化，血液中的水渗出脉外则为津液，津液通过阳气的蒸化后从玄府排出，即为汗液。故有"血汗同源""汗为心之液"之说。

（二）肺

肺位于胸腔，左右各一，在人体中位置最高，连于气管，上通喉咙。肺的主要生理功能是主气、司呼吸，主通调水道，喜润恶燥，朝百脉；生理特性是为华盖，为娇脏，主宣降；肺的体内系统联系是在体合皮，其华在毛，开窍于鼻，在液为涕，在志为忧（悲），与大肠相表里；肺五行属金，为阳中之少阴，外与秋气相通应，从而构成一个内外整体联系的肺系统。

1. 肺的主要生理功能

（1）肺主气，司呼吸　肺主气包括主呼吸之气和主一身之气两个方面。肺主呼吸之气，指肺是气体交换的场所。通过肺气的肃降，不断吸入自然界的清气，通过肺气的宣发，不断呼出体内的浊气，实现吸清呼浊、吐故纳新。肺气宣降协调，则呼吸均匀通畅；肺失宣降，可出现胸闷、咳喘等症。肺主一身之气，指肺主司一身之气的生成和运行。肺主一身之气的生成，体现于宗气的生成，宗气是一身之气的重要组成部分，由肺吸入的自然界清气与脾胃运化的水谷精气相结合而生成。肺的呼吸失常，影响宗气及一身之气的生成，可出现少气、声低气怯、肢倦乏力等症。肺主一身之气的运行，体现于对全身气机的调节作用。肺的呼吸均匀通畅，人体之气升降出入运动协调；肺的呼吸失常，则一身之气升降出入运行失调。

（2）肺主通调水道　指肺气的宣发肃降作用推动和调节全身水液的输布和排泄，亦称"肺主行水"。肺主行水的作用包括两个方面：一是通过肺气的宣发作用，将脾气转输至肺的水液和水谷之精中较轻清的部分，向上向外布散，上至头面诸窍，外达全身皮毛肌腠以濡润之，并将代谢后的浊液化为汗液排出。二是通过肺气的肃降作用，将脾气转输给肺的水液和水谷精微中较稠厚的部分，向内向下输送到体内脏腑组织以濡润之，并将脏腑代谢所产生的浊液下输至肾，经肾和膀胱的气化作用，生成尿液排出体外。

若肺的宣发肃降失常，可出现汗液排泄失常、小便不利、痰饮、水肿等水液输布失常的病证。临床上对这类病证可用"宣肺利水"和"降气利水"的方法治疗。

（3）肺朝百脉　指全身的血液通过百脉流经于肺，经肺的呼吸，进行体内外清浊之气的交换，再通过肺气的宣降作用，将富有清气的血液通过百脉输送全身。

（4）肺主治节　指肺气具有治疗调节肺之呼吸及全身之气、血、津液的作用。肺的治节作用主要表现在四个方面：一是治理调节呼吸运动。肺气的宣发肃降作用协调，可以维持呼吸的通畅均匀。二是调理全身气机。通过呼吸运动，调节一身之气的升降出入。三是治理调节血液的运行。通过肺朝百脉，助心行血。四是治理调节水液代谢。通过肺气的宣发肃降，调节全身水液的输布与排泄。肺主治节，是对肺生理功能的高度概括。

2. 肺的主要生理特性

（1）肺为华盖　"华盖"原指古代帝王或贵官车上的车盖。因肺在五脏六腑位置最高，覆盖诸脏，且肺能宣发卫气于体表，具有保护诸脏免受外邪侵袭的作用，故肺有

"华盖"之称。

（2）肺为娇脏　是对肺的生理病理特征的概括。生理上，肺脏清虚而娇嫩。肺体清虚，吸之则满，呼之则虚；肺叶娇嫩，不耐寒热燥湿诸邪。病理上，外感六淫之邪气从皮毛或口鼻而入，常易犯肺而为病；其他脏腑病变，亦常累及于肺。

（3）肺主宣发肃降　肺主宣发，指肺气具有向上升宣和向外布散的作用。肺主肃降，指肺气具有向内向下清肃通降的作用。肺的所有生理功能都是通过肺气的宣降运动来实现的。肺气的宣发和肃降，相互制约，相互为用。宣发与肃降协调，则呼吸均匀通畅，水液输布代谢正常。宣发与肃降失调，则见呼吸异常和水液代谢障碍。

3. 肺的体内系统联系

（1）肺在体合皮，其华在毛　指肺与皮毛之间具有相互为用的关系。皮毛，包括皮肤、汗腺、毫毛等组织。肺对皮毛的作用：一是肺气宣散卫气于皮毛，发挥卫气的温分肉、司开阖及防御外邪侵袭的作用；二是肺气输精于皮毛，将津液和部分水谷之精向上向外布散于皮毛肌腠以滋养之。若肺精、肺气虚，可出现自汗或易感冒，皮毛枯槁不泽。皮毛对肺的作用：一是皮毛能宣散肺气，调节呼吸。汗孔又称"玄府""气门"，是排泄汗液的孔道，也是随肺的宣发肃降而进行体内外气体交换的部位。二是皮毛受邪，可内合于肺。

（2）肺在窍为鼻　鼻为呼吸之气出入的通道，肺通过鼻与自然界相贯通，肺的生理和病理状态，可由鼻反映出来，故称鼻为肺之窍。鼻的通气和嗅觉功能，依赖肺气的宣发作用。肺气宣畅，则鼻窍通利，呼吸调匀，嗅觉灵敏；肺失宣发，则鼻塞不通、呼吸不利、嗅觉失灵。

（3）肺在志为忧（悲）　指肺的生理功能与悲忧情志有关。过度悲忧最易损伤肺精、肺气，导致肺气的宣降运动失常，可见胸闷、呼吸气短、意志消沉、少气懒言等症。反之，肺精气虚或肺气宣降失常时，机体对非良性刺激的耐受能力下降，易产生悲忧的情绪变化。

（4）肺在液为涕　涕，即鼻涕，具有润泽鼻窍的作用。鼻涕由肺精所化，由肺气的宣发作用布散于鼻窍。正常情况下，鼻涕润泽鼻窍而不外流。若寒邪袭肺，肺气失宣，则鼻流清涕；肺热壅盛，可见喘咳、流涕黄浊；燥邪犯肺，则涕少鼻干。

（三）脾

脾位于中焦，在膈之下，上腹部。脾的主要生理功能是主运化和主统血；脾的生理特性是脾气主升和喜燥恶湿；脾的体内系统联系是在体合肉，主四肢，开窍于口，其华在唇，在液为涎，在志为思，与胃相表里；脾五行属土，为阴中之至阴，外与长夏之气相通应，从而构成一个内外整体联系的脾系。

1. 脾的主要生理功能

（1）脾主运化　运，转运输送；化，消化吸收。脾主运化指脾具有把饮食水谷转化为水谷精微和津液，并将其吸收、转输到全身的生理功能。包括运化谷食和运化水液两个方面。运化谷食，指脾气具有促进食物的消化和吸收并转输水谷精微的功能。若脾气健运，则为化生精气血津液等提供充足的养料以充养全身；若脾失健运，则影响食物的消化和水谷精微的吸收，出现食少、腹胀、便溏，以及倦怠、消瘦等症。运化水液，指脾气具有吸收、转输水精，调节水液代谢的功能。通过脾的作用，一方面化生津液，转输全身，滋润脏腑组织；另一方面，转输水液，升清降浊，防止水液停聚，从而维持水液代谢的平衡。若脾气运化水液的功能失常，可导致水液在体内停聚而产生水湿痰饮等病理产物。

（2）脾主统血　指脾具有统摄、控制血液在脉中正常运行而不溢出脉外的功能。脾统血是气固摄作用的体现，也与脾的运化功能有关。脾为气血生化之源，脾气健运，气生有源，固摄作用健全，血行于脉中。若脾失健运，气生无源，固摄功能减退，则导致出血，称为脾不统血。脾不统血往往可见出血色淡、质稀并有脾气虚见症。

2. 脾的主要生理特性

（1）脾气主升　是指脾气的运动特点以上升为主，表现在升清和升举内脏两方面。一是升清，"清"指水谷精微等营养物质。脾主升清指脾气上升，把水谷精微和水液上输于心、肺等脏，化生气血，以营养全身。若脾气虚而不能升清，浊气亦不得下降，则上不得精气之滋养而见头目眩晕、精神疲惫，中有浊气停滞而见腹胀满闷，下有精气下流而见便溏、泄泻。二是升举内脏，指脾气上升，具有维持内脏位置的相对稳定，防止其下垂的作用。若脾气虚弱，无力升举，反而下陷，可致某些内脏下垂，如胃下垂、肾下垂、子宫脱垂、脱肛等。

（2）喜燥恶湿　脾主运化水液，脾气健运，水液得以正常输布，无水湿痰饮等病理产物停聚之患，故脾喜燥恶湿。脾气干燥而不为水湿所困，是脾气健运的前提。若脾失健运，运化水液的功能障碍，则水湿痰饮内生；外湿侵袭，也易困脾，造成脾失健运。

3. 脾的体内系统联系

（1）脾在体合肉，主四肢　指脾气的运化功能与肌肉、四肢的壮实及其功能发挥有密切联系，脾胃为气血生化之源，人体的肌肉、四肢有赖于脾胃运化的水谷精微及津液的滋润营养。若脾气健运，则肌肉丰满健壮、四肢轻劲有力；若脾失健运，可见肌肉瘦削、四肢倦怠无力，甚至痿废不用。

（2）脾在窍为口，其华在唇　脾在窍为口，指人的食欲、口味与脾的运化功能密切相关。脾气健旺，则食欲旺盛、口味正常；若脾失健运，湿浊内生，则见食欲不振、口味异常（口淡乏味、口腻、口甜等）。脾之华在唇，指唇的色泽可以反映脾气功能的盛衰。脾气健旺，气血充足，则口唇红润光泽；脾失健运，则气血衰少、口唇淡白不泽。

（3）脾在志为思　指脾的生理功能与思志有关。思虑过度，或所思不遂，最易影响脾气的运化，使脾胃之气结滞，脾气不能升清，胃气不能降浊，因而出现不思饮食、脘腹胀闷、头目眩晕等症。

（4）脾在液为涎　指涎液的分泌及病变与脾的功能关系密切。涎为唾液中较清稀的部分，又称"口水"，由脾精、脾气化生并转输布散，具有保护和润泽口腔、助脾运化的作用。正常情况下，涎液化生适量而不溢于口外。若脾胃不和，或脾气不摄，涎液化生增多，可见口涎自出。若脾精不足，或脾气推动激发功能减退，则涎液分泌量少，出现口干舌燥。

（四）肝

肝位于腹腔，横膈之下，右胁之内。肝的主要生理功能是主疏泄和主藏血；肝的生理特性是肝气升发、喜条达而恶抑郁、肝为刚脏；肝的体内系统联系是在体合筋，其华在爪，开窍于目，在液为泪，在志为怒，与胆相表里；肝五行属木，为阴中之阳，外与春气相通应，从而构成一个内外整体联系的肝系统。

1. 肝的主要生理功能

（1）肝主疏泄　指肝具有保持全身气机疏通畅达，通而不滞，散而不郁的作用。肝主疏泄的中心环节是调畅气机。肝气疏通、畅达全身气机，使脏腑经络之气的运行通畅无阻，升降出入运动协调平衡，从而维持了全身脏腑、经络、形体、官窍等功能活动的有序进行。肝气疏泄功能失常，称肝失疏泄，包括两方面：一是疏泄不及，常因抑郁伤肝，肝气不疏，形成气机郁结的病理变化，称"肝气郁结"，症见闷闷不乐、悲忧欲哭、两乳或少腹等肝经循行所过之处胀痛不舒等。二是疏泄太过，常因暴怒伤肝，或气郁日久化火，导致肝气亢逆，升发太过，称"肝气上逆"，症见急躁易怒、失眠头痛、面红目赤、胸胁乳房走窜胀痛，或血随气逆而吐血、咯血，甚则猝然昏厥等。肝主疏泄、调畅气机的生理功能主要表现在以下几个方面。

1）促进血液与津液的运行输布　肝的疏泄功能，能调畅气机，气行则血行，血液运行畅通无阻。若肝气郁结，血液停积而为瘀血，或为癥积，或为肿块，女子可出现经行不畅、经迟、痛经、经闭等。若肝气上逆，血随气逆，出现呕血、咯血，或女子月经过多、崩漏不止等症。气能行津，肝的疏泄作用能促进津液的输布代谢。若肝气郁结，津液输布代谢障碍，可出现水肿、痰核等病证。

2）促进脾胃运化和胆汁分泌排泄　肝气疏泄，调畅气机，有助于脾胃之气的升降，从而促进脾胃的运化功能。胆汁的分泌和排泄亦受肝气疏泄功能的影响。若肝失疏泄，致脾失健运，可出现胸胁胀满、腹胀、腹痛或肠鸣腹泻等症，称为肝脾不调或肝脾不和；若影响胃的受纳和通降功能，可出现脘痞纳呆、恶心呕吐或嗳气泛酸等症，称为肝气犯胃或肝胃不和；若肝病影响胆，致胆汁分泌排泄失常，可出现胁下胀满、疼痛、口苦、纳食不化、厌油腻，甚则黄疸等症。

3）调畅情志　正常的情志活动，有赖于气血的正常运行。肝主疏泄，调畅气机，促进血的正常运行，因而能使人心情舒畅。若肝疏泄功能不及，肝气郁结，可见抑郁不乐、悲忧善忘；若肝气郁而化火，或大怒伤肝，肝气上逆，可见烦躁易怒、亢奋激动。

4）促进男子排精与女子排卵行经　男子精液的贮藏与排泄，女子按时行经，均是肝肾两脏闭藏与疏泄作用相互协调的结果。气机调畅是女子行经能否通畅有度的重要条件，且与女子月经来潮密切相关的冲任二脉和足厥阴肝经相通。因此，肝气疏泄功能正常，气机调畅，冲任通利，排卵行经正常；若肝失疏泄，冲任失调，气血不和，则见月经不调，经行不畅，甚或痛经、闭经、不孕。由于肝气疏泄功能对女子生殖功能尤为重要，故有"女子以肝为先天"之说。肝气疏泄功能还能促进男子精液的排泄，肝气疏泄正常，精液排泄通畅有度；肝失疏泄，则排精不畅。

（2）肝主藏血　指肝脏具有贮藏血液、调节血量和防止出血的功能。

1）贮藏血液　肝藏血，有"血海"之称，其意义概括起来有三个方面：一是濡养肝及其形体官窍，使其发挥正常的生理功能；二是为经血生成之源；三是化生和濡养肝气。

2）调节血量　肝贮藏充足的血液，可根据生理需要调节人体各部分血量的分配。当机体活动剧烈或情绪激动时，肝就把贮藏的血液向外周输布，以供机体的需要。当人体处于安静或情绪稳定时，机体外周对血液的需求量相对减少，部分血液便又归藏于肝。

3）防止出血　肝为藏血之脏，具有收摄血液、防止出血的功能。若肝藏血功能失常，易导致出血，如吐血、衄血、咯血，或月经过多、崩漏等。

2. 肝的主要生理特性

（1）肝气升发，喜条达而恶抑郁　肝气具有生长升发、生机不息之性。肝在五行属木，通于春气，以春木生长升发之性而类比，肝气具有条达舒畅、升发生长的特性。肝气升发的特性决定了肝之病变以升动太过为多见，如肝气上逆、肝火上炎、肝阳上亢和肝风内动等。

（2）肝为刚脏　指气主升主动，具有刚强躁急的生理特性。肝为刚脏与肺为娇脏相对而言，肝气主左升，肺气主右降，若肝气升动太过，肺气肃降不及，则出现"左升太过，右降不及"的肝火犯肺的病理变化。

3. 肝的体内系统联系

（1）肝在体合筋，其华在爪　筋是连接关节肌肉、主司关节运动的组织。肝在体合筋是指全身的筋膜有赖于肝血的滋养，肝血充盛，筋膜才能强韧健壮。肝血充足则筋力强健，运动灵活，能耐受疲劳，并能较快地解除疲劳，故称肝为"罢极之本"。肝血不足，筋不得濡养，可出现手足震颤、肢体麻木、屈伸不利等症。肝其华在爪，是指爪甲的色泽形态能反映肝的功能。爪甲赖肝血濡养，肝血充足，则爪甲坚韧、红润光泽；若肝血不足，则爪甲痿软而薄、色泽枯槁，甚则变形、脆裂。

（2）肝在窍为目　指肝的功能可以通过眼目表现出来。肝的经脉上连目系，目的视物功能有赖于肝精肝血之濡养和肝气之疏泄。若肝精肝血不足，则两目干涩、视物不清、夜盲；肝经风热，则目赤痒痛；肝火上炎，则目赤肿痛；肝阳上亢，则头目眩晕；肝风内动，则两目上视或斜视。

（3）肝在志为怒　指肝的功能与怒志有关。暴怒、郁怒最易影响肝的功能。大怒、暴怒可致肝气升发太过，气血上逆而见烦躁易怒、头胀头痛、面红目赤、呕血，甚至猝然昏倒、昏不知人；郁怒不解，则易致肝气郁结，可见心情抑郁，精血津液运行输布障碍，而生痰饮瘀血等。

（4）肝在液为泪　指泪的多少与病变能够反映肝的功能。泪由肝之阴血所化，正常情况下，泪液的分泌是濡润而不外溢的。如肝血不足，泪液分泌减少，常见两目干涩；如肝经风热或肝经湿热，可见目眵增多、迎风流泪等。

（五）肾

肾位于腰部脊柱两侧，左右各一。肾的主要生理功能是主藏精、主水和主纳气；肾的生理特性是主蛰藏；肾的体内系统联系是在体合骨，其华在发，开窍于耳及二阴，在液为唾，在志为恐，与膀胱相表里；肾五行属水，为阴中之阴，外与冬气相通应，从而构成一个内外整体联系的肾系统。

1. 肾的主要生理功能

（1）肾主藏精　指肾具有贮藏、封藏精气的生理功能，故称肾为"封藏之本"。肾所藏之精谓之肾精，精能化气，肾精所化之气为肾气。肾中精气的主要生理功能有以下两方面。

1）主生长发育与生殖　肾中精气的盛衰，关系到人体的生长、发育和生殖能力。人从幼年开始，肾中精气逐渐充盛，就有齿更发长的变化；发育到青春时期，肾中精气充盛，产生了一种叫"天癸"的物质，它能促进性腺的发育成熟，使男子泄精，女子开始按期排卵，开始有了生殖能力；进入老年之后，肾中精气衰弱，"天癸"衰竭，女子月经停止，性功能也随之减退，生殖能力逐渐丧失，形体也逐渐衰老。可见肾中精气的盛衰，关系到人生、长、壮、老、已的整个生命过程。

2）调节全身功能活动　肾所藏之精气不仅能施泄到各脏腑，以精华物质本身充养各脏腑，成为各脏腑功能活动的物质基础；而且还能化生肾气，以推动和调控各脏腑功能活动。肾气包含肾阴、肾阳两部分，肾阴为人体阴液的根本，对全身各脏腑组织起着凉润、抑制和调控等作用；肾阳为人体阳气的根本，对全身各脏腑起着温煦、推动和激发等作用。肾阴和肾阳为人体一身阴阳之根本，二者对全身阴阳的协调平衡起着至关重要的作用。

（2）肾主水　指肾气具有主司和调节全身水液代谢的功能。一方面体现在主宰水液代谢，肾气对人体水液输布代谢具有推动和调控作用，与水液代谢相关的各脏腑之气必须在其阴阳协调平衡的状态才能正常参与水液代谢，而肾气分化的肾阴肾阳是各脏腑阴阳的根本；另一方面体现在主宰尿液生成和排泄，尿液的生成和排泄与肾气的蒸腾气化、升清降浊直接相关。

（3）肾主纳气　指肾气有摄纳肺所吸入的自然界清气，保持吸气的深度，防止呼吸表浅的作用。人体呼吸功能由肺所主，但吸入的清气，由肺气的肃降作用下达于肾，必须再经肾气的摄纳潜藏，使其维持一定的深度，以利于气体的交换。肾的纳气功能正常，呼吸均匀和调。若肾的纳气功能减退，摄纳无权，则会出现呼吸表浅或呼多吸少、动则气喘等肾不纳气的表现。

2. 肾的主要生理特性

肾主蛰藏　蛰藏，即蛰伏闭藏，指肾具有潜藏、封藏、闭藏的生理特性，肾主蛰藏是对肾藏精功能的高度概括。肾的藏精、主纳气、主生殖、主二便等功能，都是肾主蛰藏的具体体现。肾精宜藏不宜泄；肾主命门之火，真火宜潜不宜露。若肾气封藏失职，则会出现滑精、喘息、遗尿，甚则小便失禁、大便滑脱不禁及女子带下、崩漏、滑胎等。

3. 肾的体内系统联系

（1）肾在体合骨，生髓，其华在发　骨的生长有赖于骨髓的充养。肾藏精，精生髓，肾中精气充足，骨髓生化有源，骨骼坚固有力。齿与骨同出一源，亦由肾中精气充养，故称"齿为骨之余"。发的生长赖血以养，故称"发为血之余"。肾藏精，精化血，精血旺盛，则毛发浓密而润泽；若肾精不足，则毛发枯萎、早脱早白等。

（2）肾在窍为耳及二阴　肾在窍为耳，指耳的听觉功能与肾中精气盛衰密切相关。肾中精气充盈，髓海得养，则听觉灵敏、分辨力高；若肾中精气不足，髓海失养，出现听力减退，或见耳鸣，甚则耳聋。肾在窍为二阴，指二阴的功能与肾精盛衰密切相关。二阴，即前阴和后阴，前阴指外生殖器，有排尿和生殖的作用；后阴指肛门，有排泄粪便的功能。大小便的排泄与肾有关，人的生殖功能由肾所主。肾阳不足，既可引起排尿异常，如尿少、尿闭、尿频、泄泻或便秘等症，也可导致生殖功能的减退，如早泄、阳痿等症。

（3）肾在志为恐　指恐的情志活动与肾关系密切。恐，即恐惧、害怕，多由内生，为自知而胆怯。恐惧过度，"恐则气下"，气机迫于下焦，肾失封藏，则下焦胀满，甚至二便失禁、遗精等。

（4）肾在液为唾　指唾液的分泌及病变与肾的功能关系密切。唾是唾液中较稠厚的部分，由肾精化生，出于舌下，有润泽口腔、滋润食物及滋养肾精的功能。肾精充足，则唾液分泌正常，口腔润泽，吞咽顺利。肾精不足，则唾少咽干。若多唾久唾，又能耗伤肾精。

五、六腑

六腑是胆、胃、小肠、大肠、膀胱、三焦的总称。它们的共同生理功能是受盛和传化水谷，即"传化物"，生理特点是"泻而不藏""实而不能满"。六腑能传化食物，使精微输入五脏，糟粕排出体外，因而其气具有"通"和"降"的特性。每一腑都必须适时排空其内容物，才能保持六腑通畅，使糟粕排出顺利，新陈代谢得以维持正常。六腑宜通不宜滞，故有"六腑以通为用""以降为顺"之说。

（一）胆

胆与肝通过经脉属络，互为表里。胆为中空的囊状器官，内藏胆汁。胆形态中空，排泄胆汁帮助食物的消化，故为六腑之一；又因其内藏精汁（胆汁），与五脏"藏精气"的功能特点相似，且与饮食水谷不直接接触，故又为奇恒之腑之一。胆的生理功能是藏泄胆汁、主决断。

1. 藏泄胆汁　指胆具有贮藏和排泄胆汁的功能。胆汁由肝之精气所化生，胆汁生成后，贮藏于胆，在肝的疏泄作用下，注入小肠，促进饮食水谷的消化吸收。若肝胆的功能正常，则胆汁分泌排泄畅达，消化功能正常。若肝胆疏泄不利，胆汁分泌排泄障碍，则影响脾胃运化功能，出现胁下胀痛、食入难化、厌食、腹胀、腹泻等症。

2. 主决断　指胆在精神意识思维活动中，具有判断事物、做出决定的作用。胆气壮盛之人，勇于决断，剧烈的精神刺激对其所造成的影响较小，且恢复也较快；胆气虚怯之人，遇事不决，在受到不良精神刺激的影响时，易出现易惊善恐、失眠多梦、惊悸善太息等精神情志异常的病变。

（二）胃

胃又称胃脘，有"太仓""水谷之海"之称。胃与脾通过经脉属络，互为表里。胃的生理功能是主受纳、腐熟水谷，主通降，生理特性是喜润恶燥。

1. 主受纳、腐熟水谷　指胃具有接受和容纳饮食物，并将其初步消化，形成食糜的作用。饮食入口，经过食道进入胃中，由胃接受和容纳。水谷经过胃气的磨化和腐熟作用后，变成食糜，精微物质被吸收，并由脾气转输而营养全身，未被消化的食糜下传于小肠进一步消化。若胃受纳、腐熟功能减退，则见食欲不振、胃脘胀满、嗳腐吞酸等症；若胃的受纳、腐熟功能过亢，则见消谷善饥、形体消瘦等症。

2. 主通降　指胃气宜保持通畅下降的运动趋势。胃能通降浊气。饮食物经过胃的受纳、腐熟，要靠胃的通降作用下降到小肠、大肠，并在下行过程中被消化吸收，最终将水谷糟粕排出体外。因此，胃的通降作用也包括小肠将食物残渣下输大肠及大肠传化糟粕的功能。若胃失和降，可见脘腹胀满或疼痛、口臭、大便秘结等症；若胃气不降，甚则上逆，可见恶心、呕吐、嗳气、呃逆等症。

（三）小肠

小肠位于腹中，其上口与胃在幽门相接，下口与大肠在阑门相连。小肠与心通过经脉属络，互为表里。小肠的生理功能是受盛化物，泌别清浊，主液。

1. 主受盛化物　受盛即接受，以器盛物之意。化物即消化、转化饮食物。小肠受盛化物功能主要体现在两个方面：一指小肠接受胃下传的食糜而盛纳之，即受盛作用；二指食糜在小肠内必须停留一定时间，进一步消化，化为精微和糟粕两部分，即化物作用。

2. 泌别清浊　指小肠在对食糜进行充分消化吸收的同时，将食糜区分为清浊两部分。清者，即水谷精微，由小肠吸收，经脾气的转输作用输布全身；浊者，即食物残渣和部分水液，经小肠传送到大肠。食物残渣下降到大肠，形成粪便排出体外，而多余的水液则可气化生成尿液排出体外。小肠泌别清浊功能正常，水液和糟粕各行其道，二便正常。若泌别清浊功能失常，清浊不分，就会导致水谷混杂，出现便溏泄泻。

3. 小肠主液　指小肠在吸收谷精时，吸收了大量津液的生理功能。小肠吸收的津液与谷精合为水谷精微，由脾气转输到全身；部分水液经三焦下渗膀胱。

（四）大肠

大肠位于腹中，其上口在阑门处接小肠，其下端连魄门，即肛门。大肠与肺通过经脉属络，互为表里。大肠的生理功能是传化糟粕。大肠主津。

1. 传化糟粕　指大肠接受由小肠下传的食物残渣，吸收其中多余的水液，从而使糟粕燥化，形成粪便，经肛门有节制地排出体外的功能。大肠传化糟粕功能失常，常见便秘或泄泻。

2. 大肠主津　指大肠在传导糟粕的同时，还具有吸收水液、参与调节体内水液代谢的功能。因吸收的是含精微物质等溶质非常少的"津"，故说"大肠主津"。若大肠主津功能失常，剩余水液不能吸收，水与糟粕俱下，则出现腹泻；若大肠有热，灼伤津液，肠道失润，又会出现肠燥便秘。

（五）膀胱

膀胱位于下腹部。膀胱与肾经过经脉属络，互为表里。膀胱的生理功能是贮存尿液和排泄尿液。

1. 贮存尿液　指膀胱具有贮藏尿液的功能。人体津液，通过肺、脾、肾等脏的共同作用，布散周身，发挥滋润濡养作用，代谢后形成的浊液下归于膀胱。尿液是津液代谢的产物，贮藏于膀胱。尿液的贮藏，有赖于肾气及膀胱之气的固摄。

2. 排泄尿液　指膀胱具有排泄尿液的功能。在肾气和膀胱之气的协调作用下，膀胱开阖有度，尿液适时有度排出体外。膀胱的贮尿排尿功能，赖于肾气及膀胱之气的推动和固摄。

（六）三焦

三焦的概念有二。一是指六腑之一。一般认为三焦是分布于胸腹腔的一个大腑，在脏腑中最大，又称"孤府"。三焦与心包由手少阳三焦经和手厥阴心包经相互属络而互为表里。二是指部位之三焦，是人体上中下部位的划分，即三焦是上焦、中焦、下焦的合称。三焦的生理功能为通行元气，运行水液。

1. 生理功能

（1）通行元气　指三焦能够将元气布散至五脏六腑，充沛全身，从而发挥激发、推动各个脏腑组织的功能。元气，又称原气，是人体生命活动的原动力，它发源于肾，藏于丹田，必须以三焦为通道才得以布达全身。

（2）运行水液　指三焦具有疏通水道、运行水液的生理功能，是水液升降出入的通路。人体的津液代谢，是由肺、脾、肾、膀胱等脏腑协同完成的，但必须以三焦为通路。若三焦气化功能失常，水道不利，可出现尿少、痰饮、水肿等症。

2. 三焦的部位划分及功能特点

（1）上焦　上焦指横膈以上的胸部，包括心肺两脏和头面部。上焦的功能主要是宣发卫气、布散水谷精微和津液。上焦的生理特点为"上焦如雾"，喻指心肺输布气血的作用，如雾露之溉。

（2）中焦　中焦指膈以下、脐以上的上腹部，包括脾胃、肝胆。中焦的功能主要是消化、吸收并输布水谷精微和化生气血。中焦的生理特点为"中焦如沤"，喻指中焦脾胃腐熟、运化水谷，进而化生气血的作用。

（3）下焦　下焦指下腹部，包括小肠、大肠、肾、膀胱等脏腑。下焦的功能主要是传导糟粕，排泄二便。下焦的生理特点为"下焦如渎"，喻指肾、膀胱、大小肠生成和排泄二便的功能。

六、奇恒之腑

奇恒之腑是脑、髓、骨、脉、胆、女子胞的总称，因其贮藏精气，似脏非脏，似腑非腑，故称奇恒之腑。奇恒之腑形态似腑，多为中空的管腔或囊性器官，功能似脏，主藏精气而不泻，除胆为六腑外，余者皆无表里配合，也无五行配属，与奇经八脉有关。

脉、骨、髓、胆均已在五脏六腑中述及，现只介绍脑及女子胞。

（一）脑

脑深藏于头部，居颅腔之中，外为头面，内为脑髓，又名髓海，又称元神之府。脑的主要生理功能为主宰生命活动、主精神意识和主感觉运动。

1. 主宰生命活动　人在出生之前，随形而生之神，即为元神，由先天之精化生。元神藏于脑中，为生命之主宰。得神则生，失神则死。

2. 主精神意识　人的精神、意识、思维、记忆和情志活动都是客观事物反映于脑的结果。情志活动是人对外界刺激的反应，与情感、欲望等心身需求有关，脑为精神、意识、思维活动的枢纽。

3. 主感觉运动　眼、耳、口、鼻、舌等五脏外窍皆与脑相通。人的视、听、言、动等皆与脑有密切关系。神能驭气，脑主元神，气达于筋骨百节，令之运动，故脑能统领肢体运动。

（二）女子胞

女子胞又称胞宫、子宫、子脏，位于小腹部，在膀胱之后，直肠之前，下口与阴道相连，是女性的内生殖器官。

1. 生理功能　女子胞有主持月经和孕育胎儿的作用。女子胞是产生月经的器官，其功能正常与否影响月经的来潮，所以胞宫有主持月经的作用。女子胞是女性孕育胎儿的器官，受孕之后，月经停止来潮，脏腑经络血气皆下注于冲任，达于胞宫以养胎，直至分娩。

2. 与脏腑、经脉的关系　女子胞的生理功能与脏腑、天癸、经脉、气血等有关。

（1）与脏腑的关系　女子以血为本，经水为血液所化，而血液源于脏腑。脏腑之中，心主血，肝藏血，脾统血，脾胃为气血生化之源，肾藏精，精化血，肺主气，气能生血，均参与血的生化、统摄、调节等生理活动。故脏腑安和，气血流畅，血海充盈，则月经如期，具备胎孕功能。五脏之中，女子胞与肝、心、脾、肾的关系尤为密切。

（2）与经脉的关系　女子胞与冲、任、督、带及十二经脉均有密切关系，其中以冲、任为最。冲脉和任脉，同起于胞宫，冲任二脉气血的盛衰，受肾中精气及天癸的调节。肾中精气充盛，天癸旺，冲任气血充足，注入胞宫，则经来正常；若冲任二脉气血衰少，则见月经不调、崩漏、闭经，以及不孕等病证。

第三节　精气血津液神学说

精、气、血、津液、神是关于人体生命物质与功能活动的理论。《灵枢·本脏》说："人之血气精神者，所以奉生而周于性命者也。"

精、气、血、津液是构成和维持人体生命活动的基本物质。精、气、血、津液是脏腑功能活动的产物，又是脏腑功能活动的物质基础。

神，是人体生命活动的主宰及其外在总体表现的统称。神以精、气、血、津液为物质基础，又对这些基本物质的生成、运行等有调节作用。

一、精

（一）精的概念

精是由禀受父母的生命物质与后天水谷精微相融合而形成的一种精华物质，是构成和维持人体生命活动的最基本物质，对于人体生命活动具有重要意义，故《素问·金匮真言论》说："夫精者，身之本也。"人体之精有广义、狭义之分，广义之精包括气、血、津液等人体一切精微物质；狭义之精专指生殖之精。

中医学关于精的理论，受到古代哲学精气学说的深刻影响，但又与之有着严格的区别：古代哲学精气学说以精或精气为构成宇宙万物的本原；而人体之精是构成和维持人体生命活动的精微物质和生命繁衍的根源。

（二）精的生成、贮藏和施泄

人体之精的生成、贮藏和施泄是三个不同而又相互关联的方面。

1. 生成　人体之精由感受于父母的先天之精及来源于吸入清气与水谷精微的后天之精相融合而生成。先天之精是生命的本原物质，受之父母，先身而生，是构成人体胚胎和繁衍后代的基本物质。父母生殖之精相合，既孕育了生命，又转化为子代的先天之精。如《灵枢·决气》说："两神相搏，合而成形，常先身生，是谓精。"后天之精是人出生之后，从吸入的自然界清气及饮食物中摄取的营养精华及脏腑气化所生成的精微物质。清气与饮食水谷是后天化生精微物质的基础。其中，由饮食水谷所化生的精微物质又称"水谷之精"。

2. 贮藏　人体之精贮藏于脏腑之中。肾所藏先天之精，作为生命本原，在胎儿时期便贮藏于各脏腑之中。后天之精则经由脾肺等输送到各脏，化为各脏腑之精，并将部分输送于肾中，以充养肾所藏的先天之精。

3. 施泄　精的施泄主要有两种形式：一是分藏于各脏，濡养脏腑，并化气以推动和调节其功能活动；二是生殖之精的施泄以繁衍生命。

（三）精的分类

精，按其来源，可分为先天之精和后天之精。先天之精源于父母的生殖之精，是构成胚胎的原始物质，是生命产生的本原。后天之精源于吸入清气、水谷精微，与肺主气、脾胃受纳运化等脏腑功能密切相关，是维持后天生命活动的重要物质。按其功能，可分为生殖之精和营养之精。生殖之精源于肾精，由肾所藏的先天之精在后天之精的充养和天癸的促发下形成，具有繁衍后代的功能。脏腑之精，指脏腑所藏的具有濡养、滋润作用的精华物质。按其部位，可分为各脏腑之精。各脏腑之精都由先天之精与后天之精相融合而成。

（四）精的功能

精宜闭藏而静谧，相对于气之运行不息，其性属阴，具有重要的生理功能。

1. 繁衍生命 先天之精具有遗传功能，其在后天之精资育下所生成的生殖之精，具有繁衍生命的作用。因此，精是生命的本原。

2. 濡养作用 精能濡养、滋润脏腑、形体、官窍。若先天禀赋不足，或后天之精化生乏源，脏腑之精亏虚，濡养、滋润功能减退，则脏腑功能减退。如肾精亏损，则见生长发育迟缓、未老先衰，或性功能减退致生育能力下降；脾精不足，则见营养不良，气血衰少；肺精不足，则见呼吸障碍、皮毛干枯无泽等症状。

3. 化血作用 肾精充盈，则肝有所养，血有所生。肾藏精，精生髓，精髓能化生血液，是血液生成的来源之一。

4. 化气作用 精可化气。先天之精化生元气，水谷之精化生水谷之气，肺则吸入自然界清气，三者合而成一身之气。

5. 化神作用 精与神的关系，即物质与精神的关系。精能化神，是神的物质基础。神对精的生成、施泄又具有促进和调控作用。积精则全神，精亏则神疲，精亡则神散。

6. 抗邪作用 精具有保卫机体、抵御外邪入侵的功能。精足则正气盛，抗邪力强，不易受外邪侵袭。若精虚则正气不足，抗邪力弱，易受外邪侵袭；或无力祛邪，邪气潜伏，在一定条件下发病。

二、气

（一）气的概念

气是人体内活力很强、运动不息的极细微物质，是构成和维持人体生命活动的基本物质。气运行不息，维系人体的生命进程。人生所赖，唯气而已。气聚则生，气散则死。中医学关于气的理论，受到古代哲学气一元论的深刻影响，但其所论主要是人体之气，以及与自然界相关联的气，在研究对象和范围上与古代哲学气一元论有着显著的区别。

此外，在中医学术语中，气在不同语境下表达不同的意义。如六气指风、寒、暑、湿、燥、火六种正常的气候变化，邪气指各种致病因素的统称，药物之气指药性等。

（二）气的生成

人体之气，来源于父母的先天之气、饮食物的水谷精气和自然界清气，通过肾、脾胃和肺等脏腑生理功能的综合作用而生成。

1. 先天之气 先天之气来源于父母，先天之精化生先天之气，成为人体之气的根本和生命活动的原动力。"肾为生气之根"，肾藏精，先天之精是肾精的主体，先天之精所化生的先天之气，是人体之气的根本。肾精充则元气足，肾精亏则元气衰。

2. 水谷之气 饮食水谷化生水谷精气，水谷精气布散周身，成为人体之气的重要部分。"脾胃为生气之源"，饮食水谷在脾胃运化、受纳、腐熟作用下化生水谷之精，水谷之精化生水谷之气，水谷之气布散全身脏腑，成为人体之气的主要来源。

3. 清气 吸入体内的自然界清气，是生成人体之气的重要物质，与水谷之气结合而成为后天之气。"肺为生气之主"，一方面，肺主呼吸之气，通过吸清呼浊，将自然界清气不断吸入体内，同时不断呼出浊气，保证了体内之气的生成与排出。另一方面，肺将吸入的清气与脾气上输的水谷之气相结合，生成宗气并积于胸中，走息道以行呼吸，贯心脉以行气血，并下蓄丹田以资元气。

（三）气的运动与变化

人体之气是运动不息的，生命过程是气的运动及其所产生的各种变化的过程。

1. 气机 气的运动称为气机。人体之气不断运动，流行全身，内至五脏六腑，外达筋骨皮毛，推动人体的各种生理活动。其运动形式，一般归纳为升、降、出、入四种。气的正常运动，称为"气机调畅"，包括升降出入运动的平衡协调和畅通无阻状态。气的升降出入运动是人体生命活动的根本，一旦停息就意味着生命活动的终止。

2. 气化 指气的运动所产生的各种变化，如体内精微物质的化生和输布，精微物质之间、精微物质与能量之间的互相转化，以及废物的排泄等。气化就是体内物质新陈代谢的过程，是物质转化和能量转化的过程，具体表现为精、气、血、津液等生命物质的生成及其相互转化过程。

（四）气的分类

人体之气，因其生成来源、分布部位及功能特点不同而有各自不同的名称。气的分类有三个层次：第一层次是人气，即人身之气，亦即一身之气；第二层次是元气、宗气、营气和卫气；第三层次是脏腑之气和经络之气。

1. 元气 由肾所藏先天精气化生，根于命门，并赖后天精气充养而成的气，又称原气，是人体最根本，最重要的气，是生命活动的原动力。元气从肾出发，以三焦为通路循行全身。其生理功能主要有三个方面：一是推动和调节人体的生长发育和生殖功能；二是推动和调节各脏腑、经络、形体、官窍的生理活动；三是温煦和激发脏腑组织。

2. 宗气 由肺吸入的自然界清气与脾胃运化水谷之精化生的水谷之气相结合而聚于

胸中之气。宗气在胸中积聚之处称为"气海"或"膻中"。宗气积于胸中，其分布途径有三：一是上出于肺，循喉咙而走息道，推动呼吸；二是贯注心脉，推动血行；三是沿三焦向下运行于脐下丹田．注入腹股沟部位足阳明胃经的气街，再下行于足。其生理功能主要有走息道以行呼吸、贯心脉以行气血和资先天三个方面。

3. 营气 指由脾胃运化的水谷精微中的精华部分，进入脉内运行全身，具有化生血液、营养周身作用的气。与血关系密切，两者可分不可离，故临床多以"营血"并称。营气行于脉中，循脉运行全身，内入脏腑，外达肢节，终而复始，周而不休。其生理功能主要有注入脉中化为血液、循脉流注全身为脏腑经络等提供营养物质两个方面。

4. 卫气 指水谷之气中剽悍滑利部分所化生的，行于脉外，具有保护作用的气。卫气行于脉外，不受脉道约束，外而皮肤肌肤，内而胸腹脏腑，布散全身。其生理功能主要有四个方面：一是保卫肌表，防御外邪；二是温养全身以维持脏腑肌肤的生理活动；三是调节腠理的开阖，促进汗液有节制地排泄和维持体温的相对恒定；四是与睡眠有关，影响寤寐。

5. 脏腑之气 是全身之气的组成部分。一身之气分布到某一脏腑，即成为某一脏腑之气。脏腑之气分为脏气、腑气；脏气又可进一步分为心气、肺气、脾气、肝气、肾气等。脏腑之气推动和激发脏腑的生理活动，某一脏腑的生理功能即某一脏腑之气的运动的具体体现。

6. 经络之气 是全身之气的组成部分。一身之气分布到某一经络，即成为某一经络之气，经络之气分为经气、络气，经气又可进一步分为手太阴肺经之气、足阳明胃经之气等。经络之气推动和激发经络的生理活动，某一经络的生理功能即某一经络之气的运动的具体体现。

（五）气的功能

气具有非常重要的作用，《难经·八难》说："气者，人之根本也。"《类经·摄生类》说："人之有生，全赖此气。"

1. 推动作用 指气的激发、兴奋和促进等作用。主要体现于：①激发和促进人体的生长发育与生殖功能；②激发和促进各脏腑经络的生理功能；③激发和促进精、血、津液的生成与运；④激发和兴奋精神活动。气的推动作用减弱，可影响人体的生长发育，或出现早衰，亦可使脏腑经络生理功能减退，出现精血、津液生成不足，或运行迟缓、输布、排泄障碍等病机变化；亦可见精神委顿等症状。

2. 温煦作用 指阳气温煦人体的作用。主要体现于：①温煦机体，维持相对恒定的体温；②温煦脏腑、经络、形体、官窍，维持其正常生理活动；③温煦精、血、津液，维持其正常运行、输布与排泄，即所谓血"得温而行，得寒而凝"。气的温煦作用失常，可出现体温低下、畏寒、脏腑功能减弱、血和津液运行迟滞等寒象，所以有"气不足便是寒"之说。

3. 防御作用 指气卫护肌肤，抗御邪气的作用。主要体现于：①护卫肌表，抵御外邪；②正邪交争，祛邪外出；③自我修复，恢复健康。气的防御功能正常，邪气不易侵入，即便侵入，也不易发病；即使发病，也易于治愈。气的防御功能减弱，机体抵御邪气能力下降。一方面，易染疾病，另一方面，患病后难以速愈。所以，防御功能与疾病的发生、发展与转归有着密切的关系。

4. 固摄作用 指气对体内液态物质的固护、统摄和控制，不使其无故丢失的作用。主要体现于：①固摄血液，防止其逸出脉外，维持其正常循行；②固摄汗液、尿液、胃液、肠液等，防止其丢失；③固摄精液，防止妄泄。气的固摄功能减弱，可导致体内液态物质丢失。固摄作用减弱，可出现出血、自汗、多尿、小便失禁、流涎、泛吐清水、泄下滑脱、遗精、滑精、早泄、早产、滑胎等。

5. 中介作用 指气具有感应传导信息的功能，以维系机体的整体联系。气弥漫于全身，作为感应传递信息的载体和相互联系的中介，起着至关重要的作用。外在信息得以传递至内脏，内脏的信息亦能反映于体表，以及内脏之间各种信息的相互传递，均依赖于人体之气作为信息的载体进行感应和传导。例如，在针灸治疗中，产生的刺激和信息即通过气的感应与运载，传导至内脏，从而达到调节机体生理活动的目的。因此，气是生命信息的载体，也是脏腑、形体、官窍之间相互联系的中介。

此外，气还具有营养作用，如水谷精气、营气。

三、血

（一）血的概念

血，即血液，是行于脉中，循环流注于全身，具有营养和滋润作用的红色液态物质。

脉是血液运行的管道，故称为"血府"。血必须在脉中正常运行，才能发挥其生理功能。如因某种原因，血液在脉中运行迟缓涩滞，停积不行则成瘀血。若因外伤等原因，血液逸出脉外而出血，则称为"离经之血"。离经之血若不能及时排出或消散，则成为瘀血，既丧失了血液的生理功能，又可导致新的病机变化。

（二）血的生成

水谷精微和肾精是血液化生的基础物质，在脾胃、心肺、肾等脏腑的共同作用下，化生为血液。

1. 物质基础 中焦脾胃受纳、运化饮食水谷，吸收精微物质，其化生的营气和津液进入脉中，变化而成红色的血液。因此，由水谷之精化生的营气和津液是血液的主要构成成分。其次，肾藏精，精生髓，髓充于骨，可化为血；肾精输于肝，在肝的作用下，化以为血。精与血之间存在着相互资生和相互转化的关系，肾精充足，可化为肝血以充实血液。

2. 相关脏腑 脾胃为血液生化之源，脾胃运化的水谷精微所产生的营气和津液，是血液的主要构成成分。肾藏精，精生髓，髓化血，肾精充足，则血液化生有源；若肾精不足，则可导致血液生成亏少。此外，肝藏血，精血同源，与血液的化生密切相关。脾胃运化的水谷精微，由脾气上输于心脉，在心气的作用下变化成红色血液。肺对于血液的生成也有着重要作用。水谷精微上注于肺脉，与肺吸入的清气相融合，化生血液。

总之，血液的化生以水谷之精及肾精为物质基础，主要依赖于脾胃运化的功能，并在肾肝、心肺等脏的配合作用下完成。

（三）血的运行

血液运行于脉中，循环不已，流布全身，其正常运行受多种因素影响，同时是多个脏腑共同作用的结果。

影响血液运行的因素主要有五个方面：一是气的推动与宁静作用协调及温煦与凉润作用的平衡；二是气的固摄作用；三是脉道的完好无损与通畅无阻；四是血液清浊与黏稠状态；五是病邪对血液运行的影响，如阳热、阴寒等。

血液的正常运行，还与心、肺、肝、脾等脏密切相关。

心主血脉，心气是推动血液运行的动力，在血液循行中起着主导作用。心气充沛，则行血有力。

肺朝百脉，主治节，能助心行血。肺气宣发肃降，调节一身气机，通过气的升降出入运动而推动血液运行至全身。宗气贯心脉而行气血的功能，也体现了肺在血行中的推动作用。

肝主疏泄，调畅气机，是保证血行正常的又一重要环节。肝贮藏血液、调节血量，可根据人体各部位的生理需要，在肝气疏泄功能的协调下，调节脉道中循环的血量，维持血液循环的正常运行。

脾主统血，脾气健旺则能固摄血液在脉中运行，防止血逸脉外。同时，肝藏血的生理功能也可以防止血逸脉外，避免出血的发生。

心气推动、肺气宣降、肝气疏泄是推动血液运行的重要因素，脾统血、肝藏血则是固摄血液运行的重要因素。心、肺、肝、脾等脏生理功能相互协调、密切配合，共同维持血液的正常运行。其中任何一脏的生理功能失调，都可以引起血行失常的病变。如心气不足，血运无力，可形成血瘀；肺气不足，宣降失司，也可导致血瘀；脾气虚弱，统摄无力，可产生多种出血病证；肝失疏泄，肝气上逆可致出血；肝气郁滞不畅则可致血瘀等。

（四）血的功能

血液具有濡养滋润和化神两大功能。

1. 濡养滋润作用　血具有营养和滋润全身的生理功能。血的濡养作用，反映在面色、肌肉、皮肤、毛发、感觉和运动等方面。血液充盈，濡养功能正常，则面色红润、肌肉壮实、皮肤和毛发润泽、感觉灵敏、运动自如。如若血虚，或濡养功能减弱，则可出现脏腑功能低下、面色萎黄、肌肉瘦削、皮肤干涩、毛发不荣、肢体麻木或运动无力等。

2. 化神作用　血是机体精神活动的主要物质基础。血液充盛，则精力充沛、神志清晰、感觉灵敏、思维敏捷。反之，血液亏耗，血行异常，则可出现不同程度的精神情志方面的病证，如神疲、失眠、健忘、多梦、惊悸、烦躁，甚至神志恍惚、谵妄、昏迷等。

四、津液

（一）津液的概念

津液，乃津与液的合称，指的是人体内一切正常的水液，涵盖脏腑、形体官窍的内在液体及其正常的分泌物。津与液在性状、分布及功能上各有特点：质地清稀、流动性大，布散于体表皮肤、肌肉及孔窍，并能渗入血脉以起滋润作用的，称为津；质地浓稠、流动性小，主要灌注于骨节、脏腑、脑、髓等，起濡养作用的，则称为液。尽管津与液存在一定差异，但两者均源自饮食水谷，由脾胃化生，且能相互渗透补充，故津液常并称，临床上一般不作严格区分。津与液的区别，主要在于有助于临床辨识津液损耗所致的"伤津""脱液"等病机变化。

（二）津液的生成、输布和排泄

津液的生成、输布和排泄三大环节涉及多个脏腑的生理功能，是多个脏腑相互协调配合的结果。《素问·经脉别论》对此作了简要的概括，说："饮入于胃，游溢精气，上输于脾，脾气散精，上归于肺，通调水道，下输膀胱，水精四布，五经并行。"

1. 生成 津液来源于饮食水谷，在脾胃运化及有关脏腑的共同参与下生成。胃主受纳腐熟，"游溢精气"而吸收饮食水谷的部分精微，包括津液。小肠主液，泌别清浊，可吸收肠中较多的津液。大肠主津，可吸收食物残渣中的津液，促使糟粕成形而为粪便。胃、小肠、大肠所吸收的津液，依赖脾的运化功能，并通过脾气的转输作用布散全身。

2. 输布 津液的输布主要依靠脾、肺、肾、肝和三焦等脏腑生理功能的协调配合完成。

（1）脾气散精以输布津液 脾输布津液主要有两条途径：一是将津液上输于肺，通过肺气的宣发肃降，使津液输布于全身而灌溉脏腑、形体和官窍。二是直接将津液向四周布散至全身，即脾"灌溉四傍"的功能。

（2）肺通调水道而行水 肺为水之上源，肺气宣发，将津液输布至人体上部和体表；肺气肃降，将津液输布至肾和膀胱及人体下部。

（3）肾主水 肾气及肾阴肾阳对胃的"游溢精气"、脾气散精、肺气行水、三焦决渎及小肠的分清泌浊等作用具有推动和调节作用，维持其稳定发挥输布津液的功能。同时，肾自身也是津液输布的一个重要环节。津液通过肺气肃降向下输送到肾，经过肾的气化作用，化为尿液排出体外。

（4）肝调畅气机以行水 肝主疏泄，调畅气机，气行则津布。

（5）三焦决渎为水道 三焦水道通利，津液得以正常输布。

3. 排泄 津液的排泄主要通过排出尿液和汗液来完成。此外，呼气和粪便也带走部分津液。津液的排泄相关的脏主要有肾、肺、脾，由于尿液是津液排泄的最主要途径，因此肾的生理功能在津液排泄中最为重要。

（1）尿 下输到膀胱的津液经肾的气化作用生成尿液，尿液贮存于膀胱，通过肾气的推动与调节，得以正常排泄。若肾气蒸化失常，则可引起尿少、尿闭、水肿等病变。

（2）汗 汗液的排泄。肺气宣发，将津液外输体表皮毛，化为汗液由汗孔排出体外。汗液的排出是津液排泄的又一重要途径。若肺气虚衰或宣发失司，则会出现汗液排泄的异常。

（3）粪便 大肠排出粪便，随糟粕也带走部分津液，但正常情况下粪便中所含津液很少。

（4）呼气 肺在呼气时随之带走部分津液，也是津液排泄的一个途径。

（三）津液的功能

津液的生理功能主要有滋润濡养和充养血脉两个方面。

1. 滋润濡养作用 津的性状较清稀，以滋润作用为主，布散于体表能滋润皮毛肌肉，输注于孔窍能滋润鼻、目、口、耳等官窍；液的性状较为稠厚，以濡养作用为主，灌注濡养脏腑，充养骨髓、脊髓、脑髓，流注骨节，使关节滑利，屈伸自如。

2. 充养血脉作用 津液渗入血脉，与营气结合化生为血液，并濡养和滑利血脉，保证血脉环流不息。同时，脉内外津液互相渗透，调节血液浓度及保持在正常血量。津液和血液都来源于水谷精气，两者相互滋生，相互转化，相互影响，故有"津血同源"之说。

五、神

（一）神的概念

人体之神有广义、狭义之分。广义之神，指人体生命活动的主宰及其外在总体表现的统称，包括形色、眼神、言谈、表情、应答、举止、精神、情志、声息、脉象等方面；狭义之神，指意识、思维、情志等精神活动。

神依附于形体而存在。形为神之质，神为形之用。形存则神存，形亡则神灭。

（二）神的生成

先天之神，称为"元神"，是神志活动的原动力，由先天精气所生，为生命之根本。《灵枢·本神》说："两精相搏谓之神。"形具而神生。元神藏于脑，故脑为"元神之府"。

精、气、血、津液是神产生的物质基础。五脏内藏精、气、血、津液，故五脏皆藏神。如《灵枢·本神》说："肝藏血，血舍魂……脾藏营，营舍意……心藏脉，脉舍神……肺藏气，气舍魄……肾藏精，精舍志。"

（三）神的分类

神分属五脏，故意识、思维、情志等精神活动，依据五脏生理功能和外在表现的不同进行分类。

1. 五神　五神，即神、魂、魄、意、志，是对感觉、意识、思维等精神活动的概括。《灵枢·本神》说："两精相搏谓之神，随神往来者谓之魂，并精而出入者谓之魄，所以任物者谓之心，心有所忆谓之意，意之所存谓之志。"神是依存先天之精生成而表现于外的生命活动；魄是与生俱来的、本能的感知觉和运动能力；魂是随心神活动所做出的意识、思维活动，睡眠时亦可表现为梦境及梦幻现象；意是获得感性印象，形成的记忆、意念；志是在意的基础上，形成理性的意志、志向等的神志活动。心统帅魂、魄、意、志诸神，是精神活动的主宰。五神分属五脏，五神以五脏精、气、血、津液为物质基础，发挥正常功能活动。

2. 情志　情志，包括七情、五志，亦是精神活动的表现，属于神的范畴。七情，是喜、怒、忧、思、悲、恐、惊七种正常情志活动的概括，根据五行学说，五志分属五脏，并受心神统摄调节：心在志为喜，肝在志为怒，肺在志为忧，脾在志为思，肾在志为恐。情志是脏腑功能活动的表现形式，脏腑精气是情志活动的物质基础。

3. 思维　思维活动，是对客观事物的整个认识过程，是以心神为主导的各脏腑功能活动协调的过程。《灵枢·本神》概括为意、志、思、虑、智。"所以任物者谓之心，心有所忆谓之意，意之所存谓之志，因志而存变谓之思，因思而远慕谓之虑，因虑而处物谓之智"。

（四）神的功能

神对人体生命活动具有重要的调节作用。故《素问·移精变气论》说："得神者昌，失神者亡。"

1. 主宰生命活动　神是人体生理活动和心理活动的主宰，其盛衰是生命力盛衰的综合体现。神统帅和调节呼吸运动、血液循行、消化吸收、津液输布与排泄、生长发育、生殖功能等。因此，神是机体生命存在的根本标志，形与神俱则生，形与神离则死。

2. 主宰精神活动　意识、思维、情志等精神活动是人体生命活动的最高级形式。心神统帅魂、魄、意、志，是精神活动的主宰。神的生理功能正常，则意识清晰、思维敏捷、反应灵敏、睡眠安好、情志正常。神的生理功能异常，可见神疲健忘、思维迟钝、反应呆滞、失眠多梦、情志异常，甚则神昏、痴呆、癫狂等。

3. 调节精气血津液　神由精、气、血、津液等物质所产生，又可反作用于这些物质，对其生成、运行等具有统领、调节作用。

4. 调节脏腑功能　脏腑精气产生神，神又通过对脏腑精气的主宰来调节其生理功能。"五脏藏五神"及"五脏主五志"，体现了生命存在的形神统一。神是脏腑生理功能的反映。调摄精神，对脏腑生理功能的调整具有重要作用。

第四节　经络学说

经络学说，是阐述人体经络的概念、经络系统的组成，循行分布、生理功能、病机变化及其与脏腑、形体官窍、气血相互关系的基础理论，是中医学理论体系的重要组成部分。

经络学说与藏象、精气血津液等共同构成中医学理论体系的核心，成为中医学阐述人体生命运动规律的基本学说。《灵枢·经别》说："夫十二经脉者，人之所以生，病之所以成，人之所以治，病之所以起，学之所始，工之所止也，粗之所易，上之所难也。"经络学说，不仅是针灸、推拿等学科的理论基础，而且对临床各科都有着重要指导作用。

一、概述

（一）经络的概念

经络，是经脉和络脉的总称，为人体运行气血、联络脏腑、沟通内外、贯穿上下的径路。经脉是经络系统的主干；络脉是经脉的分支。如《医学入门·经穴起止》说："经者，径也，径直者为经，经之支脉旁出者为络。"经脉多以纵行为主，循行于较深的部位；络脉纵横交错，网络全身，深浅部位皆有分布，浮络循行于较浅的部位。

经脉与络脉相互衔接、遍布全身，将人体脏腑官窍、四肢百骸等连接成统一的有机整体，并通过经络之气调节全身各部的功能，运行气血、协调阴阳，从而使整个机体保持协调平衡。

（二）经络系统的组成

经络系统由经脉、络脉组成。经脉包括十二经脉、奇经八脉，以及附属于十二经脉的十二经别、十二经筋、十二皮部；络脉包括十五络脉和浮络、孙络等。

1. 经脉　是经络系统中的主干，全身气血运行的主要通道。

十二经脉，又称"十二正经"，包括手三阳经、手三阴经、足三阳经、足三阴经。十二正经是经络系统的核心，有一定的起止部位，有一定的循行路径和分布规律，有一定的走向及交接规律，与脏腑有直接的属络关系，相互之间有表里关系，各有专属的穴位。

奇经八脉，是十二经脉以外别道奇行的经脉，包括督脉、任脉、冲脉、带脉、阴维脉、阳维脉、阴跷脉和阳跷脉。奇经与脏腑没有直接的属络关系，相互之间也无表里关系。奇经八脉中，只有督脉、任脉有专属循行路线与专属穴位，故十二经脉与任脉、督脉，合称为"十四经"。

十二经脉的附属部分：十二经别，是从十二经脉别行而离入出合，深入体腔的支脉，为十二经脉的最大分支，其生理作用、病机变化均与十二经相一致，故称"别行的正经"。十二经筋，是十二经脉之气濡养筋肉骨节的体系，附属于十二经脉的筋膜系统。十二皮部，是十二经脉功能活动反映于体表的部位。

2. 络脉　是从经脉中分出而遍布全身的分支，有十五络脉、浮络和孙络之分。

十五络脉，是十二经脉和任、督二脉各自别出之络与脾之大络的总称，又称"十五别络"。十五络脉有本经别走邻经之特点，是络脉中的较大者，起加强十二经脉中表里两经在体表的联系和统领一身阴阳诸络的作用。此外，《素问·平人气象论》提出"胃之大络，名曰虚里"，故又有"十六络"之说。

浮络，是循行于人体浅表部位且常浮现的络脉。其分布广泛，没有定位，起着沟通经脉，输达肌表的作用。

孙络，是最细小的络脉，属络脉的再分支，分布全身，难以计数，具有"溢奇邪、通荣卫"的作用。

二、十二经脉

十二经脉，为十二脏所属络的经脉，是经络系统的核心部分，故又称为"正经"。

（一）十二经脉的名称

十二经脉的名称由手足、阴阳、脏腑三部分而组成。命名原则如下。

上为手，下为足：手经行于上肢，足经行于下肢。起于或止于手的经脉，称"手经"；起于或止于足的经脉，称"足经"。

内为阴，外为阳：分布循行于四肢内侧的经脉，称"阴经"；分布循行于四肢外侧的经脉，称"阳经"。按照阴阳三分法，阴分为三阴：太阴、少阴、厥阴；阳分为三阳：阳明、太阳、少阳。手足各有三阴经：太阴经、少阴经、厥阴经；手足各有三阳经：阳明经、太阳经、少阳经。

脏属阴，腑属阳：十二经脉与五脏六腑有特定的配属关系，六阴经属于脏，并冠以所属脏之名，如内属于肺则称"肺经"；六阳经属于腑，并冠以所属腑之名，如内属于胃则称"胃经"。

（二）十二经脉的循行

1. 走向和交接规律　手之三阴经从胸走手，在手指末端交手三阳经；手之三阳经从手走头，在头面部交足三阳经；足之三阳经从头走足，在足趾末端交足三阴经；足之三阴经从足走腹，在胸腹腔交手三阴经。十二经脉的交接遵循着三个规律：相表里的阴经与阳经在四肢末端交接；同名的手足阳经在头面部交接；足、手阴经在胸中交接。

2. 气血流注次序　十二经脉是气血运行的主要通道。十二经脉之间首尾衔接，气血由中焦水谷精微化生后，上注于肺，自手太阴肺经开始，逐经依次流注，最后注入足厥阴肝经，再流注复达于手太阴肺经，形成了"阴阳相贯，如环无端"的十二经脉气血流注系统。其完整流注次序是：从手太阴肺经开始，依次传至手阳明大肠经、足阳明胃经、足太阴脾经、手少阴心经、手太阳小肠经、足太阳膀胱经、足少阴肾经、手厥阴心包经、手少阳三焦经、足少阳胆经、足厥阴肝经，再回到手太阴肺经。

（三）十二经脉的分布规律

十二经脉左右对称分布于人体两侧，每条经脉虽有迂回曲折，或交叉出入，但基本上为纵行，或自上而下，或由下而上。

1.头面部　手三阳经止于头，足三阳经起于头。手足六条阳经交会于头面部，故称"头为诸阳之会"（《类经·藏象类》）。诸阳经分布特点可概括如下。

阳明在前，少阳在侧，太阳在后。阳明经行于面部、额部；少阳经行于头两侧部；太阳经行于面颊、头顶和头后部。诸阴经不起止于头面部，但部分阴经或其分支可上达头面部，手少阴心经的分支，足厥阴肝经上达目系，足厥阴肝经与督脉会于头顶部，足少阴肾经的分支上抵舌根，足太阴脾经连舌本、散舌下等。

2.躯干部　手三阴经均从胸部行至腋下；手三阳经行于肩和肩脚部。足三阳经自上而下走行，则阳明经行于前（胸腹面），太阳经行于后（背腰面），少阳经行于躯体两侧。足三阴经自下而上均行于腹胸面。十二经脉在胸腹部的分布规律，自内向外依次为足少阴肾经、足阳明胃经、足太阴脾经和足厥阴肝经。

3.四肢部　手经行于上肢，足经行于下肢；阴经行于内侧面，阳经行于外侧面。按正立姿势，两臂自然下垂、拇指向前的体位描述，四肢部的分布规律为：手足阴经为太阴在前缘、厥阴在中线、少阴在后缘；手足阳经为阳明在前缘、少阳在中线、太阳在后缘。但足厥阴肝经有例外，即内踝尖上八寸以下为厥阴行于前，太阴行于中，少阴仍在后。

（四）十二经脉的表里关系

十二经脉的阳经与阴经之间，通过经脉与脏腑的属络关系，以及经别和别络的相互沟通作用，组成六对"表里相合"关系。其中，足太阳与足少阴为表里、足少阳与足厥阴为表里、足阳明与足太阴为表里、手太阳与手少阴为表里、手少阳与手厥阴为表里、手阳明与手太阴为表里。

相互表里的两条经脉，在四肢末端交接，分别循行于四肢内、外侧面相对应的位置；分别属络于相为表里的脏与腑；还有经别和别络的表里沟通，形成了脏腑经脉表里相合关系。表里两经不仅具有经脉属络的联系，而且互为表里的脏与腑，在生理功能上相互配合，在病变上亦相互影响。如脾胃同病出现消化吸收等的异常、肺热移于大肠出现便秘等。根据表里两经的经气互通原理，临床治疗时，表里两经的腧穴常交叉配合使用。

三、奇经八脉

奇经八脉是十二经脉之外的重要经脉，交叉贯穿十二经脉之间，在全身起到重要的统帅、联络和调节作用。

（一）奇经八脉的名称

奇经八脉，是督脉、任脉、冲脉、带脉、阴跷脉、阳跷脉、阴维脉、阳维脉的总称。《难经·二十七难》说："凡此八脉者，皆不拘于经，故曰奇经八脉也。"它们与十二正经不同，既不直属脏腑，又无表里配合关系，"别道奇行"，故称"奇经"；除任脉、督脉外，均无本经专属腧穴。

（二）奇经八脉的走向和分布

八脉中的督、任、冲三脉皆起于胞中，同出会阴，称为"一源三歧"，其中督脉行于腰背正中，上至头面；任脉行于胸腹正中，上抵颏部；冲脉与足少阴肾经相并上行，环绕口唇。其余五脉中，带脉起于胁下，环行腰间一周；阴维脉起于小腿内侧，沿腿股内侧上行，至咽喉与任脉会合；阳维脉起于足外侧，沿腿膝外侧上行，至项后与督脉会合；阴跷脉起于足跟内侧，随足少阴等经上行，至目内眦与阳跷脉会合；阳跷脉起于足跟外侧，伴足太阳等经上行，至目内眦与阴跷脉会合，沿足太阳经上额，于项后会合足少阳经。

（三）奇经八脉的生理功能

奇经八脉别道奇行，有联络、统帅、调节十二经脉的作用。

1.密切十二经脉的联系　奇经八脉在循行分布过程中，不但与十二经脉交叉相接，加强十二经脉之间的联系，补充十二经脉在循行分布上的不足，而且对十二经脉的联系还起到分类组合及统领作用。如督脉与手足六阳经交会于大椎而称"阳脉之海"，统帅诸阳经；任脉与足三阴经交会于脐下关元穴，足三阴又接手三阴经，故任脉因联系手足六阴经而称"阴脉之海"，统帅诸阴经；冲脉通行上下前后，渗灌三阴三阳，有"十二经脉之海"之称；带脉约束纵行诸经，沟通腰腹部的经脉；阳维脉维络诸阳经，联络所有阳经与督脉相合；阴维脉维络诸阴经，联络所有阴经与任脉相会；阳跷、阴跷脉左右成对，有"分主一身左右阴阳"之说。

2.调节十二经脉气血　奇经八脉对十二经气血有蓄积和渗灌的调节作用。当十二经脉及脏腑气血有余时，奇经八脉能加以蓄积；当十二经脉气血不足时，奇经八脉又能及时渗灌供应。

3.与某些脏腑关系密切　奇经与肝、肾等脏以及脑、髓、女子胞等奇恒之腑有较为密切的联系。如督脉"入颅络脑""行脊中""络肾"；任、督、冲三脉同起于胞中，相互交通等。因此，奇经八脉与脏腑在生理、病机上均有一定联系。

（四）奇经八脉各自的生理功能

1.督脉　督，有总督的意思。督脉行于背部正中，诸阳经及阳维脉均会合于督脉，具有统帅一身之阳经，调节全身阳经气血的作用，故又称"阳脉之海"。督脉起于胞中，"贯脊属肾"，肾主生殖，故督脉主司生殖功能，特别是男子生殖功能。督脉上行脊里、入络于脑、上贯心，故生理、病机与脑、髓、心等密切联系。

2. 任脉 任，有担任、妊养之意。任脉循行于腹面正中线，诸阴经均直接或间接交会于任脉。具有总任一身之阴经，调节全身阴经气血的作用，故称为"阴脉之海"。任脉起于胞中，与女子月经来潮及妊养、生殖功能有关，为妇人生养之本，故有"任主胞胎"之说。调理冲任是治疗妇女月经病的主要方法。

3. 冲脉 冲，有要冲、要道之意。言本经为十二经气血通行之要冲。冲脉循行范围广泛，上至头，下至足，后行于背，前布于胸腹，贯穿全身，阴阳表里无所不涉，为一身气血之要冲，能"通受十二经气血"。其上行者，行于脊内渗诸阳；下行者，行于下肢渗诸阴，能容纳和调节十二经脉及五脏六腑之气血，故有"十二经脉之海"和"五脏六腑之海"之称。冲脉起于胞中，又为"血海"（《灵枢·海论》）。《素问·上古天真论》说："任脉通，太冲脉盛，月事以时下，故有子。"妇女月经来潮及生殖能力与冲、任脉气血盛衰有关。冲、任脉气血旺盛，下注于胞中，而为月经，或妊娠时以养胎，若冲、任脉气血不足或通行不利，则会发生月经失调或不孕。因此，临床上治月经病及不孕症，多以调理冲任二脉为要。

4. 带脉 带，腰带、束带之意，引申为约束。带脉是全身唯一横行的经脉，环腰一周，犹如束带，总束纵行诸脉，以调节脉气，使之通畅。因带脉亏虚，不能约束经脉，多见妇女带下量多、腰酸无力等症。故《傅青主女科》曰："夫带下俱是湿证，而以带名者，因带脉不能约束而有此病。"

5. 阴跷脉、阳跷脉 跷，有轻捷矫健之意。《太平圣惠方·辩奇经八脉法》说："夫跷者，捷疾也。言此脉是人行走之机要，动作之所中，故曰跷脉焉。"阴阳跷脉皆起于足，其脉气多发在足内、外踝及髋上至肩、颈项等关节处，二跷阴阳之气交通和谐，使下肢运动灵活晓捷。阴阳跷脉交会于目内眦，阳跷主一身左右之阳，阴跷主一身左右之阴，阴阳气相并，共同濡养眼目，主司眼睑开合。如《灵枢·脉度》说："气并相还则为濡目，气不荣则目不合。"《灵枢·寒热病》说："阳气盛则瞋目，阴气盛则瞑目。"

6. 阴维脉、阳维脉 维，有维系、维络之意。阴维脉"维络诸阴"；阳维脉"维络诸阳"。阴维脉与足三阴经相交会，最后合于任脉；阳维脉与足三阳经相交，最后合于督脉。阴阳相辅，对诸阴阳经脉气血起着溢蓄调节作用。

四、经别、经筋、皮部、别络

（一）十二经别

十二经别，又称"经别"，是从十二经脉别行分出，深入躯体深部，循行于胸腹及头部的支脉。首载于《灵枢·经别》。

1. 循行分布特点 十二经别，多分布于肘膝、脏腑、躯干、颈项及头部，循行分布特点可用"离、入、出、合"加以概括。十二经别循行，多从四肢肘膝附近的正经别出，称为"离"；走入体腔脏腑深部，呈向心性循行，称为"入"；然后浅出体表，而上头面，称为"出"；阴经的经别合于相表里的阳经经别，然后一并注入六条阳经，称为"合"。每一对相表里的经别组成一合，十二经别分手足三阴、三阳组成六对，称为"六合"。

2. 生理功能　十二经别的循行布散范围颇为广泛，能触及十二经脉所未达之处。其生理功能主要体现在五个方面：①十二经别在进入体腔后，表里两经的经别是并行不悖的，大多循行于各自所属络的脏腑，尤其是阳经经别，均与本经相关的脏与腑有所联系。当它们浅出体表时，阴经经别又汇入阳经经别，共同注入体表的阳经，从而强化了十二经脉表里两经在体内的紧密联系。②十二经别多从十二经脉的四肢部位分出，向心循行于体内，这对于拓展经络间的联系以及加强由外向内的信息传递具有关键作用。③足三阴、足三阳的经别循行经过腹、胸，不仅加强了腹腔内脏腑的表里联系，还均与胸腔内的心脏相联系，为"心为五脏六腑之大主"的理论提供了结构上的依据。④十二经脉主要是六条阳经分布于头面部，而十二经别中，无论是六条阳经还是六条阴经的经别，均能上达头面部。这一特点加强了十二经脉对头部的联系，为"十二经脉，三百六十五络，其血气皆上于面而走空窍"的理论提供了经络结构上的支撑，并为近代发展的耳针、面针、鼻针等疗法提供了一定的理论借鉴。⑤十二经别的循行，使得十二经脉的分布和联系部位更为广泛，进而也扩大了十二经脉的主治范围。例如，足太阳膀胱经虽不直接经过肛门，但其经别却"别入于肛"，因此，足太阳膀胱经的某些穴位，如承山、承筋等，可用于治疗肛门疾病。

（二）十二经筋

十二经筋，又称"经筋"，是十二经脉之气（结聚散落于筋肉骨节）的体系，附属于十二经的筋膜系统。

1. 循行分布特点　十二经筋的循行特点可以用"结、聚、散、络"加以概括。所谓"结、聚、散、络"，是指十二经筋起于四肢末端，盘旋结聚于关节，布于胸背，终于头身。从总体分布来看，其循行与十二经脉的体表循行基本一致，但十二经筋走向是从四肢末端向心循行。

2. 生理功能　十二经筋多附于骨和关节，具有约束骨骼、主司关节运动的功能。如《素问·痿论》说："宗筋主束骨而利机关也。"十二经筋不仅紧密附着于骨骼，还广泛分布于躯体和四肢的浅表部位，它们延伸了十二经脉在体表的循行路径，从而加强了经络系统对肢体的连接和支撑作用。同时，十二经筋还深入体内，对脏腑及周身各部分组织起到重要的保护作用。

（三）十二皮部

十二皮部，又称"皮部"，是十二经脉功能活动反映于体表的部位。

1. 循行分布特点　十二经脉及其所属络脉，在体表有一定分布范围，十二皮部就是十二经脉及其所属络脉在体表的分区。

2. 生理功能　皮部作为人体最浅表的组织，直接与外界环境接触，它得益于十二经脉及其络脉的气血滋养，从而维持正常的生理功能。皮部不仅依赖布散于体表的卫气来抵御外邪的侵袭，而且通过观察不同部位皮肤的色泽和形态变化，可以为诊断某些脏腑、经络的病变提供重要线索。此外，在皮肤的特定部位采用贴敷、艾灸、热熨、梅花针等疗法，能够有效地治疗内在脏腑的病变。这便是皮部理论在中医诊断和治疗中的独特应用。

（四）十五别络

十五别络，又称"别络"，别络有十五条，即十二经脉各有一条，加之任脉、督脉的别络和脾之大络。如再加胃之大络，也可称为"十六络"。别络是络脉的主体，对全身无数细小的络脉起着主导作用。从别络分出的细小络脉称为"孙络"，分布在皮肤表面的络脉称为"浮络"。

1. 循行分布特点　十二经脉的别络从肘膝关节以下分出后，阴经的别络均络于阳经，阳经的别络均络于阴经。别络循行于四肢，或上行头面，或进入躯干，与内脏有某些联系，但均没有固定的属络关系。

2. 生理功能　十五别络的生理功能主要体现在三个方面：其一，阴经的别络走向阳经，阳经的别络走向阴经，具有加强十二经脉表里两经联系的作用，并能通达某些正经所没有到达的部位，可补正经之不足。别络和经别都有加强表里两经联系的作用，但有一定的区别：①别络从四肢肘膝关节以下分出，大多分布于体表，虽然也有进入胸腹腔和内脏者，但都没有固定的属络关系；经别多从四肢肘膝关节以上分出，循行多深入体腔内部，而后浅出体表。②别络着重沟通体表的阳经和阴经，经别则既能密切表里经在体内的沟通连接，又能加强其脏腑的属络关系。③别络和经别联系表里经的方式也不同，经别是借阴经经别会合于阳经经别的方式进行联系，突出了阳经的统帅作用；别络则是阴经与阳经相互交通而联络。④经别没有所属穴位，也没有所主病证；别络有络穴，并有所主病证，在针刺选穴上有特殊意义。其二，十二经脉的别络，其脉气汇集于十二经的"络穴"；督脉的别络散布于背部和头部，别走太阳；任脉的别络散布于腹部；脾之大络散布于胸胁部。故别络可加强十二经脉及任、督二脉与躯体组织的联系，尤其是加强人体前、后、侧面的联系，并统帅其他络脉以渗灌气血。其三，孙络、浮络等络脉从大的络脉分出后，呈网状扩散，密布全身。循行于经脉中的气血，通过别络的渗灌作用注入孙络、浮络，逐渐扩散到全身而起到濡养作用。

五、经络的生理功能和应用

经络是人体的重要组成部分，是脏腑与形体官窍联系的桥梁和枢纽，是血气灌注脏腑组织形体官窍的通道。经络学说被广泛用于指导临床各科疾病的治疗，是针灸、推拿及药物疗法的理论基础。

（一）经络的生理功能

以十二经脉为主体的经络系统，具有沟通联系、运行气血、感应传导及调节功能平衡等生理功能。

1. 沟通联系作用　人体由五脏六腑、四肢百骸、五官九窍、皮肉筋骨等组成，它们各有其独特的生理功能。只有通过经络沟通表里上下，联系脏腑器官，这些功能才能达到相互配合、相互协调，从而使人体形成一个有机的整体。

2. 运行气血作用　经脉是运行气血的主要通道，负责运输气血；而络脉作为经脉的分支，则起到布散和渗灌气血至脏腑、形体、官窍及经络自身的作用。当这些脏腑、形体、官窍及经络得到气血的充分濡养时，便能正常发挥其各自的功能。

3. 感应传导作用　经络有感应刺激、传导信息的作用。当人体的某一部位受到刺激时，这个刺激就可沿着经脉传入人体内有关脏腑，使其发生相应的生理或病理变化。而这些变化，又可通过经络反应于体表。针刺中的"得气"就是经络感应、传导功能的具体体现。

4. 调节功能平衡　经络系统凭借其沟通联系、运输气血的功能，以及经气感应与传导信息的能力，对各脏腑、形体、官窍的功能活动进行调节，确保人体复杂的生理功能得以相互协调，维持着阴阳的动态平衡。经络的调节作用至关重要，它能帮助人体功能活动恢复平衡与协调。在疾病状态下，机体的阴阳平衡会受到破坏，此时通过精准的经穴配伍与针刺手法激发经气，可以达到扶正祛邪、调畅气血、调节阴阳的目的，从而使机体重新回归协调平衡状态，实现治疗疾病的目标。

（二）经络学说的应用

经络学说不仅可以用来说明人体的生理功能，而且在阐释疾病病机变化，指导疾病诊断与治疗方面，也具有极为重要的价值。

1. 阐释病机变化　经络与疾病的发生及传变存在着紧密的联系。一旦某条经络功能出现异常，就容易受到外邪的侵袭；而在已经患病的情况下，外邪还可能沿着经络进一步向内传至脏腑。经络不仅是外邪从表入里进行传变的通道，也是内脏之间及内脏与体表组织之间病变相互影响的桥梁。由于内在的脏腑与外在的形体、官窍之间通过经络紧密相连，因此经络还扮演着将体内病变反映至体外的角色。

2. 指导疾病诊断　由于经络具有特定的循行部位和脏腑络属关系，因此能够反映所属脏腑的病证。在临床上，医生可以依据疾病所呈现的症状，结合经络循行的部位及其所联系的脏腑，进行疾病诊断。例如，胁痛通常与肝胆疾病相关，因为胁部正是肝经和胆经的循行区域。人们通过观察经络循行通路上的变化，或者在经气聚集的某些穴位上出现的疼痛、结节、条索状反应物，以及皮肤形态、温度和电阻的改变等，来诊断和治疗疾病。例如，当肺脏出现病变时，中府穴往往会有压痛感。

3. 指导疾病治疗　经络学说早已被广泛应用于指导临床各科的治疗实践，特别是在针灸、按摩和中药处方方面。其中，针灸疗法中的"循经取穴法"便是经络学说的一个具体应用实例。例如，在治疗胃病时，医生常采用循经远取的方式，选取足三里穴进行针灸；而治疗胁痛时，则常选取太冲等穴位。中药治疗也是通过经络这一传输渠道，使药物能够直达病所，从而发挥其治疗作用。例如，麻黄因其能入肺、膀胱经，故而具有发汗、平喘和利尿的功效。金元四大家中的张元素、李杲还根据经络学说，创立了"引经报使药"理论。该理论认为，在治疗头痛时，若头痛属于太阳经，则选用羌活；若属于少阳经，则选用柴胡。

第三章　中医病名学的命名原则及方法　▷▷▷▷

第一节　中医病名学命名原则

　　病名是诊断疾病、指导治疗的重要环节，病名的命名尤为重要。中医病名的发展历史悠久，内容丰富，不同时代不同地域的命名方式存在巨大差异，在中医典籍中记载了大量错综复杂的病名，甚至出现一病多名、一名多病的局面，严重影响着疾病的准确诊断。中医疾病命名主要包括五大原则，分别是继承性原则、实用性原则、借鉴性原则、准确性原则及创新性原则。在命名原则的基础上，运用疾病命名的方法，结合疾病特点、病因、部位等，从而确立中医病名。

一、继承性原则

　　随着中医学的发展，古代医家在了解疾病本质特征的基础上，赋予了恰当的病名，该病名又高度概括了疾病属性、病因、症状、疾病转归等，这类病名应注意继承性原则，不必重新命名。尤其是历代沿用至今，内涵丰富的经典病名，如以病因特征命名的中暑、伤风、狂犬病等；以症状特征命名的咳嗽、泄泻等；以时间特征命名的五更泻等。对部分极具特色的中医病名，疾病特性已约定俗成，虽然不能完全与西医学病名相对应，但特色鲜明，概括准确，如噎膈、郁病、梅核气、奔豚气、脏躁、百合病等也应继续继承保留。相当部分古代中医病名能较好地反映出疾病的特定演变规律，因此可将这些病名继承沿用。

二、实用性原则

　　中医病名诊断规范的主要目的是实用。在规范命名的时候，要从实际出发，尤其要适用于中医临床、科研、教学等不同领域。具有实用性的病名，必须将疾病的内涵外延明确，病与证分明，这样可以解决概念模糊，病证难分的现实问题。每一种疾病都有各自的发展轨迹，具备一定的特征和规律。保障疾病命名的实用性，首先要遵循疾病发展的客观规律，可以依据病因，主要症状体征，转归预后，或者结合现代理化检查结果为各类疾病命名。

三、借鉴性原则

　　中医病名诊断规范，必须保持中医病名的特色，不得照搬替代。对于命名准确、高度概括、特色鲜明的中医病名，可以借鉴使用。对于命名不准、概念不清、容易混淆的病名，则需摒弃。如"百日咳""疳积"等病名不仅为广大中医人员长期运用，而且也为广大群众所熟知，这类病名也符合中医疾病本质属性所反映的特征，因此可以借鉴使用。随着西医学的发展，借鉴西医病名不能是照搬照抄，不然容易造成中不中、西不西的局面，要保持中医病名的特色，要易为广大中医工作人员所接受，如肿瘤的命名，西医肺恶性肿瘤，对应中医肺癌，采用中西医大致同名的借鉴方法，更容易理解和运用。还有一些病名为中西医所共用，如疟疾、疔、痈、疝气、感冒、痢疾、麻疹、霍乱、白喉等。"中风"病名在目前的医学研究中，也常常被西医所引用。

四、准确性原则

疾病的命名需要精简、准确，虽不能概括疾病所有的本质属性、致病因素、病理性质、病变部位、临床表现、传变规律等，但基本要求应含义确切，避免产生误解，只有命名用词准确和病名含义确切，才能达到病名规范统一的目的。以臌胀为例，常见于各种原因引起的腹胀如鼓，病因包括肝硬化、血吸虫腹水、癌性腹水等，病因和预后均不相同，诊断上应有所区别。肝硬化腹水称"水臌"，癌性腹水多为血性称"血臌"，血吸虫腹水多称为"虫臌"。

五、创新性原则

随着历史的发展、社会环境的变化，人们对疾病的认识逐步深化，疾病的内涵外延更加明确，病名的创新有利于临床诊断和疗效标准判断。创造新病名要通俗易懂，贴切病情，以便使用和交流。中西医的沟通与交流是时代发展的需要，是医学发展的必由之路。不同时代的疾病谱不同，特别是古代疾病谱中没有的病名，病名创新显得尤为重要。如电击伤、药物性肝损伤、子宫肌瘤、骨质疏松等，需要西医学方法检查诊断的疾病，古代没有此类病理因素和检查手段，此类病名更需要发挥创新性。

第二节　中医病名的传统命名方法

随着中医对疾病的认识不断深入，对疾病的准确命名显得尤为重要。最初大部分疾病是以临床症状与体征命名的，但随着医家对疾病的研究不断深入、中医理论体系的形成与发展，逐步形成了以病因、病机、病理产物、病位、主要症状、主要体征、病状形象、发病时间、病程等命名的多种方法，丰富和完善了中医病名。在中医病名的基础上，逐步形成了与之相应的病因病机、临床特点、类证鉴别、疾病发展、转归预后等的系统认识，以及辨证论治的方法、方药及预防调护。中医病名是认识疾病、治疗疾病的基石，在此基础上，促进了中医诊断和中医治疗的发展，对指导临床有着重要作用。

一、以病因命名

以病因命名疾病，彰显了中医辨证求因、审因论治的精髓。病因大致分为内因、外因及不内外因三类。其中，外因所致疾病常以病因直接命名，涵盖外感六淫与外感毒邪等范畴：六淫致病者的命名，如伤风、中暑、伤湿、温燥病、凉燥病及冻伤病等；外感毒邪致病的命名，则包括疫毒痢、瘟疫、虫叮咬伤、药物及食物中毒等。其命名直接体现病因特点。

二、以病机命名

以病机命名，体现了疾病发生、发展、变化和预后的机制，是认识疾病的中心环节。以病机命名的疾病，包括虚劳、痹证、厥证等。虚劳、痹证、厥证既是疾病，也是病机，是相关疾病的中心环节。虚劳为病机命名的相关疾病，如血劳、髓劳、虚损等；痹证为病机命名的相关疾病，如风寒湿痹、热痹、肢痹、皮痹、骨痹、筋痹等；厥证为病机命名的相关疾病，如气厥、血厥、痰厥、热厥、食厥、酒厥等。

三、以病理产物命名

以病理产物命名疾病，体现了疾病病理变化的内在联系，也有助于掌握疾病发生与发展的规律。病理产物既是病变过程的产物，又可以作为致病因素作用于人体，使得原有的病情加重，还可以诱发新的疾病。以病理产物命名的疾病，则包括痰饮、瘀血、结石等：以痰饮命名的相关疾病，如痰饮、溢饮、支饮、悬饮等；以瘀血命名的相关疾病，如血痹、血溢病、血厥等；以结石命名相关的疾病，如胆结石、肾结石、膀胱结石等。

四、以病位病名

以病位命名疾病，了解疾病发生之所在，是中医认识疾病的重要内容。但中医学对病位的认识，不是简单的实体解剖定位，病位包括脏腑、穴位、头身形体、六经等。以脏腑命名的疾病，如胸痹心痛、肝着、肾着、肺痿、肠痈等；以穴位命名的疾病，如百会疽、人中疔、中脘痈、天柱疽等；以头身形体命名的疾病，如头风病、面瘫、喉痹、乳痈、腰痹、针眼、耳闭、鼻渊等；以六经命名的疾病，如太阳病、阳明病、少阳病、太阴病、少阴病、厥阴病等。

五、以主要症状命名

以主要症状来命名疾病，是中医诊断与辨别疾病的重要手段，它基于患者对其病情的主观描述，有助于医生快速了解患者的主要不适。这类以症状命名的疾病，涵盖了发热、抽搐、眩晕、头痛、晕厥、失眠、耳鸣、咳嗽、气喘、咯血、呕吐、便秘、泄泻、心悸、腹痛、腹胀、胁痛、黄疸及瘙痒等多种临床表现。这种方法不仅便于医患沟通，还能有效指导中医的临床治疗。

六、以主要体征命名

以主要体征命名疾病，是中医诊断与辨别疾病的关键方法之一。它基于医生对患者病情的客观检查与观察，能够准确反映疾病的特征。这类命名方式涵盖了诸如黄疸、积聚、水肿、臌胀、瘿肿、紫斑、白癜风、酒渣鼻、黧黑斑、癣病、疣病、痔疮、骨折以及关节脱位等多种疾病。

七、以病状形象命名

以病状形象命名疾病，是中医形象思维的体现。以"观物取象"的方式命名疾病，是皮肤病的常用命名方法。以病状形象命名的疾病，包括蛇串疮、杨梅疮、石榴疽、翻花痔、鸡眼、鼠乳、鹅掌风、田螺疱、蛇皮癣、雀斑、猫眼疮、蟹足肿等。

八、以发病时间命名

以发病时间命名疾病，是根据疾病发生发展的时间特征，体现病机特点的重要命名方式。发病时间主要包括时辰、季节、生理时间等，如以昼夜命名的疾病，如五更泻、夜游症等；根据季节命名的疾病，如春温、夏暑、秋燥病、冬温病；根据生理时间命名的疾病，如月经病、绝经前后诸病、胎孕病、房事病等。

九、以病程命名

以病程命名疾病，通过疾病病程的时间，可以反映疾病的发病缓急、病势发展等相关病情，是虚病、久病的常用命名方法。以病程命名的疾病，包括百日咳、久泻久痢、久疟、久咳、千日疮等。

第四章　外感类病名 ▷▷▷▷

第一节　外感时令类病 category of seasonal external contraction disease

外感时令类疾病泛是指因过度疲劳，或正气不足，触冒风寒暑湿燥等时令外邪而引起的，具有季节性发病而少有相互染易等特征的一类疾病。其包括感冒病、湿阻病、中暑病、秋燥病等。

一、感冒 common cold disease

定义：本病是由时令外邪侵袭肺表所致的，以发热、恶寒，头身疼痛，鼻塞、打喷嚏，咽喉痛痒，咳嗽等为特征的外感时病。

出处：《仁斋直指方论·诸风》载："伤风一证，发热烦躁，头疼面光，恶风自汗，盖风能散气，故有汗也。"

证型：以风寒感冒、风热感冒、暑湿感冒、气虚感冒等为主。

（一）伤风　wind damage

定义：本病是由风邪或兼夹寒、暑等外邪侵袭肺卫所致的，以鼻塞、流涕，喉痒、咳嗽，或伴见发热、恶寒，或微恶风寒等为特征的感冒轻症。

出处：《素问·太阴阳明论》载："伤于风者，上先受之。"

证型：伤风有汗、伤风无汗等。

（二）时行感冒（时邪感冒）influenza

定义：本病是由时行邪毒侵袭肺卫所致的，以骤然发热，可伴见恶寒，或微恶风寒，咽喉充血肿痛，头痛，全身肌肉或骨节酸痛等为特征，流行于四时而以冬春更为常见的感冒。

出处：《类证治裁·伤风》载："时行感冒，寒热往来，伤风无汗，参苏饮、人参败毒散、神术散。"

证型：以风寒束表证、风热犯肺证、暑湿在表证等为主。

二、暑病 summer-heat disease

定义：本病泛指因感受暑热或暑湿等邪气，邪郁肺卫，兼及肠胃，甚或邪闭气机而引起的多发于夏季的一类外感时病。

出处：《素问·热论》载："先夏至日者为病温，后夏至日者为病暑，暑当与汗皆出，勿止。"

证型：以伤暑证为主。

（一）疰夏 summer consumptive disease

定义：本病是由暑湿侵袭，困阻脾胃，或暑热耗伤正气，脾失健运所致的，以夏季摄食减少、纳呆，甚或厌食、倦怠、嗜卧，或伴见低热等为特征的暑病轻症。

出处：《时病论》载："疰夏者，每逢春夏之交，日长暴暖，忽然眩晕、头疼、身倦、脚软，体热食少，频欲呵欠，心烦自汗是也。"

证型：以气阴两伤证、暑湿困脾证等为主。

（二）冒暑病 summer-heat affection

定义：本病是由夏季感受暑邪或暑湿，邪入肌表，伤及肺胃所致的，以发热、微恶风寒、头痛、无汗，或高热、汗出、头晕、乏力，可伴见咳嗽、咳痰，或脘痞、腹泻等为特征常见于夏季的暑病。

出处：《丹溪心法·中暑》载："暑乃夏月炎暑也，盛热之气者，火也，有冒、有伤、有中，三者有轻重之分，虚实之辨。或腹痛水泻者，胃与大肠受之，恶心者，胃口有痰饮也。此二者冒暑也。"

证型：以暑湿内蕴，寒邪束表证和暑热夹湿，犯于肺卫证等为主。

（三）中暑 sunstroke

定义：本病是由在高温或烈日下劳作，或夏季炎热湿闷，暑热或暑湿之邪卒中脏腑，热闭心神，或热盛津伤，引动肝风，或暑闭气机所致的，以高热、汗出，或肤燥、无汗、烦躁、口渴，伴见呕恶、腹痛，甚或神昏、抽搐等为特征的暑病。

出处：《三因极一病证方论·叙中暑论》载："中暑，其脉阳弱而阴虚，微迟似芤。"

证型：以暑热内郁证、暑热闭神证、暑热动风证、暑闭气机证、暑伤津气证、阳脱证、阴虚动风证、暑伤肺络证等为主。

1. 暑脱 summer-heat prostration

定义：本病是由暑热或暑湿秽浊之邪卒中脏腑，阴阳气血急剧耗散所致的，以中暑、突然面白、冷汗出、脉微细欲绝等为特征的中暑重症。

出处：《三因极一病证方论·叙中暑论》载："夫暑，在天为热，在地为火，在人脏为心，故暑喜归心。中之，使人噎闷，昏不知人。入肝，则眩晕顽痹；入脾，则昏睡不觉；入肺，则喘满痿躄；入肾，则消渴利小便。凡中暍死，治之切不得用冷，惟宜温养，得冷则死。"

证型：以暑伤津气证、阳脱证等为主。

2. 暑厥（暑闭）summer-heat syncope

定义：本病是由感受暑邪，暑热邪扰心神，或暑闭气机所致的，以中暑、高热、神昏、四肢厥冷、呕恶、腹痛等为特征的中暑重症。本病又名暑闭。

出处：《丹台玉案·厥门》载："又有暑厥，中暑耗气发厥，脉虚自汗。"

证型：以暑热闭神证、暑热动风证等为主。

3. 暑风（暑痉）summer-heat convulsion

定义：本病是由感受暑邪，暑热邪扰心神，引动肝风所致的，以中暑、高热、神昏、抽搐，甚则角弓反张等为特征的中暑重症。本病又名暑痉。

出处：《时病论·夏伤于暑大意》载："暑风之病……卒然昏倒，四肢搐搦，内扰神舍，志意不清。脉多弦劲，或洪大，或滑数。"

证型：以暑热动风证、阴虚动风证等为主。

（四）暑秽病（暑秽）summer filthy disease

定义：本病是由暑湿秽浊之气侵及肺胃，气机不利，或邪扰心神所致的，以头痛而胀、脘痞胸闷、烦躁欲呕、肤热有汗，甚或伴见神昏、耳聋等为特征的暑病。

出处：《时病论》载："秽浊者，即俗称为龌龊也。是证多发于夏秋之间，良由天暑下镇，地湿上腾，暑湿交蒸，更兼秽浊之气，交混于内，人受之，由口鼻而入，直犯膜原。初起头痛而胀，胸脘痞闷，肤热有汗，频欲恶心，右脉滞钝者是也。然有暑湿之分，不可以不察也。如偏于暑者，舌苔黄色，口渴心烦，为暑秽也。"

证型：以暑湿秽浊困阻中焦证、暑湿秽浊蒙蔽清窍证等为主。

三、湿阻病（湿阻、冒湿、伤湿）dampness obstruction disease

定义：本病是由环境潮湿，湿邪侵及脾胃，气机不利所致的，以头身困重、肢体酸楚、纳呆、脘痞、腹胀、倦怠等为特征的外感时病。

出处：《时病论·秋伤于湿大意》载："冒湿之病，得之于早晨雾露，云瘴山岚，或天阴淫雨，晴后湿蒸。"

证型：以脾虚湿困证、湿困中焦证、湿热中阻证等为主。

四、秋燥病（秋燥）autumn dryness disease

定义：本病是由燥邪侵袭肺卫，耗伤阴津所致的，以发热、头痛、咳嗽或干咳、咳痰不爽、咽干鼻燥、口渴等为特征，多发于秋季的外感时病。

出处：《证治心传》载："燥令大行，往往盛于秋末、冬初，人在气交之中，受其戾气，伏而不宣，是为秋燥。"

证型：以燥热犯肺证、燥干清窍证、燥伤肺阴证、肺胃阴伤证、肺燥肠闭证等为主。

（一）温燥病 warm-dryness disease

定义：本病是由温燥之邪侵袭肺卫，耗伤阴津所致的，以发热、头痛，咳嗽、痰少、咽干、鼻燥、口渴、小便短少色黄等为特征的秋燥时病。

出处：《通俗伤寒论》载："秋深初凉，西风肃杀，感之者多病风燥。此属燥凉，较严冬风寒为轻；若久晴无雨，秋阳以曝，感之者多病温燥，此属燥热，较暮春风温为重。"

证型：以燥犯肺卫证、燥热伤肺证、肺胃阴伤证、肺燥肠热络伤咯血等为主。

（二）凉燥病（寒燥病）cool-dryness disease

定义：本病是由寒凉燥邪侵袭肺卫，阴津受损所致的，以发热、恶寒、头痛、无汗、干咳、无痰，或咳痰不爽、咽干、唇燥等为特征的秋燥时病。

出处：《通俗伤寒论》载："秋深初凉，西风肃杀，感之者多病风燥。此属燥凉，较严冬风寒为轻；若久晴无雨，秋阳以曝，感之者多病温燥，此属燥热，较暮春风温为重。"

证型：以凉燥伤肺证、燥犯肺胃证等为主。

第二节 伤寒类病 category of cold damage disease

广义伤寒是一切外感热病的总称；狭义伤寒是指外感风寒，感而即发的疾病。本类疾病主要指因感受风寒等邪而引起的初起以寒象偏重、易于损伤阳气等为特征的一类外感病，包括太阳病、阳明病、少阳病、太阴病、少阴病、厥阴病。

一、太阳病 taiyang disease

定义：本病是由风寒等外邪侵袭太阳，营卫不和，或经腑气机不利所致的，以发热、恶寒，或微恶风寒、头项强痛、脉浮等初起征象为特征的伤寒病。

出处：《伤寒论·辨太阳病脉证并治》载："太阳之为病，脉浮，头项强痛而恶寒。"

证型：以太阳经证、太阳腑证等为主。

二、阳明病 yangming disease

定义：本病是由太阳表邪入里化热，或因少阳病失治，或因素体阳盛，邪热搏结于阳明所致的，以高热不已、汗出不退、烦渴引饮、脉洪大等阳明邪热独盛，或日晡潮热、脐腹胀痛、大便秘结等邪与燥屎内结，甚或神昏、谵语为特征的伤寒病。

出处：《伤寒论·辨阳明病脉证并治》载："阳明之为病，胃家实也。"

证型：以阳明经证、阳明腑证等为主。

三、少阳病 shaoyang disease

定义：本病是因邪气侵犯少阳，枢机不利，胆火内郁所致的疾病，以往来寒热，口苦、咽干等为特征。

出处：《伤寒论·辨少阳病脉证并治》载："少阳之为病，口苦，咽干、目眩也。"

证型：以少阳经证、少阳腑证、少阳经腑同病等为主。

四、太阴病 taiyin disease

定义：本病是由六淫邪气（主要是寒湿之邪）直中太阴，或先天禀赋不足、饮食劳倦等伤脾致脾阳虚而自病，或由三阳病误治传变所致，以脾阳虚弱、寒湿阻滞为主要病机，以腹满，腹痛，下利，呕吐，不欲饮食，口不渴等为特征的伤寒病。

出处：《伤寒论·辨太阴病脉证并治》载："太阴之为病，腹满而吐，食不下，自利益甚，时腹自痛，若下之，必胸下结硬。"

证型：以太阴病本证、太阴兼表证、太阴腹痛证及寒湿发黄证等为主。

五、少阴病 shaoyin disease

定义：本病是由外邪直中少阴，或由他病误治传变，随其阳虚或阴虚而有寒化、热化之变所致的，以脉微细、嗜睡、神昧，或伴见四肢逆冷、烦躁不得卧等为特征的伤寒病。

出处：《伤寒论·辨少阴病脉证并治》载："少阴之为病，脉微细，但欲寐也。"

证型：以少阴寒化证、少阴热化证等为主。

六、厥阴病 jueyin disease

定义：本病是由三阳病误治或失治，邪气内陷所致，或因太阴、少阴病不愈，致使邪气进一步内传厥阴，或因先天禀赋不足，脏气虚弱，邪气直中厥阴，主要以四肢厥冷，或厥热交作，或伴见消渴，气上撞心，心中疼热，饥而不欲食，吐蛔等为特征的伤寒病。

出处：《伤寒论·辨厥阴病脉证并治》载："厥阴之为病，消渴，气上撞心，心中疼热，饥而不欲食，食则吐蛔，下之利不止。"

证型：以厥阴寒热错杂证、厥阴寒证、厥阴热证、厥热胜复证、厥阴逆证等为主。

第三节　温疫类病 category of warm epidemic disease

温疫是感受疫疠病邪引起的一类具有强烈传染性和流行性的急性外感热病。早在《内经》里就提到了"温疫"，《素问·刺法论》载："民病温疫早发，咽嗌乃干，四肢满，肢节皆痛。"吴又可的《温疫论》对温疫的病因、病机、诊断和治疗做了全面系统的阐述。本类疾病起病急骤，传变迅速，病情凶险，死亡率高，并有一定的季节性和传染性。其发病类型有新感温疫和伏气温疫之不同，风温、暑温、湿温和伏暑等部分证型，符合温疫类疾病特点的，亦可归属于温疫类疾病。

一、温病（温热病、瘟病）warm disease

定义：泛指由感受温热邪毒而引起的，初起以热象偏盛、易于入里化燥，甚或逆传心包、伤阴或动风、动血等为特征，多具有区域流行特点的一类温疫病。

出处：《素问·六元正纪大论》载："民乃厉，温病乃作。"

证型：以新感温病、伏气温病等为主。

（一）新感温病 new contraction of warm disease

定义：本病是由感受温邪，感邪即发，初起即见表热证，由表入里，由浅入深，或顺传胃肠，或邪陷心营，动血动风等所致的，以突然发热，微恶风或不恶风寒，头痛，咽痛，旋即出现高热、汗出不减、口渴引饮，或伴见便秘、下利、神昏、谵语、斑疹、衄血、抽搐等为特征的温病。

出处：《汪石山医书八种》载："有不因伤寒而病渴者，此特春温之气，可名曰春温。如冬之伤寒、秋之伤湿、夏之中暑相同，此新感之温病也。"

证型：以邪袭肺卫证、邪热壅肺证、热入营分证、邪陷心包证、肺胃阴伤证等为主。

（二）伏气温病（伏邪温病）warm disease with latent pathogenic factors

定义：本病是由感受病邪后，郁而化热，伏藏于里，过时或过季而自发，或素有温邪内伏，复由新感病邪引动所致的，以初起即见里热炽盛，可伴见化燥伤阴等气分或营血分征象等为特征的温病。

出处：《温热经纬》载："若伏气温病，自里出表，乃先从血分而后达于气分。"

证型：以热郁少阳证、热郁胸膈证、热盛动血证、热盛动风证等为主。

二、疫病（瘟疫、疫疠）epidemic disease

（一）寒疫 cold pestilence

定义：本病泛指因感染各种阴毒疫邪、具有强烈传染性并广泛流行的一类疫病。

出处：《伤寒例》载："从春分以后至秋分节前，天有暴寒者，皆为时行寒疫也。"

证型：以邪闭卫表证、寒湿郁肺证、寒湿郁脾证等为主。

（二）温疫 warm pestilence

定义：本病泛指因感染各种阳毒疫邪、具有强烈传染性并广泛流行的一类疫病。

出处：《肘后备急方》载："伤寒、时行、温疫三名同一种耳。"

证型：以邪阻膜原证、邪干胃肠证、邪炽阳明证等为主。

三、风温病（风温、风温肺热病、风瘟病、风瘟）wind warm disease

定义：本病是由风热病邪或风温邪毒侵袭肺卫，邪热壅肺，甚或逆传心包所致的，以突然发热，微恶风寒，咳嗽，痰黄，或咳唾痰血，咽痛，继而高热不已，汗出，烦渴，胸闷，喘急，甚或伴见神昏、谵语、抽搐等为特征的温病。

出处：《伤寒论·辨太阳病脉证并治法上》载："若发汗已，身灼热者，名风温。风温之为病，脉阴阳俱浮，自汗出，身重，多眠睡，鼻息必鼾，语言难出。"

证型：以邪袭肺卫证、邪热壅肺证、痰热结胸证、肺热腑实证等为主。

四、春温病（春温、春温病、春瘟）spring warm disease

定义：本病是由感受温热病邪或温热疫毒，热自里发，初起即见里热证，侵及气分或营血，上犯于脑，扰乱神明所致的，以骤然高热，身体灼热，烦躁，口渴，头痛，呕吐，斑疹隐隐，或潮热、谵语，甚则神昏、痉厥等为特征的温病。

出处：《伤寒补亡论》载："然春温之病，古无专治之法，温疫之法兼之也。"

证型：以热郁少阳证、热郁胸膈证、阴虚火炽证、邪留阴分证等为主。

五、暑温病（暑温、小儿暑温、暑瘟病、暑瘟、小儿暑瘟）summer warm disease

定义：本病是由暑热病邪或暑热疫毒进入人体，上犯清空，内陷心肝所致的，以骤然高热，头痛，项强，呕吐，可迅速出现神昏，谵语，痉厥，角弓反张等为特征的温病。

出处：《温病条辨》载："暑温者，正夏之时，暑病之偏于热者也。"

证型：以暑伤津气证、津气两脱证、暑入心营证等为主。

六、湿温病（湿温、湿瘟病、湿瘟）dampness warm disease

定义：本病是由湿热病邪或湿热邪毒，经口鼻而入，蕴结中焦，阻滞气机，湿热熏蒸弥漫所致的，以身热不扬，脘痞，腹胀，神情淡漠，舌苔腻，脉缓，玫瑰疹或白㾦，左胁下痞块等为特征的温病。

出处：《难经·五十八难》载："伤寒有五：有中风，有伤寒，有湿温，有热病，有温病。"

证型：以邪遏卫气证、邪阻膜原证、湿困中焦证等为主。

七、伏暑病（伏暑）latent summer-heat disease

定义：本病是由暑湿或暑热病邪内伏，秋冬由时邪或疫毒引发，郁发于气分、营分，或郁发于少阳，或郁发于胃肠所致的，以骤然发病，寒热如疟，或但热不寒，夜甚昼轻，得汗稍减，可伴见胸腹灼热，皮肤瘾疹，大便溏而黄赤如酱，甚或烦躁、谵语，病势重而缠绵等为特征的温病。

出处：《太平惠民和剂局方》载："丈夫妇人伏暑发热作呕，呕吐恶心，黄连一味为丸。"

证型：以卫气同病证、卫营同病证、暑湿郁阻少阳证、暑湿积滞搏击肠腑证等为主。

八、冬温病（冬温、冬瘟病、冬瘟）winter warm disease

定义：本病是由冬季感受风热病邪或疫毒侵袭肺卫，或上扰清空所致的，以发热、微恶寒、头痛、咳嗽、咽痛、汗出、烦渴，甚或高热不已、神昏、谵语、痉厥、抽搐等为特征的温病。因其病因和初起临床证候与风温相似，故现今将其与风温统称为风温。

出处：《伤寒例》载："冬有非节之暖者，名为冬温。"

证型：以邪犯肺卫证、肺胃热炽证、真阴耗损证、虚风内动证等为主。

九、风疹（风痧、小儿风痧）rubella

定义：本病是由风温疫邪侵袭，郁于肺卫，发于肤表所致的，以发热，咳嗽，全身出现细小红疹，状如痧疹，可融合成片，由面颈部迅速扩展至躯干四肢，皮肤瘙痒，出没较快，消退后无脱屑与疹痕，可伴见耳后、枕后瘰核肿大等为特征，多见于小儿的出疹性温疫病。

出处：《医门补要》载："若犯一切动风，鲜味，发物荤腥，助火生风，或转走马牙疳，或风疹，痒疮，或外痈，遗毒。"风痧见于《痧书》。

证型：以邪袭肺卫证、气营两燔证等为主。

十、水痘 varicella

定义：本病是由外感时邪风毒，内蕴湿热，发于肤表所致的，以发热，咳嗽，皮肤分批出现皮疹，斑丘疹、疱疹及结痂同时并见等为特征，多见于小儿的出疹性温疫病。

出处：《小儿卫生总微论方·疮疹论》载："其疮皮薄，如水泡，破即易干者，谓之水痘。"

证型：以风热型、湿热型等为主。

十一、瘟毒病（瘟疫发斑、时疫发斑、温毒发斑、瘟毒发斑）warm toxin disease

定义：本病是由感受温热疫毒，或虮蚤叮咬，疫毒随而侵入血脉，热毒伤营，或闭扰神明所致的，以高热，头痛，谵语狂扰，甚则神志昏蒙，伴见斑疹密布，疹色紫暗或黑陷，或疮疡疔疖走黄等为特征的温疫病。

出处：《肘后备急方·治伤寒时气温病方》载："治温毒发斑，大疫难救，黑膏生地黄半斤。"

证型：以热毒入营证、热毒迫血妄行证等为主。

十二、大头瘟 swollen head due to infection

定义：本病是由风热时毒侵袭三阳经络，或丹毒上攻颜面、咽喉所致的，以发热、恶寒，颜面耳项焮赤肿胀，咽赤肿痛等为特征，多发于冬春季的温疫病。

出处：《景岳全书》载："大头瘟者，以天行邪毒客于三阳之经。"

证型：以邪犯肺卫证、毒壅肺卫证、毒滞三焦证、胃阴耗伤证等为主。

十三、软脚瘟 pestilent flaccidity of foot

定义：本病是由暑湿疫毒侵袭胃肠，蕴于肌肉，阻滞经络，或热伤阴液，筋失濡养，筋脉弛缓不用所致的，以双峰热，头痛，腹痛，腹泻，肌肤疼痛，肌肉软瘫，日久肌肉萎缩，步履不便，受累肢体畸形等后遗症为特征，常见于儿童的温疫病。

出处：《温热暑疫全书》载："软脚瘟者，便清泄白，足肿难移者是也，即湿瘟，宜苍术白虎汤，即白虎汤加苍术二两。"

证型：以湿热蕴毒证、气虚血瘀证、肝肾亏虚证等为主。

十四、肝热病 liver heat disease

定义：本病是由湿热疫毒侵及中焦，脾失健运，郁蒸肝胆，胆汁外溢所致的，以胁腹胀满，恶心，厌油，纳呆，小便黄，或伴见发热，黄疸，右胁胀痛，肝肿大等为特征的温疫病。

出处：《素问·刺热》载："肝热病者，小便先黄，腹痛多卧身热，热争则狂言及惊，胁满痛，手足躁，不得安卧。"

证型：以肝胆湿热证、湿困脾胃证、肝郁气滞证、肝胃不和证等为主。

十五、肝瘟（瘟黄、疫黄、急黄）liver-pestilence disease

定义：本病是由湿热疫毒内攻脾肝，燔灼营血，血脉瘀阻，肝脏严重受损，甚或内闭心神所致的，以持续高热，黄疸迅速加深，胁痛，腹胀，甚则嗜睡，神昏，谵语，躁狂，病势暴急凶险，或伴见出血，尿少或尿闭等为特征的温疫病。

出处：《古今图书集成医部全录·百瘟疫门》载："肝瘟方（元参、细辛、石膏、栀子、黄芩、升麻、芒硝、竹叶、车前草）……治肝脏温病，阳明毒，先寒后热，颈筋挛牵，面目赤黄，身重直强。"

证型：以湿热蕴结证、肝郁脾虚证、脾虚湿阻证、气滞血瘀证等为主。

十六、痧病（痧气、痧胀）filthy-attack eruptive disease

定义：本病是由四时不正之气，或秽浊痧毒侵袭，壅阻肠胃、经络，透发于肌腠，甚则上扰神明所致的，以突然发热、脘闷、腹胀，或脘腹绞痛，欲吐不吐，欲泻不泻，或吐泻并作，皮疹如粟，痧块、痧筋隐现，其色深红或青紫，可伴见全身胀痛，喉痛，神昏，腰如带束，指甲青黑，手足直硬、麻木等为特征的温疫病。

出处：《医说·辨沙病》载："江南旧无，今东西皆有之。原其证，医家不载。大凡才觉寒傈，似伤寒而状似疟，但觉头痛，浑身壮热，手足厥冷。"

证型：以湿浊内闭证、暑秽中阻证、痧毒上攻证等为主。

十七、瘴病（瘴气病、瘴毒病）miasmic disease

定义：本病是由感染山岚间湿热郁蒸之瘴毒所致的，以骤然寒热交作，头痛，恶寒，腰背强重，声音哑喑，腹胀，身重，骨节烦疼，甚或高热，烦闷，神志昏迷等为特征，常见于热带或亚热带森林地区的温疫病。

出处：《肘后备急方·治寒热诸疟方》载："生于岭南，带山瘴之气。其状发寒热，休作有时，皆由山溪源岭嶂湿毒气故也。"

证型：以热瘴、冷瘴等为主。

十八、疟疾 malaria

定义：本病是由疟蚊叮咬，感染疟邪，或瘴毒、疫毒入血，与卫气交争，伏藏于半表半里，甚或邪犯清空，蒙蔽心神所致的，以往来寒热，休作有时，头痛，汗出而解，反复发作，甚或伴见神昏，谵语，胁下有痞块等为特征的温疫病。

出处：《周礼》载："秋时有疟寒疾。"

证型：以正疟、瘴疟、久疟等为主。

（一）正疟（间日疟、三日疟）normal malaria

定义：本病是由感染疟邪，正邪交争于表里之间所致的，以先寒战，后发热，终则汗出热退，间日或三日一发为特征的疟疾。

出处：《景岳全书·杂证谟》载："以清脾饮治秋时正疟，随症加减大效。"

证型：以邪郁少阳证为主。

（二）瘴疟（疫疟）miasmic malaria

定义：本病是由南方气候湿热，疟蚊叮咬，疟邪侵袭气血，上犯清空，蒙蔽心神，或邪热内盛，胆汁外溢所致的，以疟发无固定时日，或伴见神昏，谵语，黄疸，重度贫血等为特征的疟疾重症。

出处：《肘后备急方·治寒热诸疟方》载："治瘴疟。常山、黄连、豉（熬）各三两，附子二两（炮）。捣，筛，蜜丸。空腹服四丸，欲发三丸，饮下之，服药后至过发时，勿吃食。"

证型：以热毒内陷证、寒毒内闭证等为主。

（三）久疟（劳疟）chronic malaria

定义：本病是由腑脏空虚，营卫伤损，疟邪伏藏所致的，以疟疾时作时休，经久不愈，或稍劳即发等为特征的慢性疟疾。

出处:《圣济总录》载:"论曰:久疟者,疟久不差,发汗吐下过甚,真气虚,邪气深,沉以内薄,卫气不应,故积岁月而难治也,虽有虚否,不可攻治,当先其发时,用汤液以发汗,盖浸渍熏蒸,邪气方出,出则微汗小便利者,表里俱和,久疟自差矣。"

证型:以气血两虚等证为主。

(四) 疟母 malaria with splenomegaly

定义:本病是由疟疾反复不愈,邪与气血相搏,痰瘀结于胁下所致的,以胁下痞块,胀痛不舒,面色晦暗,舌有瘀象等为特征的疟疾。

出处:《金匮要略·疟病脉证并治》载:"病疟以月一日发,当以十五日愈,设不差,当月尽解。如其不差,当云何? 师曰:此结为癥瘕,名曰疟母。急治之,宜鳖甲煎丸。"

证型:以气滞血瘀痰阻证为主。

十九、痢疾(肠澼、滞下)dysentery

定义:本病是由饮食不洁,感染湿热或寒湿疫毒,积滞肠间,阻遏气机,损伤肠络所致的,以突发腹痛,腹泻,便下赤白脓血,里急后重,伴见发热,恶心,呕吐等为特征的温疫病。

出处:《济生方·痢疾论治》载:"今之所谓痢疾者,即古方所谓之下也。"

证型:以湿热痢、疫毒痢等为主。

(一) 湿热痢(暴痢)damp-heat dysentery

定义:本病是由饮食不洁,感染湿热疫毒,积滞肠间,阻遏气机,损伤肠络所致的,以突发腹痛,腹泻,便下赤白脓血,里急后重,伴见发热,恶心,呕吐等为特征的温疫病。

出处:《严氏济生方》载:"今之所谓痢疾者,即古方所谓滞下是也。"

证型:以湿热痢、疫毒痢、寒湿痢、虚寒痢、休息痢等为主。

(二) 疫毒痢 pestilent dysentery

定义:本病是由感染痢疾疫毒,损伤肠络,或内陷心包,引动肝风所致的,以大便脓血,里急后重,高热,腹痛,甚则神昏,抽搐,肢厥,面青等为特征的痢疾重症。

出处:《妇人大全良方·妇人滞下方论》载:"治疫毒痢者,虽当察五运六气之相胜,亦不可狎泥此说。"

证型:以毒蕴肠胃证、邪陷心肝证等为主。

(三) 噤口痢 pestilent dysentery

定义:本病是由湿热疫毒蕴结肠中,邪毒犯胃,损伤气阴所致的,以呕恶,不食,下痢频繁,肌肉瘦削等为特征的痢疾重症。

出处:《证治要诀·大小腑门》载:"噤口痢者,有得病即不能进食者。"

证型：以实证、虚证等为主。

（四）寒湿痢 cold-damp dysentery

定义：本病是由直接感染寒湿疫毒，或接触疫痢患者，素体阳虚，邪从寒化所致的，以腹痛拘急，或脘腹阵痛，泻后稍缓，泻下黏冻，白多赤少，或纯下白冻，里急后重，头身困重等为特征的痢疾。

出处：《症因脉治》载："寒湿痢之症，初起恶寒发热，身痛头疼。呕吐不食，不作渴，痢下脓血，或下黑水，腹反不痛。"

证型：以寒湿郁阻大肠证等为主。

（五）休息痢 recurrent dysentery

定义：本病是由痢疾久病不愈，脾胃虚损，邪毒留恋不去所致的，以下痢时作时止，大便夹带赤白黏冻，腹痛隐隐，发作时伴见里急后重，休止时常见腹胀，食少，倦怠等为特征的慢性痢疾。

出处：《诸病源候论》载："休息痢者，胃脘音管有停饮，因痢积久，或冷气，或热气乘之，气动于饮，则饮动而肠虚受之，故为痢也。"

证型：以血虚证、阳虚证、元气亏损证等为主。

（六）奇恒痢 stubborn fulminant dysentery

定义：本病是由饮食不洁，湿热或寒湿痢邪侵袭肠腑，肠络受损，甚或上攻心肺所致的，以起病缓慢，腹痛，下痢轻微，大便呈暗红色果酱样，甚或急骤高热、寒战、咽干，喉塞，神昏，谵妄，大便脓血，里急后重，腹痛加剧，可伴见呕吐、虚脱、毒血症等为特征的痢疾重症。

出处：《医学实在易》载："奇恒痢……奇恒者，异于恒常也。即以奇恒之下利而言，乃三阳并至，三阴莫当，积并则为惊，病起疾风，至如礔砺，九窍皆塞，阳气旁溢，嗌干喉塞。痛并于阴，则上下无常，薄为肠澼。其脉缓小迟涩，血温身热死，热见七日死。盖因阳气偏剧，阴气受伤，是以脉小沉涩。"

证型：以热毒蕴结证、脾胃湿热证等为主。

二十、痨病（劳瘵）pulmonary tuberculosis

定义：本病泛指因劳伤正气，感染痨虫而引起的一类疫病。

出处：《备急千金要方》载："劳热生虫在肺。"

证型：以肺痨、脑痨、喉痨、乳痨、肝痨、肾痨、痨淋、肠痨、流痰、瘰疬等为主。

（一）肺痨 lung tuberculosis

定义：本病是由正气不足，痨虫侵袭肺叶所致的，以咳嗽、咯血、午后潮热、盗汗、消瘦、乏力等为特征的痨病。

出处：《丹溪心法》载："痨瘵主乎阴虚。"

证型：以肺阴亏损证、阴虚火旺证、气阴耗伤证、阴阳两虚证等为主。

（二）脑痨 cerebral tuberculosis

定义：本病是由与痨瘵患者密切接触，或继发于肺痨等病后，痨毒流注入脑所致的，以潮热，盗汗，头痛，呕吐，项强，消瘦，乏力，甚或昏睡、抽搐等为特征的痨病。

出处：《诸病源候论》载："脑蒸，头眩闷热。"《三因极一病证方论》载："头眩热闷，口吐浊涎，眼多眵泪，其蒸在脑。"

证型：以痰火上冲证、痉厥风动证、气血亏损证等为主。

（三）乳痨 mammary tuberculosis

定义：本病是与痨瘵患者密切接触，或继发于肺痨等病后，痨毒流注入脑所致的，以潮热，盗汗，头痛，呕吐，项强，消瘦，乏力，甚或昏睡、抽搐等为特征的痨病。

出处：《外科理例·乳痈》载："乳内肿一块如鸡子大，劳则作痛，久而不消，服托里药不应，此乳劳证也。"

证型：以气滞痰凝证、肺肾阴虚证等为主。

（四）肝痨 liver tuberculosis

定义：本病是由痨毒侵及肝脏，蚀损肝阴所致的，以右胁痛，右胁下肿块，伴见潮热、盗汗等为特征的痨病。

出处：《诸病源候论·虚劳病诸候》载："肝劳者，面目干黑，口苦，精神不守，恐畏不能独卧，目视不明。"

证型：以脾虚肝旺证、湿热滞脾证、阴虚血瘀证、气阴两虚证、阴阳两虚证等为主。

（五）肾痨 renal tuberculosis

定义：本病是由痨毒经血脉侵及肾脏，耗伤气阴所致的，以尿频涩痛，尿血，腰脊酸胀，肾区叩击痛，伴见潮热，盗汗，颧红等为特征的痨病。

出处：《诸病源候论·虚劳病诸候》载："肾劳者，背难以俯仰，小便不利，色赤黄而有余沥，茎内痛，阴湿，囊生疮，小腹满急。"

证型：以阴虚湿热证、虚火灼络证、阴虚火旺证、阴阳两虚证等为主。

（六）痨淋 consumptive stranguria

定义：本病是由痨毒侵及膀胱，耗损阴精，气化失司所致的，以小腹疼痛，尿频涩痛，尿血，伴见长期低热、盗汗等为特征的痨病。

出处:《诸病源候论·淋病诸候》载:"劳淋者,谓劳伤肾气,而生热成淋也。"

证型: 以膀胱湿热证、阴虚火旺证、血热伤络证、气阴亏虚证等为主。

(七) 肠痨 intestinal consumptive disease

定义: 本病是由痨毒侵及肠道,瘀浊壅滞肠道络脉,耗伤气阴所致的,以腹痛,腹泻,或便秘腹泻交替,伴见长期低热、盗汗等为特征的痨病。

出处:《三因极一病证方论·劳瘵诸证》载:"传道不均,或秘或泄,腹中雷鸣,其蒸在小肠;大腹隐痛,右鼻干疼,其蒸在大肠。"

证型: 以肺热下移证、大肠津亏证、湿滞大肠证、气随血脱证等为主。

(八) 干血痨 phthisis due to blood stasis

定义: 本病是由痨虫侵及胞宫,耗损阴血,干血内结,地道不通所致的,以育龄妇女长期骨蒸潮热,月经量因而逐渐减少,甚至经闭不行,伴见身体羸瘦,颜面黧黑,肌肤甲错等为特征的痨病。

出处:《金匮要略·血痹虚劳病脉证并治》载:"五劳虚极羸瘦,腹满不能饮食,食伤、忧伤、饮伤、房室伤、饥伤、劳伤、经络荣卫气伤,内有干血,肌肤甲错,两目黯黑。"

证型: 以气血虚衰证等为主。

(九) 流痰 (骨痨、穿骨流注) flowing phlegm

定义: 本病是由先天不足,肾亏骨弱,或扭伤挫伤,复感痨虫,邪毒与痰浊凝聚,流注或蚀伤骨与关节所致的,以初起患处隐隐酸楚,动则疼痛,继而局部肿胀,疼痛加重,或溃破流脓清稀如痰,夹败絮样物,不易愈合,损伤筋骨,形成窦道,或侵犯脊椎,可出现四肢强直、不遂或瘫痪等为特征的痨病。

出处:《外科医案汇编》载:"痰凝于肌肉、筋骨、骨空之处,无形可征,有血肉可以成脓,即为流痰。"

证型: 以附骨痰、龟背痰等为主。

1. 附骨痰 lumbar vertebrae phlegm

定义: 本病是由痨虫侵袭,入里结毒,邪毒与痰浊流注于髋部所致的,以髋关节部肿胀疼痛,行走不便或跛行,局部溃后流脓清稀如痰,或夹败絮样物,可损伤筋骨,形成窦道,不易愈合等为特征的流痰病。

出处:《疡科心得集·辨附骨疽附骨痰肾俞虚痰沦》载:"附骨痰者,亦生于大腿之侧骨上,为纯阴无阳之证。小儿三岁五岁时,先天不足,三阴亏损,又或因有所伤,致使气不得升,血不得行,凝滞经络,隐隐彻痛,遂发此疡。"

证型: 以虚寒型、虚热型、气血双虚型等为主。

2. 龟背痰 tortoise-back phlegm

定义: 本病是由痨虫侵袭,入里结毒,邪毒与痰浊凝聚,流注于脊椎,蚀损筋骨所致的，以胸背部肿胀疼痛，脊骨畸形而成龟背状等为特征的流痰病。

出处：《医门补要·腰痛日久或龟背痰》载："龟背痰起于小儿筋骨脆弱，加以先天不足，或病后失调，或跌伤碰损，大人肾虚腰痛，每添此症。"

证型：以寒痰凝聚证、阴虚内热证、肝肾亏虚证、气血亏虚证等为主。

3. 肾俞虚痰 Shenshu deficiency-phlegm

本病是由痨虫侵袭，入里结毒，邪毒与痰浊凝聚，流注于肾俞所致的，以色白、漫肿而硬，酸胀不舒，日久疼痛，溃后流脓清稀如痰，或夹有败絮状物，不易愈合等为特征的流痰病。多继发于龟背痰之后，起于腰部肾俞穴处。

肾俞漏 Shenshu fistula

定义：本病是由痨邪入里结毒，与痰浊凝聚、流注于肾俞所致的，以发生于肾俞穴处，溃后难敛而形成窦道等为特征的流痰病。

出处：《外科大成·痔漏附余》载："肾俞漏，生肾俞穴。"

证型：以气血亏损证、阴虚火旺证等为主。

4. 蜣螂蛀 interphalangeal putrefaction

定义：本病是由素体阳气偏虚，痨邪入里结毒，与寒湿、痰浊凝结于指节所致的，以生于手指骨节，不红、不热、不痛，渐次肿坚，形如蝉肚，屈伸艰难，日久方知木痛等为特征的流痰病。

出处：《医宗金鉴·外科心法要诀》载："蜣螂蛀由痰气凝，指节坚肿蝉肚形，初起不疼久方痛，溃久脓清痨病成。"

证型：以痨毒内攻证、寒凝瘀热证、阴阳两虚证等为主。

5. 腕疽 carpal carbuncle

定义：本病是由痨邪入里结毒，与痰浊流注于腕部所致的，以腕关节肿痛，皮色不变，屈伸不利，局部溃后流脓清稀如痰，或夹败絮样物等为特征的流痰病。

出处：《外科启玄·腕疽》载："腕疽是手厥阴心包络经，多血少气，其疮……赤肿痒……多因打扑而生。"

证型：以痨毒痰阻证等为主。

6. 鹤膝痰 tuberculosis of knee joint

定义：本病是由经络气血亏损，阴寒凝滞，痨邪入里结毒，流滞于膝所致的，以发病缓慢，初起膝部微肿微痛，活动受限，日久关节肿胀明显，股胫变细，形如鹤膝，溃后流脓清稀如痰，愈合缓慢等为特征的流痰病。又名鹤膝风。

出处：《证治准绳·疡医·鹤膝风》载："若两膝内外皆肿，痛如虎咬之状，寒热间作，股渐细小，膝愈肿大，名鹤膝风。急宜隔蒜灸，服大防风汤倍加乳香以止痛舒筋。"

证型：以寒痰凝聚证、肝肾亏虚证等为主。

7. 穿拐痰 ankle penetrating phlegm

定义：本病是由踝关节扭伤，或寒湿、痨毒邪乘肝肾，下注于踝部所致的，以患处漫肿隐痛，活动受限，跛行，久则溃烂，流脓清稀如痰，或有死骨脱出，疮口难敛，甚则足呈下垂畸形，可伴见身热、食少、神疲等为特征的流痰病。又称穿踝疽。

出处：《疡科心得集·辨外踝疽内踝疽论》载："若其皮色不变而漫肿无头者，此名穿拐痰，由三阴亏损、寒湿注聚阻络所致，幼儿因先后天不足而发。"《外科正宗·外科心法要诀》载："穿踝疽即脚拐毒，乃足三阴经湿热下流，停滞而成。初起内踝肿痛彻骨，举动艰难，甚则窜及外踝通肿。此证若不早治，因循必成废疾。"

证型：以流痰痹阻经脉证、气血阻滞证、筋骨失养证等为主。

8. 足跟疽 heel carbuncle

定义：本病是由外伤涉水，脏腑虚损，流痰下注足跟，或脏腑积热，湿热下注所致的，以发生于足跟部，局部肿胀、红紫疼痛，破溃则脓水淋沥，或状如兔啮，深达于骨，久不愈合等为特征的流痰病。

出处：《医宗金鉴·外科心法要诀·足跟疽》载："足跟疽生脚挛根，状如兔咬紫红掀，阳跃积热溃难敛，初宜隔蒜艾灸勤。"

证型：以阳证、阴证为主。

二十一、鼠疫 plague

定义：本病是由鼠疫瘟毒随疫蚤叮咬而注入人体，内侵肺系与血络，迫血成瘀所致的，以起病急骤，高热，出血，臖核肿痛，或咳痰、咳血，甚则因厥脱而毙等为特征的烈性疫病。

出处：《治鼠疫法》载："鼠疫者，疫将作则鼠先死。人感疫气，辄起瘰疬，缓则三五日死，急则顷刻。"《天愚集·鼠死行》载："东死鼠，西死鼠，人见死鼠如见虎，鼠死不几日，人死如坼堵。昼死人，莫问数，日色惨淡愁云护，三人行，未十步，忽死两人横截路。"

证型：以热毒血瘀证等为主。

二十二、疫霍乱（时疫霍乱）seasonal epidemic cholera

本病是由饮食不洁，感染霍乱疫毒，损伤胃肠，升降失司，清浊相干，津气严重耗损所致的，以骤然剧烈吐泻米泔水样物，目眶凹陷，小腿转筋，甚或厥脱而毙等为特征，多见于夏秋季的烈性疫病。

（一）湿霍乱 damp cholera

定义：湿霍乱是由于饮食生冷，或感受湿、寒、暑邪所引起的病证。其症状主要包括呕吐、腹痛、腹泻（或称为"利"），以及可能出现的转筋（肌肉痉挛）等。

出处：《医林绳墨·霍乱》载："若吐利并行而腹中绞痛，坐卧不安，甚则转筋，名之曰湿霍乱也。"

证型：以寒霍乱、热霍乱等为主。

（二）干霍乱（搅肠痧、斑痧、乌痧胀）dry cholera

定义：本病是由感染霍乱疫毒，或冷气搏于肠胃，邪毒污秽之气郁于胸腹，升降失司，清浊相干，闭塞经隧所致的，以骤然脘腹烦闷，腹中绞痛，欲吐不吐，欲泻不得，甚或面色青冷、遍身紫黑斑块等为特征的温疫病。

出处：《诸病源候论·霍乱病诸候》载："干霍乱者，是冷气搏于肠胃，致饮食不消，但腹满烦乱，绞痛短气，其肠胃先夹实，故不吐利，名为干霍乱也。"《医学心悟》载："干霍乱症，欲吐不得吐，欲泻不得泻，搅肠大痛，变在须臾……俗名搅肠痧、乌痧胀，皆此之类。此系秽气闭塞经隧，气滞血凝，脾土壅满，不能转输，失天地营运之常，则胀闭而危矣。"

证型：以毒犯肠胃证等为主。

二十三、麻疹 measles

定义：本病是由感染麻疹疫毒，毒蕴肺胃，发于肌肤所致的，以发热，咳嗽，流涕，流泪，眼结膜充血，口腔颊黏膜斑，遍身发疹，疹退脱屑，留有色素沉着，可伴见喉、肺、脑等变证为特征，多见于儿童的出疹性疫病。

出处：《景岳全书·麻疹全》载："麻疹发热之初，与伤寒相似，惟疹子则面颊赤，咳嗽喷嚏，鼻流清涕，目中有泪，呵欠喜睡，或吐泻，或手掐眉目，面赤为异耳。"

证型：以邪犯肺卫证、邪入肺胃证、阴津耗伤证、邪毒闭肺证、邪毒攻喉证、邪陷心肝证等为主。

二十四、烂喉丹痧（丹痧、喉痧、烂喉痧、疫喉痧、小儿烂喉丹痧）scarlet fever involving the throat

定义：本病是由感受丹痧疫毒，上冲咽喉，外窜肌肤所致的，以发热，咽喉肿痛糜烂，皮肤出现弥漫性猩红色皮疹，杨梅舌，皮疹消退后脱落糠片样皮屑，甚则伴见高热、神昏、休克等为特征，多见于小儿的出疹性疫病。

出处：《诸病源候论·伤寒斑疮候》载："伤寒病……热毒乘虚出于皮肤，所以发斑疮瘾疹如锦纹，重者，喉口身体皆成疮也。"

证型：以毒犯肺卫证、毒壅气分证、毒燔气营证、气阴亏损证等为主。

二十五、白喉 diphtheria

定义：本病是由感染燥热疫毒，邪犯肺胃，搏结于咽喉所致的，以发热，咽痛，吞咽困难，咽、喉、鼻等处出现白色假膜，不易剥脱等为特征，多见于秋冬季而好发于儿童的疫病。

出处：《重楼玉钥》载："喉间起白如腐一症，其害甚速……患此者甚多，唯小儿尤甚，且多传染。"

证型：以疫毒犯表证、疫毒炽盛证、疫毒伤阴证、疫毒凌心证等为主。

二十六、顿咳（小儿顿咳、百日咳、天哮、鹭鸶咳）pertussis

定义：本病是由风温疫毒犯肺，阻于气道，肺气上逆所致的，以初起似感冒，随后出现阵发性痉咳，咳时面红、耳赤，咳后有特殊吸气性吼声或呕吐，咳出痰涎而暂停等为特征，多见于儿童的温疫病。

证型：以风寒痰阻型、痰热阻肺型、肺脾两虚型等为主。

二十七、痄腮（小儿痄腮、蛤蟆瘟、鸬鹚瘟、含腮疮、腮颔发）mumps

定义：本病是由感受风热疫毒，壅遏少阳经脉，郁结于腮颊所致的，以发热，一侧或两侧耳下腮颊部灼热漫肿，坚硬疼痛，甚或并发神昏，抽搐，睾丸肿痛等为特征，多见于儿童的温疫病。

出处：《温病条辨·上焦篇》载："温毒咽痛喉肿，耳前耳后肿，颊肿，面正赤，或喉不痛，但外肿，甚则耳聋，俗名大头温、虾蟆温。"

证型：以毒犯肺卫证、温犯肺胃证、毒陷营血证、气阴两虚证等为主。

二十八、疫斑热 epidemic hemorrhagic fever

定义：本病是由与鼠类接触，或有野外作业经历，疫鼠瘟毒入侵血脉，伤及心肾所致的，以骤然高热，热退发斑、出疹，伴见头痛、目眶痛、腰痛、腹痛、肌肉关节痛及目赤、咽红、面颊红、胸部红，随即先后历经低血压、厥脱、小便先少后多等阶段为特征的疫病。

出处：《三因极一病证方论·叙疫论》载："肺腑脏温病阴阳毒。脏实，为阳毒所伤，体热，肌肤发斑，气喘，引饮，色昏白者。"

证型：以三焦伏热证、邪伏厥阴证、心肺热毒证、气血两燔证、正气暴脱证等为主。

二十九、稻瘟病 rice epidemic disease

定义：本病是由流行区接触疫水，暑湿疫毒由皮肤、黏膜或消化道侵入，蕴于肌腠脉络，或内攻脏腑，伤及营血所致的，以骤然高热头痛，全身肌肉酸痛，小腿肌肉尤甚，目赤充血，腹股沟臀核肿大，或伴见神昏、抽搐、黄疸、出血、肝脾肿大，或肝肾功能不全等为特征的，多发于夏秋季节的疫病。民间又名打谷黄。相当于现今的钩端螺旋体病。可归属于中医学温病"湿温""暑温""伏暑"的范畴。

出处：《三因极一病证方论·杂劳疸证治》载："治伏暑郁发黄，小便不利，烦渴，用茵陈煎汤调下。"

证型：以湿热熏蒸证、暑湿弥漫证、热灼肺络证、邪陷心包证等为主。

三十、沙虱病（恙虫病）scrub typhus

定义：本病是由被携带疫毒邪气的沙虱（沙螨）叮咬，毒邪留滞局部，腐肌败血所致的，以初被叮刺时不痛，摩之如芒刺状，二三日后恶寒、发热，伴见痧疹，叮咬处溃烂、结痂等为特征的出疹性疫病。

出处：《肘后备急方》载："山水间多有沙虱，甚细，略不可见，人入水浴，及以水澡浴，此虫在水中着人身，及阴天雨行草中亦着人，便钻入皮里。"

证型：以风热犯表证、热毒炽盛证、气营两燔证、热闭动风证等为主。

三十一、炭疽 anthrax

定义：本病是由接触病畜及处理皮毛，或进食未煮熟病畜肉类，炭疽疫毒由皮肤、口鼻侵入，气血凝滞，毒邪蕴结所致的，以皮肤溃烂、焦痂及周围水肿，焦痂脱落形成瘢痕，偶见肺、肠、脑病变及毒邪流注等为特征的人畜共患性疫病。中医称为疫疔。以其疮形如脐之凹陷，又名鱼脐疔。

出处：《诸病源候论·疔疮病诸候》载："此疮头黑深，破之黄水出，四畔浮浆起，狭长似鱼脐，故谓之鱼脐丁疮。"

证型：以疫毒蕴结证等为主。

三十二、麻风病（大麻风、疠风）lepriasis

定义：本病是由麻风疠毒内侵血脉，损伤皮肤、筋脉经络及五脏所致的，以遍身麻木，皮肤出现红斑、结节、片状肿块，形若蛇皮，晚期可致眉落、脱发，或目损，鼻崩，唇裂，足底穿溃等畸形为特征的慢性疫病。

出处：《素问·风论》载："疠者，有荣气热胕，其气不清，故使其鼻柱坏而色败，皮肤疡溃，风寒客于脉而不去，名曰疠风。"《外科正宗·大麻风》载："大麻风症，乃天地间异症也。但感受不同，有体虚之人因骤被阴阳暴晒、露雾风雨之气所侵，感之不觉，未经发泄，凝滞肌肤，积久必作。"

证型：以邪毒壅滞证等为主。

三十三、天花（痘疹、痘疮、天行时痘）smallpox

定义：本病是由感染天花疫毒所致的，以寒战、高热，皮肤成批依次出现斑疹、丘疹、疱疹、脓疱，最后结痂、脱痂，遗留痘疤，历经发热、见点、起胀、灌浆、收靥和结痂六个阶段为特征，多见于小儿的出疹性疫病。

出处：《肘后备急方·治伤寒时气温病方》载："比岁有病时行，仍发疮，头面及身须臾周匝，状如火疮，皆戴白浆，随决随生，不即治，剧者多死……以建武中于南阳击虏所得，仍呼为虏疮。"

证型：以疫毒蕴肤证等为主。

第四节　性传播类病（性病）sexual transmission

性传播类病泛指因性生活不洁、不当，感染淫毒而引起的一类传染病。

一、艾滋病 acquired immune deficiency syndrome

定义：本病是由禀质虚薄，恣情纵欲，或母体遗毒，胎毒化热，或共用针具，感染艾滋病疫毒所致的，以早期乏力，发热，盗汗，消瘦，容易感冒、咽炎，肌痛，关节痛，皮疹，继则伴见不明原因的臀核肿大，高热不退，皮肤黏膜溃疡，恶心，腹泻，出血，甚则多脏器损害等为特征的以性传播为主的疫病。

出处： 在中医的古籍和传统医学理论中，并没有专门记载艾滋病这个现代疾病的名字和相关治疗方法。艾滋病是近代才被发现和命名的，它是由人类免疫缺陷病毒（HIV）引起的一种严重免疫系统疾病。

证型： 艾滋病以艾毒袭卫证、肝郁气滞证、热郁三焦证、痰蒙心窍证、痰热壅肺证、痰瘀互结证、脾虚湿滞证等为主。

二、梅毒 syphilis

本病由不洁性交感染淫秽疫毒（梅毒螺旋体），邪毒与湿热、风邪杂合，流窜皮肉筋骨、脏腑经络，甚则上犯脑部所致的，以外阴部红斑、丘疹，继则出现糜烂、溃疡或多形性皮损，晚期可造成骨骼、眼部、心血管、中枢神经系统等多器官组织病变为特征的性传播疫病。

（一）杨梅疮（杨梅疹）syphilitic skin lesion

定义： 本病是由梅毒邪毒泛发于肌肤所致的，以皮肤红斑、脱屑、丘疹、结节等皮损，皮疹具有较大传染性为特征的梅毒病。

出处：《古今医鉴·杨梅疮》载："此疮出自广地，居民多患之，不以为异，因名曰广疮。他乡之人，适感其气，亦即相染。其状红肥凸出，酷似杨梅，故又名曰杨梅疮。有因横、下疳而成者，有因宿娼感气而生者，皆属火证，故腥秽触人，切忌服水银、轻粉等药，以取速效，而遗患于后也。"

证型： 杨梅疮以肝经湿热证、痰瘀互结证、脾虚湿蕴证、气血两虚证等为主。

（二）杨梅结毒 late syphilis

定义： 本病是由梅毒内侵，伤及骨髓、关窍、脏腑所致的，以头、面、四肢等处发生结节、破溃、树胶样肿及萎缩破溃性瘢痕等为特征的梅毒病。

出处：《景岳全书·杂证谟》载："杨梅结毒有喉间溃烂作痛，久而不愈者，此非喉痹之属，乃杨梅疮毒也。"

证型： 杨梅结毒以肝经湿热证、痰瘀互结证、脾虚湿蕴证、气血两虚证等为主。

（三）梅毒攻心 syphilis attacking the heart

定义： 本病是由梅毒侵及心脏及血管所致的，以心悸，胸痛，心区杂音及震颤，甚至出现心衰等为特征的晚期梅毒。

出处： 在中医的古籍和医学理论中没有梅毒攻心论述。

证型： 梅毒攻心以肝经湿热证、痰瘀互结证、脾虚湿蕴证、气血两虚证等为主。

（四）梅毒致痿 syphilis causing flaccidity

定义：本病是由梅毒损及脊髓所致的，以局部闪电样痛，下肢感觉异常、障碍，步态不稳等为特征的晚期梅毒。

出处：在中医的古籍和传统医学理论中没有梅毒致痿论述。

证型：梅毒致痿以肝经湿热证、痰瘀互结证、脾虚湿蕴证、气血两虚证等为主。

（五）胎传梅毒 congenital syphilis

定义：本病是由父母患梅毒遗传给胎儿所致的，以婴儿体瘦枯槁，肤色暗红发斑、溃烂、脓血淋沥等为特征的先天性梅毒。

出处：在中医的古籍和传统医学理论中没有胎传梅毒论述。

证型：胎传梅毒以肝经湿热证、痰瘀互结证、脾虚湿蕴证、气血两虚证等为主。

三、下疳 chancre

因性生活不洁，梅毒等淫毒邪结于阴器、肛门等处所致的，以阴部出现四周略隆起、棕红色圆形或椭圆形浅表溃疡，底部可触及无痛性、软骨样硬结，好发于男子阴茎、龟头、包皮，女子阴户、阴道等处为特征的性传播疫病。该病相当于西医学的软下疳疾病。

《医宗金鉴》对不同部位的下疳的病名进行了总结，曰："下疳，统名疳疮，又名妒精疮，生于前阴。经云：前阴者，宗筋之所主，督脉经络循阴器合篡间。又云：肾开窍于二阴，是疮生于此，属肝、督、肾三经也。其名异而形殊。生于马口者，名下疳。生玉茎上者，名蛀疳。茎上生疮，外皮肿胀包裹者，名袖口疳。龟头外肿如瘤者，名鸡嗉疳。疳久而偏溃者，名蜡烛疳。痛引睾丸，阴囊肿坠者，名鸡肫疳。痛而多痒，溃而不深，形如剥皮烂杏者，名瘙疳。生马口旁有孔如棕眼，眼内作痒，捻之有微脓出者，名旋根疳。生杨梅疮时，或误用熏搽等药，以致腐烂如白者，名杨梅疳。又生杨梅时，服轻粉水银打成劫药，以致便溺尿管内刺痛者，名杨梅内疳。"

（一）硬下疳 hard chancre

定义：本病是由性生活不洁，梅毒等淫毒邪结于阴器、肛门等处所致的，以与性病患者性交1～2天后，阴部出现豆粒大红色斑疹或丘疹，其基底因浸润而似软骨硬结，不痛、不痒，有少量黏性分泌物等为特征的下疳病。

出处：在中医的古籍和传统医学理论中没有硬下疳论述。

证型：硬下疳以火毒炽盛证、肝经湿热证、阴虚火旺证等为主。

（二）软下疳 soft chancre

定义：本病是由不洁性交，淫毒（杜克雷嗜血杆菌）侵入阴器所致的，以患处初起发生软而扁的丘疹、脓疱、溃疡，镜检和培养检出结果阳性，或伴见淋巴脓肿等为特征的下疳病。

　　出处：《医宗金鉴·心法》对不同部位的下疳的病名进行了总结，曰："下疳，统名疳疮，又名妒精疮，生于前阴。经云：前阴者，宗筋之所主，督脉经络循阴器合篡间。又云：肾开窍于二阴，是疮生于此，属肝、督、肾三经也。其名异而形殊。生于马口者，名下疳。生玉茎上者，名蛀疳。茎上生疮，外皮肿胀包裹者，名袖口疳。龟头外肿如瘤者，名鸡嗉疳。疳久而偏溃者，名蜡烛疳。痛引睾丸，阴囊肿坠者，名鸡肫疳。痛而多痒，溃而不深，形如剥皮烂杏者，名瘙疳。生马口旁有孔如棕眼，眼内作痒，捻之有微脓出者，名旋根疳。生杨梅疮时，或误用熏搽等药，以致腐烂如白者，名杨梅疳。又生杨梅时，服轻粉水银打成劫药，以致便溺尿管内刺痛者，名杨梅内疳。"

　　证型：软下疳以火毒炽盛证、肝经湿热证、阴虚火旺证等为主。

四、横痃 bubo

　　定义：本病是由各种性病感染，致使淫秽疫毒流注于经脉，结于腹股沟所致的，以腹股沟臀核肿大，初期形如杏核，渐大如鹅卵，坚硬木痛，红肿灼热，穿溃后流出脓液，不易收口，状如鱼嘴等为特征的性传播疾病。

　　出处：《外科正宗·下部痈毒门·鱼口便毒论》载："夫鱼便者，左为鱼口，右为便毒。总皆精血交错，生于两胯合缝之间结肿是也。近之生于小腹之下、阴毛之傍结肿，名曰横痃，又名外疝是也。"

　　证型：横痃以火毒炽盛证、肝经湿热证、阴虚火旺证等为主。

五、花柳毒淋 gonorrhea

　　定义：本病是由不洁性交，湿热淫毒（淋病双球菌）侵及尿道、膀胱、精室等，血败腐脓所致的，以排尿困难，尿频，尿痛，尿道口红肿，流出脓性或脓血物等为特征的性传播疫病。

　　出处：《金匮要略·消渴小便不利淋病脉证并治》载："淋之为病，小便如粟状，小腹弦急，痛引脐中。"

　　证型：花柳毒淋以湿热毒蕴证、正虚邪恋证、脾肾亏虚证等为主。

第五章 寄生虫病类病名 ▷▷▷▷

一、蛔虫病（小儿蛔虫病）ascariasis

定义：本病是由吞食沾有蛔虫卵的食物，蛔虫寄居肠道，耗吸营养，化生湿热，损伤脾胃所致的，以食欲不振，脐周疼痛，甚则体瘦、腹大，巩膜、面颊、指甲有虫斑，大便排出蛔虫，粪便检查有虫卵，蛔虫或可窜入胆管、胰腺、阑尾而引发相关并发症等为特征，多见于小儿的寄生虫病。

出处：古籍中未见蛔虫病病名，经现代中西医结合研究，《素问·脉要精微论》载："短虫多则梦聚众，长虫多则梦相击毁伤。"又《灵枢·厥病》载："肠中有虫瘕及蛟蛕，皆不可取以小针。心腹痛，侬作痛，肿聚，往来上下行，痛有休止，腹热喜渴，涎出者，是蛟蛕也。"此处"长虫""蛟蛕"皆指蛔虫。

证型：蛔虫病以虫积肠道证、脾胃虚弱证、虫扰胆膈证、蛔结肠闭证、虫积化疳证等为主。

二、绦虫病（小儿绦虫病、寸白虫病）tapeworm disease

定义：本病是由吞食含有绦虫幼虫而未煮透的猪、牛、鱼肉，绦虫寄生于小肠，耗吸营养，阻滞脾气所致的，以腹痛、腹泻，或泻出白色虫节片，善食而瘦，粪便检查有绦虫节片或虫卵等为特征，多见于小儿的寄生虫病。

出处：绦虫又名寸白虫，《诸病源候论·九虫病诸候》载："寸白者，九虫内之一虫也。长一寸，而色白，形小褊，因腑脏虚弱而能发动。"或云"饮白酒，一云以桑枝贯牛肉炙食，并食生栗所成"，又云"食生鱼后即饮乳酪，亦令生之，其发动则损人精气，腰脚疼弱"。此处"寸白"即指寸白虫。

证型：绦虫病以虫积肠道证、脾胃虚弱证等为主。

三、囊虫病（小儿囊虫病）cysticercosis

定义：本病是由进食半生半熟带绦虫卵的猪肉，绦虫卵在人体内发育成幼虫，与痰浊相搏，寄生于人体肌肤、脑、眼等处所致的，以皮下触及痰核包囊，痫病时作，视力障碍，检查发现囊虫等为特征，多见于小儿的寄生虫病。

出处：囊虫病由绦虫病发展而来，出处同绦虫病。

证型：囊虫病以囊虫侵脑证、虫痰互结证等为主。

四、钩虫病（小儿钩虫病、黄胖病、黄肿病）hookworm disease

定义： 本病是由接触钩虫流行地区的粪水、污染土壤等，致使钩蚴侵入皮肤，寄生于小肠，湿热虫毒蕴结，耗损气血所致的，以善食易饥，疲乏，皮肤萎黄、浮肿，粪便检查有钩虫卵，伴见贫血、嗜食异物等为特征，影响小儿生长发育的寄生虫病。

出处： 古籍中未见钩虫病病名，可参考"胃疸""黄肿"范畴。《素问·平人气象论》载："已食如饥者，胃疸。"此处"胃疸"病与钩虫病症状表现类似，可能为钩虫病的最早出处。而从"黄肿"病来看，首见于《丹溪心法》，其载："大温中丸，治食积与黄肿。"

证型： 钩虫病以虫毒侵袭肌肤证、脾虚虫积证、虫毒侵肺证、气血亏血证等为主。

五、蛲虫病（小儿蛲虫病）enterobiasis

定义： 本病是由吞食沾染蛲虫卵的物体，蛲虫寄生于肠道下端所致的，以夜间肛门或阴部奇痒难忍，或因抓搔引起肛周糜烂、湿疹或出血，在肛周或大便中找到蛲虫或蛲虫卵等为特征，多见于小儿的寄生虫病。

出处：《史记·扁鹊仓公列传》。

证型： 蛲虫病以虫扰魄门证、脾虚虫积证、湿热内蕴证等为主。

六、姜片虫病（小儿姜片虫病、赤虫病、扁虫病）fasciolopsiasis

定义： 本病是由吞食粘有姜片虫囊蚴的水生植物后，尾蚴逸出，寄生于小肠，气机阻滞，脾失健运所致的，以粪便检查有姜片虫卵，伴见腹痛、腹泻，面黄体瘦，甚至影响小儿生长发育等为特征的寄生虫病。

出处： 古籍中未见姜片虫病病名。《诸病源候论·九虫病诸候》载："赤虫状如生肉，动则肠鸣。"此处"赤虫"即姜片虫。

证型： 姜片虫病以虫积肠道证、脾虚虫积证等为主。

七、丝虫病（小儿丝虫病）filariasis

定义： 本病是由被流行区携带丝虫（班氏丝虫、马来丝虫等）幼虫的蚊叮咬，虫毒入侵，结于肢体脉络，湿热瘀滞，内伤脾肾，脂液失摄所致的，以发热，下肢皮肤红肿灼痛，睾丸肿痛，小便混浊，下肢及阴囊肿大，检查发现丝虫虫体或微丝蚴等为特征，多发于小儿的寄生虫病。

出处： 古籍中未见丝虫病病名，涵盖了丝虫病的寄生虫病当属中医学"虫证"范畴，经现代中西医结合研究，本病早期属于中医"丹毒"范畴；晚期属"膏淋""大脚风"范畴。《金匮要略·禽兽鱼虫禁忌并治》述："食生肉，饱饮乳，变成白虫。"这是对该类疾病病因的探索。

证型： 丝虫病以热毒入络证、湿热下注证、虫湿壅络证等为主。

八、肺吸虫病（肺虫病）paragonimiasis

定义：本病是由进食含有肺吸虫幼虫的生溪蟹、蝲蛄、蝲蛄等，或生饮疫区溪水后，成虫寄生在肺部，或侵入脑部和皮下所致的，以咳嗽，胸痛，咳铁锈色痰，粪便或痰液检查有肺吸虫卵，可伴见癫痫、瘫痪，皮下结节等为特征的寄生虫病。

出处：古籍中未见肺吸虫病病名。《诸病源候论·九虫病诸候》载："肺虫，状如蚕。"又"肺虫令人咳嗽"。此处"肺虫"指肺吸虫。

证型：肺吸虫病以寒湿阻滞证、虫毒侵肺证、虫痰互结证、虫侵于脑证等为主。

九、鞭虫病 trichuriasis

定义：本病是由食入流行地区鞭虫卵污染的食物、蔬菜和水，致使鞭虫寄生于肠壁，耗吸血气所致的，以神疲，乏力，食少，腹痛、腹泻，贫血，粪便检查有鞭虫卵，甚可导致发育迟缓等为特征的寄生虫病。

出处：中医古籍未见鞭虫病的确切记载，经现代中西医结合研究，涵盖了鞭虫病的寄生虫病当属中医学"虫证"范畴，鞭虫病的诸多症状又可散见于中医学"积聚""胁痛""黄疸""鼓胀"等病名之下。

证型：鞭虫病以虫积肠道证、气血两虚证等为主。

十、肝吸虫病（肝虫病）clonorchiasis

定义：本病是由进食含有肝吸虫（华支睾吸虫）囊蚴而未煮熟的鱼虾后，肝吸虫寄生于肝内胆道，湿热虫毒蕴结，肝胆疏泄失常所致的，以胁痛、腹痛，腹泻，食少，黄疸，胁下痞块，检查获肝吸虫卵等为特征的寄生虫病。

出处：古籍中未见肝吸虫病病名。《诸病源候论·九虫病诸候》载："肉虫，状如烂杏……令人烦满。"此处"肉虫"指肝吸虫。

证型：肝吸虫病以虫积肝胆证、肝郁脾虚证、肝胆瘀滞证、肝胆湿热证等为主。

十一、包虫病 echinococcosis

定义：本病是由感染包虫卵，虫卵发育为幼虫（棘球蚴），寄着于肝、肺、肠等处，与痰瘀水湿搏结而形成包块所致的，以皮下出现无痛性结节或囊包，皮色如常，有波动感，包囊破裂，可伴见发热，咳嗽，咯血，腹痛，便血等为特征的人畜共患寄生虫病。

出处：中医古籍未见包虫病的确切记载，经现代中西医结合研究，涵盖了包虫病的寄生虫病当属中医学"虫证"范畴，包虫病的诸多症状又可散见于中医学"积聚""胁痛""黄疸""臌胀"等病名之下。

证型：包虫病以虫毒侵肺证、虫侵于脑证、肝胆热毒证等为主。

十二、血吸虫病（小儿血吸虫病、蛊虫病）schistosomiasis

血吸虫病是因皮肤黏膜与疫水接触，血吸虫尾蚴由皮肤钻入人体，发育成虫，侵入肺部，下涉肠道，积于肝络，阻碍气血水液运行所致的，以皮肤瘙痒，咳嗽，腹痛，腹泻，胁下痞块，消瘦，腹水，粪便检查有血吸虫卵等为特征的寄生虫病。根据血吸虫病的病机及症状可分为急性血吸虫病、慢性血吸虫病、晚期血吸虫病，血吸虫病在中医古籍中常称"蛊病""蛊疫""蛊胀""蛊毒""水毒病""蛊虫病"等。

（一）急性血吸虫病（急性蛊虫病）acute schistosomiasis

定义：本病是由感染血吸虫成虫，寄生于人体所致的，以发热，咳嗽，胸痛，肤痒，腹痛，腹泻，肝大疼痛，粪便检查有虫卵等为特征的急性血吸虫病。

出处：古籍中未见急性血吸虫病病名，《诸病源候论·痢病诸候》载："山内水间有沙虱，其虫甚细，不可见……初得时，皮上正赤，如小豆黍粟……过三日之后，令百节强，疼痛，寒热……"此处生动描述了急性血吸虫病的症状。

证型：急性血吸虫病以蛊虫侵肺证、湿热内蕴证、热毒陷营证等为主。

（二）慢性血吸虫病（慢性蛊虫病）advanced schistosomiasis

定义：本病是由血吸虫病迁延日久，虫毒耗损气血，瘀滞于肝、肠等脏腑所致的，以乏力，消瘦，体力下降，直肠黏膜活体组织镜检阳性，伴见肝肿大等为特征的晚期血吸虫病。

出处：古籍中未见慢性血吸虫病病名，《诸病源候论·蛊毒病诸候》载："肠蛊痢者，冷热之气入在肠间，先下赤，后下白，连年不愈，侵伤于脏腑，下血杂白，如病蛊之状，名为肠蛊痢也。"此处生动描述了慢性血吸虫病的症状。

证型：慢性血吸虫病以气滞湿阻证、肝郁脾虚证、气滞血瘀证等为主。

（三）晚期血吸虫病（晚期蛊虫病）advanced schistosomiasis

定义：本病是由血吸虫病迁延日久，虫毒耗损气血，瘀滞于肝、肠等脏腑所致的，以极度消瘦，直肠黏膜活体组织镜检阳性，伴见腹水、腹壁静脉怒张、肝硬化、巨脾等为特征的晚期血吸虫病。

出处：古籍中未见晚期血吸虫病病名，《灵枢·五变》载："人之善病肠中积聚者，何以候之？少俞答曰：皮肤薄而不泽，肉不坚而淖泽。如此，则肠胃恶，恶则邪气留止，积聚乃作，脾胃之间，寒温不次，邪气稍至。蓄积留止，大聚乃起。"此处关于积聚的描述与晚期血吸虫病肝硬化、巨脾的临床征象及病因病机。

证型：晚期血吸虫病以肝肾阴虚证、脾肾阳虚证、瘀血阻络证等为主。

第六章 中毒及意外伤害类病名 ▷▷▷▷

第一节 药毒类病（药物中毒）category of drug poisoning disease

《诸病源候论》中指出"凡药物云有毒及有大毒者，皆能变乱，于人为害，亦能杀人"。药毒类病，又称药毒中毒，是指因服用过量药物，或治疗中错用、误服及服用炮制不当、霉变污染药物，或因药物配伍失度而引起中毒的一类疾病。其病情轻重不一，严重者可累及多个系统，甚至危及生命。根据病因不同，常见类型包括钩吻中毒、雷公藤中毒、乌头类中毒、杏仁中毒、巴豆中毒、砒霜中毒等。

一、钩吻中毒（断肠草中毒、水莽草中毒）gelsemium elegans poisoning

定义：本病是由误食钩吻（钩吻又名断肠草、水莽草、野葛、毒根等）中毒所致的，以服用钩吻后出现眩晕，视物模糊，瞳孔散大，剧烈腹痛，口吐白沫，呼吸困难，甚或呼吸停顿而死亡等为特征的药毒类病。

出处：《金匮要略·果实菜谷禁忌并治》载："治误食钩吻杀人解之方。"

二、雷公藤中毒（黄藤木中毒、红药中毒）tripterygium poisoning

定义：本病是由误食雷公藤根皮，或内服剂量过大、服用持续时间过长中毒所致的，以服用雷公藤后出现剧烈呕吐，腹部绞痛，腹泻，血压下降，体温降低，指甲青紫，甚或伴见休克，尿少、浮肿等为特征的药毒病。

三、乌头类中毒（乌头中毒、附子中毒、天雄中毒）aconitum poisoning

定义：本病是由服用过量的乌头、附子、天雄，或因炮制、配伍不当而中毒所致的，以服用乌头类药物后出现口唇、四肢麻木，头晕，言语不清，视物模糊，甚或出现严重心律失常、血压下降，神昏、抽搐乃至死亡等为特征的药毒病。

四、杏仁中毒 almond poisoning

定义：本病是由过量食用苦杏仁中毒所致的，以食用苦杏仁后出现头晕，乏力，呕吐，腹痛、腹泻，上腹部烧灼感，严重者伴见呼吸明显减慢而表浅，神昏，惊厥，瞳孔散大，并可因呼吸或循环衰竭而死亡等为特征的药毒病。

第二节 食毒类病（食物中毒）food poisoning

食毒类病，即食物中毒，指食入被细菌及其毒素污染的食物，或加工不当具有毒素的食物，或含有毒性化学物质的食物，所引起的中毒性疾病。其发病与食物有关，停止供应或食用该食物后，不再出现新病例；发病潜伏期较短，较短时间内可出现多人发病；病例临床症状基本相同，以呕吐、恶心、腹痛、腹泻等消化道症状为主；但无明显人传人表现。根据病因不同，分为鱼蟹类中毒、河豚中毒、毒蕈中毒、菜乌紫病等。

一、食郁肉中毒 decayed flesh poisoning

定义：本病是由进食密闭容器内生、熟变质肉类所致的，以呕泻，烦躁不安，甚或导致死亡等为特征的急性食毒病。

出处：《金匮要略·禽兽虫鱼禁忌并治》载："郁肉，密器盖之隔宿者是也。"

二、鱼蟹类中毒 fish and crab poisoning

定义：本病是由进食有毒或加工不当，或生食污染、变质的鱼蟹所致的，以摄食鱼蟹后突然心腹闷满，烦乱呕吐，腹痛，腹泻，伴见头晕，面肿，皮肤起红斑、瘙痒，甚或心悸、气急，呼吸急促乃至死亡等为特征的急性食毒病。

出处：《金匮要略·禽兽虫鱼禁忌并治》载："食蟹中毒治之方，紫苏煮汁，饮之三升，紫苏子捣汁饮之，亦良。"

河豚中毒 globefish poisoning

定义：本病是由进食加工不当的河豚中毒所致的，以摄食河豚后突然呕吐、腹痛、腹泻，大便带血，继而口唇舌头及肢端麻木，眼睑下垂，肢体软瘫，心律失常，甚或迅速出现呼吸、循环衰竭等为特征的急性食毒病。

出处：《论衡·言毒》载："人食鲑肝死人。"

三、毒蕈中毒 mushroom poisoning

定义：本病是由误食毒蕈，致使胃肠、心脉、脑神、肝肾等受损中毒所致的疾病。根据摄食毒蕈所含成分及其毒性作用不同，轻者仅见头痛、呕吐、腹泻、腹痛、黄疸、昏睡、幻视等，重者可继发精神错乱，迅速致死。

出处：《金匮要略·果实菜谷禁忌并治》载："食诸菌中毒，闷乱欲死。"

四、菜乌紫病 pickle disease

定义：本病是由进食新腌制蔬菜中毒所致的，以摄食新腌蔬菜后皮肤、黏膜发绀等为特征的食毒病。

第三节　中煤毒病（煤气中毒）gas poisoning

定义：本病是由过量吸入煤气，致使肺主呼吸功能障碍，气弱不能载血，气血瘀滞，神明失司所致的，以神昏，皮肤呈樱桃红色等为特征的煤气中毒病。

第四节　瘾毒类病 category of addiction disease

瘾毒类病，指因长期吸烟、酗酒，或吸食毒品等，致使脏气偏颇，神不自主，甚或失控而引起的一类成瘾性中毒病。包括烟瘾、酒瘾、毒瘾等。《救迷良方》是现存第一部戒烟戒毒专著，其中有"瘾论"一节，将"瘾"作为独立概念加以讨论，较完整地提供了戒瘾方案。

一、烟瘾 cigarette addiction

定义：本病是由长期吸烟，烟毒（尼古丁成瘾）入肺，耗伤气血所致的，以吸烟面容，欲罢不能，停吸则烦躁或忧郁，精神难以集中，头痛，昏昏欲睡，甚或引起与烟草相关的恶性病变等为特征的慢性瘾毒病。

二、酒瘾（酒客病）alcohol addiction

定义：本病是由长期饮酒成癖，酒毒损伤心肝，扰动神明所致的，以嗜酒如命，时常酒气熏人，可伴见颜面潮红、手掌红斑和蜘蛛痣，性欲或性能力减退，注意力下降、学习和认知能力降低，甚或因酒醉而短暂丧失思维和推理能力等为特征的慢性瘾毒病。

出处：《伤寒论·辨太阳病脉证并治法》载："若酒客病，不可与桂枝汤，得之则呕，以酒客不喜甘故也。"

三、毒瘾 drug addiction

定义：本病是由吸食鸦片、大麻，或注射海洛因等成瘾毒品，致使邪入血分，痰火内伏，提劫五脏所致的，以吸毒者持续而周期性渴望得到毒品，停用毒品，即由欣快感陷入"地狱般痛苦"，出现呵欠连天，流泪，流涕，出冷汗，随之软弱无力，食欲全无，恶心，呕吐，腹泻或便秘，心动过缓，瞳孔缩小，大剂量、急性中毒时可产生呼吸抑制、低血压、心力衰竭及深昏迷等为特征的瘾毒病。

第五节　虫螫伤类病（虫螫、恶虫叮咬伤）category of insect bite disease

虫螫伤类病，指因虫类毒刺或毒毛螫刺、口器刺吮，虫毒侵入肌肤而引起的、以局部瘙痒或刺痛，伴见皮肤红斑、丘疹、疱疹等为特征的一类中毒病。包括蜈蚣、蜂类、蝎、蜘蛛、蚂蟥等虫螯伤病。证型以热毒蕴结多见。

一、蜈蚣螯伤 chilopod sting

定义：本病是由被蜈蚣螯伤，毒汁注入皮肤所致的，以患处局部出现咬伤瘀点，周围红肿疼痛，可伴见臀核肿痛，寒战、高热等全身中毒征象为特征的虫螯伤病。

二、蜂螯伤 bee sting

定义：本病是由被蜂尾螯伤，毒液注入人体，或毒刺滞留皮内所致的，以被螯处刺痛、痒痛、灼热感，皮肤潮红漫肿、丘疹、水疱，甚或伴见发热、头晕、恶心、呕吐、血压下降等为特征的虫螯伤病。

三、蝎螯伤 scorpian sting

定义：本病是由被蝎尾刺螯，毒液注入人体所致的，以被螯处剧痛或痒痛，有灼热感，皮肤出现大片红肿或水疱，可伴见红丝疔、臀核肿痛、寒战、高热、恶心、呕吐，甚或呼吸麻痹等为特征的虫螯伤病。

四、蜘蛛咬伤 spider bite

定义：本病是由毒蜘蛛咬伤，毒汁进入人体所致的，以患处刺痛、瘙痒或有水肿，腹肌痉挛疼痛，肌肉强直，眼睑下垂，可伴见恶寒，呕吐，流涎，甚或呼吸困难等为特征的虫螯伤病。

五、松毛虫伤 pine caterpillar injury

定义：本病是由松毛虫体上的毒毛刺伤皮肤所致的，以患处皮肤剧烈瘙痒、红肿，或起水疱，可伴见关节红肿热痛及活动受限等为特征的虫螯伤病。

六、蠼螋伤 staphylinid injury

定义：本病是由隐翅虫毒液沾染皮肤所致的，以患处局部灼痛刺痒，出现线状红斑或小脓疱等为特征的虫螯伤病。

七、射工伤 pricked injury

定义：本病是由接触瓦刺虫、刺毛虫虫体上的毒毛所致的，以患处皮肤剧烈瘙痒、红肿，或起水疱、溃烂等为特征的虫螯伤病。

八、蚂蟥咬伤 leech bite

定义：本病是由蚂蟥叮咬皮肤，损伤血络所致的，以叮咬处局部流血不止，轻微痒痛等为特征的出血性虫螯伤病。

九、水毒 water poison

定义：本病是由接触疫水，血吸虫尾蚴经皮肤侵入，毒损皮肤所致的，以皮肤出现风团皮疹、瘙痒，数日后自行消失等为特征的虫螫伤病。

出处：《诸病源候论·水蛊候》载："此由水毒气结聚于内。"

十、野屎风 fecal contact dermatosis

定义：本病又名粪毒块，因接触有钩虫的粪毒，虫毒侵入肌肤所致，以足趾或手指间皮肤出现风团，皮疹奇痒，数日内自行消失等为特征。

第六节　创伤类病（创伤病）category of traumatic disease

创伤类病，即创伤病，指因各种外力或金刃、火器、虫兽撕咬等直接作用于人体，致使皮肉筋骨折损，或脏腑器官破裂，血溢于脉外而引起的一类意外伤害病。包括骨折、脱位、筋骨病、损伤内证、虫兽咬伤等。

一、骨折病 category of fracture

定义：指外力作用下骨骼的连续性和完整性遭到破坏的一类创伤病。

出处：《外台秘要》载："《救急》：疗骨折，接令如故。"

（一）开放性骨折 open fracture

定义：本病是由直接或间接暴力损伤所致的，以骨折处皮肤或黏膜破裂，骨折端与外界相通为特征的骨折病。

出处：《阴阳脉死候》载："凡三阳，天气殴，其病唯折骨裂肤，死。"

（二）陈旧性骨折 old fracture

定义：本病是由年老体弱、气血虚衰，或损伤处感染所致的，以骨折畸形愈合、迟缓愈合或不愈合为特征的骨折病。

出处：《足臂十一脉灸经》载："阳病折骨绝筋而无阴病，不死。"

（三）锁骨骨折（缺盆骨损伤、锁子骨断伤、井栏骨折断）fracture of clavicle

定义：本病是由外力作用致使锁骨连续性和完整性遭到破坏的骨折病。

出处：《医宗金鉴·正骨心法要旨》载："锁子骨，经名拄骨，横卧于两肩缺盆之外，其两端外接肩解。击打损伤，或骑马乘车，因取物偏坠于地，断伤此骨。"

（四）肩胛骨骨折（饭匙骨骨折、琵琶骨骨折、锹板子骨骨折）fracture of scapula

定义：本病是由外力作用致使肩胛盂、颈部、体部和肩峰、喙突、肩胛冈的连续性和完整性遭到破坏的骨折病。

出处：《医宗金鉴·正骨心法要旨》载："髃骨者……其下附于脊背，成片如翅者，名肩胛，亦名肩髆，俗名锹板子骨。已上若被跌伤，手必屈转向后，骨缝裂开，不能抬举，亦不能向前，惟扭于肋后而已。"

（五）肱骨骨折（臑骨上段骨折、臑骨肩端骨折、臂膊骨伤折、臑骨下端骨折）fracture of humerus

定义：本病是由外力作用致使肱骨外科颈、骨干、髁上、髁间、外侧髁、内上髁的连续性和完整性遭到破坏的骨折病。

出处：《医宗金鉴·正骨心法要旨》载："臑骨，即肩下肘上之骨也。自肩下至手腕，一名肱，俗名胳膊，乃上身两大支之通称也。或坠车马跌碎，或打断，或斜裂，或截断，或碎断。打断者有碎骨，跌断者则无碎骨。"

（六）尺骨骨折（肘骨骨折、臂骨骨折）fracture of ulna

定义：本病是由外力作用致使尺骨鹰嘴、尺骨干等的连续性和完整性遭到破坏的骨折病。

出处：《医宗金鉴·正骨心法要旨》载："肘骨者，胳膊中节上、下支骨交接处也，俗名鹅鼻骨。若跌伤其肘尖向上突出，疼痛不止，汗出战栗……臂骨者，自肘至腕有正辅二根，其在下而形体长大，连肘尖者为臂骨……凡臂骨受伤者，多因迎击而断也。"

（七）桡骨骨折（辅骨上端骨折、辅骨骨折、缠骨骨折、辅骨下端骨折）fracture of radius

定义：本病是由外力作用致使桡骨头、桡骨干、桡骨下 1/3、桡骨下端的连续性和完整性遭到破坏的骨折病。

出处：《医宗金鉴·正骨心法要旨》载："臂骨者，自肘至腕有正辅二根……其在上而形体短细者为辅骨，俗名缠骨。"

（八）尺桡骨干双骨折（手骨两胫俱断、断臂辅两骨、前臂双骨折）fracture of both radius and ulna

定义：本病是由外力作用致使尺骨干和桡骨干同时发生连续性和完整性遭到破坏的骨折病。

出处：《仙授理伤续断秘方》载："凡手脚骨，皆有两胫……两胫俱断，决不可治矣。"《医宗金鉴·正骨心法要旨》载："臂骨者，自肘至腕有正辅二根……凡臂骨受伤者，多因迎击而断也。或断臂、辅二骨，或惟断一骨。"

（九）腕舟骨骨折（高骨骨折、龙骨骨折）fracture of scaphoid bone

定义：本病是由外力作用致使腕舟骨的连续性和完整性遭到破坏的骨折病。

出处：《医宗金鉴·正骨心法要旨》载："腕骨，即掌骨，乃五指之本节也，一名壅骨，俗名虎骨。其骨大小六枚，凑以成掌，非块然一骨也。其上并接臂辅两骨之端，其外侧之骨名高骨，一名锐骨，亦名踝骨，俗名龙骨，以其能宛屈上下，故名曰腕。若坠车马，手掌着地，只能伤腕；若手指着地，其指翻贴于臂上者，则腕缝必分开。"

（十）掌骨骨折（驻骨骨折、壅骨骨折）fracture of metacarpal bone

定义：本病是由外力作用致使掌骨的连续性和完整性遭到破坏的骨折病。

出处：《医宗金鉴·正骨心法要旨》载："五指之骨名锤骨，即各指本节之名也。若被打伤折，五指皆同，株连肿痛，因其筋皆相连也。"

（十一）指骨骨折（竹节骨骨折）fracture of phalangeal bone

定义：本病是由外力作用致使指骨的连续性和完整性遭到破坏的骨折病。

出处：《医宗金鉴·正骨心法要旨》载："竹节骨，即各指次节之名也。跌打损伤，骨碎筋弯，指不能伸。"

（十二）股骨骨折 fracture of femur

定义：本病是由外力作用致使股骨颈、股骨转子间、股骨干、髁上、髁部的连续性和完整性遭到破坏的骨折病。

出处：《医宗金鉴·正骨心法要旨》载："一名髀骨，上端如杵，入于髀枢之臼，下端如锤，接于骺骨，统名曰股，乃下身两大支之通称也，俗名大腿骨。坠马拧伤，骨碎筋肿，黑紫清凉，外起白泡，乃因骨碎气泄。"

（十三）髌骨骨折（膝盖损伤、膝盖骨破）fracture of patella

定义：本病是由外力作用致使髌骨的连续性和完整性遭到破坏的骨折病。

出处：《医宗金鉴·正骨心法要旨》载："膝盖骨即连骸，亦名膑骨。形圆而扁，覆于楗骺上下两骨之端，内面有筋连属……如有跌打损伤，膝盖上移者，其筋即肿大，株连于腘内之筋，腘内之筋，上连腰胯，故每有腰屈疼痛之证，或下移骺骨则焮肿，或足腹冷硬，步履后拽斜行也。若膝盖离位向外侧者，则内筋肿大；向内侧者，则筋直腘肿。"

（十四）胫骨骨折 fracture of tibia

定义：本病是由外力作用致使胫骨的连续性和完整性遭到破坏的骨折病。

出处：《医宗金鉴·正骨心法要旨》载："胻骨……其骨二根，在前者名成骨，又名骭骨，其形粗。"

（十五）腓骨骨折 fracture of fibula

定义：本病是由外力作用致使腓骨干的连续性和完整性遭到破坏的骨折病。

出处：《医宗金鉴·正骨心法要旨》载："骱骨……在后者名辅骨，其形细，又俗名劳堂骨。"

（十六）胫腓骨干骨折 fracture of both tibia and fibula

定义：本病是由外力作用致使胫骨、腓骨骨干的连续性和完整性遭到破坏的骨折病。

出处：《仙授理伤续断秘方·医治整理补接次第口诀》载："凡手脚骨，皆有两胫……两胫俱断，决不可治矣。"《医宗金鉴·正骨心法要旨》载："骱骨，即膝下踝上之小腿骨，俗名臁胫骨者也。其骨二根，在前者名成骨，又名骭骨，其形粗；在后者名辅骨，其形细，又俗名劳堂骨。若被跌打损伤，其骨尖斜突外出，肉破血流不止，疼痛呻吟声细，饮食少进，若其人更气血素弱，必致危亡。"

（十七）踝部骨折 fracture of malleolus

定义：本病是由外力作用致使胫、腓骨下端和距骨组成的踝关节部位的连续性和完整性遭到破坏的骨折病。

出处：《医宗金鉴·正骨心法要旨》载："踝骨者，骱骨之下，足跗之上，两旁突出之高骨也。在内者名内踝，俗名合骨；在外者为外踝，俗名核骨。或驰马坠伤，或行走错误，则后跟骨向前，脚尖向后，筋翻肉肿，疼痛不止。"

（十八）距骨骨折 fracture of talus

定义：本病是由外力作用致使距骨的连续性和完整性遭到破坏的骨折病。

（十九）足舟骨骨折 fracture of navicular bone

定义：本病是由外力作用致使足舟骨的连续性和完整性遭到破坏的骨折病。
出处：《证治准绳·疡医》载："踝骨之前，各有下力骨者，左右共十。"

（二十）跟骨骨折 fracture of calcaneus

定义：本病是由外力作用致使跟骨的连续性和完整性遭到破坏的骨折病。
出处：《医宗金鉴·正骨心法要旨》载："跟骨者，足后跟骨也……若落马坠蹬等伤，以至跟骨拧转向前，足趾向后，即或骨未碎破而缝隙分离，自足至腰脊诸筋，皆失其常度，拳挛疼痛。"

（二十一）跗骨骨折（足掌骨骨折）fracture of metatarsal bone

定义：本病是由外力作用致使跗骨的连续性和完整性遭到破坏的骨折病。

出处：《医宗金鉴·正骨心法要旨》载："跗者足背也，一名足跗，俗称脚面，其骨乃足趾本节之骨也。其受伤之因不一，或从陨坠，或被重物击压，或被车马踹砑，若仅伤筋肉，尚属易治；若骨体受伤，每多难治。"

（二十二）趾骨骨折（足节骨骨折）fracture of phalanx

定义：本病是由外力作用致使趾骨的连续性和完整性遭到破坏的骨折病。

出处：《医宗金鉴·正骨心法要旨》载："趾者，足之指也……趾骨受伤，多与跗骨相同，惟奔走急迫，因而受伤者多，治法与跗骨同。"

（二十三）胸骨骨折 fracture of sternum

定义：本病是由外力作用致使胸骨的连续性和完整性遭到破坏的骨折病。

出处：《医宗金鉴·正骨心法要旨》载："凡胸骨被物从前面撞打跌仆者重，从后面撞仆者轻。"

（二十四）肋骨骨折 fracture of rib

定义：本病是由外力作用致使肋骨的连续性和完整性遭到破坏的骨折病。

出处：《仙授理伤续断秘方》载："凡金井骨，在胁之下，有伤损不可夹缚。只是捺平令安贴平正，用黑龙散贴，绢片缚。"

（二十五）颈椎骨折 fracture of cervical vertebrae

定义：本病是由外力作用致使颈椎的连续性和完整性遭到破坏的骨折病。

寰枢椎骨折（环枢椎骨折）atlantoaxial fracture

定义：本病是由外力作用于寰枢关节部位，致使寰椎、枢椎的连续性和完整性遭到破坏的骨折病。

出处：《医宗金鉴·正骨心法要旨》载："一曰从高处坠下，致颈骨插入腔内，而左右尚能活动者，用提顶法治之。"

（二十六）胸腰椎骨折 fracture of thoracic and lumbar vertebrae

定义：本病是由外力作用致使胸腰椎的连续性和完整性遭到破坏的骨折病。

（二十七）尾椎骨折 fracture of coccygeal vertebrae

定义：本病是由外力作用致使尾椎的连续性和完整性遭到破坏的骨折病。

出处：《医宗金鉴·正骨心法要旨》载："尾骶骨，即尻骨也。其形上宽下窄，上承腰脊诸骨。两旁各有四孔，名曰八髎。其末节名曰尾闾，一名骶端，一名橛骨，一名穷骨，俗名尾椿。若蹲垫壅肿，必连腰胯。"

（二十八）骨盆骨折 fracture of pelvis

定义：本病是由外力作用致使骶骨、尾骨、髋骨、耻骨、坐骨等骨盆部位的连续性和完整性遭到破坏的骨折病。

出处：《医宗金鉴·正骨心法要旨》载："胯骨，即髋骨也，又名髁骨。若素受风寒湿气，再遇跌打损伤，瘀血凝结。"

二、脱位病（脱臼）dislocation disease

定义：本病泛指在外力作用下引起构成关节的骨端关节面脱离正常位置，致使其功能障碍，不能自行复位的一类创伤病。

出处：《圣济总录》。

（一）颞颌关节脱位 dislocation of temporomandibular joint

定义：本病是由下颌部遭受外力撞击，或年老体虚，血不荣筋，打哈欠或大笑、咬嚼硬物等引起颞颌关节脱位所致的，以下颌下垂、前凸或口半开，伤侧耳屏前方可触及一空虚凹陷，颞下颌窝前方可摸到移位髁状突等为特征的脱位病。

出处：《素问·风论》。

证型：颞颌关节脱位以风寒阻络证、湿热内蕴证、气滞血瘀证、肝肾不足证等为主。

（二）颈椎脱位 dislocation of cervical vertebrae

定义：本病是由头颈部遭到外力重击或受力引起颈椎脱位所致的，以头颈部疼痛，活动受限，影像学检查示颈椎关节呈脱位征象等为特征的脱位病。

出处：《灵枢·杂病》。

证型：颈椎脱位以气滞血瘀证等为主。

寰枢椎脱位 dislocation of atlantoaxial vertebrae

定义：本病是由先天畸形、退行性病变及创伤、肿瘤、感染炎症和手术等因素致使寰椎与枢椎骨关节面失去正常的对合关系所致的，以头部偏斜，头枕部及颈部疼痛、僵直，活动受限，尤以头颈部旋转活动受限，影像学检查示寰枢关节呈脱位征象等为特征脱位病。

出处：《灵枢·杂病》。

证型：寰枢椎脱位以督脉瘀阻、气滞血瘀、风寒湿痹、痰湿阻络、肝肾不足、气血亏虚等为主。

（三）尾椎脱位 dislocation of coccygeal vertebrae

定义：本病是由尾椎受到直接暴力作用，尾椎关节脱位所致的，以突然臀部着地或受到撞击，骶尾部肿胀疼痛及压痛，肛门指检可触及脱位骨块等为特征的脱位病。

出处:《素问·骨空论》。

证型: 尾椎脱位以气滞血瘀、营血不调、气血两虚等为主。

（四）胸锁关节脱位 dislocation of sternoclavicular articulation

定义: 本病是由直接或间接暴力引起胸锁关节脱位所致的，以胸锁部位疼痛、肿胀等为特征的脱位病。

出处:《素问·骨空论》。

证型: 胸锁关节脱位以气滞血瘀证为主。

（五）肩锁关节脱位 dislocation of acromioclavicular joint

定义: 本病是由直接或间接暴力引起肩锁关节脱位所致的，以肩部疼痛、肿胀及压痛，伤肢外展或上举均较困难，前屈和后伸运动亦受限等为特征的脱位病。

出处:《素问·热论》。

证型: 肩锁关节脱位以气滞血瘀证为主。

（六）肩关节脱位 dislocation of shoulder joint

定义: 本病是由间接暴力引起肩关节脱位所致的，以伤肩局部疼痛、肿胀，主动和被动活动受限等为特征的脱位病。

出处:《素问·举痛论》。

证型: 肩关节脱位以气滞血瘀证为主。

（七）肘关节脱位 dislocation of elbow joint

定义: 本病是由间接暴力引起肘关节脱位所致的，以肘部肿痛，关节伸屈活动受限等为特征的脱位病。

出处:《素问·骨空论》。

证型: 肘关节脱位以气滞血瘀证为主。

（八）腕掌关节脱位 dislocation of carpometacarpal joint

定义: 本病是由间接暴力引起腕掌关节脱位所致的，以手背部疼痛、肿胀，手指活动受限等为特征的脱位病。

出处:《证治准绳·手伤》载:"若手盘出臼，不可牵伸，用衣服向下承住，用手搏按动摇，挪令平正，却用前膏敷贴夹缚，下用衬夹。"

证型: 腕掌关节脱位以气滞血瘀证为主。

（九）掌指关节脱位 dislocation of metacarpophalangeal articulation

定义: 本病是由间接力量引起掌指关节脱位所致的，以掌指关节疼痛、肿胀，指间关节屈曲畸形等为特征的脱位病。

出处：《正骨心法要旨》载："手掌根出臼者，骨交互相锁，或出臼者，则是挫出锁骨之外，须锁骨下归窠有八凡手臂肘出臼，此骨上段骨是臼，下段骨杵，四边筋脉锁定。"

证型：掌指关节脱位气滞血瘀证为主。

（十）膝关节脱位 dislocation of knee joint

定义：本病是由直接暴力或间接暴力引起膝关节脱位所致的，以膝关节疼痛，小腿可能向前、后、内、外侧面移位或扭曲畸形，失去正常连接关系等为特征的脱位病。

出处：《灵枢·百病始生》载："伤膝关穴，内踝骨微赤有数者，立而痛，不能屈伸，是失丸，恶血留内，泻出屈膝伸而脱则寒。"

证型：膝关节脱位气滞血瘀证为主。

（十一）髌骨脱位 dislocation of patella

定义：本病是由先天性膝发育缺陷，或外伤引起髌骨脱位所致的，以屈膝时髌骨脱于股骨外髁外侧等为特征的脱位病。

出处：《证治准绳·腰臀股膝伤》载："膝头骨跌出臼。"

证型：髌骨脱位以气滞血瘀型、肝肾亏损型、筋脉失养等为主。

（十二）踝关节脱位 dislocation of ankle joint

定义：本病是由间接暴力引起踝关节脱位所致的，以踝部疼痛、肿胀、畸形和触痛等为特征的脱位病。

出处：《证治准绳·腰臀股膝伤》载："凡脚盘出臼，令患人坐定，医人以脚从腿上一踏一搬，双手一搏捺，摇二三次，却用接骨膏、定痛膏，或理伤膏敷贴。"

证型：踝关节脱位以气滞血瘀证等为主。

三、骨折合并脱位病 category of fracture and dislocation

定义：指骨的连续性和完整性受到破坏，同时伴有关节脱位的一类创伤病。

（一）颈椎骨折合并脱位 fracture and dislocation of cervical vertebrae

定义：本病是由暴力作用于颈椎所致的，以颈椎椎体骨折，同时伴见椎节严重脱位，有不同程度瘫痪和运动、感觉神经损伤体征等为特征的骨伤病。

寰枢椎骨折合并脱位（环枢椎骨折合并脱位）fracture and dislocation of atlantoaxial
定义：本病是由外力作用于寰枢关节部位导致寰枢椎骨折合并脱位所致的，以颈枕部疼痛、活动受限，甚或肢体感觉和运动功能异常等为特征的骨伤病。

（二）尾椎骨折合并脱位 fracture and dislocation of coccygeal vertebrae

定义：本病是由滑倒臀部着地等，尾椎受到直接暴力造成尾椎椎体骨折并伴椎节脱位所致的，以骶尾部出现肿胀、疼痛，坐位及行走困难等为特征的骨伤病。

四、筋骨病（筋骨损伤病）disease related to sinews and bones

定义：指由各种外力或创伤、劳损、退行性变、外邪痹阻等引起全身或脊柱、骨关节等部位筋骨动静力平衡失调，以局部疼痛、肿胀，活动不利，或伴见肌肉萎缩等为特征的一类急慢性筋骨损伤病。

（一）筋出槽（伤筋）tendon off-position

定义：本病是由间接暴力或慢性积累性外力作用下引起筋的形态结构、功能状态和位置关系发生异常所致的，以患处局部疼痛，活动不利，触诊发现筋的张力增高，可触及结节、条索样改变，伴见明显压痛等为特征的伤筋病。

出处：《伤科补要·背脊骨伤》载："若骨缝叠出，俯仰不能，疼痛难忍，腰筋僵。"

（二）骨错缝 joint subluxation

定义：本病是由间接暴力或慢性积累性外力作用下引起骨关节细微移位所致的，以患处局部疼痛，活动不利，触诊发现关节运动单元终末感增强、松动度下降，伴见明显压痛等为特征的筋骨病。

出处：《医宗金鉴·正骨心法要旨》载："或因跌仆闪失，以致骨缝开错，气血郁滞，为肿为痛。"

（三）漏肩风（冻结肩、冷凝肩、肩周炎、肩痹）scapulohumeral periarthritis

定义：本病是由肩部筋骨慢性积累性损伤，或感受风寒湿邪，或退行性变、外伤等所致的，以肩部酸重疼痛，夜间为甚，患侧活动不利，或伴肩周肌肉萎缩等为特征的筋骨病。

证型：漏肩风以风寒湿阻证、气滞血瘀证、气血亏虚证为主。

（四）特发性脊柱侧凸（青少年特发性脊柱侧凸、青少年特发性脊柱侧弯）idiopathic scoliosis

定义：本病是由秉质异常，脊椎发育不良，或婴儿坐早，寒邪侵袭，姿势不正等，致使脊柱畸形所致的，以脊柱侧弯，早期畸形不明显，10岁以后侧凸明显，双肩不等高，单侧肩胛骨后突，甚或继发胸廓畸形、伛偻曲折，影像学检查示脊柱侧凸征象等为特征的脊柱病。

（五）颈椎病（项痹）cervical spondylopathy

定义：本病是由慢性积累性损伤、感受外邪或增龄等原因，引起颈项部的筋骨损伤和退行性变，刺激或压迫脊髓、神经、血管等所致的，以颈项部僵硬、重滞，活动受限，颈项肩臂酸痛，眩晕、头痛，体位转换可诱发或加重，影像学检查示颈椎、椎曲等阳性改变征象，可伴见上肢麻木，肌肉萎缩，失眠，多梦，胸闷，心悸，唇麻，嘶哑，血压波动，大小便障碍，瘫痪等为特征的脊柱病。

出处：《内经》。

证型：颈椎病以风寒湿证、气滞血瘀证、痰湿阻络证、肝肾亏虚证等为主。

1. 落枕（外伤性斜颈、急性斜颈）stiff neck

定义：本病是由垫枕或睡眠姿势不当，寐中风寒侵袭，痹阻颈肌所致的，以睡眠中或醒后颈项部疼痛、酸胀，一侧颈部肌肉僵硬、痉挛，局部明显压痛，头向患侧倾斜，头颈转侧不利等为特征的颈椎病。

出处：《素问·骨空论》载："失枕在肩上横骨间，折使揄臂齐肘正，灸脊中。"

证型：落枕以风寒侵络证、气血瘀滞证、肝肾亏虚证等为主。

2. 寰枢关节错位 displacement of atlantoaxial joint

定义：本病是由外力作用、劳损等伤及颈项筋脉，或气血不足、痰浊阻滞、肝阳偏亢等，致使寰枢关节移位所致的，以偏头痛或后枕部胀痛，眩晕，甚或跌仆，体位转侧可诱发或加重，遇劳加重，休息减轻，可触及侧偏寰枢，局部压痛，影像学检查寰枢关节阳性改变征象，或伴见上肢无力、麻木，胸闷，心悸，少寐，多梦，耳鸣，血压波动等为特征的颈椎病。

出处：《素问·骨空论》。

3. 颈椎间盘突出症 cervical disc herniation

定义：本病是由外力作用、劳损或风寒湿邪侵袭，颈椎骨关节紊乱，椎间盘突出，刺激神经所致的，以颈部疼痛，颈肩部酸痛，单侧上肢或手部疼痛、麻木或无力，步态不稳，容易跌倒，影像学检查示椎间盘突出等征象为特征的颈椎病。

4. 颈椎椎管狭窄症（颈椎管狭窄症）cervical spinal canal stenosis

定义：本病是由外伤或劳损、风寒湿邪侵袭颈椎，或先天不足，发育异常，致使颈椎曲度改变，椎间盘突入椎管，或韧带增厚、骨质增生，压迫脊髓所致的，以四肢麻木、过敏或疼痛，逐渐无力、僵硬、颤抖，足踩棉花，步态不稳，甚或瘫痪、大小便障碍，影像学检查示椎管狭窄等征象为特征的颈椎病。

（六）腰椎病 lumbar vertebral disease

定义：本病是由慢性积累性损伤、感受外邪或退行性变等原因，引起腰部筋骨损伤，刺激或压迫腰脊髓、神经、血管等所致的，以腰及腰骶部疼痛、僵硬，下肢放射痛，活动受限，影像学检查示腰椎阳性改变征象，可伴见下肢无力、麻木，间歇性跛行，大小便障碍，瘫痪等为特征的脊柱病。

出处：《素问·缪刺论》载："邪客于足太阴之络，令人腰痛，引少腹控䏚，不可以仰息，刺腰尻之解，两䏚之上，以月生死为痏数，发针立已。左刺右，右刺左。"

证型：腰椎病以寒湿阻滞证、湿热内蕴证、气滞血瘀证、肝肾亏虚证等为主。

1. 腰椎间盘突出症 lumbar disc herniation

定义：本病是由间接暴力或慢性积累性外力作用下引起的腰椎间盘纤维环破裂、髓核突出或脱出，刺激或压迫脊神经根或马尾神经所致的，以腰痛或腰腿痛，或鞍区麻木等为特征的腰椎病。

2. 腰椎滑脱症 lumbar spondylolisthesis

定义：本病是由外伤或慢性劳损、退行性变等，致使椎体滑脱，腰椎承受力变异，神经或神经根受压等所致的，以腰痛无力，腰部板硬，牵扯下肢麻木、疼痛，不能久立，活动受限，行走则加重，坐卧则减，甚或出现腰部凹陷，腹部前凸，躯干缩短，行步摇摆，影像学检查示腰椎椎体滑脱征象为特征的腰椎病。

3. 腰椎椎管狭窄症 stenosis of lumbar vertebral canal

定义：本病是由外伤或劳损、风寒湿邪侵袭，或先天不足，发育异常，致使腰椎椎管、神经根管及椎间孔的骨性结构变形或狭窄，压迫硬膜囊、脊髓或神经根、马尾神经等所致的，以腰痛或腰腿痛，间歇性跛行，下肢渐进性无力、麻木，安静或休息时缓解，甚则大小便异常，截瘫或偏瘫等，影像学检查示椎管狭窄等征象为特征的腰椎病。

（七）骨质疏松症 osteoporosis

定义：本病是由先天不足，或久病卧床，老年肾虚髓减，绝经等多种原因，致使骨密度和骨质量下降所致的，以腰背或周身酸痛，活动受限，翻身、起坐及行走困难，身高缩短，脊柱畸形，容易骨折，影像学、骨形态计量学检查等阳性征象为特征的骨病。本病包括绝经后骨质疏松症、老年性骨质疏松症和特发性骨质疏松。

出处：《素问·痿论》载："肾者水脏也，今水不胜火，则骨枯而髓减，故足不任身，发为骨痿。"

证型：骨质疏松症以肾虚精亏证、正虚邪侵证、先天不足证等为主。

（八）急性腰扭伤（闪腰）acute sprain of waist

定义：本病是由突然受到过度牵拉而引起腰背筋肌等软组织撕裂，或椎间小关节与关节囊损伤所致的，以患者呈被迫体位，自觉局部僵硬、剧痛，痛点固定，活动受限，受损肌肉可发生反射性痉挛等为特征的筋骨病。

出处：《金匮翼·腰痛》载："瘀血腰痛者，闪挫及强力举重得之，盖腰者一身之要，屈伸俯仰，无不由之。"

证型：急性腰扭伤以气滞血瘀证等为主。

（九）腰肌劳损 lumbar muscle strain

定义：本病是由慢性积累性外力作用下引起的腰部筋肌损伤所致的，以腰部板滞、疼痛，起卧俯仰不得，局部压痛，反复发作，休息减轻，劳累后加重等为特征的筋骨病。

出处：《脉经》载："凡有所用力举重，若入房过度，汗出如浴水，则伤肾。肾胀者，腹满引背，央央然，腰髀痛。"

证型：腰肌劳损以风寒证、寒湿证、血瘀证、肾虚证等为主。

（十）骶髂关节损伤 injury of sacroiliac joint

定义：本病是由剧烈运动、外伤或久坐姿势不正，外力作用而致使骶髂关节错缝及筋肌韧带等的损伤所致的，以骤然出现骶髂部一侧疼痛、局限性压痛，伴见翻身时疼痛加剧，拒绝站立，不能移动等为特征的筋骨病。本病包括骶髂关节扭伤、骶髂关节错缝等。

（十一）腕关节扭挫伤 sprain and contusion of carpal joint

定义：本病是由间接暴力或慢性劳损等，致使腕关节及周围筋肌韧带等组织的损伤所致的，以腕关节酸痛无力，或局部压痛、肿胀，活动受限，或伴见皮下青紫瘀斑等为特征的筋骨病。

出处：《医宗金鉴·正骨心法要旨》载："伤腕者，壅肿疼痛，法以两手揉摩其腕。"

（十二）踝关节扭伤 sprain of ankle joint

定义：本病是由外力作用或劳损，致使踝部扭转、踝关节周围筋肌韧带等的损伤所致的，以扭伤后踝部剧痛、肿胀，活动障碍，伴见皮下青紫瘀斑等为特征的筋骨病。

（十三）跖跗关节扭伤（跗跖关节扭伤）sprain of tarsometatarsal joint

定义：本病是由间接暴力或创伤等引起跖跗关节移位、筋肌韧带等损伤所致的，以趾跗关节肿胀、疼痛，局部压痛，不能着地走路，局部皮下青紫瘀斑等为特征的筋骨病。

五、损伤内证病 category of internal damage diseases

定义：指由直接或间接暴力作用于人体引起的筋骨、气血、经络、脏腑伤损的一类创伤病。

出处：《医宗金鉴·正骨心法要旨》载："今之正骨科，即古跌打损伤之证也，专从血论，须先辨或有瘀血停积，或为亡血过多。"

（一）头部内伤病 internal acranial damage disease

定义：本病是由直接或间接暴力作用于头部，颅脑血肿蓄积所致的，以头部外伤后头晕、头痛，恶心、呕吐，伴见发热、烦躁不安，甚或神志昏迷等为特征的损伤内证病。

出处：《医宗金鉴·正骨心法要旨》载："轻则头昏目眩、耳鸣有声；甚则昏迷闭目，少时或明，重则昏沉不省人事。"

（二）胸部内伤病 internal thoracic damage disease

定义： 本病是由各种外力作用于胸部，引起胸膜腔积血、积气等所致的，以外伤后骤然胸闷、胸痛，随呼吸加重，甚或伴见呼吸困难，大汗淋漓，发绀，烦躁不安，或四肢抽搐，手足冰冷，面色苍白，血压下降等为特征的损伤内证病。

出处：《症因脉治·内伤胸痛之症》载："不因外感，胸中隐隐作痛，其痛缓，其来渐，久久不愈，饮食渐少，此内伤胸痛也。"

（三）腹部内伤病 internal abdominal damage disease

定义： 本病是由各种外力作用于腹部，引起气血或经络、脏腑损伤所致的，以外伤后骤然腹痛，压痛明显，腹壁紧张如板状，或伴见恶心，呕吐，高热，尿血，便血，手足冰冷，面色苍白，血压下降等为特征的损伤内证病。

出处：《证治准绳·杂病》载："伤于脏者，病起于阴，故卒然多食饮，则肠满，起居不节，用力过度，则络脉伤，阳络伤则血外溢，血外溢则衄血。阴络伤则血内溢，血内溢则后血。肠胃之络伤，则血溢于肠外，肠外有寒，汁沫与血相搏，则并合凝聚不得散而积成矣。"

（四）损伤出血 traumatic hemorrhage

定义： 本病是由各种创伤或外力作用于人体，血络受损，血逸于脉外所致的，以外伤后局部瘀斑、血肿，或伴见吐血，便血，尿血，眼睛出血等为特征的损伤内证病。

出处：《伤科补要·损伤出血吐血》载："伤损之症，或患处或诸窍出血者，此肝火炽盛，血热错经妄行也。"

（五）损伤疼痛 traumatic pain

定义： 本病是由各种创伤或外力作用于人体，使气血瘀滞，或筋脉不通、脏腑损伤等所致的，以外伤后持续性肿痛，活动受限，伴见相应筋骨、脏器伤损等为特征的损伤内证病。

（六）伤后发热 fever after injury

定义： 本病是由各种创伤或外力作用于人体，或术后瘀血积滞，或出血过多，阴不制阳，虚阳外越，或创口感染邪毒等所致的，以外伤或术后发热等为特征的损伤内证病。

出处：《金匮要略·惊悸吐衄下血胸满瘀血病脉证治》载："病者如热状，烦满，口干燥而渴，其脉反无热，此为阴伏，是瘀血也。"《明医杂著·医论》载："内伤发热，是阳气自伤，不能升达，降下阴分而为内热，乃阳虚也，故其脉大而无力，属肺脾。阴虚发热,是阴血自伤,不能制火,阳气升腾而为内热,乃阳旺也,故其脉数而无力,属心肾。"

证型:伤后发热以阴虚发热证、血虚发热证、气虚发热证、阳虚发热证、气郁发热证、痰湿郁热证、血瘀发热证等为主。

(七) 损伤昏厥 coma after injury

定义:本病是由各种创伤或外力作用于人体,伤及脑髓所致的,以外伤后意识障碍,甚或意识丧失等为特征的损伤内证病。

出处:《素问·缪刺论》载:"令人身脉皆动,而形无知也,其状若尸,或曰尸厥。"

证型:损伤昏厥以气滞血瘀、气血亏虚证等为主。

(八) 伤后癃闭 anuria after injury

定义:本病是由各种创伤或外力作用于人体,气血瘀滞,伤及脏腑,水液代谢失调所致的,以外伤后小便不通,或量少滴沥等为特征的损伤内证病。

出处:《素问·阴阳类论》载:"二阴一阳,病出于肾,阴气客游于心脘下空窍,堤闭塞不通,四肢别离。"

(九) 损伤痿软麻木 flaccidity and numbness after injury

定义:本病是由各种创伤或外力作用于人体,伤及经脉、经筋所致的,以外伤后肢体痿软无力、麻木等为特征的损伤内证病。

出处:《素问·痿论》载:"五脏因肺热叶焦,发为痿躄。"《顾氏医镜》载:"言五脏之痿,皆因于肺气之热,致五脏之阴俱不足而为痿躄。五痿虽异,总曰痿躄。"

证型:损伤痿软麻木以肺热伤津证、湿热浸淫证等为主。

(十) 损伤眩晕 dizziness and vertigo after injury

定义:本病是由各种创伤或外力作用于人体,失血过多,或清阳不升所致的,以外伤后头晕、目眩等为特征的损伤内证病。

出处:《素问·至真要大论》载:"诸风掉眩,皆属于肝。"

证型:损伤眩晕以气血亏虚证为主。

(十一) 损伤喘咳 cough and wheezing after injury

定义:本病是由各种创伤或外力作用于人体,伤及肺气或气道壅塞所致的,以外伤后咳嗽、喘息等为特征的损伤内证病。

出处:《医宗金鉴》载:"损伤喘咳兮,面黑胸胀疼,心膈痛而喘者,虚喘也,急用二味参苏饮,缓则难救;咳血衄血而喘者,气逆血蕴肺也,只宜活血行气,不可用下法,宜十味参苏饮治之。"

证型:损伤喘咳以痰湿积肺证、脾肾阳虚证、肝火灼肺证、肺肾阴虚证等为主。

六、虫兽咬伤病（蛇犬伤）insect or beast bite

定义：本病指因被蛇、犬或其他猛兽撕咬，邪毒侵入伤口，弥散血分而引起的局部红肿、疼痛，或麻木不仁，伴见轻重程度不等全身症状为特征的一类中毒及创伤病。本病包括毒蛇咬伤、狂犬病、猛兽伤等。

（一）毒蛇咬伤 poisonous snake bite

定义：本病是由被毒蛇咬伤，蛇毒经创口侵入营血、内犯脏腑所致的，以伤处红肿、麻木作痛，全身出现寒热，呕恶，头痛，眩晕，甚至出血、神昏、抽搐等为特征的蛇毒中毒病。

出处：《验方新编·蛇咬伤》载："凡遇毒蛇咬伤，恶毒攻心，半日必死。"

证型：毒蛇咬伤以风毒证、火毒证、风火毒证、蛇毒内陷证为主。

（二）狂犬病 rabies

定义：本病是由被疯犬等咬伤，犬毒入血、攻心，引动肝风所致的，以烦躁，怕风，恐水，畏光，痉挛、抽搐，甚则狂暴、昏迷、瘫痪而危及生命等为特征的人畜共患性疫病。

出处：《肘后备急方》载："凡猘犬咬人，七日一发，过三七日不发，则脱也，过百日，乃为大免耳。"

证型：狂犬病以瘀血发狂证为主。

（三）猛兽伤 beast bite

定义：本病是由被猛兽抓咬撕扯所致的，以伤处皮破肉绽，筋骨撕折，出血不止，甚至内脏破损等为特征的意外伤害病。

出处：《本草纲目·诸兽伤》载："诸兽伤，虎野狼熊罴猪猫犬驴马鼠咬。"

证型：狂犬病以瘀血发狂证为主。

七、破伤风（伤痉、金疮痉）tetanus

定义：本病是由外伤损破，破伤风疫毒侵入人体伤口所致的，以全身肌肉强直性痉挛，阵发性抽搐，牙关紧闭，呼吸困难等为特征的意外伤害类疫病。

出处：《五十二病方》载："痉者，伤，风入伤，身伸而不能屈。"

证型：破伤风以风毒在表证、风毒在里证、正虚邪恋证等为主。

第七节　冻伤类病（冻伤）category of frostbite disease

《诸病源候论·小儿冻烂疮候》中有"小儿冬月，为寒气伤于肌肤，搏于血气，血气壅涩，因即生疮，其疮亦焮肿而难瘥，乃至皮肉烂，谓之为冻烂疮"的记载。冻伤类病，即冻伤，指因气候或环境寒冷，人体暴露于低温环境而引起局部或全身性冻结性损伤的一类意外伤害病。按其损伤深度和严重程度可分为四度，包括冻疮、冻僵等。

一、冻疮 chilblain

定义：本病是由气候或环境寒冷，风雪寒邪直接作用于人体暴露部位，局部血脉凝滞，肌肤失去温煦所致的，以手背、足背、耳郭、面颊等受冻部位先苍白，渐成紫红色斑，伴见灼痛、抓痒或麻木，轻者十余日消散，重者皮肉紫暗，溃烂成疮等为特征的冻伤病。

出处：《诸病源候论·疮病诸候》载："严冬之月，触冒风雪寒毒之气，伤于肌肤，血气壅涩，因即瘃冻，焮赤疼肿，便成冻疮。"

证型：冻疮以寒凝血瘀证、气虚血瘀证、瘀滞化热证、寒盛阳衰证等为主。

二、冻僵 frozen stiffness

定义：本病是由人体在极低温度环境下停留时间过长，局部气血寒凝，阳失温煦，甚或寒毒伤损脏腑生机等所致的，以体表暴露部位冻伤，皮肤苍白冰冷，或伴见寒战、精神兴奋，血压上升，心率加快等，体温降至32℃以下时，可伴见表情淡漠，神志错乱，呼吸、心率减慢，肌肉强直等，体温降至29℃以下时，出现反应迟钝或昏迷，血压下降，体温降至26℃以下时，可发生心室颤动，甚或心跳、呼吸停止等为特征的冻伤重症。

第八节　水火烫伤 scald or burn due to hot water or fire

定义：本病是由燃烧物及炽热的液体、固体、气体等直接作用于人体，引起局部肌肤灼损，甚或火毒内攻脏腑所致的，以局部红肿热痛、起疱或滋水、结痂，可伴见发热、烦躁、口干、尿黄，甚或神昏、谵语等为特征的意外伤害类疾病。

出处：《肘后备急方》。

证型：水火烫伤以火热伤津证、阴伤阳脱证、火毒内陷证、气血两虚证等为主。

第九节　电击伤 electric injury

定义：本病是由人体某部位接触电源，或为雷电直接击中，致使脑神、心脉损害所致的，以轻者局部麻木或震颤，重者呼吸、心搏骤停，或伴见体表灼伤、烧焦，乃至死亡等为特征的意外伤害病。

第十节　自缢 hanging suicide

定义：本病是由绳索紧系等外力作用于颈部，气血猝然闭塞所致的，以呼吸停止，脉搏及心跳消失，乃至死亡等为特征的意外伤害病。

出处：《金匮要略·杂疗方》载："救自缢死，旦至暮，虽已冷，必可治；暮至旦，小难也，恐此当言恣气盛故也。"

第十一节　溺水 drowning

定义：本病是由人体持续淹没水中，水积于肺，闭塞气道，窒息气机所致的，以溺水后神昏、息微、面紫、腹大、肢凉、脉微，甚则溺水而亡等为特征的意外伤害病。

出处：《素问·玉机真脏论》载："五脏绝闭，脉道不通，气不往来，譬于堕溺。"

第十二节　卒死 sudden death

定义：本病是由各种原因导致阴阳离决，神明失主，生机消散所致的，以6小时内突然意识丧失，寸口、人迎、趺阳脉搏动消失，呼吸心跳暂停，全身青紫，瞳神散大，四肢厥冷等为特征的危急重症。

出处：《诸病源候论·小儿卒死候》载："小儿卒死者，是三虚而遇贼风，故无病仓卒而死也。"

第七章　脏腑病及相关病类病名 ▷▷▷▷

第一节　心系病 category of heart system disease

《灵枢·邪客》提出："心者，五脏六腑之大主也，精神之所舍也。其脏坚固，邪弗能容也。容之则心伤，心伤则神去，神去则死矣。"心系病泛指由六淫、七情、劳损、水饮或瘀血等引起心及其络属腑脏、经络功能障碍的一类疾病。心系病与心主血脉和心主神志功能失调相关，主要表现为血脉运行障碍和情志思维活动的异常。根据心的生理功能和病机特点，心系病包括胸痹、心痛、眩晕、惊悸、怔忡、心水、不寐等。

一、胸痹心痛（胸痹）heartache due to chest impediment

定义：本病是由胸阳不振，阴寒、痰浊、血瘀等留踞胸廓，或心气不足、鼓动乏力，致使气血痹阻，心失血养所致的，以胸闷、气短及发作性心胸疼痛等为特征的心系病。

出处：《金匮要略·胸痹心痛短气病脉证治》载："阳微阴弦，即胸痹而痛，所以然者，责其极虚也。今阳虚知在上焦，所以胸痹心痛者，以其阴弦故也。"

证型：胸痹心痛以痰阻心脉证、气滞心胸证、心血瘀阻证、寒凝心脉证、心气亏虚证、心阴不足证、心肾阳虚证等为主。

二、真心痛 real heart pain

定义：本病是由胸阳虚损，或气阴不足，或瘀痰阻痹，心脉闭塞所致的，以猝发心胸剧痛，甚或持续不解，可伴见汗出，肢冷，面白，唇青，手足青至节，脉微欲绝或结代等为特征的突发性心系病重症。

出处：《灵枢·厥病》载："真心痛，手足青至节，心痛甚，旦发夕死，夕发旦死。"

证型：真心痛以气虚血瘀证、寒凝心脉证、正虚阳脱证等为主。

（一）卒心痛 sudden heart pain

定义：本病是由脏腑虚弱，风寒诸邪直中心络，或痰瘀痹塞心脉所致的，以猝发心胸刺痛、绞痛，痛不得息，甚或伴见窒闷濒死感等为特征的突发性真心痛。

出处：《素问·缪刺论》载："邪客于足少阴之络，令人卒心痛暴胀。"

证型：卒心痛以心血瘀阻证、血瘀痰凝证、气阴两虚证、心肾阳虚证、气虚血瘀证等为主。

（二）厥心痛 precordial pain

定义：本病是由五脏虚损，七情所伤，气逆乘心，或寒热诸邪逆犯心包，痰瘀阻痹，心经气逆所致的，以心痛彻背，背痛彻心，劳累则甚，静息则缓，可伴见气从脘腹上冲咽喉，胸脘痞闷，善太息，甚则手足逆冷，面色青黑等为特征的阵发性真心痛。

出处：《素问·至真要大论》载："民病厥心痛。"

证型：厥心痛以寒厥心痛证、热厥心痛证等为主。

三、高原胸痹 plateau chest impediment

定义：本病是由新处高山高原空气稀薄之地，致使胸阳痹阻，气血不畅，痰瘀上凌心肺所致的，以头晕，头痛，耳鸣，恶心，呕吐，胸闷或痛，咳嗽，动则气喘、心悸，可伴见面唇发绀，咳吐粉红色泡沫样痰，甚则昏迷等为特征的心系病。

出处：《内科疾病中医诊疗手册》载："高原胸痹是指新处高山之地，水土失宜，使胸阳闭阻，心血不畅，气滞血瘀而成，表现以头痛、胸闷痛、咳嗽气急、心悸等为主症的内脏痹病类疾病。病情严重者可致肺绝、心绝，造成死亡。返回低地后，可逐步消失。"

证型：高原胸痹以痰阻心脉证、心脉瘀阻证、水气凌心证、肺肾气虚证、心阳虚脱证等为主。

四、心痹 heart impediment

定义：本病是由风寒湿热等邪致痹，复感于邪，内舍于心，或久病损伤心络所致的，以心悸，胸闷、气短，伴见颧颊紫红，心脏严重杂音等为特征的心系病。

出处：《素问·五脏生成》载："赤脉之至也喘而坚，诊曰有积气在中，时害于食，名曰心痹，得之外疾，思虑而心虚，故邪从之。"

证型：心痹以阴寒凝滞证、气滞血瘀证、痰浊阻遏证、心肾阴虚证、气阴两虚证、阳气虚衰证等为主。

五、心瘅（心热病）heart heat disease

定义：本病是由外感温热病邪，或手术等创伤，温毒之邪乘虚侵入，内舍于心，损伤心肌、心内膜而致。临床以心悸，怔忡，胸闷、心痛，甚则眩仆、昏厥，伴见发热，烦热，脉数促或结代等为特征的心系病。

出处：《诸病源候论·黄病诸候》载："夫九疸者，一曰胃疸，二曰心疸……九曰肝疸。"

证型：心瘅以风热外袭证、气分热盛证、热入心营证、正虚邪恋证等为主。

六、眩晕 vertigo

定义：临床以自觉头晕眼花，视物旋转动摇的症状。多因气血营精不能上荣于头，或因风阳、火热上扰，痰浊、瘀血阻滞，清阳被遏等所致。

出处：《灵枢·海论》载："髓海不足，则脑转耳鸣，胫酸眩冒。"

证型：眩晕以肝阳上亢证、痰湿中阻证、瘀血阻窍证、气血亏虚证、肾精不足证等为主。

七、心厥病（心厥）heart syncope

定义：本病是由心脏严重病变，致使心阳虚衰，运血无力，心病及脑，阳气外脱所致的，以脉微，肢厥，血压降低，晕厥或神昏等为特征的心系病重症。

出处：《华佗遗书》载："心厥则死。"

证型：心厥病以心阳虚脱证、阴竭阳脱证、痰蒙心窍证、痰热风动证等为主。

八、心水病（心水、心衰）heart failure

定义：本病是由心病日久，损伤心气，运血无力，或阳虚阴盛，聚饮上凌心肺，或心脉不畅，血瘀水停所致的，以心悸，动则气急，不得平卧，咳吐痰沫，伴见浮肿、尿少、尿闭等为特征的心系病重症。

出处：《金匮要略·水气病脉证并治》载："心水者，其身重而少气，不得卧，烦而躁，其人阴肿。"《脉经》载："心衰则伏，肝微则沉，故令脉伏而沉。"

证型：心水病以气虚血瘀证、气阴两虚证、阳虚水泛证、喘脱危证等为主。

九、惊悸病 palpitation due to fright

定义：本病是由心气虚弱，复加惊恐刺激，或痰热内结，心火扰神所致的，以心悸，惊慌不安，不能自主，移时则缓，伴见善恐、易惊、少寐、多梦等为特征的心系病。

出处：《金匮要略·惊悸吐衄下血胸满瘀血病脉证治》载："寸口脉动而弱，动即为惊，弱则为悸。"

证型：惊悸病以心虚胆怯证、心血不足证、阴虚火旺证、心阳不振证、水饮凌心证、瘀阻心脉证、痰火扰心证等为主。

十、怔忡病（心动悸）severe palpitation

定义：本病是由心血、心阴亏虚，心脉失养，或外邪搏结，痹阻心脉，或心阳不足，水饮凌心等所致的，以心悸阵作，发无定时，不能自已，可伴见胸闷，气短，虚里动衣，脐腹动悸，脉结代，或脉动、促、数、迟等为特征的心系病。

出处：《济生方》载："夫怔忡者，此心血不足也。"

证型：怔忡病以心虚胆怯证、心血不足证、阴虚火旺证、心阳不振证、水饮凌心证、瘀阻心脉证、痰火扰心证等为主。

十一、百合病 lily disease

定义：本病是由继发于急性热病，或中毒、脑部损伤之后，余邪未尽，气血失调，阴液亏损，经脉失养，心神惑乱所致的，以神情恍惚，行、卧、饮食等皆觉不适，口苦，小便短赤等为特征的神志病。

出处：《金匮要略·百合狐惑阴阳毒病脉证治》载："百合病者，百脉一宗，悉致其病也。"

证型：百合病以阴虚内热证、痰热内扰证、心肺气虚证等为主。

十二、神劳病（神劳）mental exhaustion

定义：本病是由长期精神紧张，或劳神过度，致使心神失养，阴阳失调，神气亏虚所致的，以不耐疲劳，稍劳则烦，神疲加重，伴见失眠、健忘、头晕空痛、耳鸣或脑鸣等为特征的神志病。

出处：《灵枢·大惑论》载："故神劳则魂魄散，志意乱。"

证型：神劳病以脾虚湿困证、气血两虚证、暑耗肺胃气阴证等为主。

十三、不寐病（不寐、少寐）insomnia

定义：本病是由忧思劳神，营卫失和，心虚胆怯，或肝郁化火，胃气不和，痰火扰心，或年老久病，心脾两虚，阴虚阳亢，心肾不交所致的，以经常不能获得正常睡眠，或不易入睡，睡眠短浅易醒，甚则彻夜不眠，白天困乏，精力不济，可伴见头晕、耳鸣、健忘等为特征的神志病。

出处：《难经·四十六难》载："老人卧而不寐，少壮寐而不寤者，何也？然：经言少壮者，血气盛，肌肉滑，气道通，营卫之行不失于常，故昼日精，夜不寤也。老人血气衰，肌肉不滑，营卫之道涩，故昼日不能精，夜不得寐也。故知老人不得寐也。"

证型：不寐病以心火炽盛证、肝郁化火证、痰热内扰证、阴虚火旺证、心脾两虚证、心胆气虚证等为主。

十四、多寐病（嗜睡症）somnolence

定义：本病是由秉质阳虚，脾虚湿盛，或痰浊内阻，清阳不升，或因外伤，瘀血闭阻等所致的，以白天有发作性、难以控制的入睡，唤之能醒，醒后复睡等为特征的神志病。

出处：《灵枢·大惑论》载："夫卫气者，昼日常行于阳，夜行于阴，故阳气尽则卧，阴气尽则寤。故肠胃大，则卫气行留久；皮肤湿，分肉不解，则行迟。留于阴也久，其气不清，则欲瞑，故多卧矣。"

证型：多寐病以心气不足证、肾精亏虚证、肝胆湿热证、瘀血阻窍证等为主。

十五、梦魇病（梦魇）nightmares

定义：本病是由外受惊恐，内伤心气，或实邪内扰，神明不安所致的，以噩梦频作，多为恐惧或焦虑所占据的梦境体验，或寐中惊叫，悚然警醒，能复述梦境，或感觉有重物压身，不得举动，欲呼不出，胸闷如窒息状，发作后仍可入睡等为特征的神志病。

出处：《肘后备急方》载："魇卧寐不寤者，皆魂魄外游，为邪所执录，欲还未得所，忌火照，火照遂不复入，而有灯光中魇者，是本由明出，但不反身中故耳。"

证型：梦魇病以肾精不足证、气血两虚证、肝胆两虚证等为主。

十六、梦游症（夜游症）somnambulism

定义：本病是由遗传或大脑皮质发育延迟，或因环境压力、焦虑恐惧等情绪，致使心神被扰，魂不归舍所致的，以寐中突然起来执行某些刻板动作或无目的性的活动，持续数分钟至十多分钟再睡下，醒后对睡眠期间的活动一无所知，多发生在小儿期，青春期后或能自行消失为特征的神志病。若发生在成年期者，称为夜游症。

出处：《灵枢·淫邪发梦》载："厥气客于心，则梦见丘山烟火……客于膀胱，则梦游行。"

证型：梦游症以心气亏虚证、心肺阴虚证、心肾不交证、肝气郁结证、痰火扰心证、痰浊阻滞证、瘀血阻滞证等为主。

十七、痫病 epilepsy

定义：本病是由先天遗传，或大惊卒恐、情志失调，饮食不节，或继发于脑部疾患、高热、中毒、头颅损伤，使风痰、瘀血等蒙蔽清空，扰乱神明所致的，以突然昏仆，口吐涎沫，肢体抽搐，两目凝视，或作各种怪叫声，移时苏醒，则如常人等为特征的反复发作性神志病。

出处：《素问·大奇论》载："心脉满大，痫瘛筋挛。"

证型：痫病以痰火扰神证、瘀阻清窍证、心脾两虚证、血虚风动证等为主。

十八、失志病（失志）mental disease

定义：本病是由胎孕受惊，脏气违和，或因欲念未遂，悔痛自责而情志偏极，或嗜食肥甘而痰湿内蕴，致气火逆乱、痰瘀胶结，上蒙清空，扰动神明，志意失常所致的，以躁狂和抑郁状态交替、循环或同时出现，发作后多进入精神正常状态的间歇期，狂言乱语、兴奋躁动与情绪低落、懊悔悲伤等交替反复，伴见善忘、怯懦、恐惧、惊惕若捕，甚或神志不清、行为乖张等为特征的神志病。

出处：《素问·评热病论》载："狂言者是失志，失志者死，今见三死，不见一生，虽愈必死也。"

证型：失志病以心虚胆怯证、阴虚火旺证、气滞血瘀证、心脾两虚证、心神惑乱证、肾阴亏虚证等为主。

十九、邪祟病 illusion due to evil disease

定义：本病是由正气不足，邪气内扰，五神易位，神志不利，或痰瘀蒙窍，五脏神与所配属的官窍功能失调所致的，以妄视或妄听、妄言、妄闻、妄行、妄觉、妄嗅等各种虚妄幻象，可伴见神志恍惚，惊恐不宁，疑神疑鬼，迫害妄想，健忘，失眠等为特征的神志病。

出处：《扁鹊心书》载："此证皆由元气虚弱，或下元虚惫，忧恐太过，损伤心气，致鬼邪乘虚而入，令人昏迷，与鬼交通。"

二十、癫狂病 manic and depressive psychosis

定义：本病是由精神刺激，或情志久郁，气郁、生痰、化火，扰乱神明，或上蒙清空所致的，以精神错乱，情绪的高涨与低落交替出现等为特征的神志病。

（一）癫病 depressive psychosis

定义：本病是由先天遗传或性格缺陷，复加精神刺激，情志不畅，气郁痰结，蒙蔽神明，或由颅脑疾患、中毒伤神等所致的，以神志错乱，精神抑郁，表情淡漠，沉默呆滞，语无伦次，静而少动等为特征的神志病。

出处：《灵枢·癫狂》载："癫疾始生，先不乐，头重痛，视举目赤，甚作极，已而烦心。"

证型：癫病以痰气郁结证、气虚痰结证、心脾两虚证等为主。

（二）狂病 manic disease

定义：本病是由精神刺激，阴阳失调，痰火上冲，或瘀血阻滞等，扰乱神明，心神失主所致的，以神志错乱，精神亢奋，打骂呼叫，躁妄不宁，动而多怒等为特征的发作性神志病。

出处：《灵枢·癫狂》载："狂始发，少卧、不饥，自高贤也，自辩智也，自尊贵也，善骂詈，日夜不休。"

证型：狂病以痰火扰心证、气血凝滞证、阳明热盛证、心肝火炽证、火盛伤阴证等为主。

（三）花癫（花痴）anthomaniac

定义：本病是由情思萌动，久慕不遂，肝郁化火，或相火妄动，扰动神明所致的，以迷恋或追逐非特定异性，罔识羞耻，不能自已，甚或神魂颠倒，不能自拔等言语行为异常为特征的神志病。

出处：《石室秘录》载："如人病花癫，妇人忽然癫痫，见男子则抱住不肯放，此乃思慕男子不可得。"

证型：花癫以心肾不交证、痰火扰心证、肝胆湿热证、胃火炽盛证、阴虚阳亢证、瘀血阻络证等为主。

二十一、痴呆病 dementia

定义：本病是由年老精血亏虚，或因先天不足，或因大病伤损，痰瘀痹阻元神所致的，以灵机废用，记忆缺失，反应迟钝，渐至呆傻愚笨等为特征的进行性神志病。

出处：《景岳全书·杂病谟》载："痴呆证，凡平素无痰或以郁结，或善愁，或以不遂，或以思虑，或以疑惑，或以惊恐，而渐致痴呆。"

证型：痴呆病平台期以髓海不足证、脾肾亏虚证、气血不足证为主；波动期以痰浊蒙窍证、瘀阻脑络证、心肝火旺证为主；下滑期以热毒内盛证等为主。

第二节 肝系病 category of liver system disease

肝系病泛指由六淫或七情、劳损、水饮、瘀血等引起肝及其络属腑脏、经络功能障碍的一类疾病。《素问·灵兰秘典论》云："肝者，将军之官，谋虑出焉。胆者，中正之官，决断出焉。"肝主疏泄，主藏血，主筋，开窍于目，其华在爪，在志为怒，在液为泪。胆附于肝，内藏"精汁"，其经脉属肝络胆，肝胆相为表里。《内经》载黄疸、肝胀、胆胀、肝风等多种肝胆病证。又如《金匮要略》根据病因、症状的不同，将黄疸分为黄疸、谷疸、酒疸、女劳疸和黑疸五类，《伤寒论》中有"伤寒瘀热在里，身必黄""伤寒七八日，身黄如橘子色，小便不利，腹微满者"的描述。《金匮要略》中有"黄家所得，从湿得之""脾色必黄，瘀热以行"的记载，对于黄疸的病因病机以及治疗认识十分深入。肝胆的病理表现主要是气机的流畅、血液的储藏调节和胆汁疏泄功能的异常。肝体阴而用阳，肝系病大致可分为肝体和肝用两方面，常见病证有肝胀、肝癖、眩晕、黄疸、臌胀等。

一、风眩 wind dizziness

定义：本病是由肝肾阴亏阳亢，风阳上扰，气血逆乱所致的，以眩晕，头痛，血压增高，耳鸣，脉弦等为特征的肝系病。

出处：《圣济总录》卷十六载："风头眩之状，头与目俱运是也。五脏六腑之精华，皆见于目，上注于头。风邪鼓于上，脑转而目系急，使真气不能上达，故虚则眩而心闷，甚则眩而倒仆也。"《杂病源流犀烛·头痛源流》载："风热上冲眩晕，必胸中不利，旋运欲倒。"

证型：风眩以肝火上炎证、痰湿内阻证、瘀血内阻证、阴虚阳亢证、肾精不足证等为主。

二、痉病（痉症）convulsive disease

定义：本病是由外感六淫或瘟热疫邪等壅滞经络，引动肝风，或因过汗、失血、久泻，阴虚血亏，虚风内动，筋脉肌肉失却濡养而不能自主所致的，以项背强急，四肢抽搐，甚则口噤，角弓反张等为特征的肝系病。

出处：《灵枢·经筋》载："经筋之病，寒则反折筋急。"《灵枢·热病》载："热而痉者死。"《温热经纬》载："木旺由于水亏，故得引火生风，反焚其木，以致痉厥。"

证型：痉病以邪壅经络证、热甚发痉证、阳明热盛证、心营热盛证、痰浊阻滞证、阴血亏虚证为主。

（一）外感痉病（刚痉、柔痉）exogenous convulsive disease

定义：本病是由风寒或风湿、暑湿、湿热、疬邪等邪客经筋，或邪热入里，引动肝风，腑实内结，热耗阴津，筋脉拘挛所致的，以发热、恶热，或反恶寒，有汗或无汗，剧烈头痛，或如刀劈，颈项强直，牙关紧闭，两手握固、拘急，甚则抽搐，角弓反张，神昏、谵语等为特征的痉病。

无汗者为刚痉，有汗者为柔痉，疫病所致者为疫痉。

出处：《金匮要略·痉湿暍病脉证治》载："太阳病，发热无汗，反恶寒者，名曰刚痉。""太阳病，发热汗出，而不恶寒，名曰柔痉"。

证型：外感痉病以邪壅经络证、风痰入络证、痰浊阻滞证、肝经热盛证、阳明热盛证、心营热盛证等为主。

（二）虚痉 deficiency convulsion

定义：本病是由久病耗伤阴津，虚风内动，或气血虚极，筋脉失养所致的，以手足震颤，全身或局部筋脉挛痛，甚则头摇、搐搦，伴见神疲，乏力，自汗，眩晕等为特征的痉病。

出处：《医学正传》载："亦有绝无风邪，而亦能使人筋脉挛急，而为角弓反张之候者，血脱无以养筋故也。"

证型：虚痉以气血亏虚证、肝肾阴虚证、脾肾阳虚证为主。

（三）肉痉 fleshy rigidity

定义：本病是由寒湿或热毒等邪闭肌腠，或肝脾失调，经气阻滞，筋肉失养所致的，以发作性肢体肌肉僵直、绷急疼痛，关节活动困难，甚或呈木头人或蜡人样姿态等为特征的痉病。

出处：《景岳全书·痉证》载："痉之为病，强直反张病也，其病在筋脉。筋脉拘急，所以反张。其病在血液，血液枯燥，所以筋挛。"

证型：肉痉以血瘀痰凝证、寒湿阻络证、风寒袭络证、肝郁血虚证等为主。

三、黄疸病 jaundice disease

定义：本病是由外感湿热疫毒，或酒客湿热内蕴，或寒湿困脾，或结石、肿块梗阻，气滞血瘀，迫使胆汁外溢等引起，以面目发黄、身黄、小便黄为特征的一类疾病。

出处:《素问·平人气象论》云:"目裹微肿如卧蚕起之状,曰水。溺黄赤安卧者,黄疸。"

证型:黄疸分为急黄、阳黄、阴黄,急黄以疫毒炽盛为主,阳黄以热重于湿、湿重于热、胆腑郁热为主,阴黄以寒湿阻遏、瘀血阻滞为主。

(一)阳黄病 yang jaundice

定义:本病是由饮食不慎、感染湿热疫毒,或偏嗜酗酒,湿热蕴结肝脾,或结石、肿块梗阻,迫使胆汁外溢所致的,以身目色黄鲜明如橘色,小便色深如浓茶,食欲减退,可伴见发热、口渴、恶心、呕吐、胁肋胀痛、大便色白等为特征的急性黄疸病。

出处:《景岳全书·杂证谟》载:"阳黄证因湿多成热,热则生黄,此即所谓湿热证也。"《医宗金鉴》载:"若胃脉数,是热胜于湿,则从胃阳热化……谓之阳黄。"

证型:阳黄病以热重于湿证、湿重于热证、胆腑郁热证为主。

(二)阴黄病 yin jaundice

定义:本病是由久病阳黄,正气虚衰,湿浊留滞,或因寒湿蕴脾,气血凝滞所致的,以身目色黄晦暗如烟熏,胁肋隐痛,神疲,乏力,纳呆,腹胀,或伴见大便不实等为特征的慢性黄疸病。

出处:《医宗金鉴》载:"若胃脉紧,是湿胜于热,则从脾阴寒化……谓之阴黄也。"《伤寒微旨论·阴黄证》载:"伤寒病发黄者,古今皆为阳证治之……无治阴黄法。"

证型:阴黄病以寒湿阻滞证、肝郁血虚证为主。

(三)酒疸(酒黄疸)alcoholic jaundice

定义:本病是由长期饮酒,或酗酒过度,脾胃运化失常,湿热郁蒸于脾,酒毒蕴结于肝所致的,以身目发黄或暗黄,鼻燥,胁肋胀痛、灼痛、隐痛,或脘膈懊恼,口干,少津,可伴见腹满,不欲食,时或泛恶欲吐,病久为黑疸,大便或黑等为特征的黄疸病。

出处:《金匮要略·黄疸病脉证并治》记载:"心中懊恼而热,不能食,时欲吐,名曰酒疸。"

证型:酒疸以气滞湿阻证、湿热蕴结证、气滞血瘀证等为主。

(四)肝黄 liver jaundice

定义:本病是由酒客或过劳伤肝,或肝病久治不愈,湿热邪毒内蕴,瘀结肝络所致的,以面目青黄晦暗,身体消瘦,腹肋胀满,四肢拘急,口舌干燥,可伴见爪甲青色,目赤出血,甚则腹大如鼓,青筋暴露等为特征的黄疸病。

出处:《太平圣惠方》载:"肝黄者,面色青,四肢拘急,口舌干燥,言语謇涩,面目不利,爪甲青色。若背上浮肿,腹胁胀满者难治。"《圣济总录》载:"病人齿黄,目如丹赤,口燥热渴,气力虚劣,身体青黄,即是肝黄。"

证型：肝黄以湿热毒蕴证、毒入营血证、疫毒内闭证等为主。

（五）血疸 blood jaundice

定义： 本病是由婴儿血分热毒蕴伏，或输血、某些药毒、蛇毒、疟疾等引起溶血所致的，以黄疸，皮肤黏膜苍白，头晕，尿色加深，或呈酱油色，可伴见发热，衄血，便血等为特征的黄疸病。

出处：《奇效良方》载："见初生儿肌肤红白，二月后，遍身黄肿，眼闭不开，作呻吟声。因胎内有热或妊母服热药，热毒遗于胎儿所致。治宜内服清热解毒之剂，外用黄柏煎水浴之。"

证型： 血疸以血热动血证、肝胆湿热证、气血虚脱证为主。

（六）蚕豆黄 broad bean jaundice

定义： 本病是由食入新鲜蚕豆引起急性溶血所致的，以黄疸，面白，身痛，腹痛，尿色如浓红茶或酱油，可伴见发热，恶心，呕吐，嗜睡，心悸，尿少，尿闭等为特征的黄疸病。

出处： 本病属中医学"黄疸"范畴，并兼有"血亏"之证，《素问·平人气象论》载："溺黄赤，安卧者，黄疸。"

证型： 蚕豆黄以热重于湿、湿重于热、胆腑郁热证、脾虚寒湿证等为主。

（七）黑疸 black jaundice

定义： 本病是由诸疸经久不愈，肝肾虚衰，瘀浊内阻，或房事不节，脾肾交伤，或痨、瘤等邪毒耗损精气，血脉瘀阻所致的，以疲乏无力，消瘦，身面暗黄，面额黧黑，可伴见腹胀如水状，大便或黑，皮肤燥痒等为特征的黄疸病。

出处：《金匮要略·黄疸病脉证并治》载："黄家日晡所发热，而反恶寒，此为女劳得之。膀胱急，少腹满，身尽黄，额上黑，足下热，因作黑疸。其腹胀如水状，大便必黑，时溏，此女劳之病，非水也。腹满者难治。"

证型： 黑疸以脾肾阳虚证、阴阳两虚证等为主。

四、肝着（肝著）liver stagnancy

定义： 本病是由劳怒所伤，肝木侮金，肺气不利，或寒凝气血，邪气痹阻肝经所致的，以胸胁痞闷或胀，按揉捶击或舒，喜热饮，善太息，可伴见咳唾气急，嗳气，因情志不遂而诱发等为特征的肝系病。

出处：《金匮要略·五脏风寒积聚病脉证并治》载："肝着，其人常欲蹈其胸上，先未苦时，但欲饮热，旋覆花汤主之。"

证型： 肝着以湿热内结证、肝郁脾虚证、肝肾阴虚证、脾肾阳虚证、瘀血阻络证等为主。

五、肝胀 liver distension

定义：本病是由饮食、劳倦或外邪伤肝，肝失疏泄，气血瘀滞所致的，以右胁胀痛，右胁下触及肿块，喜按喜揉，叩击则痛，可伴见疲劳，乏力，纳滞，腹痛等为特征的肝系病。

出处：《灵枢·胀论》曰："肝胀者，胁下满而痛引小腹。"

证型：肝胀以肝胆湿热证、肝郁脾虚证、寒湿困脾证、瘀滞肝络证、肝肾阴虚证等为主。

六、肝癖（肝痞）liver mass

定义：本病是由嗜食肥甘，久坐少动，肝脾不和，痰浊脂质瘀积于肝所致的，以胁胀或痛，脘痞，腹胀，伴见右胁下肿块，形体肥胖，倦怠乏力等为特征的肝系病。

出处：《诸病源候论·癖病诸候》谓："癖者，谓僻侧在于两胁之间，有时而痛是也。"《先哲医话》载："一男子年二十四，得病五年，右膝肿起如别束筋肉，不能行步，其状稍类鹤膝风，而其诊腹右脐下拘急最甚，按之右足痛甚，其性急不能堪物。予以为肝癖固结之所为，即与大黄、附子加甘草汤数日癖块发动，病稍缓，因与四逆散，加良姜、牡蛎、小连翘全愈。"

证型：肝癖（肝痞）以肝胆湿热证、肝郁脾虚证、痰阻血瘀证、肝阴不足证等为主。

七、肝痈 liver abscess

定义：本病是由湿热或虫毒等瘀积于肝，气血腐败，酿成痈脓所致的，以骤然发热，右胁胀痛，逐渐加剧，日渐消瘦，甚或肝脏脓肿溃破，剧烈腹痛，或伴见咳吐脓血，下痢脓血及虚脱等为特征的肝系痈病。

出处：《素问·大奇论》载："肝雍，两胠满，卧则惊，不得小便。"《医宗金鉴》载："肝痈愤郁气逆成，期门穴肿更兼疼，卧惊怯满溺不利，清肝滋肾即成功。"

证型：肝痈以肝胆湿热证、热毒瘀肝证、热毒酿脓证、正虚邪恋证、气阴亏虚证等为主。

八、肝厥病（肝厥）liver syncope

定义：本病是由肝气严重损害，浊毒痰火内盛，不得外泄，肝病及脑，熏蒸或蒙闭脑神所致的，以肝病日久，出现神昧或神昏等为特征的肝系病重症。

出处：《证治汇补·眩晕》载："肝厥之证，状如痫疾，僵仆不醒，醒则呕吐，头眩发热。"《临证指南医案》曰："夫肝脏藏魂，因怒则……无非阳动变化内风而为厥。"

证型：肝厥病（肝厥）以浊毒闭神证、痰热扰神证、热毒炽盛证、气阴亏虚证等为主。

九、肝衰病 liver failure disease

定义： 本病是由感染疫毒，或久病、酗酒伤肝，风火邪毒上蒙清窍所致的，以骤发疫黄，或肝癖久病，出现神志恍惚，幻觉，狂躁，恐惧，易激动，或淡漠少语等性格改变及行为失常，甚或伴见神昏、扑翼样震颤、阵发性惊厥等为特征的肝系病重症。

出处： 在古代中医学中并无肝衰病病名的相关记载，由于其发病急、病情危重等特点，并且多有"身黄、目黄、小便黄"等症状，历代医家多将其归属为"黄疸、急黄、瘟黄、肝瘟"等范畴。《诸病源候论》曰："因为热毒所加，故卒然发黄，心满气喘，命在顷刻，故云急黄也。"《普济方》曰："病患心腹急闷，烦躁身热，五日之间，便发狂走，体如金色，起卧不安，此是急黄。"《明医杂著》载："若时气发热，变为黄病，所谓瘟黄也。"

证型： 肝衰病以肝胆湿热证、痰瘀互结证、瘀热内积证、正虚痰阻证、疫毒发黄证、寒湿困脾证等证型为主。

十、胆瘅 gallbladder heat

定义： 本病是由湿热邪毒壅积于肝胆，胆气上逆，或胆虚，热气上冲所致的，以口中常苦，胁腹隐痛或胀痛，时则泛恶，甚或右上腹绞痛，呕吐胆汁，发热等为特征的肝系病。

出处：《素问·奇病论》载："帝曰：有病口苦，取阳陵泉。口苦者病名为何？何以得之？岐伯曰：病名曰胆瘅。"

证型： 胆瘅以胆热犯胃证、气滞血瘀证、寒热错杂证、脾胃虚弱证、气阴两虚证等为主。

十一、胆胀病（胆胀）gallbladder distension

定义： 本病是由湿热痰瘀等邪滞着于胆，或因饮食失节、情志刺激，使胆气郁滞不舒所致的，以右胁痞胀或隐痛，胁下或可触及痞块，嗳气、泛恶、口苦、纳差，厌油腻，时作时止或反复发作等为特征的肝系病。

出处：《灵枢·胀论》载："胆胀者，胁下胀痛，口中苦，善太息。"

证型： 胆胀病以肝胆气郁证、气滞血瘀证、胆腑郁热证、肝胆湿热证、阴虚郁滞证、阳虚郁滞证等为主。

十二、胆疸（胆黄）gallbladder jaundice

定义： 本病是由胆石、蛔虫、肿瘤、手术等阻压或损伤胆道，使胆汁排泄受阻，瘀积入血，溢于肌肤所致的，以右胁下疼痛，黄疸，尿如浓茶，粪便呈浅灰色或如陶土，伴见皮肤瘙痒，厌食油腻，腹泻等为特征的肝系病。

出处：《圣济总录》卷六十一："病人体上黄绿色，胸中气满，或硬，不下饮食，此是胆黄。"《太平圣惠方》卷五十五："胆黄者，面色青黄，多惊少卧，悲泣不定，嗔怒无恒，舌上生疮，唇口干燥，若喘粗不止者，难治。"《景岳全书·杂证谟》载："胆黄证，凡大惊大恐及斗殴伤者皆有之。其证则无火无湿，其人则昏沉困倦，其色则正黄如染。凡此数证，皆因伤胆。盖胆伤则胆气败而胆液泄，故为此证。"

证型：胆疸以热重于湿、湿重于热、急黄、寒湿困脾证、脾虚湿滞证等为主。

十三、胆石症 gallbladder stone

定义：本病是由嗜食肥甘，或湿热、虫毒等蕴结于胆，凝结成石所致的，以右上腹胀闷，甚或剧痛难忍，可伴见发热，阻塞性黄疸，影像学检查有结石征象等为特征的肝系结石病。

出处：中医学根据症状将其归属于"胆胀""胁痛""黄疸"等范畴。《灵枢·胀论》载："胆胀者，胁下痛胀，口中苦，善太息。"

证型：胆石症以肝胆湿热证、肝胆气滞证、肝郁脾虚证、气滞血瘀证等为主。

十四、胆蛔病（蛔厥）gallbladder ascariasis

定义：本病是由肠寒胃热，或肝胆气逆，或因驱蛔不当，蛔虫窜入胆道所致的，以有蛔虫病史，突发上腹部钻顶样绞痛，呕吐，甚或吐出蛔虫，伴见冷汗、肢厥、发热等为特征的肝系病。

出处：《伤寒论》载："蛔厥者，其人当吐蛔……蛔上入其膈，故烦，须臾复止，得食而呕又烦者，蛔闻食臭出，其人常自吐蛔。蛔厥者，乌梅丸主之。"

证型：胆蛔病以蛔滞型、蛔热型、蛔火型、蛔隐型为主。

十五、臌胀病（臌胀、鼓胀、蛊胀）tympanites

定义：本病是由酗酒伤肝，或肝病或痨病、腹内癥积、蛊虫病日久，阻碍气血运行，水积于腹等引起以腹部膨胀如鼓为特征的一类疾病。

出处：《灵枢·水胀》载："臌胀何如？岐伯曰：腹胀，身皆大，大与肤胀等也，色苍黄，腹筋起，此其候也。"《素问·腹中论》载："有病心腹满，旦食则不能暮食，此为何病？岐伯对曰：名为臌胀……治之以鸡矢醴。"《赤水玄珠》载："胀满之疾，谷食不消，小便不利，腹皮胀急而光，内空空然如鼓是矣。俗知谓之臌胀。"

证型：臌胀病以气滞水停证、湿热蕴结证、血瘀水停证、脾虚水停证、脾肾阳虚水停证、阴虚水停证为主。

（一）酒臌（酒鼓）alcoholic tympanites

定义：本病是由长期饮酒或酗酒，湿热酒毒损伤肝、脾、肾，气血痰湿搏结于胁下、瘀阻于脉络等所致的，以经年酒癖，贪杯纵酒，渐致腹大胀满，甚或全身浮肿，或伴见腹壁青筋暴起，消瘦，乏力，厌食，齿衄、鼻衄等为特征的臌胀病。

出处：《景岳全书》载："少年纵酒无节，多成水臌……酒性本湿，壮者气行则已，酒即血也，怯者着而成病，酒即水也。不惟酒为水，而血气既衰，亦皆随酒而悉为水矣……诸鼓中则尤以酒鼓为最危难治之证。"

证型：酒臌以湿热蕴结证、肝脾血瘀证、脾虚水停证、脾肾阳虚证、肝肾阴虚证为主。

（二）水臌（水鼓）water tympanites

定义：本病是由水肿病久，脾虚不能制水，或长期酗酒，酒毒伤肝，湿热蕴结，或肾虚水毒结聚，水积于腹所致的，以腹胀如鼓，扣之音浊，腹壁青筋显露，伴见肤色苍黄，浮肿，脾大等为特征的臌胀病。

出处：《辨证录·臌胀门》载："人有水肿既久，遍身手足俱胀，面目亦浮，口不渴而皮毛出水，手按其肤如泥，此真水臌也。"《石室秘录》载："水臌，满身皆水，按之如泥者是。若不急治水，留于四肢而不得从膀胱出，则变为死症而不可治矣。"

证型：水臌以血瘀水停证、湿热水停证、气滞水停证、脾虚水停证、脾肾阳虚水停证、肝肾阴虚水停证为主。

（三）气臌（气鼓）qi tympanites

定义：本病是由七情久郁，气分郁结，气聚于腹所致的，以腹胀膨隆，腹皮紧绷，叩之中空无物，肤色苍黄等为特征的臌胀病。

出处：《石室秘录》载："气臌乃气虚作肿，似水臌而非水臌也。其症一如水鼓之状，但按之皮肉不如泥耳。必先从脚面肿起，后渐渐肿至上身，于是头面皆肿者有之。此等气臌，必须健脾行气加利水之药则可救也，倘亦以水臌法治之，是速之死也。"

证型：气臌以肝气郁结证、脾胃气滞证、胃气不和证、肝胆湿热证等为主。

（四）血臌（血鼓）blood tympanites

定义：本病是由肝病或水肿、痨病、癥积等病迁延不愈，邪毒气血凝聚，血水互结于腹所致的，以腹胀如鼓，青筋曲张，小便短少，或伴见面颈胸部血痣，衄血，吐血，大便色黑等为特征的臌胀病。

出处：《石室秘录》载："血臌之症，其由来渐矣，或跌闪而血瘀不散，或忧郁而结血不行，或风邪而血蓄不发，遂至因循时日，留在腹中，致成血臌。"《血证论·血臌》载："血臌之证，胁满，小腹胀，满身上有血丝缕，烦躁漱水，小便赤，大便黑，腹上青筋是也。"

证型：血臌以肝脾血瘀证、气滞血瘀证、水湿内停证、湿热内蕴证、瘀水互结证等为主。

（五）虫臌 parasitic tympanites

定义：本病是由虫积日久，虫毒损伤肝脾，气结、血瘀、水裹所致的，以虫病久治不愈，腹胀腹痛时作，继而腹大如鼓，腹皮青筋显露，消瘦、乏力，伴见胁下触及痞块，面色萎黄或晦黑等为特征的臌胀病。

出处：《石室秘录》载："虫臌，惟小腹作痛，而四肢浮胀不十分之甚，而色红而带点如虫蚀之象，眼下无卧蚕微肿之形，此时虫臌也。"

证型：虫臌以气滞湿阻证、寒湿困脾证、湿热蕴结证、肝脾血瘀证、脾肾阳虚证等为主。

第三节　脾系病 category of spleen system disease

脾系病泛指由六淫或七情、劳损、水饮、瘀血等引起脾及其络属腑脏、经络功能障碍的一类疾病。《素问·灵兰秘典论》云："脾胃者，仓廪之官，五味出焉。"脾胃同居中焦；脾主运化，胃主受纳；脾喜燥恶湿，胃喜润恶燥；脾主升，胃主降：二者在经络上互为表里，在功能上相辅相成，合称为"后天之本""气血生化之源"。《内经》曾载述脾风、脾热、脾疟、脾咳、太阴呕吐、泄泻、脾胀、脾疸、脾痹、脾心痛、太阴腰痛、脾疝等多种病证，后世临床文献又有较多的补充。《金匮要略》中脾系病证内容十分丰富，全书前 22 篇 40 余种病证中，涉及的脾系疾病就有 17 个篇章 20 余种，如《金匮要略·呕吐哕下利病脉证并治》载："趺阳脉浮而涩，浮则为虚，涩则伤脾，脾伤则不磨，朝食暮吐，暮食朝吐，宿谷不化，名曰胃反。脉紧而涩，其病难治。""胃反呕吐者，大半夏汤主之。"

一、呃逆病 hiccup disease

定义：本病是由进食生冷、辛辣，或情志郁怒等因素刺激，膈间之气不利，引动胃气上冲喉间所致的，以呃呃有声，声音短促，持续不能自制，或伴见胃脘不适等为特征的脾系病。

出处：《证治准绳·杂病》载："呃逆，即《内经》所谓哕也。"

证型：呃逆以胃中寒冷、胃火上逆、气机郁滞、脾胃阳虚、胃阴不足等为主。

二、反胃病（胃反）regurgitation disease

定义：本病是由胃肠病变日久，或因手术损伤，或腹内肿瘤等，痰食气血壅滞于胃，胃气上逆所致的，以朝食暮吐，暮食朝吐，甚或食入不久即吐，可伴见脘痞、腹胀、宿食不化等为特征的脾系病。

出处：《金匮要略·呕吐哕下利病脉证治》载："趺阳脉浮而涩，浮则为虚，涩则伤脾，脾伤则不磨，朝食暮吐，暮食朝吐，宿谷不化，名曰胃反。"

证型：反胃病以肝寒犯胃、水饮壅盛、痰气交阻、宿食停胃、脾胃虚寒、脏寒虫扰等为主。

三、噎膈病（噎膈）dysphagia disease

定义：本病是由忧思不解，痰气凝结，以及火郁或血瘀、津枯、癌毒等致使食道梗阻所致的，以吞咽不顺，食入即吐，或饮食梗阻不下等为特征的脾系病。

出处:《太平圣惠方》载:"寒温失宜,食饮乖度,或恚怒气逆,思虑伤心致使阴阳不和,胸膈否塞,故名膈气也。"《景岳全书·噎膈》载:"噎膈一证,必以忧愁思虑,积劳积郁,或酒色过度,损伤而成。"《类证治裁·噎膈反胃》载:"噎者咽下梗塞,水饮可行,食物难入,由痰气阻于上也。膈者胃脘窄隘,食下拒痛,由血液之槁于中也。"

证型:噎膈以痰气交阻证、津亏热结证、瘀血内结证、气虚阳微证等为主。

四、卒腹痛 sudden abdominal pain

定义:本病是由外感六淫,食物中毒,或虫、食、石、粪邪痹阻肠胃,气血瘀闭所致的,以突发腹部剧痛、绞痛,难以忍受,持续加重等为特征的脾系病重症。

出处:《肘后备急方·治卒腹痛方》载:"令卧,枕高一尺许,拄膝,使腹皮蹙气入胸,令人抓其脐上三寸,便愈。"

证型:卒腹痛以寒积腹痛、腑实腹痛、气滞腹痛、瘀血腹痛、食积腹痛、虫积腹痛等为主。

气腹痛 abdominal pain due to qi stagnation

定义:本病是由饮食不慎、感受寒邪、情志刺激等,使胃肠气机阻滞所致的,以突起阵发性腹痛,检查无形质改变等为特征的脾系病。

出处:《本草纲目》载:"心腹气痛:乌药(水磨浓汁)一盏,入橘皮一片,苏一叶,煎服。"

证型:气腹痛以寒滞胃肠、寒滞肝脉、脾胃阳虚等为主。

五、腹胀病 abdominal distension disease

定义:本病是由湿热蕴结肝胆、脾虚气滞、寒湿困脾等所致的,以腹胀满或疼痛,伴见腹部膨胀为特征的脾系病。

出处:《诸病源候论·腹胀候》载:"腹胀者,由阳气外虚,阴气内积故也。阳气外虚,受风冷邪气,风冷,阴气也。冷积于腑脏之间不散,与脾气相壅,虚则胀,故腹满而气微喘。"

证型:腹胀证以肝郁气滞、脾胃湿热、饮食停滞、寒热错杂、脾虚湿阻、中焦虚寒、肠燥津亏等为主。

六、便秘病(便闭)constipation disease

定义:本病是由胃肠积热,或老年阳虚寒凝,气血阴津亏损,或腹内癥块、腹部手术等,致使肠道痹阻,传导不利所致的,以排便困难,3天以上不排便,大便质硬,或努挣难下等为特征的脾系病。

出处:《景岳全书·秘结》载:"秘结证,凡属老人、虚人、阴脏人及产后、病后、多汗后,或小水过多,或亡血失血大吐大下之后,多有病为燥结者,盖此非气血之亏,即津液之耗。凡此之类,皆须详察虚实,不可轻用芒硝、大黄、巴豆、牵牛、芫花、大载等药，及承气、神穹等剂。虽今日暂得痛快，而重虚其虚，以致根本日竭，则明日之结，必将更甚，愈无可用之药矣。"

证型：便秘分实秘和虚秘，实秘包括热秘、气秘和冷秘，虚秘包括气虚、血虚、阴虚和阳虚等证。

脾约 splenic constipation

定义：本病是由燥热内结，或老年阴津亏少，或脾虚失运，阴寒凝滞等，使肠道传导迟缓所致的，以大便干结，排便困难，排便间隔时间延长，伴见腹胀，口干，纳食尚可，或小便数等为特征的便秘病。

出处：《金匮要略·五脏风寒积聚病脉证并治》载："趺阳脉浮而涩，浮则胃气强，涩则小便数，浮涩相搏，大便则坚，其脾为约，麻子仁丸主之。"

证型：脾约以肠道热结证、肠道气滞证、脾气亏虚证、脾胃阳虚证、阴血亏虚证等为主。

七、泄泻病 diarrhea disease

定义：本病是由外感风寒湿热之邪，或饮食所伤，情志失调，或久病脾肾阳气亏虚等所致的，以大便次数增多，粪质稀薄，或完谷不化，甚至泻出如水样便等为特征的脾系病。

出处：《素问·生气通天论》载："因于露风，乃生寒热，是以春伤于风，邪气留连，乃为洞泄。"

证型：泄泻以寒湿泄泻、湿热泄泻、伤食泄泻、脾虚泄泻、肾虚泄泻、肝郁泄泻证等为主。

（一）暴泻 fulminant diarrhea

定义：本病是由外感风寒湿热之邪，或内伤饮食，肠道传化失调，水谷清浊不分所致的，以突发腹痛、腹泻，或伴见呕吐、发热等为特征的急性泄泻病。

出处：《医学入门》载："暑泻如水，烦渴尿赤，暴泻。"

证型：暴泻以寒湿内盛、湿热伤中、食滞肠胃证等为主。

（二）久泻（久泄）chronic diarrhea

定义：本病是由腹泻日久，脾肾虚弱，或肝脾不调所致的，以腹泻持续或反复超过2个月等为特征的慢性泄泻病。

出处：《寿世保元》载："大抵久泻，多由泛用消食利水之剂，损其真阴，元气不能自持，遂成久泻。"《张氏医通》载："久泻，谷道不合，或脱肛，乃元气下陷，大肠不行收令而然。补中益气加诃子、肉果、五味、乌梅肉为丸，或四君子加防风、升麻。"

证型：久泻以脾胃虚弱、肾阳虚衰、肝气乘脾证等为主。

（三）飧泄 diarrhea with undigested food

定义：本病是由脾胃气虚阳弱，复加饮食所伤，或风寒湿热诸邪客犯肠胃所致的，以饮食稍有不慎，则腹泻、大便完谷不化等为特征的反复发作性泄泻病。

出处：《素问·阴阳应象大论》载："清气在下，则生飧泄。"

证型：飧泄以脾胃虚弱、肝气犯胃、饮食停滞、脾肾阳虚、湿热结于大肠证等为主。

（四）五更泻 diarrhea before dawn

定义：本病是由先天不足，或久病肾虚，命门火衰，阴寒内盛等所致的，以黎明腹痛即泻，泻后痛减，混杂不消食物，伴见形寒、肢冷，腰膝酸冷，疲乏无力等为特征的慢性泄泻病。

出处：《丹溪心法》载："有每日五更初洞泻……虽省节饮食忌口，但得日间上半夜无事，近五更其泻复作。"

证型：五更泻以肾阳虚衰、脾虚湿盛、肝气乘脾证等为主。

（五）大瘕泄 severe dysentery

定义：本病是由情志刺激，饮食失调，湿热内蕴等，致使大肠气机阻滞，络脉受损，传导失常，久之脾肾亏虚所致的，以慢性腹泻，腹痛，里急后重，大便夹有黏液脓血等为特征的泄泻病。

出处：《难经·五十七难》载："大瘕泄者，里急后重，数至圊而不能便，茎中痛。"

证型：大瘕泄以脾胃虚弱、肝郁脾虚、湿热蕴阻、阴血亏虚、气滞血瘀、脾肾阳虚等为主。

八、类霍乱 paracholera

定义：本病是由夏秋季暑热、寒湿等时邪侵袭，或食入变质、含有邪毒的食物，致使肠胃气机紊乱，运化失常所致的，以骤然腹痛，呕吐，腹泻，多发于夏秋季等为特征的急性脾系病。

出处：《素问·气交变大论》载："岁土不及，风乃大行……民病飧泄霍乱。"

证型：类霍乱以湿热证、寒湿证、亡阴证、亡阳证等为主。

九、食亦 emaciation due to improper food

定义：本病是由饮食不节，或过食肥甘，饮酒无度，湿热内蕴胃肠及胆腑，胆胃燥热，运化传导异常所致的，以多食，易饥，形体消瘦，倦怠乏力，大便干燥，但检查无特殊改变为特征的发作性脾系病。

出处：《素问·气厥论》云："大肠移热于胃，善食而瘦人，谓之食亦。胃移热于胆，亦曰食亦。"

证型：食亦以胃肠燥结、胃火炽盛、脾阴不足、胆胃郁热证等为主。

十、厌食病（厌食）anorexia disease

定义：本病是由不良饮食习惯，或情志抑郁，减肥节食，日久所伤，脾虚失运，胃阴不足等所致的，以长期节食、少食而厌恶饮食，形体瘦削，疲乏无力，体重降至标准体重的 85% 以下，伴见面色萎黄，爪甲少华，肌肤不润，大便干结，月经量少，或闭经等为特征的脾系病。

出处：《灵枢·大惑论》载："黄帝曰：人之善饥而不嗜食者，何气使然？岐伯曰：精气并于脾，热气留于胃，胃热则消谷，谷消则善饥；胃气逆于上，则胃脘塞，故不嗜食也。"

证型：厌食病以脾运失健、脾胃气虚、脾胃阴虚证等为主。

十一、伤食病（伤食）food damage disease

定义：本病是由暴饮暴食，损伤脾胃，或因宿食未化，感受风寒，食积胃肠，运化不及所致的，以恶心，厌食，嗳腐吐馊，脘痞，腹胀等为特征的急性脾系病。

出处：《脾胃论·饮食伤脾论》载："伤食者，有形之物也，轻则消化，或损其谷，此为最妙也。"

证型：伤食病以食滞胃肠证、脾虚食滞证等为主。

十二、饥疝 hunger hernia

定义：本病是由禀赋阳虚，或过食寒凉生冷，寒气客于足阳明、手少阴之络所致的，以食后即饥，饥则胃痛，得食或温稍缓等为特征的脾系病。

出处：《肘后备急方》载："饥而心痛者，名曰饥疝。"《诸病源候论》载："阴气在内，寒气客于足阳明、手少阴之络，令食竟必饥，心为之痛，故谓之饥疝。"

证型：饥疝以脾胃虚弱、湿热中阻、寒湿内蕴证等为主。

十三、谷劳 cereal consumptive disease

定义：本病是由脾胃虚弱，谷气不能传化所致的，以食后困倦，饱食则欲卧，肢体重着，或伴腹满、善饥、不食等为特征的脾系病。

出处：《肘后备急方》载："治饱食便卧，得谷劳病，令人四肢烦重，嘿嘿欲卧，食毕辄甚。方：大麦蘖一升，椒一两，并熬干姜三两。"

证型：谷劳以阴盛阳虚、谷气盛脾胃虚弱、湿胜气滞证等为主。

十四、胃络痛 stomach collateral pain

定义：本病是由各种不良因素的长期刺激，使胃之气机紊乱，络脉失和所致的，以无规律的胃痛、痞胀等为特征的脾系病。

出处：《灵枢·邪气脏腑病形》载："胃病者，腹䐜胀，胃脘当心而痛，上支两胁，膈咽不通，食饮不下，取之三里也。"

证型：胃络痛以寒邪客胃、饮食停滞、肝气犯胃、肝胃郁热、瘀血停滞、脾胃湿热、胃阴亏虚、脾胃虚寒证等为主。

十五、胃痞病（胃痞）stomach stuffiness disease

定义：本病是由胃病日久，脾胃气虚，胃络失养而萎缩所致的，以胃脘痞胀，按之不痛，伴见食少，腹泻，消瘦，乏力等为特征的脾系病。

出处：《素问·至真要大论》载："太阳之复，厥气上行……心胃生寒，胸膈不利，心痛否满。"

证型：胃痞以邪热内陷、饮食停滞、痰湿内阻、肝郁气滞、脾胃虚弱证等为主。

十六、胃胀病（胃胀）stomach distension disease

定义：本病是由胃病日久，脾胃失健，或湿浊痰瘀内蕴，阻滞气机所致的，以长期脘腹痞胀作痛，嘈杂，嗳酸，或伴见浮肿等为特征的慢性脾系病。

出处：《灵枢·胀论》载："胃胀者，腹满，胃脘痛，鼻闻焦臭，妨于食，大便难。"

证型：胃胀病以寒食伤胃、肝胃不和、脾胃虚寒、肝郁胃热、气滞血瘀等为主。

十七、胃缓 stomach prolapse

定义：本病是由长期饮食失调，或因劳倦太过等，使中气亏虚，脾气下陷，升举无力，胃体下坠所致的，以脘腹坠胀作痛，食后或站立时为甚，伴见肌肉瘦削不坚等为特征的脾系病。

出处：《灵枢·本脏》载："脾应肉，肉䐃坚大者胃厚，肉䐃么者胃薄，肉䐃小而么者胃不坚，肉䐃称身者胃下，胃下者，下管约不利。肉䐃不坚者胃缓，肉䐃无小果累者胃急，肉䐃多小果累者胃结，胃结者，上管约不利也。"

证型：胃缓以脾虚气陷、胃阴不足、脾肾阳虚、脾虚饮停等为主。

十八、胃疡 stomach ulcer

定义：本病是由情志郁怒，饮食不节，或因外邪侵扰，药物刺激等，使脾胃失健，胃络受损所致的，以经常性胃脘痛、嘈杂、嗳酸、吞酸，甚或伴见大便色黑等为特征的脾系病。

出处：《素问·病能论》曰："诊此者当候胃脉，其脉当沉细，沉细者气逆，逆者人迎甚盛，甚盛则热，人迎者胃脉也，逆而盛，则热聚于胃口而不行，故胃脘为痈也。"

证型：胃疡以肝胃气滞、寒热夹杂、脾胃虚寒、胃阴亏虚、瘀血停滞等为主。

十九、胃痈（胃脘痈）stomach abscess

定义：本病是由素有胃疡，或素嗜厚味醇酒，湿热蕴积，或伤于情志、气火，寒热互结于胃，成痈酿脓，或胃膜受损、穿破所致的，以突发剧烈胃痛，或灼痛拒按，甚则腹皮硬如板状，面色苍白，冷汗淋漓，或伴见高热，腹内肿块，大便秘结，大便色黑或下脓血，两颧凹陷，形体羸瘦等为特征的脾系病。

出处：《素问·病能论》载："黄帝问曰：人病胃脘痈者，诊当何如？岐伯对曰：诊此者当候胃脉，其脉当沉细，沉细者气逆，逆者人迎甚盛，甚盛则热，人迎者胃脉也，逆而盛，则热聚于胃口而不行，故胃脘为痈也。"

证型：胃痛以肝胃气滞、脾胃失调、脾胃虚寒、胃阴不足、寒热不调等为主。

二十、胃饮 stomach fluid retention

定义：本病是由腹部手术后，或因胃反等病，使脾胃受损，运化输布失常，水饮停聚于胃肠所致的，以脘腹痞胀，腹中水声辘辘，呕吐水液等为特征的脾系病。

出处：《金匮要略·痰饮咳嗽病脉证并治》载："其人素盛今瘦，水走肠间，沥沥有声，谓之痰饮。"

证型：胃饮以痰饮中阻、脾阳虚衰等为主。

二十一、胃石病 stomach stone disease

定义：本病是由大量摄入生柿子、山楂、黑枣等含鞣酸食物，或某些矿物质，或吞入毛发等，在胃内凝结而形成异物所致的，以上腹部可触及有活动度的肿块，伴见不同程度的胃痛，恶心，呕吐，食欲不振，影像学检查有单个或多个游离团块等征象为特征的脾系病。

出处：《景岳全书》载："饮食之滞，留蓄于中，或结聚成块，或胀满疼痛，不化不行，有所阻隔者，乃为之积。"《诸病源候论·暴癥候》云："暴癥者，由腑脏虚弱，食生冷之物，脏既虚弱，不能消之，结聚成块。"

二十二、胃瘅 stomach heat

定义：本病是由各种原因刺激胃体，使胃络受损所致的，以骤然胃痛，可伴见呕血、黑便等为特征的脾系病。

出处：《素问·平人气象论》载："已食如饥者，胃疸。"

证型：胃瘅以食积证、食滞胃热、寒滞胃脘、肝胃气滞、湿困脾胃、肝火犯胃、食毒证等为主。

二十三、脾胀 spleen distension

定义：本病是由寒湿乘脾，运化失健，水渍于肠胃而充于肌肤所致的，以腹胀，四肢烦愦，体重不能胜衣，腹中辘辘有声，伴见不食，善哕，卧不安等为特征的脾系病。

出处：《灵枢·胀论》载："脾胀者，善哕，四肢烦愦，体重不能胜衣，卧不安。"

证型：脾胀以脾气亏虚、寒湿困脾、气滞湿阻证等为主。

二十四、酒癖（酒癥）alcoholophilia

定义：本病是由长期饮酒，脾胃受损，酒毒湿热内蕴，气血不和，酒毒与痰瘀互结于胁下所致的，以嗜酒无度，脘胁疼痛，胁下痞块，口渴、烦热，日渐消瘦，可伴见面发赤斑，肝掌，蜘蛛痣，黄疸等为特征的脾系病。

出处：《诸病源候论·酒癖候》载："夫酒癖者，因大饮酒后，渴而引饮无度，酒与饮俱不散，停滞于胁肋下，结聚成癖，时时而痛，因即呼为酒癖。其状，胁下弦急而痛。"

证型：酒癖以肝胆湿热、肝郁脾虚、脾虚湿蕴、肝肾阴虚、痰瘀互结证等为主。

二十五、脾瘅 spleen heat disease

定义：本病是由长期多食肥甘，安逸少动，致使膏脂积聚，中满内热，脾热而浊气上泛所致的，以多食，善饥，形体肥胖，腹部膨胀，口中甜腻，容易疲劳、乏力，大便秘结或溏薄，伴见血糖或血脂、血尿酸等实验室检查指标异常为特征的脾系病。

出处：《素问·奇病论》载："有病口甘者，病名为何？何以得之？岐伯曰：此五气之溢也，名曰脾瘅……此肥美之所发也，此人必数食甘美而多肥也，肥者令人内热，甘者令人中满，故其气上溢，转为消渴。治之以兰。除陈气也。"

证型：脾瘅以脾胃壅滞、湿热蕴结、脾虚痰湿、肝郁胃热、湿浊痰瘀、气阴两虚证等为主。

二十六、脾水 spleen edema

定义：本病是由胃肠肝胆等慢性病变，致使脾阳困虚，水湿内停所致的，以腹部胀大，水肿，尿少，四肢沉重，伴见食少，面色萎黄等为特征的脾系病。

出处：《金匮要略·水气病脉证并治》载："脾水者，其腹大，四肢苦重，津液不生，但苦少气，小便难。"

证型：脾水以脾肾阳虚、脾气虚弱、水湿浸渍证等为主。

二十七、脾消（脾瘠）spleen flaccidity

定义：本病是由胃肠久病，摄食过少，或因他脏病变影响，致使脾痿气弱，消化、吸收障碍，机体失于充养所致的，以四肢瘦削，疲乏无力，腹泻，大便夹油脂或泡沫、量多恶臭，伴见食少、腹胀，肌痛，水肿，凹甲、杵状指（趾）等为特征的脾系病。

出处：《世医得效方》载："脾消饮食入腹，如汤浇雪，随小便而出，落于溷僻沟渠中，皆旋结如白脂，肌肤日益消瘦……精神恍惚，口舌焦干；或阳强兴盛，不交而泄"。

证型：脾消以湿热浸淫、脾虚夹湿、肝郁脾虚、脾肾阳虚证等为主。

二十八、膈疝 diaphragm hernia

定义：本病是由先天膈肌部分缺损或获得性缺陷，致使膈肌破裂，部分腹内组织逆入胸膈所致的，以突发脘膈部痞胀疼痛，伴见剧烈呕吐，影像学检查常有一侧横膈轮廓不清，胸腔内见肠管或胃泡充气等征象为特征的脾系病重症。

出处：《诸病源候论·疝病诸候》载："疝者，痛也。或少腹痛，不得大小便；或手足厥冷，绕脐痛，白汗出；或冷气逆上抢心腹，令心痛；或里急而腹痛。"

二十九、食管瘅 esophagus heat disease

定义：本病是由染受邪毒，或因刺激性饮食、毒品的损伤，或郁热内蕴，以及长期胃气上逆等，致使食管受损，脉络瘀滞所致的，以胸骨后疼痛伴灼热感、嘈杂、噫酸等为特征的脾系病。

出处：《胃食管反流病中医诊疗专家共识意见（2017）》将食管瘅作为胃食管反流病中医病名，指消化道内容物反流入食管，以反酸、烧心、嗳气、咳嗽等为临床表现。

证型：食管瘅以肝胃不和证、痰气阻膈证、痰热结胸证、瘀滞化热证、胃热阴虚证等为主。

三十、食管痹 esophagus impediment

定义：本病是由饮食不慎，情志失调，或因食管受损后形成瘢痕等，使气机阻滞，胃气上逆所致的，以间歇性进食梗塞、呕吐等为特征的脾系病。

出处：《素问·至真要大论》载："食痹而吐。"

证型：食管痹以肝胃不和证、痰气阻膈证、痰瘀阻膈证、脾胃气虚证等为主。

三十一、胰胀 pancreas distension

定义：本病是由胰、胆等病的长期影响，邪毒蕴胰，使胰体受损，脾失健运所致的，以反复发作的脘腹痛胀，消瘦，腹泻等为特征的脾系病。

出处：胰胀是 2010 年公布的中医药学名词。

证型：胰胀以寒实结滞、实热结滞、气滞血瘀、脾虚失运、气血两虚证等为主。

三十二、胰瘅 pancreas heat disease

定义：本病是由酗酒或暴食，或情志刺激，或继发于胆石、蛔厥等病之后，湿热邪毒壅积于胰所致的，以突发上腹部剧痛，伴见恶心，呕吐，发热，尿血淀粉酶增高等为特征的脾系病。

出处：《灵枢·厥病》载："腹胀胸满，心尤痛甚，胃心痛也……痛如以锥针刺其心，心痛甚者，脾心痛也。"

证型：胰瘅以肝郁气滞、肠胃热结、胆胰湿热、蛔虫上扰证等为主。

三十三、胰痈 pancreas abscess

定义：本病是由胰瘅病后，邪毒蕴结于胰，气血腐败所致的，以发病前 2～3 周多有重症胰瘅病史，伴见高热不退，持续性上腹痛和左腰、背部牵扯痛，或有黄疸，上腹触及一囊性包块，固定不移，有波动感，压痛明显等为特征的脾系病。

出处：古无胰痈之说，但古籍文献中，似胰痈的记载较多。宋代《圣济总录》论述黄疸，其中肠黄，症见"心中闷绝，肠内疼痛，状如刀刺"，主症即发热黄疸，腹痛如刀刺，上腹胀闷如束带，神昏晕厥。

证型：胰痈以中焦实热、热毒成脓、正虚邪恋证等为主。

三十四、肠郁 intestinal stagnation

定义：本病是由情志不舒，气机郁滞，使肠道运化失常所致的，以腹痛，腹泻或便秘交替出现，病情发作或加重与情绪相关，体检多无阳性发现等为特征的郁病。

出处：《国家标准应用 中医内科疾病诊疗常规》将本病定为肠郁，列入郁病类疾病。

证型：肠郁以肝郁脾虚、寒热错杂、脾胃气虚、阴虚肠燥、肠道瘀滞证等为主。

三十五、肠痹 intestinal impediment

定义：本病是由风寒湿三气乘虚客于肠间，肠道痹阻，水道不通，糟粕不化，清浊不分所致的，以多饮，小便不利，时发飧泄，腹胀气痛等为特征的脾系病。

出处：《素问·痹论》载："肠痹者，数饮而出不得，中气喘争，时发飧泄。"

证型：肠痹以肠道气滞证、寒滞胃肠、瘀滞胃肠、脾虚气滞、痰饮中阻证等为主。

三十六、肠结 intestinal binding

定义：本病是由腹部手术损伤，或因肿瘤压迫、癌毒积聚等，致使肠道痹阻，气机闭结所致的，以腹部阵发性绞痛，腹胀，频繁呕吐，无肠鸣、矢气，大便闭结等为特征的脾系病重症。

出处：《伤寒论·辨脉法》载："问曰：脉有阴结、阳结者，何以别之？答曰：其脉浮而数，能食，不大便者，此为实，名曰阳结也，期十七日当剧；其脉沉而迟，不能食，身体重，大便反硬，名曰阴结，期十四日当剧。"

证型：肠结以气机壅滞、实热内结、脉络瘀阻、气阴两虚证等为主。

三十七、肠痈 intestinal abscess

定义：本病是由热毒内聚、结于肠道、肉腐成脓所致的，以发热，右少腹疼痛拘急，腹部压痛拒按，或触及包块等为特征的脾系病。

出处：《灵枢·痈疽》载："热胜则肉腐，肉腐则为脓……骨髓不为焦枯，五脏不为伤，故命曰痈。"《素问·厥论》载："少阳厥逆，机关不利……腰不可以行，项不可以顾，发肠痈不可治。"

证型：肠痈以瘀血内阻、湿热内蕴、热毒蕴结证等为主。

三十八、小肠瘅 small intestinal heat disease

定义：本病是由本有湿热内蕴，邪毒内结，气血瘀滞，肠络受损，复加饮食不洁诱发所致的，以骤然腹痛、腹泻，伴见发热，便血等为特征的脾系病。

出处：《素问·举痛论》载："热气留于小肠，肠中痛，瘅热焦渴，则坚干不得出，故痛而闭不通矣。"

证型：小肠瘅以肠道湿热、肠道瘀滞、脾气下陷、气阴亏虚证等为主。

三十九、萎黄病 chloranemia

定义：本病是由刻意减肥，营养不良，或脾胃虚弱，或食滞、虫积，或月经失血过多，致使气血不足所致的，以皮肤黄而色不润泽，眼睑和指（趾）甲苍白，头晕乏力，可伴见口角皲裂，记忆力下降，注意力不集中等为特征的脾系病。

出处：《金匮要略·黄疸病脉证并治》载："腹满，身萎黄，燥不得睡，属黄家。"

证型：萎黄病以脾气虚证、心脾两虚证、脾肾阳虚证、虫积证等为主。

第四节 肺系病 category of lung system disease

肺位于胸腔，左右各一，覆盖于五脏六腑之上，其位最高，故有"华盖"之称。肺的主要生理功能是主气，司呼吸，通调水道，朝百脉，主治节。肺系病泛指由六淫或七情、劳损、水饮、瘀血等因素引起肺腑及其络属经络功能障碍的一类疾病。肺系病可涉及多个脏腑，而其他脏腑病变也可引起肺系病变，《素问·咳论》曰："五脏六腑皆令人咳，非独肺也。"肺系疾病的主要病理变化是肺气宣降失常。据此，可以将肺系病分为咳嗽病、肺咳、肺瘅、哮喘病、干胁痛、肺痿、肺痹、肺痈、肺胀、肺络张、尘肺、肺心病、肺水病、肺厥病和肺衰病等。

一、咳嗽病 cough disease

定义：本病泛指因六淫外邪袭肺，或有害气体刺激，或由脏腑内伤，肺脾气虚，痰饮停肺，肝火犯肺，或久病气阴两亏等，致使肺失清肃宣降，肺气上逆，以咳嗽、咳痰为特征的一类肺系病。

出处：《素问·咳论》载："五脏六腑皆令人咳，非独肺也。"《灵枢·论疾诊尺》载："秋伤于湿，冬生咳嗽。"

（一）外感咳嗽 cough due to external contraction

定义：本病是由六淫之邪犯肺，或温邪上受，肺卫失宣，肺气上逆所致的，以起病较急，咳声急迫，或咳而不爽，或干咳、少痰，痰白或黄，可伴见发热、头痛、鼻塞、流涕、咽红、口干、喉痒或痛等为特征的急性外感肺系病。

出处：《症因脉治·咳嗽总论》载："外感咳嗽……伤风咳嗽之症……伤寒咳嗽之症……伤热咳嗽之症……"

证型：外感咳嗽可分为风寒袭肺证、风热犯肺证、风燥伤肺证等证型。而风燥伤肺证又可细分为凉燥伤肺证和温燥伤肺证。

（二）内伤咳嗽 cough due to internal damage

定义： 本病是由久咳伤肺，肺虚气弱，或由脏腑内伤，脾失健运，痰湿中阻，或肝火乘肺，或肾虚水泛，气阴两虚等所致的，以咳嗽时轻时重，时作时止，咳痰或多或少，可伴见疲倦乏力，容易感冒，胸闷，喘促，胁肋疼痛，咳唾痰血，面目浮肿等为特征的慢性内伤肺系病。

出处：《景岳全书·咳嗽》载："以余观之，则咳嗽之要，止惟二证，何为二证？一曰外感，一曰内伤，而尽之矣。"

证型： 内伤咳嗽可分为痰湿蕴肺证、痰热郁肺证、肝火犯肺证、肺阴亏虚证等证型。

二、肺咳 lung cough

定义： 本病是由外邪犯肺，或痰浊内蕴，气阴亏虚等，致使肺失清肃、肺气上逆所致的，以咳嗽，痰难咳出，或咳吐痰涎，可伴见喘息有声，声音嘶哑，甚或唾血等为特征的肺系病。

出处：《素问·咳论》载："皮毛者，肺之合也。皮毛先受邪气，邪气以从其合也。其寒饮食入胃，从肺脉上至于肺则肺寒，肺寒则外内合邪，因而客之，则为肺咳。"

（一）暴咳病（暴咳）fulminant cough disease

定义： 临床以急性发作，剧烈咳嗽，病程短等为特征的肺咳。

出处：《肘后备急方》载："治卒上气，鸣息便欲绝方。"其中有"卒咳嗽方"说法。《赤水玄珠·咳嗽门》有"暴嗽"之名。

证型： 暴咳病以风寒袭肺证、风热犯肺证、燥邪伤肺证、风痰恋肺证、痰热壅肺证、痰湿阻肺证等为主。而燥邪犯肺证又可细分为凉燥伤肺证和热燥伤肺证。

（二）久咳病（久咳）chronic cough disease

定义： 临床以咳嗽经久不愈，或反复发作，慢性病程为特征的肺咳。

出处： 早在《素问·咳论》就有对久咳的描述："五脏之久咳，乃移于六腑……此皆聚于胃，关于肺，使人多涕唾，而面浮肿气逆也。"也有学者认为其病名最早出现在《外台秘要·久咳坐卧不得方》。

证型： 久咳病以风邪伏肺证、湿热郁肺证、肺阳亏虚证、寒饮内伏证、痰湿阻肺证、肝火犯肺证、肺脾气虚证、肺阴亏耗证等为主。

三、肺瘅 lung heat disease

定义： 本病是由邪热入肺，或脏腑瘅热及肺，痰热壅肺，肺失清肃所致的，以咳嗽，痰黄而稠，或痰中夹血，口渴，可伴见潮热、寒热，胸胁肋痛，大便秘结，小便黄等为特征的肺系病。

出处：《素问·刺热》载："肺热病者，先淅然厥，起毫毛，恶风寒，舌上黄身热……刺手太阴阳明，出血如大豆，立已。"

证型：肺热病以风热犯肺证、痰热壅肺证、肺热腑实证、热闭心包证、阴竭阳脱证和阴虚肺热证等为主要证型。

四、哮喘病（哮喘）asthma disease

定义：本病是由先天不足，或久病肺、脾、肾三脏虚损，致使宿痰留伏体内，或由外邪引动，痰阻气道所致的，以发作性咳喘、气促，胸廓胀满，端坐呼吸，喉中哮鸣有声，甚则喘息不得平卧等为特征的肺系病。

出处：《丹溪心法·哮喘》载："哮喘必用薄滋味，专主于痰。"

（一）哮病（哮证）wheezing disease

定义：本病是由禀赋异常，触及粉尘或刺激性气体等即发，或因外邪、劳累及饮食、情志失调等诱发，引动宿痰留饮，痰气交阻，气道挛急所致的，以突发呼吸急促，喉中哮鸣有声，不得平卧，发作前可见鼻痒、喷嚏、咳嗽、胸闷等先兆症状为特征的反复发作性肺系病。

出处：《素问·阴阳别论》载："阴争于内，阳扰于外，魄汗未藏，四逆而起，起则熏肺，使人喘鸣。"但其病名见于《证治汇补·哮病》，载："哮即痰喘之久而常发者，因内有壅塞之气，外有非时之感，膈有胶固之痰，三者相合，闭拒气道，搏击有声，发为哮病。"

证型：哮病可以分为发作期和缓解期。发作期以寒哮、热哮、寒包热哮、风痰哮、虚哮、哮喘脱证为主，缓解期有肺虚证、脾虚证、肾虚证、肺脾两虚证、肺肾气虚证等证型。

（二）喘病（喘证）dyspnea disease

定义：本病是由外感风寒邪热束肺，或痰浊壅肺，痰气交结，肃降无权，或因先天不足，久咳伤肺，肾不纳气等所致的，以气短喘促，呼吸困难，稍动尤甚，甚则张口抬肩，鼻翼扇动，不得平卧，伴见咳嗽、痰多、胸闷、发绀、胸高胁胀等为特征的肺系病。

出处：《灵枢·五阅五使》载："肺病者，喘息鼻张。"《灵枢·本脏》载："肺高，则上气，肩息咳。"

证型：喘证可以分为实喘和虚喘两大类。实喘者多有风寒壅肺证、表寒肺热证、痰热郁肺证、痰浊阻肺证、肺气郁痹证等证型，虚喘者多可见肺气虚耗证、肾虚不纳证、肾阴亏虚证、正虚喘脱证等。

（三）暴喘 fulminant dyspnea

定义：本病是由素有喘疾，复由外感或内伤引发，肺气上逆，肾失摄纳，气无所主所致的，以突发痰鸣喘促，汗出淋漓，不能平卧，胸高、胁胀，面暗，唇绀等为特征的急性肺系病重症。

出处：《中藏经》载："不病而暴喘促者死。"《医学纲目》有言："久而不已，则内入于心，病心下满，暴喘嗌干，善噫恐惧。"

证型：暴喘可以分为热毒闭肺证、肺热腑结证、痰饮阻肺证、痰瘀阻肺证、上盛下虚证和正虚喘脱证等证候。

五、干胁痛 dry hypochondriac pain

定义：本病是由肺痨、悬饮等病侵及胸膜，灼烁阴液，气血瘀滞，络脉不和所致的，以胸胁刺痛，干咳，胸膜摩擦音等为特征的肺系病。

出处：《医学入门·胁痛》载："虚甚成损，胁下常一点痛不止者，名干胁痛，甚危，八物汤加木香、青皮、桂心。"

证型：干胁痛主要分为邪犯胸肺证、痰瘀互结证、阴虚邪恋证、肺脾气虚证、肺肾亏虚证和脾肾两虚证等证型。

六、肺痿 lung wilting

定义：本病是由咳喘日久不愈，肺气受损，津液耗伤，使肺叶枯萎或痿弱不用所致的，以气短，咳吐浊唾涎沫等为特征的慢性肺系病。

出处：《金匮要略·肺痿肺痈咳嗽上气病脉证并治》载："寸口脉数，其人咳，口中反有浊唾涎沫者何？师曰：为肺痿之病。"

证型：肺痿主要分为虚寒证和虚热证两大类。

七、肺痹 lung flaccidity

定义：本病是由风寒痰湿等邪蕴肺，或肺胀、肺痿等久病伤肺，肺中虚冷，痰瘀互结，痹阻肺络所致的，以喘促憋闷，胸膈胀满，动辄尤甚，干咳、少痰，痰白泡沫，面色黯黑，口唇发绀，可伴见呕吐，胸高、胁胀，甚则呼吸困难，浮肿，心悸等为特征的持续进行性肺系病。

出处：《素问·五脏生成》载："白，脉之至也，喘而浮，上虚下实，惊，有积气在胸中，喘而虚，名曰肺痹，寒热，得之醉而使内也。"

证型：肺痹可以分为寒湿阻肺证、湿热伤肺证、痰瘀阻络证、痰热壅阻证、肺虚气痹证、肺胃壅滞证、怒劳气逆证等证型。

八、肺痈 lung abscess

定义：本病是由热毒壅肺使肺叶生疮，血败肉腐，形成痈脓所致的，以骤然发热，咳嗽，胸痛，咳腥臭脓血痰等为特征的急性肺系病。

出处：《金匮要略·肺痿肺痈咳嗽上气病脉证并治》载："若口中辟辟燥，咳即胸中隐隐痛，脉反滑数，此为肺痈，咳唾脓血……咳而胸满，振寒脉数，咽干不渴，时出浊唾腥臭，久久吐脓如米粥者，为肺痈。"

证型：肺痈主要分为初期、成痈期、溃脓期和恢复期四期。其证型可以分为风热犯肺证、燥邪伤肺证、上实下虚证、热壅血瘀证、血败肉腐证、痰浊壅肺证和正虚邪恋证等证型。

九、肺胀 lung distension

定义：本病是由肺咳、哮病久治不愈，肺气壅滞，久胀不敛，肺叶充胸胀廓所致的，以胸廓膨胀，憋闷喘息，咳嗽、痰多，动辄气促，面色晦暗，唇舌发绀，甚或喘脱，咯血，神昏等为特征的慢性肺系病。

出处：《灵枢·胀论》载："肺胀者，虚满而喘咳。"

证型：肺胀证型主要有外寒内饮证、痰浊壅肺证、痰热郁肺证、痰蒙神窍证、痰瘀阻肺证、阳虚水泛证、肺脾两虚证、肺肾气虚证等。

十、肺络张 lung collateral dilation

定义：本病是由邪气犯肺，肺气痹阻，痰浊内蕴，肺络扩张所致的，以慢性咳嗽，咳吐大量黏痰或脓痰，间断咳血等为特征的肺系病。

出处：根据其病位在肺及病变特征为肺络扩张而新创。但早在《金匮要略·惊悸吐衄下血胸满瘀血病脉证治》就有描述"烦咳者，必吐血"。《儒门事亲》又言："夫男子妇人，咯血……咳脓血，可服三黄丸、黄连解毒汤、凉膈散。"

证型：肺络张主要分为风热犯肺证、肺热壅盛证、痰热内蕴证、肺胃实热证、肝火犯肺证、阴虚火旺证、气虚痰阻证、气阴两虚证、肺脾气虚证、气不摄血证等证型。

十一、尘肺 pneumoconiosis

定义：本病是由长期工作或生活于尘埃环境，吸入粉尘，沉积于肺，阻塞肺络，肺失清肃、宣发所致的，以长年咳嗽不止，胸闷、胸痛，久则动辄气喘等为特征的慢性肺系病。

出处：早在北宋年间就已经出现了沙尘伤肺的描述，《孔氏谈苑》载："贾谷山，采石人，石末伤肺，肺焦多死。"现代沿用西医尘肺病之病名。

证型：尘肺可见外邪犯肺证、肺气不宣证、痰瘀阻肺证、燥痰结肺证、阴虚肺热证、肺脾气虚证、气阴两虚证、心肺阳虚证和肺肾两虚证等证型。

十二、肺心病 lung heart disease

定义：本病是由肺病日久，痰饮瘀结，瘀阻心脉所致的，以久咳喘嗽，心悸，动辄气促，伴见浮肿，唇舌紫暗等为特征的肺系病重症。

出处：早在《脉因证治》就有对肺和心关系的描述："肺伤日久，必及于心。盖心肺同居上焦，心主血脉，肺主气，朝百脉，辅心而行血脉，肺病血瘀，必损心气。"其名见朱文锋《内科疾病中医诊疗体系》，属沿用西医病名。

证型：肺心病可以分为两期：急性加重期、缓解期。其中急性加重期又可细分为风寒束肺证、燥热伤肺证、肺热腑实证、痰浊壅肺证、痰热郁肺证、寒痰内闭证、热瘀伤络证、痰蒙神窍证、阳虚水泛证、元阳欲绝证等证型。缓解期可以分为肺肾气虚证、气虚血瘀证、阴虚燥热证。

十三、肺水病 lung edema disease

定义：本病是由心阳虚衰，或输液过快过多，致使肺气郁滞，水饮停聚于肺所致的，以突发呼吸急促，咳唾大量血色或粉红色泡沫样痰，伴见浮肿，尿少，怔忡，唇舌发绀，两肺闻及哮鸣音，或满布湿啰音等为特征的肺系病重症。

出处：《金匮要略·水气病脉证并治》载："肺水者，其身肿，小便难，时时鸭溏。"

证型：肺水病主要分为饮邪客肺证、水气凌心证、心阳虚衰证、脾虚痰阻证、肺气亏虚证等证型。

十四、肺厥病 lung syncope disease

定义：本病是由肺气衰竭，清浊相干，上壅清空所致的，以肺病久治不愈，突发呼吸急促，神志淡漠，肌肉震颤，间歇抽搐或躁动，嗜睡、昏睡，甚至昏迷，伴见四肢厥冷等为特征的肺系病重症。

出处：《类证治裁》载："肺厥心痛，由上焦气分不清。"现代认为肺厥之病名最早见于朱文锋《内科疾病中医诊疗体系》，系根据其病位在肺、病性属厥病类疾病而定的。

证型：肺厥病主要可以分为痰浊蒙窍证、痰热动风证、痰热扰神证、痰热内闭证、痰闭心神证、水气凌心证、气阴双脱证、元阳欲脱证等证型。

十五、肺衰病 lung failure disease

定义：本病是由肺病日久，或因邪毒伤肺，或心、脑、肾等病久及肺，致使肺气衰竭，或兼有浊痰壅阻所致的，以喘息抬肩，呼吸困难，胸闷胀满，心悸，唇紫，汗出，肢凉，或兼见咳逆痰壅，甚则神昏，谵语，大汗淋漓，四肢厥冷等为特征的肺系病重症。

出处：《脉经·诊五脏六腑气绝证候》载："病人肺绝，三日死。何以知之？口张，但气出而不还（一曰鼻口虚张，短气）。"现代认为"肺绝"即"肺衰"。

证型：肺衰病可以分为痰浊阻肺证、痰热壅肺证、痰蒙神窍证、肺肾气虚证、脾肾阳虚证、肺燥肠闭证、气阴两虚证和阳微欲脱证等证型。

第五节　肾系病 category of kidney system disease

肾系病泛指由六淫或七情、劳损、水饮、瘀血等引起肾及其络属腑脏、经络功能障碍的一类疾病。根据肾系病的病因、病机及症状，分为淋证、精癃、遗尿病、小便不禁、尿崩、癃闭、肾水病、关格、肾瘅、肾痈、肾垂、肾厥、肾衰病、强中病、缩阴病、尿道瘘等。

一、淋证 stranguria

淋证泛指因湿热侵袭或蕴结下焦，或脾肾亏虚、肝郁气滞，或因痨虫、结石、岩瘤等，致使膀胱气化不利而引起以小便频数涩痛、痛引腰腹等为特征的一类疾病。根据淋证的病因、病机及症状，本病可分为气淋、热淋、血淋、膏淋、劳淋、石淋等。

（一）气淋 qi stranguria

定义：本病是由情志郁结，气滞不通，或老年脾肾气虚，膀胱气化不利或开阖失约所致的，以小腹胀满，小便频涩或痛，尿后余沥不尽等为特征的淋证。

出处：《中藏经·论诸淋及小便不利》载："气淋者，脐腹满闷，小便不通利而痛也。"

（二）热淋（急淋、湿热淋）heat stranguria

定义：本病是由湿热等邪客肾，蕴积膀胱所致的，以小便频数、短赤，尿道灼热、涩痛，伴见寒热，腰痛，少腹拘急胀痛，舌苔黄腻，脉滑数等为特征的急性发作性淋证。

出处：《中藏经·论诸淋及小便不利》载："热淋者，小便涩而色赤如血也。"

（三）血淋 blood stranguria

定义：本病是由湿热或寒湿等邪浸淫膀胱，邪入血分，致使血热妄行，或气虚不摄、血瘀阻络等所致的，以溺血而痛为特征的淋证。

出处：《诸病源候论·淋病诸候》载："血淋者，是热淋之甚者，则尿血，谓之血淋。"

（四）膏淋（乳糜尿）chylous stranguria

定义：本病是由脾肾虚弱，湿热蕴结，或由丝虫病、痨病、岩瘤等病，导致下焦气化不利，清浊相混，脂液失约所致的，以反复发作的小便混浊，多如米泔状，或如乳脂，或如酱油，腰脊酸楚、胀痛，或伴见溲行不畅，水肿，乏力，消瘦，贫血，可由高脂饮食或劳累、受凉后诱发或加重等为特征的淋证。

出处：《中藏经·论诸淋及小便不利》载："膏淋者，小便中出物如脂膏也。"

（五）劳淋 overstrain stranguria

定义：本病是由诸淋迁延日久，邪毒蕴结，或思虑劳伤过度，心脾受损，或房室伤肾，或痨虫侵袭，膀胱开阖失约所致的，以久病不愈，遇劳即发，经常小便频急、淋沥涩痛，溺白混浊，腰痛，全身倦怠，或伴见潮热、低热、消瘦等为特征的淋证。

出处：《中藏经·论诸淋及小便不利》载："劳淋者，小便淋沥不绝，如水之滴漏而不断绝也。"

（六）石淋 urolithic stranguria

定义：本病是由湿热之邪蕴积下焦，煎熬尿浊杂质，结为砂石，停阻于肾系所致的，以尿出砂石，或经检查发现结石，尿道窘迫疼痛，腰腹剧烈绞痛，或伴见尿血，影像学检查呈结石征象等为特征的淋证。

出处：《诸病源候论·诸淋病候》载："石淋者，淋而出石也，肾主水，水结则化为石，故肾客砂石，肾为热所乘。"

二、精癃 urethral block

定义：本病是由年老肾气渐衰，中气虚弱，痰瘀互结水道，三焦气化失司所致的，以尿频，排尿困难，滴沥不尽，甚或尿闭，伴见前列腺检查有前列腺肥大指征等为特征的肾系病。

证型：精癃以湿热下注证、脾肾气虚证、肾阴亏虚证、肾阳不足证、气滞血瘀证等为主。

三、遗尿病（遗尿）enuresis disease

定义：本病是由先天不足，肾气不固，或湿热瘀血内蕴，膀胱失约所致的，以入睡后尿液不自主地流出为特征的肾系病。

出处：《中藏经·论诸淋及小便不利》载："劳淋者，小便淋沥不绝，如水之滴漏而不断绝也。"

证型：遗尿病以肺气虚证、膀胱虚冷证、心肾气虚证等为主。

四、小便不禁（小便失禁）incontinence of urine

定义：本病是由老年肾亏，下元不固，或因痰蒙心窍，尿路损伤，膀胱失约所致的，以清醒状态下小便不能控制而自行流出等为特征的肾系病。

出处：《医碥·遗尿小便不禁候》载："知而不能忍为不禁。"

证型：小便不禁以肾气不固证、痰蒙心窍证等为主。

五、尿崩 flooding urination

定义：本病是由肾虚不固，或脑病及肾，气化失约，水津直趋膀胱而下泄所致的，以尿多如崩，尿清如水，烦渴，多饮等为特征的肾系病。

证型：尿崩以津液亏虚证、肾阴亏虚证、肾阳亏虚证、肾气不固证等为主。

六、癃闭 dribbing urinary block

定义：本病是由湿热下注，或瘀血、败精、结石、肿瘤等阻塞膀胱、尿道，或因肾阳不足、气化无权，肾阴亏损、津液内耗，以及阴部手术等所致的，以小便量少或点滴而出，甚至闭塞不通，小腹胀痛等为特征的肾系病。

出处：《素问·五常政大论》载："其病癃闭，邪伤肾也。"

证型：癃闭以膀胱湿热证、肺热壅盛证、肝郁气滞证、浊瘀阻塞证、脾气不升证、肾阳衰惫证等为主。

七、肾水病（急性发作，称为肾风）kidney edema

定义：本病是由水肿病反复发作，久治不愈，致使肾阳虚衰，不能化气行水，复加风热诸邪侵袭或药毒等各种原因损及肾脏所致的，以长期浮肿，腹部胀大，尿少，腰痛，面色黧黑，伴见持续蛋白尿、血尿，低蛋白血症，高脂血症等为特征的肾系病重症。

出处：《素问·风论》载："以冬壬癸中于邪者为肾风。"

证型：肾水病以风水泛滥证、水湿浸渍证、湿热壅盛证、肾气虚损证、肾阳衰弱证、肾阴不足证等为主。

八、关格 obstruction and rejection

定义：本病是由水肿、癃闭、淋病等晚期，脾肾阴阳衰惫，气化不利，湿浊毒邪上攻犯胃，或化热动风，甚或上蒙清空所致的，以小便不通与呕吐不止并见，伴见皮肤瘙痒，口中臭秽，或有尿味，甚或手足搐搦，昏睡，神志不清等为特征的肾系病重症。

出处：《灵枢·终始》载："脉口四盛，且大且数者，名曰溢阴，溢阴为内关，内关不通死不治。人迎与太阴脉口俱盛四倍以上，命曰关格，关格者与之短期。"

证型：关格以脾肾阳虚、湿浊内蕴证、肝肾阴虚、肝风内动证、肾气衰微、邪陷心包证等为主。

九、肾瘅（肾热病）kidney heat disease

定义：本病是由湿热或脓毒蕴肾，或风热等邪伤肾所致的，以发热，恶寒，腰部胀痛，小便短赤、频涩急痛等为特征的肾系病。

出处：《外台秘要》载："肾瘅，其人唇干。"

证型：肾瘅以湿热蕴肾证、肝经湿热证、下焦瘀滞证等为主。

十、肾痈 kidney abscess

定义：本病是由痈肿感染，痈毒入肾，血败肉腐成脓所致的，以继发于京门或其他部位痈肿之后，突发寒战、高热，腰痛剧烈，或伴见小便淋沥涩痛，肾区和脊肋角明显叩击痛等为特征的肾系病。

出处：《圣济总录》载："京门隐隐而痛者，肾疽也；上肉微起者，肾痈也。"

证型：肾痈以湿热蕴肾证、脓毒蕴肾证、正虚邪恋证等为主。

十一、肾垂 nephroptosis

定义：本病是由素体虚弱，或劳倦内伤，气虚下陷，无力系肾所致的，以直立时影像学检查肾脏下降至下腹部或盆腔内，伴见腰部下坠感及疼痛，或反复尿血等为特征的肾系病。

证型：肾垂以中气不足证、气虚下陷证等为主。

十二、肾厥 kidney syncope

定义：本病是由肾脏严重病变，致使肾气衰竭，气化失司，湿浊尿毒内蕴，上蒙清空所致的，以肾病日久，出现神志昏蒙等为特征的肾系病重症。

证型：肾厥以脾肾阳虚、湿浊内蕴证，肾气衰微、邪陷心包证等为主。

十三、肾衰病（肾衰）kidney failure disease

定义：本病是由暴病及肾，或肾病日久，肾气衰竭，气化失司，湿浊尿毒不得下泄，或上蒙清空所致的，以突发少尿或无尿，继而多尿，精神萎靡，面色无华，口有尿味，可伴见浮肿，腹水，恶心，呕吐，蛋白尿，血尿，高血压，甚或嗜睡、神昏等为特征的肾系病重症。

（一）急性肾衰 acute kidney failure

定义：猝发之肾衰病。

证型：急性肾衰以肾气衰微、邪陷心包证等为主。

（二）慢性肾衰 chronic kidney failure

定义：久病或反复发作之肾衰病。

证型：慢性肾衰以肾气衰败、湿浊内蕴证等为主。

十四、强中病（强中、阳强）priapism

定义：本病是由肝火、瘀阻、湿热下注，或滥用壮阳药，火毒内盛，引动相火，或色欲过度，肾阴亏耗，虚阳妄动等所致的，以阴茎挺举，持久不倒等为特征的肾系病。

出处：《诸病源候论·消渴病诸候》载："强中病者，茎长兴盛不痿，精液自出是也。"

证型：强中病以肝火旺盛证、瘀阻肝经证、肝经湿热证、肝肾阴虚证等为主。

十五、缩阴病（缩阴、阴缩）retracted genital disease

定义：本病是由寒邪阻滞肝经，或阳虚筋脉失却温煦，阴虚筋脉失养，宗筋拘急所致的，以小腹剧痛，男性自觉阴茎、睾丸、阴囊突然内缩，或女性阴户、乳房内缩等为特征的肾系病。

证型：缩阴病以寒凝肝经证、脾肾阳虚证、阴虚火旺证等为主。

十六、尿道瘘 urethra fistula

定义：本病是由外力或手术等损伤尿道，形成瘘管与外界相通所致的，以有尿液自瘘管外口溢出等为特征的肾系病。

证型：尿道瘘以湿热下注证、气滞血瘀证、肾气虚证等为主。

第八章 情志病类病名 ▷▷▷▷

《类经》最早提出"情志病"。情志病泛指因强烈的精神刺激，或持久的情志抑郁，致使气机逆乱，气血、阴阳、脏腑功能失调而引起的一类疾病。情志病主要与心、肝、脾的功能失调相关，以情志刺激所致的情志症状为主要临床特征。根据情志病的病因、病机及症状，分为郁病、脏躁、卑慄。

第一节 郁病（郁证）depression disease

定义：本病是由长期情志不遂，或性格内向、偏颇，致使气机郁滞，不得发越，初病在肝，及于心脾，久则郁损成劳所致的，以郁郁寡欢，情绪不宁，善悲易怒，焦虑多疑，强迫自责，兴趣索然，情感淡漠，甚则有消极避世，自虐、自杀意念，伴见胸胁痞满、胀痛，纳差不食，虚烦，失眠，健忘，消瘦等为特征的情志病。

出处：《医学正传·郁证》载："夫所谓六郁者……或七情之抑遏，或寒热之交侵，故为九气怫郁之候。"

证型：郁证以肝气郁结证、气郁化火证、痰气郁结证、心神失养证、心脾两虚证、心肾阴虚证等为主。

第二节 脏躁 hysteria

定义：本病是由情志不舒，气机逆乱，心脾气血暗耗，郁火不得发越，或天癸将绝，阴阳失调，扰动心神所致的，以妇女情志异常，精神恍惚，烦躁不宁，无故悲伤，哭笑无常，呵欠频作等为特征的情志病。

出处：《金匮要略·妇人杂病脉证并治》载："妇人脏躁，喜悲伤欲哭，象如神灵所作，数欠伸，甘麦大枣汤主之。"

证型：脏躁以心血不足证、阴虚火旺证、痰火上扰证、肝肾不足证等为主。

第三节 卑慄 upset with timidity

定义：本病是由秉质心胆气虚，或精血不足，复加调摄不当，屡遭呵斥、挫败，胆虚、神怯、志弱等积渐而成所致的，以自卑怯懦，愧疚自责，恐惧畏缩，不能自已，情绪低落，甚则见人惊避，自闭不出等为特征的情志病。

出处:《证治要诀·怔忡》载:"有痞塞不饮食,心中常有所怯,爱处暗或倚门后,见人则惊避,似失志状,此名为卑慄之证,以血不足故尔,谷神嘉禾散加当归半钱,黄芪半钱。"

证型: 卑慄以心血不足证、心胆气虚证、心肾阳虚证、痰浊内阻证等为主。

第九章 气血津液病类病名 ▷▷▷▷

第一节 虚劳类病 category of consumptive disease

虚劳病名始见于《金匮要略·血痹虚劳病脉证并治》，又作虚痨。该篇先论脉象，提出虚劳的脉象总纲为"脉大为劳，极虚亦为劳"，而后论述虚劳的临床表现及相应方剂。《中医内科学》将虚劳定义为"以五脏虚证为主要临床表现的多种慢性虚弱证候的总称"。整篇以气血阴阳为纲，五脏虚损为目，分别论述了不同类型虚损的证治，并以益气、养血、滋阴、温阳作为基本治法。现代虚劳泛指因劳倦或饮食、七情、酒色等所伤，或大病、久病后失于调理，致使阴阳或气血脏腑等虚损不复而引起的以气、血、阴、阳及五脏虚损等为特征的一类虚衰性疾病。根据虚损性质不同可分为气虚证、血虚证、阴虚证和阳虚证。

一、虚损病（劳怯病）deficiency and detriment disease

定义：本病是由秉质虚怯，或大病、久病、产后、手术后等失血过多，或年老体弱等，致使气血、阴阳、脏腑耗损所致的，以面色无华，倦怠乏力，不耐劳烦，动辄气短，头晕、眼花，或伴见食欲不振，腹胀，便溏，心悸，健忘，遗精滑泄，月经不调，自汗或盗汗，五心烦热，或形寒、肢冷等为特征的虚劳病。

出处：《金匮要略·血痹虚劳病脉证并治》载："夫男子平人，脉大为劳，极虚亦为劳。"

证型：虚损病以气虚证、血虚证、阴虚证和阳虚证为主。

二、血劳 blood consumptive disease

定义：本病是由先后天亏损，血液生化不足，或因失血、溶血等耗伤血液，以致营血亏少，脏器失其濡养所致的，以面白，舌质淡，眩晕，心悸，实验室检查血红细胞少、血红蛋白量低等为特征的虚劳病。

出处：《诸病源候论·虚劳病诸候》载："血极，令人无颜色，眉发堕落，忽忽喜忘。"

证型：血劳以心血虚证、肝血虚证和心肝血虚证等为主。

三、髓劳 marrow consumptive disease

定义：本病是由先后天不足，精血生化无源，或因有毒药物及物理、化学因素耗损正气，致使邪毒瘀阻、新血不生所致的，以出血，贫血，易染邪毒，实验室检查全血细胞减少等为特征的虚劳病。

证型：髓劳以热毒壅盛证、阴虚火旺证、肾阴虚证、肾阳虚证和阴阳两虚证等为主。

四、内伤发热病 fever disease due to internal damage

定义：本病是由劳倦或情志、饮食等所伤，或由脏腑损伤，致使气血虚弱，阴阳失调所致的，以低热或潮热、烦热、骨蒸内热、头面烘热、手足心热等为特征，同时分别伴见阴阳气血及脏腑虚损等相应证候的虚劳病。

出处：《素问·调经论》载："有所劳倦，形气衰少，谷气不盛，上焦不行，下脘不通，胃气热，热气熏胸中，故内热。"

证型：内伤发热病以血虚发热证、气虚发热证、阴虚发热证、阳虚发热证、气郁发热证、痰湿发热证、血瘀发热证等为主。

第二节　晕动病（注车、注船）motion sickness

定义：本病是由情志不畅，或饥饱失常，或禀赋偏弱，气机不调，加之乘坐舟车或运动颠簸，致使气血逆乱，痰浊上犯清空所致的，以乘坐舟车时突感脘腹不适，面色苍白，眩晕，恶心，呕吐，减速或停止运动后症状可减轻或消失等为特征的眩晕病。

出处：《肘后备急方》载："女子小儿多注车、注船，心闷乱，头痛，吐。"《丹溪心法·恶心》载："恶心，欲吐不吐……如人畏舟船。"《丹溪心法·头眩》载："目闭眼暗，身转耳聋，如立舟船之上，起则欲倒。"

第三节　厥脱类病（厥脱病）category of syncope and prostration

厥脱病，泛指因精神刺激或饥饱失度，药毒、食毒，或外感邪毒等闭塞气机，气血逆乱，甚或导致阳气衰亡，或阴血外脱的一类危重急症。

厥病，指各种原因导致气机逆乱，升降乖戾，阴阳之气不相顺接，而表现以晕厥不识人为主症，或伴肢体厥冷的多种神志蒙闭病变。《内经》有《灵枢·厥病》《素问·厥论》《素问·气厥论》等专篇论述本病。《伤寒论》指出"凡厥者，阴阳气不相顺接，便为厥。厥者，手足逆冷者是也"。根据其病因的不同可分为气厥、风厥、痰厥、脉厥、冷厥、酒厥、饥厥、蛔厥、暑厥、中恶、尸厥等。

脱病，指脏气衰败，精血、阴液、阳气等消耗殆尽，阴阳相离，生命垂危的一类危重病变。脱，亡也，虚而脱也，指阴津阳气等的亡失。可分为气脱、血脱、脱阳、脱阴、阴阳俱脱、阳绝、阴绝、六阳气绝、阴竭阳脱、肉脱、肉绝、筋绝、脉脱、津脱、液脱、精脱等。

厥病类疾病的病性偏实，多因邪气阴闭（气机滞闭、血瘀血逆、痰浊蒙闭、邪毒袭脑等）所致，病机多为阴阳失调，气血逆乱，故其治疗当以祛除邪气、调和阴阳、疏理气机、开窍醒神等为主。脱病类疾病的病性偏虚，一般是因脏气衰竭、精血亡脱所致，故其治疗当以益气回阳、救阴固脱等为主。

一、风厥 wind syncope

定义：本病是由风毒扰乱气血，阴阳乖戾，气机阻闭，甚或阳气欲脱所致的，以胸闷，心悸，呼吸困难，肢厥，脉微，皮肤瘙痒，血压降低，神志异常等为特征的厥脱病。

出处：《素问·阴阳别论》载："二阳一阴发病，主惊骇背痛，善噫善欠，名曰风厥。"

证型：风厥分为阴竭阳脱证和风毒炽盛证。

二、薄厥 emotional syncope

定义：本病是由暴怒等精神刺激，肝阳上亢，血随气逆，瘀积于上所致的，以突然眩仆，头痛剧烈，烦躁不安，面红耳赤，血压升高，偏身麻木，肢体颤动，甚或伴见呕血，神志不清，汗出，息促等为特征的厥脱病。

出处：《素问·生气通天论》载："阳气者，大怒则形气绝而血菀于上，使人薄厥。"

证型：薄厥分为肝阳上亢证和气滞血瘀证。

三、血厥（脉厥）blood syncope

定义：本病是由情绪紧张、恐惧，或因创伤剧痛，或为年老体弱，或突然改变体位，致使气机紊乱，脉络弛缓，清阳不升，脑失血养所致的，以突然昏倒，面白，肢厥，神志不清等一过性症状为特征的厥脱病。

出处：《景岳全书·厥逆》载："血厥之证有二，以血脱、血逆皆能厥也。血脱者，如大崩大吐，或产血尽脱，则气血随之而脱，故致卒仆暴死。"

证型：血厥以虚证为主。

四、饥厥 hunger syncope

定义：本病是由不得进食，或饥而未食，致使营气不足，清阳不升，清空失养所致的，以突发心慌，脱力软弱，冷汗不已，面色苍白，乃至晕厥等为特征的厥脱病。

证型：饥厥分为脾虚气陷证、脾胃气虚证、胃热阴虚证和阳脱证。

五、尸厥 corpse-like syncope

定义：本病是由疾病或中毒、跌打损伤等各种原因致使气血阴阳不相接续，元神受损，神游失守所致的，以意识丧失，不能言语，呼吸微弱，身体僵直，二便失禁，其状若尸等为特征的厥脱病。

出处：《素问·缪刺论》载："以邪客于手足少阴、太阴、足阳明之络，此五络皆会于耳中，上络左角。五络俱竭，令人身脉皆动，而形无知也，其状若尸，或曰尸厥。"

证型：尸厥以痰闭心神证、瘀阻脑络证、阴虚动风证、阴虚火旺证、气阴亏虚证等为主。

六、厥病（厥证）syncope disease

定义：本病是由情志刺激，或饥饱不定，或六淫、温毒、痰湿、药毒、食毒等邪闭塞气机，气血逆乱而引起的以突然晕厥或昏仆、四肢逆冷等为特征的一类急症。

出处：《素问·方盛衰论》载："是以气之多少，逆皆为厥。"

证型：厥病分为中恶、气厥证、痰厥证、寒厥证、热厥证、食厥证和酒厥证。

（一）中恶（卒忤）noxious attack

定义：本病是由神气不足，猝感秽浊不正之气，或入阴森恐惧处等，神明被蒙所致的，以突发头晕，呕恶，呼吸困难，不省人事，移时或经治而解等为特征的厥病。

出处：《肘后备急方·救卒客忤死方》载："客忤者，中恶之类也，多于道门门外得之……所谓中恶者，与卒死鬼击亦相类……客者，客也；忤者，犯也，谓客气犯人也。此盖恶气……虽是气来鬼鬼毒厉之气，忽逢触之其衰歇，故不能如自然恶气治之。"

（二）气厥（郁厥）qi syncope

定义：本病是由精神刺激，气机郁闭，或中气虚脱，清阳不升所致的，以突然昏厥，移时复苏，或伴有感觉、运动障碍，但无脏腑器质性损害为特征的厥病。

出处：《素问·气厥论》载："胆移热于脑，则辛颎鼻渊，鼻渊者，浊涕下不止也，传为衄蔑、瞑目，故得之气厥也。"

证型：气厥以气机郁闭证、气郁痰阻证、气滞血瘀证、惊恐伤神证和气虚下陷证等为主。

（三）痰厥 phlegm syncope

定义：本病是由情志刺激，气郁喉痹，或因风痰涌动，痰阻气道，闭扰神明所致的，以突然昏仆或神昏，喉间痰鸣，肢体厥冷，脉沉实弦滑等为特征的厥病。

出处：《丹溪心法·厥》载："痰厥者，乃寒痰迷闷，四肢逆冷，宜姜附汤。"

证型：痰厥以气滞痰阻证和气虚痰阻证等为主。

（四）寒厥（阴厥、冷厥）cold syncope

定义： 本病是由置身寒冷环境过久，外寒内侵，或寒邪直中，阳气严重耗损所致的，以体温过低，四肢冰冷，昏厥，或伴有冻伤等为特征的厥病。

出处：《素问·厥论》载："阳气衰于下，则为寒厥。"

证型： 寒厥以阳虚阴盛证、冷结关元证和阳虚寒湿证等为主。

（五）热厥（阳厥）heat syncope

定义： 本病是由置身于高温或酷暑环境，火热或暑热之邪内侵，热盛伤阴，扰乱神明所致的，以四肢厥逆，身热无汗，颜面潮红，唇干舌燥，小便短赤，大便燥结，甚或不省人事等为特征的厥病。

出处：《素问·厥论》载："阴气衰于下，则为热厥。"

证型： 热厥以燥热内结证、邪热壅肺证、热结少阳证和水热互结证等为主。

（六）食厥 crapulent syncope

定义： 本病是由恣饮暴食，或复感风寒，或因郁怒触动，食滞中焦，气逆上壅清空所致的，以进食过多后昏厥，脘腹胀满，嗳酸吞腐，脉滑实等为特征的厥病。

出处：《赤水玄珠·厥证门》载："有人醉饱之后，或感风寒，或着恼怒，忽然厥逆昏迷，口不能言，肢不能举者，此食厥也。"

证型： 食厥以食滞胃脘证为主。

（七）酒厥 alcoholic syncope

定义： 本病是由饮酒过量，酒气上攻，神明失主所致的，以酒醉时亢奋、烦躁，呕吐，气促，酣睡，甚则突然昏厥等为特征的厥病。

出处：《证治汇补·伤酒章》载："大醉之后，忽然战栗，手足厥冷，不省人事，名曰酒厥。"

证型： 酒厥分为湿热内蕴证、瘀热互结证、肝郁脾虚证、心脾两虚证、痰热内扰证和肝肾亏虚证。

七、脱病 desertion

定义： 本病是由各种原因导致气、血、津、精等虚脱，甚或阴阳离决而引起的一类危急重症。本病根据病因可分为气脱、血脱、精脱和液脱。

出处：《灵枢·决气》载："精脱者，耳聋；气脱者，目不明；津脱者，腠理开，汗大泄；液脱者，骨属屈伸不利，色夭，脑髓消，胫酸，耳数鸣；血脱者，色白，夭然不泽，其脉空虚。"

证型： 脱病分为气脱证、液脱证、血脱证和精脱证。

（一）气脱病（气脱）qi desertion disease

定义：本病是由各种原因引起大出血，或剧烈吐泻、疼痛、外邪壅闭等，致使真气急骤外泄所致的，以骤然昏仆，面色苍白，冷汗淋漓，气短不续，甚或伴见目合口开，鼻息低微，手撒肢凉，二便自遗等为特征的脱病。

出处：《灵枢·决气》载："气脱者，目不明。"

证型：气脱以热厥气脱证，气阴耗竭证、血厥气脱证、肝厥气脱证和血瘀气脱证等为主。

（二）液脱病（液脱）humor desertion disease

定义：本病是由外感热病，或突发剧烈呕吐、腹泻等，致使津液急剧耗失，气阴欲脱所致的，以口渴、唇枯，少尿或无尿，肌肤干瘪，目眶凹陷，四肢冰冷，起立晕厥，甚则嗜睡、意识不清，脉微或细数等为特征的脱病。

出处：《灵枢·决气》载："液脱者，骨属屈伸不利，色夭，脑髓消，胫酸，耳数鸣。"

证型：液脱以津气亏虚证和阴竭阳脱证等为主。

（三）血脱病（血脱）blood desertion disease

定义：本病是由各种原因导致大量失血，血脉空虚，甚或气血欲脱所致的，以突发大出血，面色苍白，脉微或芤，肢体冰冷，伴见血压持续下降等为特征的脱病。

出处：《灵枢·决气》载："血脱者，色白，夭然不泽，其脉空虚。"

证型：血脱以气随血脱证和气血两虚证等为主。

（四）精脱病（精脱）essence desertion disease

定义：本病是由房事过度，纵欲走阳，或久病劳损，肾精亏损，官窍失养所致的，以同房时忽然昏冒，精关走泄，大汗淋漓，可伴见腰酸，耳聋等为特征的脱病。

出处：《灵枢·决气》载："精脱者，耳聋。"

证型：精脱以肾阳虚证和肾阴虚证为主。

第四节　蓄血病 blood amassment disease

定义：本病是由禀赋遗传缺陷，复加日光敏感，瘀热互结，气机失常所致的，以急性腹痛，溲赤，或曝晒后小便转为红色，皮肤暴露部出现红斑、疱疹、溃烂，结痂后遗留瘢痕、色素沉着，尿卟啉增多，可伴见身热，下肢感觉异常，甚或神志如狂等为特征的瘅热病。

出处：《伤寒论》载："阳明证，其人喜忘者，必有蓄血。"

分型：蓄血病以湿热壅盛证、肠道瘀滞证、寒滞肠道证和大肠热结证等为主。

第五节　血溢类病（血溢病、溢血病）category of hemorrhagic disease

血溢类病泛指因先天不足，或后天损伤，气虚不能摄血，或阴虚火旺，迫血妄行而引起的以各种出血为特征的一类疾病。包括咳血、吐血、便血、尿血、衄血及青腿牙疳、肠风、紫癜等。其中咳血、吐血、便血、尿血、衄血在常见症状名称中阐述，本节只阐述青腿牙疳、肠风、紫癜。

一、青腿牙疳 swollen legs with suppurative gingivitis

定义：本病是由胃肠郁热上攻齿龈，寒湿之邪凝滞经脉，瘀郁下肢所致的，以初起齿龈肿痛，渐致牙龈溃腐出血，伴见两腿青紫斑块，筋肉顽硬，步履艰难等为特征的血溢病。

出处：《医宗金鉴·外科心法要诀·股部》载："凡病腿肿色青者，其上必发牙疳；凡病牙疳腐血者，其下必发青腿，二者相因而至。推其原，皆因上为阳火炎炽，下为阴寒郁闭，以致阴阳上下不交，各自为寒为热，各为凝结而生此证也。"

证型：青腿牙疳以寒湿凝滞证、胃肠郁热证等为主。

二、肠风 blood stool

定义：本病是由风冷热毒搏结于大肠，或湿热蕴积肠胃，损伤阴络，或脏腑劳损，气虚不摄所致的，以大便下血如注，血色鲜红，或有痔疮等为特征的血溢病。

出处：《济生方》载："血清而色鲜者，肠风也。"

证型：肠风以热毒内结证、湿热蕴蒸证、中气不足证等为主。

三、紫癜病（葡萄疫）purpura

定义：本病是由先天不足，脏腑积热，或食物、药物等过敏，血热邪毒伤损血络，或久病体弱，脾不统血，血溢于脉外所致的，以皮肤、黏膜出现青紫斑点或斑块，形似葡萄，压之不褪色，尤以腿胫为甚，重者损及脏腑等为特征的血溢病。

出处：《外科正宗·葡萄疫》载："葡萄疫其患多生小儿，感受四时不正之气，郁于皮肤不散，结成大小青紫斑点，色若葡萄，发在遍身头面。"

证型：葡萄疫以血热妄行证、阴虚火旺证、气不摄血证等为主。

第六节　痰饮类病（痰饮病）category of phlegm fluid retention disease

痰饮病泛指因肺、脾、肾功能失调，体内水液不得输化，停留或渗注于身体某部位而发生的一类疾病。痰饮之名首见于东汉时期张仲景《金匮要略·痰饮咳嗽病脉证并治》。痰饮有广义和狭义之分。其中广义的痰饮，是各种痰饮病的总称，即张仲景在篇名中所说的痰饮，包括痰饮、悬饮、支饮、溢饮。狭义的痰饮是指饮停胃肠的病证，即张仲景在文中所说"其人素盛今瘦，水走肠间，沥沥有声，谓之痰饮"。痰饮病主要由于中阳素虚，复感寒湿，或为饮食、劳倦所伤，致使三焦气化失常，肺脾肾通调、转输、蒸化无权，阳虚阴盛，津液停聚而成。

一、痰饮 phlegm fluid retention

定义：本病是由饮邪留于肠胃所致的，以形体素肥今瘦，饮食减少，肠鸣，便溏，或伴见心悸，短气，呕吐涎沫等为特征的痰饮病。

出处：《金匮要略·痰饮咳嗽病脉证并治》载："其人素盛今瘦，水走肠间，沥沥有声，谓之痰饮。"

证型：痰饮以脾阳虚弱证、饮留肠胃证等为主。

二、支饮 thoracic fluid retention

定义：本病是由饮邪内伏，停积于胸膈，上迫于肺所致，临床以咳喘，胸满不得卧，短气，痰白沫多，每因风寒外感或寒凉刺激而引发，可伴见发热，恶寒，背寒或痛，面浮、肢肿等为特征的痰饮病。

出处：《金匮要略·痰饮咳嗽病脉证并治》载："咳逆倚息，短气不得卧，其形如肿，谓之支饮。"

证型：支饮以寒饮伏肺证、脾肾阳虚证等为主。

三、溢饮 subcutaneous fluid retention

定义：本病是由脾虚不运，水聚为饮，泛溢于体表，或复感风寒，肺气闭塞，内外合邪所致的，以头面、下肢或全身浮肿，按之凹陷，身体沉重，或伴见畏冷，喘咳，口干不欲饮等为特征的痰饮病。

出处：《金匮要略·痰饮咳嗽病脉证并治》载："饮水流行，归于四肢，当汗出而不汗出，身体疼重，谓之溢饮。"

证型：溢饮以表寒里饮证和表寒里饮夹热证等为主。

四、悬饮 pleural fluid retention

定义：本病是由肺、胸部的痨、癌等病变，以及某些全身性疾病，使饮邪停积胸腔，阻碍气机升降所致的，以胸胁饱满、胀闷，咳唾引痛为特征的痰饮病。

出处：《金匮要略·痰饮咳嗽病脉证并治》载："饮后水流在胁下，咳唾引痛，谓之悬饮。"

证型：悬饮以邪犯胸肺证、饮停胸胁证、络气不和证、阴虚内热证等为主。

第七节 水肿类病（水肿病）category of disease with edema

《诸病源候论》最早提出"水肿病诸候"。水肿病泛指因外邪侵袭，或劳倦内伤，或饮食失调，致使气化不利，水液潴留，或泛滥肌肤而引起的一类疾病。张仲景《金匮要略·水气病脉证并治》将水肿称为"水气病"。水肿主要与肺、脾、肾三脏的功能失调相关，以头面、眼睑、四肢、腹背，甚至全身浮肿为主要临床特征。根据水肿的病因、病机及症状，本病可分为阳水、阴水、风水、皮水、石水、正水等。

一、阳水 yang edema

定义：本病是由外邪侵袭，闭塞腠理，气机不畅而致水湿泛滥所致的，以面目骤然浮肿，状如卧蚕，按之凹陷，或伴见发热、恶风，病体不虚等为特征的急性水肿病。

出处：《严氏济生方·水肿门》载："阳水为病，脉来沉数，色多黄赤，或烦或渴，小便赤涩，大腑多闭，此阳水也。"

证型：阳水以风水相搏证、湿毒浸淫证、水湿浸渍证、湿热壅盛证等为主。

二、阴水 yin edema

定义：本病是由久病五脏虚衰，气化失司，水湿停蓄，泛溢肌表所致的，以面浮、足肿，或下肢先肿，肿势难消，按之凹陷，抬手不复等为特征的慢性水肿病。

出处：《济生方·水肿门》载："阴水为病，脉来沉迟，色多青白，不烦不渴，小便涩少而清，大腑多泄，此阴水也。"

证型：阴水以脾阳虚衰证、肾阳衰微证、瘀水互结证等为主。

三、风水 wind edema

定义：本病是由风邪侵袭，肺失宣降，不能通调水道，风水相搏，泛溢肌表所致的，以骤然发热，恶风，咽喉肿痛，骨节疼痛，面目浮肿，继而全身浮肿，可伴见气急、尿少、蛋白尿及血压增高等为特征的急性水肿病。

出处：《金匮要略·水气病脉证并治》载："寸口脉沉滑者，中有水气，面目肿大，有热，名曰风水。视人之目窠上微拥，如蚕新卧起状，其颈脉动，时时咳，按其手足上，陷而不起者，风水。"

证型：风水以风水表虚证、风邪郁热证、风水泛滥证等为主。

四、皮水 skin edema

定义：本病是由湿浊困脾，气机失于宣通，水湿泛溢于肌表所致的，以全身浮肿，按之没指，甚或其腹如鼓，伴见肢体肿胀或痛，胸闷，纳呆，不恶风，舌苔白腻，脉浮等为特征的慢性水肿病。

出处：《金匮要略·水气病脉证并治》载："皮水，其脉亦浮，外证胕肿，按之没指，不恶风，其腹如鼓，不渴。"

证型：皮水以湿郁化热证、皮水表实证、湿郁卫表证、湿热内蕴证等为主。

五、石水 stony edema

定义：本病是由风水、皮水等迁延日久，正气渐虚，肝肾阴寒，水湿凝聚下焦，每因外邪引动所致的，以浮肿反复发作，少腹坚肿，胁下胀痛，腹满不喘，面色㿠白，脉沉，伴见持续蛋白尿、高血压等为特征的慢性水肿病。

出处：《金匮要略·水气病脉证并治》载："石水，其脉自沉，外证腹满不喘。"

证型：石水以寒饮内停证、脾虚气滞证、肾阳虚衰证、肝阳亏虚证等为主。

六、正水 typical edema

定义：本病是由脾肾阳虚，水停在里，上迫于肺所致的，以全身水肿，尿少或尿闭，腹满而喘，呈进行性加重等为特征的水肿病。

出处：《金匮要略·水气病脉证并治》载："正水，其脉沉迟，外证自喘。"

证型：正水以脾肾阳虚证、肺肾气虚证、阴阳虚衰证、五脏水证（心水证、肝水证、肺水证、脾水证、肾水证）等为主。

第八节　汗类病（汗病）category of sweating disease

汗类病（汗病）泛指因风寒暑湿等外邪侵袭，营卫失调，腠理开泄，或脏腑虚衰，腠理不固，阴津外漏而引起的出汗异常一类疾病。汗证最早完整出现则见于《医学正传》，虞抟将诸汗出异常统称为汗证并进行了专篇论述。中医对于汗证的认识最早可以追溯至《内经》，其中载汗200余处，其中有魄汗、多汗、夺汗、大汗、漉汗、灌汗、寝汗、夺汗、绝汗、漏泄等称谓，这是迄今为止现存文献最早对汗的分类记载。中魄汗、多汗、夺汗、漏泄等类似于后世之自汗，寝汗则类似于后世之盗汗。

一、自汗 spontaneous sweating

定义：本病是由营卫不和，或正气外越等，导致腠理不固，阴津外泄所致的，以非劳累、炎热、衣着过暖或服用发汗药等因素而时时汗出，动辄益甚为特征的汗病。

出处：《伤寒论·辨太阳病脉证并治上》最早提出自汗，谓之"自汗出"。

证型：肺卫气虚证（肺虚表疏证、肺卫不固证）、营卫不和证、风湿表证（风湿袭表证、风湿犯表证、风湿滞表证、卫分风湿证、卫表风湿证）、湿热蕴蒸证（湿热熏蒸证）。

二、盗汗 night sweating

定义：本病是由阴血不足，阳不恋阴，或湿热氤氲，腠理开泄所致的，以睡时汗出，醒后汗止为特征的汗病。

出处： 本病最早见于《伤寒论·辨太阳病脉证并治下》，载："太阳病，脉浮而动数……头痛发热，微盗汗出。"汉代医圣张仲景在《金匮要略·血痹虚劳病脉证并治》载有相关表述，非常形象地用"盗汗"来命名人们在睡梦中出汗这种病证，之后历代医家均沿用"盗汗"病名。

证型： 以心血不足证、阴虚火旺证为主。

三、黄汗 yellowish sweating

定义： 本病是由营卫不畅，或外感湿热之邪郁蒸所致的，以汗出色黄、染衣等为特征的汗病。

出处： 本病最早见于《金匮要略·水气病脉证并治》，载"黄汗之为病，身体肿，发热，汗出而渴，状如风水，汗沾衣，色正黄如蘖汁，脉自沉。"故名"黄汗"。

证型： 以营卫不畅证、湿热外感证（外感湿热证）为主。

四、血汗 bloody sweating

定义： 本病又名汗血，是由火热外邪侵袭肌腠，卫强营弱，或心肝胃火偏亢，逼血津从毛窍而出，或因气血虚弱，血津不摄所致的，以汗出色红如血，伴见火热或气血不足等为特征的汗病。

出处：《奇效良方·诸血门》《杂病源流犀烛·诸血源流》载："血汗者，或有病，或无病；汗出而色红染衣，亦谓之红汗。"《诸病源候论·汗血候》曰："肝藏血，心之液为汗，言肝心俱伤于邪，故血从肌腠而出也"。此外又可为伤寒阳明热盛时的鼻衄，《三指禅》卷二载："伤寒鼻衄，名曰红汗。热随血解，不必止血，亦不必再发汗。"也有泛指一般鼻衄者。《伤寒家秘的本》载："俗人以血为红汗。"

证型： 以火热炽盛等证为主。

第九节　消渴类病（消渴）category of wasting and thirst disease

消渴泛指因恣食肥甘，或情志过极，房事不节，或温热邪伤，或滥服金石药物等，致使胃热液涸，或肺热化燥、心火偏盛、肾阴受灼，致使气化失常，津液精微不约而下泄等引起的，以多饮、多食、多尿为特征的一类疾病。消渴病首见于《内经》，《灵枢·五变》《素问·通评虚实论》将其称为"消瘅"，并按其发病机制及临床表现之不同，而有"消渴""膈消""肺消""消中"等不同名称。东汉张仲景《金匮要略》首以"消渴"作为篇名，后众医家在论述本病时，多以"消渴"命名。

一、上消 upper consumption

定义： 本病又称膈消，是由上焦燥热，肺热耗损阴津，或胃热液涸所致的，以随饮随渴，小便清利或甜，大便如常等为特征的消渴病。

出处： 上消是以口渴多饮为特点的病证。证名见于《丹溪心法》,《素问》又称膈消、肺消。《证治要诀》则称为消心，《济阴纲目》称高消。

证型： 以肺热津伤证为主。

二、中消 middle consumption

定义： 本病又称消中、痟中、消脾、胃消，是由中焦燥热，胃阴耗损所致的，以善饥多食，形体消瘦，口渴，多饮，大便秘结等为特征的消渴病。

出处： 其内容见于唐代王焘《外台秘要·消中消渴肾消方》。

证型： 以胃热炽盛证、气阴亏虚证为主。

三、下消 lower consumption

定义： 本病又称肾消、痟肾、消肾，是由心火偏盛，肾阴受灼，或蒸化失司，津液精微不约而下泄，肾水亏竭所致的，以口渴引饮，饮一溲二，溲似淋浊，或如膏油，或甜，面黑，耳焦，形体消瘦等为特征的消渴病。

出处：《丹溪心法·消渴》。

证型： 以肾阴亏虚证、阴阳两虚证为主。

四、消渴厥 wasting-thirst syncope

定义： 本病是由久病消渴，阴津亏竭，脏气衰败，痰湿瘀浊化火，或风郁火燔，上扰清空，神明失主所致的，以消渴病至严重阶段，出现头痛，烦躁，呕吐，嗜睡，谵语，甚则神志昏蒙，或伴见呼吸深长而快，闻及烂苹果味，眼窝下陷等为特征的消渴重症。

证型： 以阴阳两虚证为主。

第十章　头身形体病类病名 ▷▷▷▷

第一节　颅脑类病 category of cranial disease

本病泛指由外邪侵袭，或因脏腑虚损，气血逆乱，火郁上冲，风阳上窜，风痰上扰清空，或脑络痹阻、血溢于脑等导致头部或脑功能障碍的一类疾病。

一、中风病（中风／卒中）apoplexy

定义：本病泛指因年老或脏腑虚衰，情志变动，外因诱发，致使风痰入络，或气血逆乱，脑络痹阻，或血溢于脑所引起，以突然昏仆，或半身不遂，口眼㖞斜，肢体麻木，舌謇难言等为特征的一类急慢性颅脑病。

出处：《金匮要略·中风历节病脉证并治》载："夫风之为病，当半身不遂；或但臂不遂者，此为痹。脉微而数，中风使然。"

证型：中风分为中经络和中脏腑。中经络多以风痰入络、风阳上扰、阴虚风动为主。中脏腑中闭证以痰热腑实、痰火瘀闭、痰浊瘀闭为主；另中脏腑可见脱证。中风恢复期和后遗症期可见风痰瘀阻、气虚络瘀、肝肾亏虚等。

（一）缺血性中风 ischemic apoplexy

定义：本病是由年老虚衰，气血亏损，或情绪、饮食等外因诱发，气血逆乱，痰瘀入络，脑络闭阻所致的，以休息、静止或睡眠时突然出现偏瘫、失语，或一过性语言謇涩，短暂昏迷，伴见头晕，一侧肢体麻木或无力等先兆症状为特征的中风病。

（二）出血性中风 hemorrhagic apoplexy

定义：本病是由风眩、脑络痹、胸痹心痛等久病虚损，复加情志刺激，或跌仆惊扰，致使气血逆乱，风阳上窜，痰火内扰，或头颅外伤，脑络破损，血溢于脑所致的，以突然昏仆，不省人事，失语，偏瘫，口噤不开，喉中痰鸣等为特征的中风病急症。

（三）急风病（卒中急风）acute wind disease

定义：本病是由外感温毒疠气直中脏腑，或外因诱发，引动风痰或痰热，上蒙清空，筋脉挛急所致的，以猝然跌仆，心神迷闷，牙关紧急，目睛上视，项背强直，口噤不开，喉闭咽塞，痰鸣如潮，甚或伴见角弓反张，昏迷，抽搐等为特征的中风病急症。

出处：《肘后备急方·治中风诸急方》载："治卒中急风，闷乱欲死方。灸两足大趾下横纹中，随年壮。又别有续命汤。"

（四）口僻（面瘫）deviated mouth

定义：本病是由卫外不固，风邪或夹寒、热、暑湿等乘虚入中面部一侧筋脉，或因风痰阻滞经络，筋脉失养所致的，以突发一侧面部麻木、肌肉瘫痪，口眼向健侧歪斜，额纹消失，眼睑闭合不全，口角流涎，鼻唇沟平坦或消失，言语不利等为特征的中风病。

出处：《灵枢·经筋》载："其病足中指支胫转筋，脚跳坚，伏兔转筋，髀前肿，㿉疝，腹筋急，引缺盆及颊，卒口僻。"

证型：常见风寒袭络、风热袭络、风痰阻络、气虚血瘀证。

（五）风痱（喑痱、中风后遗症）wind paralysis

定义：本病是由年老体衰，中风后风痰蒙蔽清窍，瘀阻经络，或精亏髓空，元神失养所致的，以中风后言语不清，发音难辨，思维迟钝，记忆力锐减，站立不稳，步态慌张，容易跌倒，手足颤动，口角流涎，甚则口不能言，足废不用等为特征的中风病。

出处：《素问·脉解》载："所谓入中为喑者，阳盛已衰，故为喑也。内夺而厥，则为喑俳，此肾虚也，少阴不至者，厥也。"

证型：痰热内闭、元气败脱等证常见。

二、头风病 head wind disease

本病泛指因风邪或夹带寒、热、暑、湿等邪侵袭，或情志变动，肝阳化风，风痰上扰清空，脉络拘急或失养而引起的反复发作性头痛等为特征的一类疾病。

（一）外感头痛 exogenous headache

定义：本病是由感受风、寒、暑、湿等时邪，循经入络，或温热疫毒等邪侵袭，逆乱气血，上犯颠顶，脉络拘急所致的，以突发头痛，可表现为掣痛、跳痛、劈痛、灼痛、冷痛、重痛等，痛无休止，伴见外感相应证候等为特征的头风病。

出处：金代李东垣《兰室秘藏·头痛门》将头痛分为外感和内伤两类。

证型：常见风寒头痛、风热头痛、风湿头痛等。

（二）内伤头痛 endogenous headache

定义：本病是由气血亏虚，脏腑虚损，或五志化火，痰饮、瘀血等内邪上扰清空，经气逆乱、脉络拘急所致的，以头痛时作时止，痛势较缓，多表现为隐痛、胀痛、晕痛、刺痛等，遇情志刺激，或劳累、行经、受风则易发，可伴见脏腑气血不足或内生诸邪等相应征象为特征的头风病。

出处：金代李东垣《兰室秘藏·头痛门》将头痛分为外感和内伤两类。

证型：常见肝阳头痛、血虚头痛、气虚头痛、痰浊头痛、肾虚头痛、瘀血头痛等证型。

（三）偏头风 migraine

定义：本病是由内伤久病，肝阳或郁火、风痰、瘀血等邪内伏，复由外感六淫或情志变动等外因诱发，上攻于头，痹阻经络，或脉络拘急所致的，以头痛偏于一侧，剧烈难忍，突发突止，反复发作等为特征的头风病。

出处：名见《儒门事亲·目疾头风出血最急说》。

证型：同外感头痛及内伤头痛。

（四）厥头痛 reversal headache

定义：本病是由风阳上窜，气血上逆，扰乱清空所致的，以突发剧烈头痛，连及脑户，手足逆冷，恶心、呕吐，烦躁，血压显著增高，或伴见一过性黑蒙，偏瘫，意识模糊等为特征的头风病。

出处：首见于《灵枢·厥病》。

（五）雷头风 thunder-like headache

定义：本病是由风热外攻，或痰火化风，风火夹痰，湿毒郁结，上犯清空所致的，以突发头痛如劈，甚者脑震如雷鸣，头面核块肿痛，伴见恶寒，发热，头痛连目等为特征的头风病。

出处：现存文献首见于《秘传眼科龙木论》，载"初患之时，头面多受冷热，毒风冲上，头旋犹如热病相似，俗称雷头风"。

三、面风痛（面痛）trigeminal neuralgia

定义：本病是由风寒、风热等邪侵袭面部经络，或素体阴虚内热，瘀痰阻滞，经脉受压或经络挛急所致的，以反复短暂发作的一侧面部剧痛或痉挛，伴面肌抽搐等为特征的颅脑病。

出处：本病又名面痛。《证治准绳·杂病》曰："面痛皆属火。"

四、脑络痹 cerebral collateral impediment

定义：本病是由用脑过度，过食肥甘，情志不节，或年老肾虚，致精血亏少，经脉失柔，气血阻痹，或痰浊瘀血阻滞，脑失所养所致的，以头痛，头晕，情志改变，或有肢体麻痹、震颤等为特征的颅脑病。

出处：朱文锋《内科疾病中医诊疗体系》。

证型：常见肾虚血瘀、痰湿内阻、肝阳化风、气虚血瘀、肝肾阴虚、阴阳两虚等证型。

五、脑鸣 cerebral tinnitus

定义：本病是由年老肾虚，或恣情纵欲，损伤肝肾阴精，髓海空虚，或心脾两虚，脑失所养，或痰湿内蕴，情志不畅，火郁化风，风痰上扰清空所致的，以患者自觉脑内鸣响而非耳鸣，可伴见抑郁，焦虑，失眠，烦躁，记忆力下降等为特征的颅脑病。

出处：《杂病源流犀烛·头风痛》曰："有头脑鸣响，状如虫蛀，名曰天蚁。"

证型：脑鸣以肾精亏虚、心脾气虚、脾虚湿阻、肝郁火扰、气滞血瘀等为主。

六、颤病 tremor disease

定义：本病是由感染病邪或中毒、电击等损伤，或因痰浊、瘀血阻痹脑络，经气不利，或年老精血亏虚，脑失所养，虚风内动所致的，以头部或手足颤动，或头摇不能自主，口眼瞤动等为特征的颅脑病。

出处：《赤水玄珠》曰："颤振者，人病手足摇动，如抖擞之状。"《素问·风论》谓："风气循风府而上，则为脑风"。

证型：常见阴虚风动、痰热动风、气血不足、阳虚风动等证。

七、脑萎 brain atrophy

定义：本病是由五脏亏虚，或年老体衰，气血不充，髓海空虚所致的，以进行性健忘，智能减退，可伴见人格障碍，痴呆，震颤等为特征的老年性颅脑病。

出处：古名脑髓消。《灵枢·决气》谓："脑髓消，胫酸，耳数鸣。"傅儒雄"脑萎缩治验"一文见于 1984 年第 6 期《湖南医药杂志》。

证型：常见肾虚精亏、气虚血瘀、痰湿蒙窍等证型。

八、颅脑痈 ulcerative occipital carbuncle

定义：本病是由正虚于内，邪毒内侵，上壅于脑，气血壅滞，蕴而化热，化腐成脓所致的，以头痛时轻时重，甚则剧痛，恶心，呕吐，恶寒，发热，伴见身体相应部位的感觉与运动障碍，甚则意识朦胧等为特征的颅脑病。

第二节　瘿类病 goitered carbuncle

瘿类病泛指因正气不足，或外邪侵袭、情志内伤、水土失宜等，致使气血痰瘀结聚颈前结喉而引起的一类疾病。

一、瘿肿 goiter swelling

定义：本病是由老年气虚，或肝失条达，气滞血瘀，或脾失运化，痰浊内生，痰气、血瘀凝聚于颈部所致的，以颈前漫肿，质地韧硬，颈前喉间可触及结节等为特征的瘿病。

证型：常见气郁痰阻、痰结血瘀、肝火旺盛、心肝阴虚等证。

二、气瘿 qi goiter

定义：本病是由饮食、居住环境缺碘，或因情志失调，禀赋遗传因素等，致使痰气互结、凝聚于颈前所致的，以颈前结喉两侧呈弥漫性肿大，皮色如常，触之柔软，偶有结块，可随喜怒消长等为特征的瘿病。

出处：隋代巢元方《诸病源候论·气瘿候》载："气瘿之状，颈下皮宽，内结突起，腩腩然，亦渐长大，气结所成也。"

证型：常见肝郁脾虚、肝郁肾虚等证。

三、瘿气 hyperthyroidism

定义：本病是由情志内伤，气郁化火伤阴，痰气互结，凝聚于颈前所致的，以颈前肿大，善饥、消瘦，烦躁，心悸，容易激动，畏热、多汗，伴见手颤、突眼等为特征的瘿病。

证型：常见肝郁气滞证、气阴两虚证、痰瘀互结证等。

四、肉瘿 flesh goiter

定义：本病是由情志内伤，痰湿凝聚，或气郁化火，耗伤气阴所致的，以颈前结喉一侧或双侧出现单个或多个柔韧而圆的肿块，能随吞咽而上下移动等为特征的瘿病。

出处：宋代陈无择的《三因极一病证方论》卷十五："皮色不变，即名肉瘿。"

证型：常见肝气郁结、肝肾阴亏、胃热脾弱、痰瘀凝结等证型。

五、筋瘿 sinew goiter

定义：本病是由郁怒伤肝，肝火亢盛，灼烁阴血，颈前络脉怒张所致的，以颈前瘿肿上青筋显露，盘曲形如蚯蚓等为特征的瘿病。

出处：宋代陈无择《三因极一病证方论》载："筋脉露结者，名筋瘿。"

六、侠瘿瘤 hyperparathyroidism

定义：本病是由多种原因导致阴阳气血失调，痰气瘀血互结于结喉之旁所致的，以颈前结节性肿块，疲乏，反应迟钝，食少，便秘，多尿或尿血，骨骼疼痛、畸形甚至骨折等为特征的瘿病。

证型：常见痰瘀凝结、肝郁脾虚、肝肾阴虚、脾肾阳虚等证。

七、瘿痈 goiter abscess

定义：本病是由外感风热邪毒，客于肺胃，内有肝郁胃热，灼津为痰，痰火搏结于颈项所致的，以结喉两旁突发肿块、疼痛，皮色不变或灼热微红，甚或痛引耳后枕部，全身乏力，肌肉疼痛，可伴见发热、多汗、心悸、手颤、喉间梗塞感等为特征的瘿病。

证型：常见肝胆郁热、阴虚火旺、痰瘀互结、脾阳不振等证。

八、瘿劳（劳瘿）overstrained goiter

定义：本病是由瘿病治疗失时，或药物、手术治疗失当，或因脑部肿瘤等，致使脾肾阳虚，气血亏虚，痰湿滞留所致的，以疲乏，畏冷，动作迟缓，嗜睡，神情呆滞，肌肤肿胀，或伴见毛发脱落，性欲减退，脉迟缓等为特征的瘿病。

出处：唐代孙思邈《备急千金要方》卷二十四。

证型：常见肝郁痰阻、脾气虚弱、肝郁脾虚、脾肾阳虚、心肾阳虚、阳气衰竭等证。

第三节 乳房类病 category of breast disease

乳房类病泛指因先天不足，冲任失调，或外邪侵袭，或情志不舒，或嗜食厚味，或乳汁蓄积等而引起乳房与乳络生理功能障碍的一类疾病。

一、乳痈（乳吹）breast abscess

定义：本病是由乳头破碎，感染湿热邪毒，乳络壅阻，或乳汁积滞，胃热壅结，或肝郁化热，肉腐化脓所致的，以乳房部出现大小不等硬结胀痛，乳汁吮吸不畅，继则肿块增大，焮红触痛，日久局部变软，溃流黄稠脓液，甚或伴见寒战、高热等为特征，多见于初产妇的急性乳房病。

出处：乳痈之名首见于晋代皇甫谧的《针灸甲乙经·妇人杂病》载："乳痈有热，三里主之。"

证型：乳痈以气滞热壅、热毒炽盛、正虚毒恋证为主。

（一）男子乳痈 acute male mastitis

定义：本病是由肝肾精亏，阳明热毒壅结于乳络所致的，以男子乳房肿块，局部红肿疼痛，甚则破溃溢脓，可伴见发热、恶寒等为特征的急性乳痈病。

证型：同乳痈。

（二）乳发（脱壳乳痈）suppurative mastitis

定义：本病是由湿热火毒外侵，阻于肝胃两经，结滞于乳房肌肤之间所致的，以乳房红肿热痛，溃后乳房皮肤大片发黑溃腐，甚或伴见烦躁不安，神昏、谵语等热毒内攻等为特征的急性乳痈病。

出处：晋代龚庆宣著《刘涓子鬼遗方》称本病为发乳，是本病病名的最早记载。

证型：常见湿热火毒和火毒内攻等证。

（三）粉刺性乳痈 mammary abscess with acne

定义：本病是由肝郁化热，热毒壅阻于乳腺，肉腐化脓所致的，以多有先天性乳头凹陷畸形，乳头溢液，常有粉渣样物排出，乳晕深部肿块，边界清楚，局部隐痛，单侧发病居多，急性发作时脓液常夹有粉渣样物，病程可达数月或数年，或伴见胸胁胀闷，心烦、易怒等为特征的乳痈病。

出处：1985 年顾伯华主编的《实用中医外科学》中首次提出了"粉刺性乳痈"的病名。

证型：粉刺性乳痈以热毒蕴结、余毒未清为主。

二、乳疽 breast gangrene

定义：本病是由肝郁血凝，或胃热蕴结，乳络壅滞，或邪毒深窜入里所致的，以乳房深处肿块微痛，初起皮色不变，继而肿块渐渐增大，成脓较慢，溃破流出黄脓，溃孔较深，愈合缓慢，且易内陷等为特征的乳房病。

出处：明代汪机《外科理例》。

三、乳漏（乳瘘）breast fistula

定义：本病是由乳痈、乳发、粉刺性乳痈、乳痨等病溃破后，或乳房部外科手术创伤所致的，以乳房或乳晕部见疮口，脓水或乳汁淋沥，久不收口而成瘘管等为特征的乳房病。

出处：明代《外科启玄·乳痈》载："破而脓水淋沥，日久不愈，名曰乳漏。"

证型：常见毒邪未清、气血不足、阴虚内热等证。

四、乳癖 breast lump

定义：本病是由情志内伤，冲任失调，气血痰凝于乳腺所致的，以乳房部位出现形状大小不一的肿块，或伴疼痛，可随月经周期或情绪变化而消长等为特征的周期性乳房病。

出处：乳癖病名最早见于汉代华佗《中藏经》，首次将乳癖定义为乳房肿块为明代龚居中《外科活人定本》。其载"乳癖，此症生于正乳之上，乃厥阴，阳明经之所属也……何谓之癖，若硬而不痛，如顽核之类"。

证型：常见肝气郁结等证型。

五、乳核 breast nodule

定义：本病是由情志所伤，冲任失调，瘀痰互结于乳房所致的，以乳房部出现状如鸡卵的硬结肿块（多为单发），表面光滑，边界清楚，推之能移，很少伴疼痛，大多不随月经周期或情绪变化而消长等为特征的乳房病。

出处：隋代巢元方《诸病源候论》卷四十。

证型：乳核以肝气郁结、血瘀痰凝为主。

六、乳疬 gynecomastia

定义：本病是由先天肾气不足，或后天肝肾亏虚，冲任失调，肝失所养，气滞痰凝所致的，以男性、儿童单侧或双侧乳晕部发生扁圆形肿块，触之疼痛等为特征的乳房病。

出处：《疮疡经验全书》。

证型：乳疬以肝气郁结、肾气亏虚为主。

七、乳头湿疹 eczema of nipple

定义：本病是由肝经湿热，或脾胃虚弱，血虚风燥所致的，以乳头、乳晕部出现群集的小丘疹、疱疹，基底潮红，可有渗出、糜烂等为特征的乳房病。

八、乳头风（乳头破碎）cracked nipple

定义：本病是由肝火或湿热蕴结于乳头、乳蒂及乳晕部所致的，以哺乳时乳头有刀割样疼痛，继之出血，或流黄水、表面结痂，再吸吮则痂脱复结，皲裂扩大，甚或乳晕下形成脓肿，破溃后溢出油脂豆渣样物，常见于哺乳期妇女，且哺乳益痛等为特征的乳房病。

出处：清代高锦庭《疡科心得集·辨乳痈乳疽论》载："乳头风，乳头干燥而裂，痛如刀刺，或揩之出血，或流黏水，或结黄脂。"

证型：肝经湿热多见。

九、乳衄 thelorrhagia

定义：本病是由恚怒忧思过度，肝脾两伤，或肝经火郁，脾失统血所致的，以乳窍溢出少量血性液体，或在乳晕区触及可活动的质软、不痛肿块等为特征的乳房病。

出处：清代顾世澄《疡医大全·乳衄门主论》载："妇女乳房并不坚肿结核；唯乳窍常流鲜血，此名乳衄。"

证型：乳衄以肝气郁结、血瘀痰凝为主。

十、乳泣（儿泣）lactorrhea

定义：本病是由气虚不摄，或肝郁化火，热迫乳汁外溢所致的，以非哺乳期乳汁自溢，或妊娠未产而乳汁先下等为特征的乳房病。

出处：宋代陈自明的《妇人大全良方·产后乳汁自出方论》载："亦有未产前乳汁自出者，谓之乳泣。"

证型：常见肝郁化火、胃气不固证等。

十一、乳悬 mastoptosis

定义：本病是由暴怒气泄，胃虚血燥等所致的，以产后乳头或乳房过度下垂，甚者悬挂于腹前，坠胀不适，或痛不可忍等为特征的乳房病。

出处：《疮疡经验全书》卷十二载："一妇产后，两乳忽细小，下垂过小腹，痛甚，名乳悬。"

第四节　胁肋痛 Hypochondiac and costal pain

定义：本病是由外伤或风热入侵经络，经气不和，胁肋部气血壅遏不通所致的，以胸胁沿肋骨相引掣痛，或呈刺痛，或烧灼样痛，可伴见胸肋骨局部隆起，压痛明显，痛点固定不移，咳嗽、深呼吸或打喷嚏时疼痛加重等为特征的形体病。

出处：《素问·脏气法时论》载："肝病者，两胁下痛引少腹。"

证型：常见证型包括肝郁气滞、肝胆湿热、瘀血阻络、肝络失养等证。

第五节　疝气类病（疝病、疝气）hernia

疝气类病泛指因小儿发育不全，老年体弱，中气不足，或因寒热邪聚阴分，气血不畅，或由哭泣、咳嗽、排便、排尿及七情变动导致腹内负压增高，迫使腹腔内游离脏器突入阴囊而引起的一类疾病。

一、狐疝（气疝）inguinal hernia

定义：本病是由肝气失于疏泄，或小儿、老年气弱，或腹内压力增加时，使肠管等腹内器官滑入阴囊所致的，以腹股沟处有肿物突起、胀痛，平卧可回纳，直立或咳嗽等则复出，时大时小，如狐之出入无常等为特征的疝病。

出处：《灵枢·五色》载："男子色在于面王，为小腹痛；下为卵痛；其圜直为茎痛，高为本，下为首，狐疝㿉阴之属也。"

证型：常见肝郁气滞、中气下陷、寒湿凝滞证等。

二、水疝 water hernia

定义：本病是由水湿潴积于阴囊所致的，以一侧或双侧阴囊肿大如囊状，坠胀不适，睾丸不可触及，伴见皮色不变，透光试验阳性等为特征的疝病。

出处：元代张从正《儒门事亲·疝本肝经宜通勿塞状》载："水疝，其肾囊肿痛，阴汗时出；或囊肿而状如水晶；或囊痒而燥出黄水；或少腹中按作水声。"

证型：常见肾气亏虚证、寒湿凝聚证、湿热下注证、瘀血阻络证等。

三、血疝 blood hernia

定义：本病是由跌打损伤，或因手术伤损，阴囊血瘀所致的，以阴囊肿大，皮色紫暗等为特征的疝病。

出处：隋代巢元方《诸病源候论》载："一曰石疝，二曰血疝，三曰阴疝，四曰妒疝，五曰气疝，是为五疝也。"

四、筋疝 sinew hernia

定义：本病是由气血瘀滞，阴囊血脉回流不畅所致的，以阴囊筋脉曲张如蚯蚓状，伴有坠胀感等为特征的疝病。

出处：元代张从正《儒门事亲》。

证型：常见气滞血瘀、湿热蕴结、肝肾阴虚、肾阳不足、气血两虚等证型。

第六节　痹症类病 category of impediment disease

《内经》最早提出"痹"，并列有专篇。指由于风、寒、湿、热等邪气痹阻经络，导致以肢体筋骨、关节、肌肉等处疼痛、重着、酸楚、麻木，或关节屈伸不利、僵硬、肿大、变形等为主症的疾病。汉代张仲景《金匮要略》载有湿痹、血痹、历节之名。痹症初期邪在经脉，累及筋骨、肌肉、关节，以实证为主，基本病机为风、寒、湿、热、痰、瘀等邪气滞留肢体、筋脉、关节、肌肉，经脉闭阻，气血不通。根据痹症的病因、病机及症状，分为风寒湿痹及热痹、燥痹、尪痹、周痹、历节风、鹤膝风等。

一、风寒湿痹 wind-cold-dampness impediment

定义：本病是由风寒湿杂至为病，侵袭肌肉骨节，致使气血运行不畅，经络痹阻所致的，以关节和（或）肌肉呈游走性酸楚、重着、疼痛、肿胀，可伴见晨僵，屈伸不利，甚或关节变形等为特征的肢体痹病。

出处：《素问·痹论》载："风寒湿三气杂至，合而为痹也。"

证型：风寒湿痹以风痹、寒痹、湿痹为主。

（一）行痹（风痹）migratory impediment

定义：本病是由风邪为主侵袭人体肢节及肌肉所致的，以各关节及肌肉等呈游走性疼痛等为特征的肢体痹病。

出处：《素问·痹论》载："其风气胜者为行痹。"

（二）痛痹（寒痹）painful impediment

定义：本病是由寒邪为主侵袭人体肢节所致的，以所侵犯关节冷痛、固定不移，得热则舒等为特征的肢体痹病。

出处:《素问·痹论》载:"寒气胜者为痛痹。"

(三) 着痹 (湿痹) fixed arthralgia

定义:本病是由湿邪为主侵袭人体肢节所致的,以所侵犯关节及肌肉等处重着酸痛,固定不移,或患处关节肿胀等为特征的肢体痹病。

出处:《素问·痹论》载:"湿气胜者为著痹也。"

二、热痹 heat impediment

定义:本病是由热毒或湿热流注关节,或内有蕴热,复感外邪,邪热搏结于肢节所致的,以所侵犯肢节红肿灼热,痛不可触,屈伸不利,得冷稍舒,或伴见发热,口渴,小便短赤等为特征的肢体痹病。

出处:《素问·痹论》载:"阳气多,阴气少,病气胜,阳遭阴,故为痹热。"

证型:热痹以风热痹阻证、风湿热痹证、湿热阻痹证、邪热痹阻证、热毒痹阻证、阴虚内热证、痰瘀热痹证为主。

三、尪痹 arthral impediment

定义:本病是由风寒湿热之邪留滞于筋骨关节,久病入络,损伤肝肾阴血所致的,以关节晨僵,小关节对称性多发性肿痛,活动受限,甚至关节僵硬、变形等为特征的肢体痹病。

出处:1981 年由焦树德在"中华全国中医学会内科学会成立暨首届学术交流会"首次作为病名提出,用于统一规范医学典籍中指代"关节变形、骨质受损"的痹病。

证型:尪痹以风寒湿阻证、风湿热郁证、痰瘀互结证、肾虚寒凝证、肝肾阴虚证、气血两虚证为主。

四、肢痹 limb impediment

定义:本病是由邪客经络,经气不畅,阳气郁遏不伸,气血痹阻于四末所致的,以四肢末端对称性麻木不仁,疼痛等感觉消失,严重者可渐延至肘、膝部等为特征的肢体痹病。

出处:《吴鞠通医案》载:"梁,二十二岁,壬申年六月初四日,温热,自汗,脉浮,舌满白,最忌足三阳表药发汗……十二日,肢痹。"

证型:肢痹以阴虚血燥证、气虚血瘀证、肝肾亏虚证为主。

五、皮痹 skin impediment

定义:本病是由营卫不和,风寒湿邪或热毒乘虚凝结皮肤,瘀阻经络,或内舍于脏腑所致的,以局部或全身皮肤进行性肿硬、萎缩,严重者可累及脏腑等为特征的痹病。

出处:《素问·痹论》载:"帝曰:其有五者何也?岐伯曰……以秋遇此者为皮痹……皮痹不已,复感于邪,内舍于肺……肺痹者,烦满喘而呕。"

证型：皮痹以邪实候（寒湿痹阻证、湿热痹阻证）、正虚候（气血亏虚证、脾肾阳虚证）、痰瘀候（痰阻血瘀证、寒凝血瘀证）等为主。

六、肌痹（肉痹）muscle impediment

定义：本病是由热毒与痰湿郁于肌腠，滞留不去，肌肤失养所致的，以对称性近端肌肉乏力、疼痛、麻木，或有肌肉萎缩，伴见眼睑等部位紫红色斑等为特征的肢体痹病。

出处：《素问·痹论》载："帝曰：其有五者何也？岐伯曰……以至阴遇此者为肌痹……肌痹不已，复感于邪，内舍于脾……脾痹者，四支解墯，发咳呕汁，上为大塞。"

证型：肌痹以邪实候（湿阻肌肤证、湿热痹阻证、毒热入络证）、正虚候（脾胃虚弱证、气血亏虚证）、痰瘀候（气虚痰瘀证）等为主。

七、筋痹 sinew impediment

定义：本病是由过度劳累或扭伤，筋脉受伤，或风寒湿热等邪客于筋脉，或痰湿流注于筋脉，气血痹阻所致的，以四肢筋脉拘挛、掣痛或肿胀，渐及肌肉、关节肿胀，皮色暗红，屈伸不利等为特征的肢体痹病。

出处：《素问·痹论》载："帝曰：其有五者何也？岐伯曰……以春遇此者为筋痹……筋痹不已，复感于邪，内舍于肝……肝痹者，夜卧则惊，多饮，数小便，上为引如怀。"

证型：筋痹以邪实候（寒湿阻滞证、湿热蕴结证）、正虚候（肝肾亏虚证）、痰瘀候（痰瘀气滞证）等为主。

八、脉痹 vessel impediment

定义：本病是由风寒湿邪客于血脉，气血痹阻不通所致的，以寸口或趺阳脉伏，两侧血压不对称，患肢乏力、麻木或疼痛，伴见间歇性跛行，皮肤变色等为特征的肢体痹病。

出处：《素问·痹论》载："帝曰：其有五者何也？岐伯曰……以夏遇此者为脉痹……脉痹不已，复感于邪，内舍于心……心痹者，脉不通，烦则心下鼓，暴上气而喘，嗌干善噫，厥气上则恐。"

证型：脉痹以邪实候（风寒湿阻证、湿热痹阻证）、正虚候（气血亏虚证）、痰瘀候（气郁血瘀证、痰浊瘀阻证）等为主。

九、骨痹 bone impediment

定义：本病是由风寒湿邪久羁，或年老体衰，骨失充养，骨质脆弱所致的，以骨骼疼痛，患处关节僵硬变形，活动受限，肢体麻木无力，甚或腰背伛偻，足挛不伸，骨痿不起，腰痛等为特征的肢体痹病。

出处：《素问·痹论》载："帝曰：其有五者何也？岐伯曰：以冬遇此者为骨痹……

故骨痹不已，复感于邪，内舍于肾……肾痹者，善胀，尻以代踵，脊以代头。"

证型：骨痹以邪实候（寒湿阻滞证、湿热蕴结证）、正虚候（肝肾亏虚证）、痰瘀候（痰瘀气滞证）等为主。

十、脊痹 spine impediment

定义：本病是由肾虚于先，寒邪深入骨髓，使气血凝滞，脊失温煦所致的，以腰脊疼痛，或背部酸痛，肌肉僵硬沉重，阴雨天及劳累加重，甚或两胯活动受限，脊柱弯曲变形、强直僵硬等为特征的肢体痹病。

出处：《阴阳十一脉灸经》载："钜阳脉……脊痛，要（腰）以（似）折。"《素问·风论》载："脊痛不能正立。"古代文献无脊痹病名，现代娄多峰在《娄多峰治痹病精华》的"腰脊痹病"中最早提出脊痹之名。

证型：脊痹以邪实候（风湿痹阻证）、正虚候（肝肾阴虚证、阳虚督寒证）、痰瘀候（瘀血痹阻证）等为主。

十一、血痹 blood impediment

定义：本病是由风寒诸邪侵袭血脉，复加寒凉、情志刺激，致使络脉挛急，营血不从所致的，以阵发性的肢末（多为手指）呈对称性间歇发白、紫暗或潮红，或见红斑，伴见指节冷痛，遇冷加重等为特征的肢体痹病。

出处：《灵枢·九针论》载："邪入于阳，则为狂；邪入于阴，则为血痹。"

证型：血痹以营卫不和证、气血虚弱证、阳虚阴涩证、血虚寒凝证、血虚痰瘀证、瘀血阻络证等为主。

十二、偏痹 hemilateral impediment

定义：本病是由腰部闪挫，长期劳伤劳损，或寒湿侵袭，痹阻经脉所致的，以腰痛向一侧下肢后外侧放射，伴见局部麻木、疼痛，腹压增加时疼痛加重，活动受限等为特征的肢体痹病。

出处：《素问·本病论》载："民病卒中偏痹，手足不仁。"

证型：偏痹以阳虚寒凝证、阴虚邪阻证、气血亏虚证、肝郁气滞证、气滞血瘀证等为主。

十三、周痹 general impediment

定义：本病是由体虚而风寒湿热诸邪侵入血脉、肌腠，痹阻气血所致的，以全身游走性关节掣痛，左右不对称，或伴见肢体沉重、麻木，骨节红肿，项背拘急等为特征的反复发作性肢体痹病。

出处：《灵枢·周痹》载："周痹者，在于血脉之中，随脉以上，随脉以下，不能左右，各当其所。"

证型：周痹以风寒湿痹证、风湿热痹证、痰湿阻络证、瘀血阻络证、气血亏虚证等为主。

十四、顽痹 obstinate impediment

定义：本病是由风寒湿痹久病不已，复加劳累损伤，或年老虚衰，经络痹阻，肢节不得充养所致的，以固定部位的筋骨关节反复发作性疼痛，麻木不已，骨节变形，活动受限，遇风寒加重等为特征的肢体痹病。

出处：《诸病源候论·风痹诸候·诸癫候》载："夫病之生，多从风起，当时微发，不将为害。初入皮肤里，不能自觉。或流通四肢，潜于经脉，或在五脏，乍寒乍热，纵横脾肾，蔽诸毛腠理，壅塞难通，因兹气血精髓乖离，久而不治，令人顽痹。"

证型：顽痹以寒湿痹阻证、湿热痹阻证、痰瘀痹阻证、气滞血瘀证、肝肾不足证等为主。

十五、历节风 multiple arthralgia

定义：本病是由风寒湿邪侵入经脉，或邪郁化热，流注于关节所致的，以关节肿痛，或红肿热痛，痛势剧烈，游走不定，屈伸不利，昼轻夜重等为特征的肢体痹病。

出处：《金匮要略·中风历节病脉证并治》载："汗出入水中，如水伤心。历节黄汗出，故曰历节。"

证型：历节风以正虚候（气血两虚证、脾肾阳虚证、肝肾阴虚证）、邪实候（风寒湿阻证、湿热痹阻证、热毒阻络证）、痰瘀候（痰瘀阻络证）等为主。

十六、鹤膝风 crane knee phlegm

定义：本病是由久痹不已，损伤气血，阴寒凝滞于膝部所致的，以风寒湿痹或历节风等迁延不愈，膝关节肿痛，股胫瘦削，形如鹤膝，活动受限等为特征的肢体痹病。

出处：《圣济总录》载："治脚膝风。俗名鹤膝风。"

证型：鹤膝风以寒湿凝滞证、湿热壅阻证、肿疡化腐证、阳虚阴疽证、肝肾阴虚证等为主。

十七、腰痹 lumbar impediment

定义：本病是由外伤、劳损或寒湿侵袭腰部所致的，以腰部长期或反复发作性疼痛，弯腰、受寒或劳累加重，甚或活动受限等为特征的肢体痹病。

出处：腰痹之名，清代以前医家均未明确提出，多以"腰痛"之名论述。最早《阴阳十一脉灸经》对本病就有描述："钜阳脉主治，其所产病……北（背）痛，要（腰）痛，尻痛。"清代董西园《医级·杂病·痹》最早提出"腰痹"之名。

证型：腰痹以寒湿腰痛证、湿热腰痛证、瘀血腰痛证、气血不足证、肝肾阴虚证等为主。

肾着（寒湿腰痛）kidney affection by cold dampness

定义：本病是由寒湿侵袭腰部，痹阻经脉所致的，以腰部冷痛重着，转侧不利等为特征的肢体痹病。

出处：《金匮要略·五脏风寒积聚病脉证并治》载："肾着之病，其人身体重，腰中冷，如坐水中，形如水状，反不渴，小便自利，饮食如故，病属下焦，身劳汗出，衣里冷湿，久久得之，腰以下冷，腹重如带五千钱。"

十八、大偻 dyphosis

定义：本病是由肾督亏虚，风寒湿热诸邪侵袭，致使筋骨脊柱伤损所致的，以腰骶胯疼痛，腰脊僵直，活动受限，渐及胸颈，腰椎生理弯曲消失，乃至腰弯、背突、颈重、肩随，屈伸转侧不利，可伴见膝腿乏力，关节游走窜痛，遇寒加重，或五心烦热等为特征的肢体痹病。

出处：《素问·生气通天论》载："阳气者，精则养神，柔则养筋。开阖不得，寒气从之，乃生大偻。"

证型：大偻以肾虚督寒证、邪郁化热证、痰瘀痹阻证等为主。

十九、膝痹 knee impediment

定义：本病是由久站、负重等经年劳伤，或老年精血亏虚，膝失充养，经气不利所致的，以膝部长期固定疼痛、肿胀，关节僵硬，活动障碍，关节内有骨摩擦音等为特征的肢体痹病。

出处：《针灸甲乙经》载："膝寒痹，不仁，不可屈伸，髀关主之。"

证型：膝痹以风寒湿痹证、风湿热痹证、湿热痹阻证、肝肾亏虚证、脾肾阳虚证等为主。

二十、腿风 restless legs syndrome

定义：本病是由风邪客于营卫，气血涩滞，经气失常所致的，以小腿深部出现难以忍受的酸麻灼痛感，或虫爬、瘙痒感，针刺样疼痛，偶可波及上肢，交互活动患肢，改换体位，徘徊走动或捶打患部时症状减轻，停止活动后症状复现，从而影响睡眠等为特征的肢体痹病。

出处：《医学纲目·肝胆部·中风》载："世又称为左瘫右痪，及腿风，乃中倒后之证，邪之浅者如此也。"

证型：腿风以营卫不足，阴血涩滞证等为主。

二十一、足跟痹 heel impediment

定义：本病是由跟骨劳损，或外伤久治不愈，或年高肝肾亏虚，筋骨失养，骨质变形，或生成骨刺所致的，以足跟疼痛、麻木，局部压痛，行走时加重等为特征的肢体痹病。

出处: 《丹溪心法》载:"足跟痛,有痰,有血热。"

证型: 足跟痹以寒湿痹阻证、湿热蕴结证、瘀血痹阻证、肾精亏虚证等为主。

二十二、转筋(腓腨转筋)muscle cramp

定义: 本病是由下肢受寒,或老年经气不利,肢体筋肉痉挛所致的,以小腿或指趾筋肉掣痛、僵硬,屈伸不得,局部扳伸、搓揉、热敷即可缓解等为特征的发作性肢体痹病。

出处: 《灵枢·经筋》载:"足少阳之筋……其病小指次指支转筋,引膝外转筋。"

证型: 转筋以脾阳不足证、阴津亏虚证、血虚气弱证、湿热淫筋证等为主。

二十三、痛风 gout

定义: 本病是由饮食失宜,脾肾不足,外邪痹阻,湿热互结,或痰瘀沉积于关节周围所致的,以踇趾、跖趾关节、足背、足跟、踝、指、腕等小关节红肿剧痛,关节畸形,形成痛风石,伴见实验室检查高尿酸血症等征象为特征的反复发作性肢体痹病。

出处: 《丹溪心法》载:"四肢百节走痛是也。他方谓之白虎历节风证。"

证型: 痛风以热毒炽盛证、湿热蕴结证、寒湿痹阻证、瘀血阻络证、痰瘀阻络证、气血两虚证、痰浊阻滞证、肝肾阴虚证等为主。

二十四、燥痹 dry impediment

定义: 本病是由感受燥热之邪,或湿寒内伏,蕴久化燥,耗伤阴液,痹阻气血,致使脏腑官窍、皮肤筋骨皆失濡养所致的,以口眼鼻咽干燥,唾沫涕泪减少或无,目涩或微痛,肌肤干涩,少汗或无汗,骨节疼痛,关节僵硬、变形、屈伸不利,甚或肌肤枯涩,皮肤甲错,并发多器官、多系统损害等为特征的痹病。

出处: 《素问直解·痹论》载:"谓寒合于湿,热合于燥也……燥痹逢热,则筋骨不濡,故纵。纵,弛纵也,弛纵则痛矣。"

证型: 燥痹以阴虚热毒证、阴虚血瘀证、阴虚津亏证(肺阴亏虚、心阴亏虚、胃阴亏虚、肝肾阴虚)、气虚津亏证等为主。

第七节 痿证类病 category of wilting disease

《黄帝内经·痿论》提出本病且阐述了其病因病机、分类及治疗原则。痿证泛指因湿热浸淫,伤及筋脉,或情志所伤,或先天不足及年老肾衰,肝肾亏损,肺脾气虚等致使筋骨、肌肉等失于濡养而引起的一类疾病。临床以下肢痿弱较多见,称为"痿躄"。《素问·痿论》指出本病的主要病因是"肺热叶焦",肺燥则不能输精于五脏,因而五体失养,导致痿软证候,并将痿证按照病因、证候的不同,分为皮痿、脉痿、筋痿、骨痿、肉痿五痿。《素问·生气通天论》指出:"因于湿,首如裹,湿热不攘,大筋缏短,小筋弛长，缓短为拘，弛长为痿。"其认为湿热也是痿证成因之一。根据痿证的病因、病机及症状，本病分为脉痿、痿躄、肌痿、痿痹、腲腿风等。

一、脉痿（心痿）vessel wilting

定义：本病是由心热而血气上逆，致使下部血脉空虚，或因失血过多，脉失濡养所致的，以下肢肌肉萎缩，足胫软弱，不能站立，膝、踝关节不能提屈等为特征的肢体痿病。

出处：《素问·痿论》载："心主身之血脉……心气热，则下脉厥而上，上则下脉虚，虚则生脉痿，枢折挈，胫纵而不任地也。"

证型：脉痿以心气热证、心血虚证等为主。

二、痿躄 atrophic wilting

定义：本病是由先天不足，或后天失调，复加湿热痰浊阻滞，筋脉失养所致的，以下肢进行性麻痹不仁，痿弱无力，肌肉萎缩，不能随意运动等为特征的肢体痿病。

出处：《素问·痿论》载："五脏因肺热叶焦，发为痿躄。"

证型：痿躄以肺热津伤证、肝肾亏虚证、湿热浸淫证和脾胃亏虚证等为主。

三、肌痿（肉痿、脾痿）muscular wilting

定义：本病是由脾虚失运，不能输精以濡养肌肉，或湿浊伤及经络、肌肉所致的，以肌肉萎缩，麻痹不仁，肢体痿弱、无力、不用等为特征的肢体痿病。

出处：《素问·痿论》载："脾主身之肌肉……脾气热，则胃干而渴，肌肉不仁，发为肉痿。"

证型：肌痿以脾胃虚弱证、肝肾亏虚证、气血两亏证、气虚血瘀证等为主。

四、痿痹（肢痿）wilting impediment

定义：本病是由感染寒湿热毒，或接触毒物、饮食失节，痰瘀等邪痹阻经络，或因精血亏虚，筋肉失养所致的，以四肢末端对称性感觉与运动障碍，肌肉萎缩，皮肤薄嫩干燥，出汗异常等为特征的肢体痿病。

出处：《素问·气交变大论》载："复则埃郁，大雨且至，黑气乃辱，病骛溏腹满，食饮不下，寒中肠鸣，泄注腹痛，暴挛痿痹，足不任身，上应镇星、辰星，玄谷不成。"

证型：痿痹以湿热浸淫证、寒湿阻滞证、气血亏虚证、肝肾亏虚证、气滞血瘀证等为主。

五、腲腿风（腲腿，腲退）leg wind wilting

定义：本病是由风邪侵于分肉，流于血脉，营卫涩而不行，或脏腑虚弱，风湿热稽留于肌腠所致的，以四肢不收，腰脚缓弱无力，肌肉不仁或虚满，或肢节疼痛等为特征的肢体痿病。

出处：《诸病源候论·风腲退候》载："风腲退者，四肢不收，身体疼痛，肌肉虚满，骨节懈急，腰脚缓弱，不自觉知是也。由皮肉虚弱，不胜四时之虚风，故令风邪侵于分肉之间，流于血脉之内，使之然也。经久不瘥，即变成水病。"

证型：腲腿风以风邪入络证、肾虚湿痹证、风湿痹阻证等为主。

六、筋痿（肝痿）sinew wilting

定义：本病是由痉痹、骨痹等久病卧床不起，精气亏损，筋脉失养所致的，以肢体挛急，屈不能伸，渐至痿弱不用等为特征的肢体痿病。

出处：《素问·痿论》载："肝主身之筋膜……肝气热，则胆泄口苦，筋膜干。筋膜干则筋急而挛，发为筋痿。"

证型：筋痿以肝气亢盛证、肝肾亏虚证为主。

七、骨痿（肾痿）bone wilting

定义：本病是由邪热伤阴，或长期过劳，肾精亏损，阴虚火旺，使骨枯髓减所致的，以腰脊酸软，艰于直立，甚或伛偻，下肢肌肉萎缩，不能行动，伴见面色黧黑，齿枯龈萎等为特征的肢体痿病。

出处：《素问·痿论》载："肾气热，则腰脊不举，骨枯而髓减，发为骨痿。"

证型：骨痿以肝肾阴虚证、肾阳虚证、肾精不足证、气血两虚证、气滞血瘀证、肾虚血瘀证为主。

八、骨蚀 bone erosion

定义：本病是由体虚，邪毒侵蚀入骨，或因筋骨伤损，致使气血凝滞，经脉受阻所致的，以患部骨痛，肌肉萎缩，跛行，患肢缩短，但局部无化脓等为特征的肢体痿病。

出处：《灵枢·刺节真邪》载："虚邪之入于身也深，寒与热相搏，久留而内著，寒胜其热，则骨疼肉枯；热胜其寒，则烂肉腐肌为脓，内伤骨，内伤骨为骨蚀。"

证型：骨蚀以气滞血瘀证、肾虚血瘀证、痰瘀互结证、肝肾亏虚证等为主。

第八节 脚气病 beriberi

脚气病首见于《金匮要略·中风历节病脉证并治》，其载："乌头汤方，治脚气疼痛，不可屈伸。"本病指因外感湿邪风毒，或脾虚纳少，营亏气弱，或饮食偏嗜，湿热流注于脚所致的，以腿脚软弱无力，肌肉酸痛，继而踝、足麻木及灼痛感，肌肉压痛或挛急、肿胀，或肌肉枯萎，可伴见足和趾下垂等为特征。根据脚气病的病因、病机和症状，分为干脚气、湿脚气、脚气冲心。

一、干脚气 dry beriberi

定义：本病是以腿脚麻痛，肌肉萎缩、挛急，可伴见恍惚，谵妄，足和趾下垂，异常步态，膝反射消失等为特征的脚气病。

出处：《太平圣惠方·治干脚气诸方》载："夫干脚气者，由肾虚，庶事不节，或当风取凉，卧不覆足，或行立湿地，或夏月以冷水食饮减少。肌体羸瘦，心腹气滞，大便不通，风毒上冲，心神烦闷，四肢无力。其候，脚膝不肿。故名干脚气也。"

证型：干脚气以热伤营血，筋脉失养为主。

二、湿脚气 damp beriberi

定义：本病是以腿脚肿胀酸软，伴见心悸，发绀，浮肿，心脏扩大等为特征的脚气病。

出处：《太平圣惠方·治湿脚气诸方》载："夫湿脚气者，由体虚，当风卧湿，醉后取凉，风湿毒气，搏于脚膝之所致也。此膀胱宿有停水，经络痞涩，不得宣通，即先肿满，渐攻心腹，毒气不散，入四肢疼，心胸躁闷，上气喘急，咳唾稠黏，面目虚浮，腹胁胀满，见食呕吐，壮热头疼通秘涩，风毒凝滞，皮肤生疮。其候，脚膝浮肿。故名湿脚气也。"

证型：湿脚气以瘀血寒毒证、寒湿脚气证、湿热脚气证等为主。

三、脚气冲心 beriberi ramming the heart

定义：本病是由久病正虚，湿毒乘虚凌心所致的，以脚气久治不已，腿脚痿软，伴见心悸，端坐呼吸，面唇青紫，神志恍惚，恶心，呕吐，浮肿等为特征的脚气病重症。

出处：《金匮要略·中风历节病脉证并治》载："矾石汤，治脚气冲心。"

证型：脚气冲心以湿脚气攻心证（湿毒上攻伤阳）、干脚气攻心证（湿火壅盛，毒气上攻）为主。

第九节　干燥病 xerosis

定义：本病是由素体阴虚，或因感染邪毒，致使津伤阴损，肌肤、清窍、关节失却濡养所致的，以口鼻干燥，眼干或涩痛，眼有异物感，可伴见无汗，皮肤干燥，骨节疼痛等为特征的病证。

出处：干燥病在古代医学文献中虽未有病名确切记载，但其繁复的证候在许多中医文献中都有渗透。通过其致病因素以及临床表现，现代大多数学者认为本病应该归于"燥证"范畴。

证型：干燥病以外感燥毒证、阴虚内热证、湿热内蕴证和瘀血阻滞证等为主。

第十节　侏儒 dwarfism

定义：本病是由颅脑外伤，颅内生瘤，感染邪毒，或先天不足，髓海失充，长期营养不良，脾胃亏虚，生长发育停滞所致的，以躯体生长迟缓，骨骼发育不全，身材较同性别、同年龄者异常矮小，性器官不发育及第二性征缺乏，智力发育正常等为特征的形体病。

证型：侏儒症以肾精亏虚证、肾阳不振证、脾肾两虚证、脾胃虚弱证、肝血虚证等为主。

第十一节　肥胖病 obesity

定义：本病是由暴饮暴食，嗜食肥甘，长期喜卧好坐，脾失健运，或肾阳虚衰，聚湿生痰，痰湿脂膏积聚所致的，以形体臃肿肥胖，皮下脂肪丰厚且分布均匀，体重超过同性别、同年龄、同身高健康者标准体重 20% 以上，并伴有困倦、少气懒言、动则气喘、动作迟缓等为特征的形体病。

出处：《素问·异法方宜论》曰："其民华食而脂肥。"《素问·通评虚实论》曰："甘肥贵人，则膏粱之疾也。"《素问·奇病论》曰："此人必数食甘美而多肥也。"

证型：肥胖病以胃热滞脾证、痰湿内盛证、脾虚不运证、脾肾阳虚证等为主。

第十二节　糙皮病 pellagra

定义：本病是由饮食不调，结构单一，导致脾胃受损，气血生化乏源，肌肤失养所致的，以易受日光照射的皮肤出现对称性红斑，继而形成粗糙苔藓样改变，并会脱屑，伴见口腔溃疡，腹痛，腹泻，肢体末端感觉减退，甚或烦躁、失眠、抑郁、痴呆，乃至谵妄、神昏等为特征的形体病。

证型：糙皮病以风热血燥证、气血两虚证、血虚夹瘀证等为主。

第十一章 皮肤黏膜类病名 ▷▷▷▷

第一节 皮肤类病（皮肤病）category of skin disease

一、热疮（热气疮、火燎疮）heat sore

定义：本病是由外感风温热毒，阻于肺胃二经，蕴蒸皮肤，或肝经湿热下注，阻于阴部而成疮，或因反复发作，热邪伤津，阴虚内热所致的，以皮肤黏膜交界处的成群水疱，自觉灼热瘙痒，一般无全身症状为特征的病证。

出处：《刘涓子鬼遗方》载："治小儿热疮，水银膏方……治热疮，生地黄膏方……治热疮，蛇床子膏方……治热疮，木兰膏方……治热疮，黄连膏方……上五味为末，用猪脂以意调和涂之。"

证型：以肺胃热盛、肝经湿热、阴虚内热等证为主。

二、蛇串疮（蛇丹、缠腰火丹）snake-clustered sores

定义：本病是由情志内伤，肝经郁热；或饮食不节，脾失健运，湿热内蕴外溢肌肤而生，或感染毒邪，湿热火毒蕴积肌肤所致的，以皮肤上出现红斑、水疱或丘疱疹，累累如串珠，排列成带状，沿一侧周围神经分布区出现，局部刺痛或伴臖核肿大为特征的病证。

出处：《外科大成·缠腰火丹》载："俗名蛇串疮，初生于腰，紫赤如疹，或起水疱，痛如火燎。"

证型：以肝经郁热、脾虚湿蕴、气滞血瘀等证为主。

三、黄水疮（浸淫疮、滴脓疮、脓窝疮）impetigo

定义：本病是由暑热、湿邪客于肌肤或脾虚湿蕴，复感风热湿毒，引起气机不畅，疏泄障碍，熏蒸肌肤所致的，以颜面、四肢等暴露部位出现脓疱、脓痂为特征的病证。

出处：《医宗金鉴》载："黄水疮如粟米形，起时作痒破时疼，外因风邪内湿热，黄水浸淫更复生。此证初如粟米，而痒兼痛，破流黄水，浸淫成片，随处可生。由脾胃湿热，外受风邪，相搏而成。宜服升麻消毒饮，热甚外用青蛤散敷之，湿盛碧玉散敷之即效，痂浓用香油润之，忌见水洗。"

证型：以暑湿热蕴、脾虚湿蕴等证为主。

四、疣病（疣）wart

定义：本病由风热毒邪搏于肌肤而生，或怒动肝火，肝旺血燥，筋气不荣，肌肤不润所致的，以生在皮肤浅表的小而粗糙、坚硬的生长物，颜色与正常皮肤相似为特征。

出处：《五十二病方》载："即燔其末，以久（灸）尤（疣）末，热，即拔尤（疣）去。"

证型：以风热毒蕴、肝气郁结、气滞血瘀等证为主。

（一）疣目（千目疣、枯筋箭）thorny wart

定义：本病是由外感邪毒，肝失疏泄，气血失和，血瘀筋燥所致的，以黄豆大小或更大的灰褐色、棕色或皮色菜花状丘疹，质地坚硬，境界清楚为特征的病证。

出处：《诸病源候论·疣目候》载："疣目者，人手足边忽生如豆，或如结筋，或五个或十个，相连肌里，粗强于肉，谓之疣目。此亦是风邪搏于肌肉而变生也。"

证型：以风热血燥、湿热血瘀等证为主。

（二）扁瘊 flat wart

定义：本病是由皮肤腠理不密，卫外失固，风热毒邪趁虚而入，风热毒蕴；热邪蕴结肌肤，气血凝滞，经络不畅，热蕴络瘀，搏于肌表所致的，以皮损为米粒到黄豆大小扁平丘疹，圆形或椭圆形，表面光滑，质硬，淡褐色或正常皮色，可沿抓痕呈条状排列为特征的病证。

出处：《外科枢要》载："疣属肝胆少阳经，风热血燥，或怒动肝火，或肝客淫气所致。盖肝热水涸，肾气不荣，故精亡而筋挛也。"

证型：以风热蕴结、热瘀互结等证为主。

（三）鼠乳（水瘊）rat-nipple wart

定义：本病是由腠理不密，复感风热毒邪，蕴阻肌肤而发，或肝经郁热，脾虚生痰，痰热相搏于肌肤腠理所致的，以皮损为蜡样光泽的半球形丘疹，顶端脐窝状凹陷，能挤出乳酪样物为特征的病证。

出处：《诸病源候论·鼠乳候》载："鼠乳者，身面忽生肉，如鼠乳之状，谓之鼠乳。此亦是风邪搏于肌肉而变生也。"

证型：以风热毒蕴、脾虚湿阻等证为主。

（四）线瘊 thready wart

定义：本病是由肝经血燥，血不养筋，筋气不荣，复遭风、湿、热毒之邪相乘而致气血瘀滞、外搏肌肤而生，以眼睑、颈、颔等处赘生物如丝线状为特征的病证。

出处：《续名医类案》载："颈侧常生小疣子，屡散屡发。"

证型：以风热血燥、湿热血瘀等证为主。

（五）臊疣（瘙瘊）verruca acuminate

定义：本病是由性滥交或房事不洁，感受秽浊之毒，毒邪蕴结，酿生湿热，湿热下注皮肤黏膜所致的，以皮肤黏膜菜花状或鸡冠状良性赘生物为特征的病证。

出处：《中医外科学》载："臊疣即臊瘊。臊瘊又称臊疣、瘙瘊。是指以发生于外阴等处皮肤黏膜交界处的疣状突起，呈菜花状，表面湿润，易出血为主要表现的传染性疾病。"

证型：以湿热下注、火毒炽盛等证为主。

1. 肛门臊疣 anal verruca acuminata

定义：本病是由房事不洁或间接接触污秽之物，感受秽浊之毒，毒邪蕴结，酿生湿热，湿热下注皮肤黏膜，搏结所致的，以肛门皮肤黏膜菜花状或鸡冠状良性赘生物为特征的病证。

出处：《中医外科学》载："肛门臊瘊是指发生于肛门皮肤黏膜交界处的臊瘊。"

证型：以湿热下注、火毒炽盛等证为主。

2. 外阴臊疣（前阴臊臭）vulval verruca acuminata

定义：本病是由房事不洁或间接接触污秽之物，感受秽浊之毒，毒邪蕴结，酿生湿热，湿热下注皮肤黏膜，搏结所致的，以外阴皮肤黏膜菜花状或鸡冠状良性赘生物为特征的病证。

出处：《中医外科学》载："外阴臊瘊，发于前阴部、龟头冠状沟的臊瘊。"

证型：以湿热下注、火毒炽盛等证为主。

五、癣（癣病）tinea

定义：本病由生活、起居不慎，外感风、湿、热邪，湿热生虫，郁于腠理，淫于肌肤所致的，以特定部位皮肤有水疱、糜烂、浸渍、发白，时有渗液，瘙痒剧烈为特征。

出处：《刘涓子鬼遗方》载："夏不用露面卧，露下堕面上，令面皮厚，喜成癣。一云作面风。"

证型：以风湿聚毒、湿热虫蕴、血虚风燥等证为主。

（一）白秃疮 tinea capitis

定义：本病由脾胃湿热内蕴，湿盛则瘙痒流汁，热盛则生风生燥，肌肤失养；或相互接触传染所致的，以头部皮肤出现圆形或椭圆形丘疹，上覆灰白色鳞屑，或有菌鞘，青春期可自愈为特征。

出处：《刘涓子鬼遗方》载："治头白秃疮，发落生白痂，经年不瘥，五味子膏方。"

证型：以血虚风燥等证为主。

（二）肥疮（癞头疮、赤秃、肥疮）tinea favosa

定义：本病是由湿热蕴蒸、上攻头皮，或由污水摸手、枕头不洁、理发工具等传染毒邪所致的，以头皮出现碟状黄癣痂、永久性秃发伴有鼠尿味，愈后有瘢痕为特征。

出处:《备急千金要方·痈肿毒方》载："凡热疮起，便生白脓黄烂，疮起即浅，但出黄汁名肥疮。"

证型：以风湿毒聚等证为主。

（三）鹅掌风 goose web wind

定义：本病是由外感湿热之毒，蕴积皮肤，或由相互接触，毒邪相染，或病久则气血不能来潮，皮肤失去荣养；或脚湿气传染所致的，以手掌粗糙，裂如鹅掌为特征。

出处:《外科启玄·鹅掌风》载："皆因生杨梅食鹅肉而生。亦有沾露而生在手足心背。乃心肾二经受毒所致。治宜熊脂膏搽之。火烘不三次而全愈。虽十数年者亦效。"

证型：以风湿毒聚、湿热虫蕴等证为主。

（四）脚湿气（臭田螺、田螺疱）tinea pedis

定义：本病是由脾胃二经湿热下注或久居湿地，水中工作，水浆浸淫，感染湿毒，或相互传染所致的，以脚部糜烂瘙痒伴有特殊气味为特征。

出处:《外科正宗》载："臭田螺乃足阳明胃经湿火攻注而成，多生足趾脚丫，白斑作烂，先痒后痛，破流臭水，形似螺厣，甚者脚面俱肿，恶寒发热。"

证型：以风湿毒聚、湿热虫蕴、血虚风燥等证为主。

（五）灰指甲（灰趾甲）onychomycosis

定义：本病是由鹅掌风、脚湿气之湿热毒邪侵袭甲板，爪甲失荣所致的，以甲板浑浊、增厚、分离、变色、萎缩、翘起、表面凹凸不平等为特征。

出处:《外科证治全生集》载："即油灰指甲，即日取白凤仙花，捣涂指甲，上下包好，日易一次，涂至灰甲换好而止。"

证型：以风湿毒聚、湿热虫蕴、血虚风燥等证为主。

（六）田螺疱 river-snail blister

定义：本病由脾经湿热下注，外寒闭塞，或热足涉水，湿冷之气郁滞而成。临床以初起黄疱，形如豆粒，闷胀硬疼，不能着地，连生数疱，皮厚难于自破，湿烂甚则足跗俱肿，寒热往来为特征。

出处:《外科正宗》载："田螺疱多生手足，忽如火燃，随生紫白黄疱。此脾经风湿攻注，不久渐大，腹痛不安。"

证型：以湿热下注、湿热毒盛等证为主。

（七）脚蚓 earthworm tinea pedis

定义：本病由湿热内蕴，外受风袭而致。临床以足跟及足缘皮肤干燥成片、起屑、剧痒、冬季易皲裂为特征。

出处:《中医临床诊疗术语 疾病部分》载:"一种脚部癣疾。症见足跖及足缘皮肤干燥成片、起屑、剧痒、冬季易皲裂之病证。多因湿热内蕴,外受风袭而致。"

证型:以血虚风燥等证为主。

(八) 脚气疮（脚丫毒）beriberi sore

定义:本病是由禀赋不耐,湿热内蕴,复遭风邪,二邪相搏,郁而化毒,凝结不散,毒溢肌肤所致的,以手足部皮肤出现红斑、丘疹、水疱、糜烂、瘙痒,伴有除原发灶以外皮肤出现泛发或局发的多形性皮疹为特征。

出处:《医宗金鉴·脚气疮》载:"脚气疮在足膝生,湿热相搏风气乘,壮热肿痛津黄水,心神烦躁犀角灵。"

证型:以湿热郁阻、湿热化毒等证为主。

(九) 圆癣（钱癣、金钱癣）tinea circinata

定义:本病由肥胖痰湿之体,外感风毒湿热之邪,蕴积肌肤所致;或接触不洁之物,外染风湿之邪所致;亦可由脚湿气、鹅掌风传染而发。临床以面、颈、躯干、四肢皮肤出现钱币形红斑,上覆鳞屑,自觉瘙痒为特征。

出处:《诸病源候论·疮病诸候·圆癣候》载:"圆癣之状,作圆文隐起,四畔赤,亦痒痛是也。其里亦生虫。"

证型:以风湿蕴肤、湿热虫蕴等证为主。

(十) 阴癣 inguinal tinea

定义:本病由外感风、湿、热、虫之邪,客于肌肤所致;亦可由脚湿气、鹅掌风传染而发。临床以腹股沟处皮肤钱币形红斑,上覆鳞屑,自觉瘙痒为特征。

出处:《外治寿世方·诸疮》载:"阴癣 土槿皮 槟榔（各两文）切片。用滴花烧酒（五文）将二药浸三四日。候酒色变赤而腻。"

证型:以湿热虫蕴等证为主。

(十一) 紫白癜风（汗斑）sweat strain

定义:本病是由热体被风湿所侵,郁于皮肤腠理;或外感暑湿,兼之汗液蕴积,浸滞毛窍所致的,以皮淡褐、灰褐至深褐色斑,或轻度色素减退,上覆细小糠秕状鳞屑为特征的疾病。

出处:《外科正宗·紫白癜风》载:"紫白癜风乃一体二种。"

证型:以湿热下注、湿热毒盛等证为主。

六、摄领疮（牛皮癣、顽癣）neurodermatitis

定义:本病是由七情内伤,情志不遂,郁闷不舒;或因颈项多汗,衣着硬领,反复摩擦刺激;或因饮食不节,起居失调而诱发的疾病。临床以皮损多呈圆形或多角形的扁平丘疹，剧烈瘙痒，搔抓后皮肤粗糙肥厚，纹理加深，易苔藓样变，对称分布为特征。

出处：《诸病源候论·疮病诸候·摄领疮候》载："摄领疮，如癣之类，生于颈上，痒痛，衣领拂着即剧，云是衣领揩所作，故名摄领疮也。"

证型：以肝郁化火、风湿蕴肤、血热生风、血虚风燥等证为主。

七、湿疮（湿疡）dampness sore

定义：本病由禀赋不耐，饮食失节，或过食辛辣刺激荤腥动风之物，脾胃受损，失其健运，湿热内生，又兼外受风邪，内外两邪相搏，风湿热邪犯于肌表所致的，以皮损形态多样，对称分布，剧烈瘙痒，有渗出倾向，反复发作，易成慢性等为特征。

出处：《金匮要略·疮痈肠痈浸淫病脉证并治》载："浸淫疮，黄连粉主之。"

证型：以湿热蕴肤、脾虚湿蕴、阴虚湿热、血虚风燥等证为主。

（一）眉疮（恋眉疮、眉癞疮）infraorbital sore

定义：本病由禀性不耐，脾胃运化失职，内有胎火湿热，外受风湿热邪，两者蕴阻肌肤所致；或因消化不良、食物过敏、衣物摩擦、肥皂水洗涤刺激等诱发。临床以好发于头面部，出现红斑、丘疹、糜烂、流滋、结痂、鳞屑，剧烈瘙痒、反复发作、常生不愈为特征。

出处：《外科启玄·胎毒疮恋眉疮》载："在腹胎之中。其母过食五辛酒肉浓味。遗毒于胎。则生子故有是疮。宜清热消风祛毒之剂治之。外宜搽药。仍忌发物及母欲乳。不然。恐难愈也。"

证型：以胎火湿热、脾虚湿蕴等证为主。

（二）旋耳疮（月蚀疮）eczema of external ear

定义：本病由禀赋不耐，风、湿、热邪阻滞肌肤所致的，以耳轮或耳后褶缝处皮肤潮红、糜烂、流滋、结痂、肿胀，常呈两侧对称为主要特征。

出处：《医宗金鉴·旋耳疮》载："旋耳疮生耳后缝，疮延上下连耳疼，状如刀裂因湿热，穿粉散搽即成功。"

证型：以湿热浸淫、脾虚湿蕴、血虚风燥等证为主。

（三）脐疮 umbilical sore

定义：本病由新生儿洗浴水浸脐，或胎湿未净所致，以脐部红肿，轻者局限于脐部，重者可向周围蔓延，甚则糜烂，脓水外溢，可兼有发热，烦躁，唇红口干为特征。

出处：《诸病源候论·小儿杂病诸候》载："脐疮，由初生断脐，洗浴不即拭燥，湿气在脐中，因解脱遇风，风湿相搏，故脐疮久不瘥也。脐疮不瘥，风气入伤经脉，则变为痫也。"

证型：以湿热浸淫、脾虚湿蕴、血虚风燥等证为主。

（四）痞疮（窝疮）eczema on palmar side of finger or dorsum of foot

定义： 本病由禀赋不耐，风、湿、热邪阻滞肌肤所致，以急性期皮损见丘疱疹为主，慢性期见苔藓样变为主，易反复发作，多有渗出倾向为特征。

出处：《诸病源候论·疮病诸候》载："痞疮者……多着手足间递相对，如新生茱萸子，痛痒抓搔成疮，黄汁出，浸淫生长拆裂，时瘥时剧。"

证型： 以湿热浸淫、脾虚湿蕴、血虚风燥等证为主。

（五）四弯风 cubital and popliteal eczema

定义： 本病是由先天脾虚不足，外加感受风、湿、热诸邪，相搏于皮肤所致的，以肘窝、腋窝等屈侧部位的慢性复发性皮炎伴瘙痒，常影响睡眠为特征的病证。

出处：《医宗金鉴·四弯风》载："四弯风生腿脚弯，每月一发最缠绵，形如风癣风邪袭，搔破成疮痒难堪。"

证型： 以心脾积热、心火脾虚、脾虚湿蕴、血虚风燥等证为主。

（六）湿毒疮 dampness toxin sore

定义： 本病由湿热毒邪外侵，脾虚水湿失运，湿热毒邪，郁于肌肤所致，以感染灶周围皮肤发红、渗液、结痂，出现丘疹、水疱、脓疱、鳞屑，并可随搔抓反向呈线状播散等为特征。

出处：《外科启玄·湿毒疮》载："凡湿毒所生之疮。皆在于二足胫足踝足背足跟。初起而微痒。爬则水出。久而不愈。内服除湿等药。外用蜜调制柏散上之。一二次即安。"

证型： 以湿热毒盛、脾虚湿困等证为主。

八、汗淅疮（褶烂、间擦疹）erythema intertrigo

定义： 本病是由体胖汗多，尿液或经带浸渍，久不洗浴，水湿郁久化热，湿热蕴蒸肌肤使皮肤淹淅成疮所致的，以易发生在皮肤天然皱襞部位，患处皮肤潮红、浸渍、糜烂、渗出、瘙痒为特征的病证。

出处：《外科启玄·汗淅疮》云："肥人多汗，久不洗浴，淹淅皮肤，烂成疮者，痛不可忍。"

证型： 以湿热内结证为主。

九、瘾疹（风疹块）urticaria

定义： 本病由禀赋不耐，毒邪侵袭所致，以皮肤上出现风团，色红或白，形态各异，发无定处，骤起骤退，退后不留痕迹，自觉瘙痒为特征。

出处：《素问·四时刺逆从论》载："少阴有余，病皮痹隐轸。"

证型： 以风寒束表证、风热犯表、胃肠湿热、血虚风燥等证为主。

土风疮（风土疮）unaccustomed sore

定义： 本病由先天禀赋不耐，胎毒遗热，加之饮食不节，脾胃运化失调，致虫毒湿热诸邪聚结于肌肤所致，以状若风疹，瘙痒难忍，搔之破溃而成疮为特征。

出处：《诸病源候论·疮病诸候》载："土风疮，状如风胗而头破，乍发乍瘥。此由肌腠虚疏，风尘入于皮肤故也。俗呼之为土风疮也。"

证型： 以风湿热毒、脾虚湿困等证为主。

十、风瘙痒 pruritus cutis

定义： 本病由风邪外感或内生，风邪与血气相搏，内不得疏泄，外不得透达，郁于皮肤腠理，往来于皮肤之间，与热、湿、燥、毒等相合为病所致，以皮肤阵发性瘙痒，搔抓后常出现抓痕、鳞屑、血痂、色素沉着、苔藓样变等继发性损害为特征。

出处：《诸病源候论·风瘙痒候》载："风瘙痒者，是体虚受风，风入腠理，与血气相搏，而俱往来，在于皮肤之间。邪气微，不能冲击为痛，故但瘙痒也。"

证型： 以风盛血热、湿热内蕴、血虚肝旺等证为主。

十一、顽湿聚结（顽湿结聚、马疥）accumulation of obstinate dampness

定义： 本病由湿热风毒聚结皮肤，气滞血瘀所致，以四肢散发豆粒大灰褐色坚实结节、风团样丘疹、奇痒等为特征。

出处：《诸病源候论》载："马疥者，皮内隐嶙起作根墌，搔之不知痛。"

证型： 以风湿瘀热、血瘀风燥等证为主。

十二、血风疮 pruritic dermatosis

定义： 本病由肝经血热，脾经湿热，肺经风热交感所致的，以皮肤发生形如粟米、脓水淋沥、滋水、瘙痒无度等为临床特征。

出处：《通俗伤寒论》载："血风疮症，遍身起如丹毒状，或痒或痛，搔之成疮者，多由于风湿血燥，加鲜生地五钱，小川连八分，以凉血润燥，清疏风湿。"

证型： 以湿热浸淫、脾虚湿蕴、血虚风燥等证为主。

十三、蛇皮癣（蛇身、蛇皮）ichthyosis

定义： 本病由先天禀赋不足，后天肺脾气虚血少，以致风胜血燥、肌肤失养所致，以四肢伸侧或躯干部发生状如鱼鳞或蛇皮的角质层增生，皮肤干燥、粗糙，冬重夏轻为特征。

出处：《诸病源候论·妇人杂病诸候》载："蛇皮者，由风邪客于腠理也。人腠理受于风则闭密，使血气涩浊，不能荣润，皮肤斑驳，其状如蛇鳞，世呼蛇体也，亦谓之蛇皮也。"

证型： 以血虚风燥、瘀血阻滞等证为主。

十四、风热疮（风痒、血疳疮）pityriasis rosea

定义：本病由外感风热之邪，闭塞腠理，或热伤阴液，血热化燥，外泛皮肤所致，以皮肤出现斑疹，脱屑如糠秕之状，四周淡红呈玫瑰色为特征。

出处：《外科启玄·风热疮》载："此疮初则疙瘩痒之难忍。爬之而成疮。似疥非疥。乃肺受风热。故皮毛间有此症也。宜防风通圣散数剂治之。三五日即愈。不似疥难痊。若不早治。亦恐遍身成癞也。"

证型：以血热血燥、风热蕴肤等证为主。

十五、白疕（白壳疮、松皮癣、干癣、蛇虱）psoriasis

定义：本病由营血亏损，血热内蕴，化燥生风，肌肤失养所致。临床皮损以红斑基础上覆以多层银白色鳞屑，刮去鳞屑有薄膜及点状出血点为特征。

出处：《外科大成·不分部位小疵·无名肿毒》载："白疕肤如疹疥。色白而痒。搔起白疕。俗呼蛇风。由风邪客于皮肤。血燥不能荣养所致。宜搜风顺气丸、神应养真丹加白蛇之类。"

证型：以血热内蕴、血虚风燥、气血瘀滞、湿毒蕴阻、火毒炽盛等证为主。

十六、油风（斑秃油风、脱发）alopecia areata

定义：本病由情志郁结，过度劳累，精亏、血虚或血瘀，发失所养所致，以突然发生的斑片状脱发，患处皮肤薄而光亮、无自觉症状为特征。

出处：《外科正宗·油风》载："油风乃血虚不能随气荣养肌肤，故毛发根空，脱落成片，皮肤光亮，痒如虫行，此皆风热乘虚攻注而然，治当神应养真丹服之，外以海艾汤熏洗并效。"

证型：以风热风燥、气滞血瘀、肝肾不足、气血两虚等证为主。

十七、发蛀脱发（蛀发癣）atrophic alopecia

定义：平素血热之体，复感风邪，郁久转而化燥，进而耗血伤阴，阴血不能上潮颠顶荣养毛发，毛根干涸，故发焦脱落。或若脾气虚弱，过食肥甘、辛辣、酒类，以致脾胃运化失常，水湿内聚化热，湿热上蒸颠顶，侵蚀发根白浆，发根渐被腐蚀，引起头发黏腻而脱落。或禀赋不足，思虑过度，劳伤肝肾，而致精血亏虚，毛发失去濡养而脱落。临床以头部皮脂溢出较多、头皮屑多、毛发油腻或干枯、瘙痒等为特征。

出处：《外科全生集》载："蛀发癣，取生木鳖片浸数日，入锅煮透。取汤洗，洗后取蜈蚣油搽头，至愈方止。"

证型：以血热风燥、湿热熏蒸、肝肾阴虚等证为主。

十八、白屑风 seborrheic dermatitis

定义：本病内因为过食油腻、辛辣和炙热食品，积热在里；外因为感受风湿热邪，以致热蕴上焦，血热风燥，或肠胃湿热壅滞肌肤，久则阴伤血燥，肌肤失养。临床以头发、皮肤多脂发亮，油腻、瘙痒，或头发干枯，迭起白屑，脱去又生为特征。

出处：《外科正宗·白屑风》载："白屑风多生于头、面、耳、项发中，初起微痒，久则渐生白屑，叠叠飞起，脱之又生。"

证型：以血热风燥、肠胃湿热等证为主。

十九、面游风 facial seborrheic eczema

定义：本病是由风热之邪外袭，久郁生燥，耗伤阴血，或平素阴虚血燥之体，复感风热之邪，风热燥邪蕴阻肌肤，肌肤失于濡养；或食肥甘油腻、辛辣之品，以致脾胃运化失常，或素体脾虚失运，生湿化热，湿热蕴阻肌肤所致的，以头发、皮肤多脂发亮，油腻，瘙痒，或头发干枯，迭起白屑，脱去又生为特征的病证。

出处：《医宗金鉴·面游风》载："面游风燥热湿成，面目浮肿痒虫行，肤起白屑而痒极，破津黄水津血疼。"

证型：以血热风燥、肠胃湿热等证为主。

二十、粉刺（肺风粉刺）pimple

定义：本病是由素体血热偏盛，外感风邪，或饮食不节，致风热客于肌肤，闭塞腠理所致的，以发生于颜面、胸、背等处皮肤的散在性粉刺、丘疹、脓疱、结节及囊肿，可挤出白色碎米样粉汁为特征的病证。

出处：《外科正宗·肺风粉刺酒渣鼻》载："肺风、粉刺、酒渣鼻三名同种。粉刺属肺，渣鼻属脾，总皆血热郁滞不散。所谓有诸内、形诸外，宜真君妙贴散加白附子敷之，内服枇杷叶丸、黄芩清肺饮。"

证型：以肺经风热、肠胃湿热、痰湿瘀阻等证为主。

痤疮（黑头粉刺）acne

定义：本病由先天素体肾之阴阳平衡失调，肾阴不足，相火天癸过旺，阴虚内热，冲任不调，加之后天饮食生活失调，肺胃火热上蒸头面，血热郁滞而成，临床以青年发生在颜面、前胸和背部的散在性的黑头粉刺、丘疹、脓疱、结节、囊肿，呈对称性分布等为特征。

出处：《素问·生气通天论》载："劳汗当风，寒薄为皶，郁乃痤。"

证型：以阴虚内热、痰热瘀结、冲任不调等证为主。

二十一、酒渣鼻（酒糟鼻）rosacea

定义：本病由饮食不节，脏腑内热，湿热火毒上泛于面，复感外邪所致，临床以面部阵发性潮红或持久性红斑，继而出现丘疹、脓疱，病久可产生以鼻赘为特征。

出处：《肘后备急方·疗面及鼻酒齄方》载："真珠，胡粉，水银分等，猪脂和涂，又鸬鹚矢和腊月猪脂涂。"

证型：以肺胃热盛、热毒蕴肤、气滞血瘀等证为主。

二十二、雀斑 freckle

定义：本病由脏腑失调，气血无法上荣于面所致，临床以颜面、颈部、手背等日晒部位皮肤上起针尖至芝麻大小的褐色斑点，互不融合，无自觉症状为特征。

出处：《诸病源候论》载："人面皮上，或有如乌麻，或如雀卵上之色是也。"

证型：以血热妄行生风、阴虚火旺、血虚生风、气虚血瘀等证为主。

二十三、黧黑斑 chloasma

定义：本病由脏腑功能失调，气血不能上荣于面所致，临床以面部出现局限性淡褐色或褐色斑片，境界清楚，呈对称性分布，无自觉症状为特征。

出处：《外科正宗·女人面生黧黑斑》载："黧黑斑者，水亏不能制火，血弱不能华肉，以致火燥结成斑黑。"

证型：以肝郁气滞、气滞血瘀、脾虚湿阻、肝肾阴虚等证为主。

二十四、粉花疮 acne vulgaris

定义：本病由禀赋不足，湿热、毒邪外犯肌肤所致，临床以接触化妆油彩或其他化妆品的皮肤及黏膜发生红斑、丘疹、水疱、大疱、肿胀，自觉瘙痒为特征。

出处：《外科启玄》载："妇女面生窠瘰作痒，名曰粉花疮。"

证型：以寒包火证、上热下寒、血虚风燥等证为主。

二十五、日晒疮（日晒伤）solar dermatitis

定义：本病由禀赋不耐，皮毛腠理不密，阳热毒邪侵袭肌肤所致，临床以面颈部、胸背部、四肢等暴露部位皮肤暴晒数小时后起红斑、水疱、肿胀，甚者灼热疼痛，可伴全身症状为特征。

出处：《外科启玄》载："日晒疮，三伏炎天，勤苦之人，劳于工作，不惜生命，受酷日暴晒，先疼后破而成疮者，非血气所生也。"

证型：以阳毒袭表、热毒炽盛等证为主。

二十六、水渍疮 paddy-field dermatitis

定义：水渍疮是因长期在水中作业，水湿浸渍所致的，以趾（指）间皮肤浸渍发白、起皱、痛痒，甚至糜烂、疼痛为主要表现的皮肤疾病。本病相当于西医学所说稻田皮炎中的浸渍糜烂性皮炎。

出处：《外科启玄》载："久弄水浆，不得停息，以致手丫湿烂，名曰水渍疮。"

证型：以湿热毒蕴证、湿热蕴肤证等证为主。

二十七、火斑疮 erythema caloricum

定义：本病是以长期火毒久灸肌肤，受损处出现持久性暗红色斑点、自觉灼痒为主要表现的皮肤疾病。西医学称本病为火激红斑。

出处：《外科启玄》载："火疮，贫穷之人及弱病夫，向火避寒，久灸皮肤，火气入而成疮。"

证型：以血热血瘀证、火毒血瘀证等证为主。

二十八、溻皮疮 infantile exfoliative dermatitis

定义：本病是因胎毒蕴结所致的，以婴儿周身皮肤出现红斑及水疱，表皮大片脱落，露出鲜红色肉面为主要表现的皮肤病。西医学称本病为新生儿剥脱性皮炎。

出处：《外科启玄》载："胎溻皮，此疮因子在母腹中，母不禁口，过食五辛炙等物，或父母有疮而得孕，致令生下子来，浑身无皮，如汤烫去，或半体，或头面，皆有之。"

证型：以风热血热证、血瘀风燥证、血虚风燥证等证为主。

二十九、痱瘰（痱子）prickly heat

定义：痱瘰是夏季或炎热环境下常见的表浅性、炎症性皮肤病。因在高温闷热环境下，大量的汗液不易蒸发，使角质层浸渍肿胀，汗腺导管变窄或阻塞，导致汗液滞留、汗液外渗周围组织，形成丘疹、水疱或脓疱，好发于皱襞部位。

出处：《千金翼方》载："治口中疮，身体有热气，痱瘰。"

证型：以肺胃热盛证、风湿热蕴证等证为主。

三十、紫癜风 tinea versicolor

定义：紫癜风是一种原因不明的慢性炎症性皮肤病，以紫红色的多角形扁平丘疹，表面有蜡样光泽，剧烈瘙痒为临床特征。本病好发于成人，男女性别无明显差异，相当于西医学的扁平苔藓。

出处：《证治准绳》载："夫紫癜风者，由皮肤生紫点，搔之皮起，而不痒痛者是也。"

证型：以风湿热证、血虚风躁证、气滞血瘀证、肝肾阴虚证等证为主。

三十一、天疱疮 lingering pemphigus

定义：本病由于心火妄动，脾虚湿邪内蕴，复感风湿暑热之邪，内外合邪，熏蒸不解，外越肌肤而发；或久病湿热化燥，耗气伤津，气阴两伤而致。本病症状特点为全身出现大小不等厚壁水疱，破溃形成糜烂面、结痂，发无定处，可累及全身，可感瘙痒、疼痛难耐。

出处：《疮疡经验全书》载："天疱……初生一疱，渐至遍身，浸烂无休。"

证型：以热毒炽盛证、心火脾湿证、湿热蕴结证、脾虚湿蕴证、气阴两伤证等证为主。

三十二、类天疱疮 bullous pemphigoid

定义：本病是以皮肤初起小如芡实或大如棋子，燎浆水疱，可延及遍身，燃热疼痛，未破不坚，疱破则毒水津烂不臭等为特点的一类大疱性皮肤病。

出处：《医宗金鉴·外科心法要诀·火赤疮》载："初起时小如芡实，大如棋子，水疱燎浆，色红赤者为火赤疮；若顶白根赤，名天疱疮；俱延及遍身，掀热疼痛，未破不坚，疱破毒水津烂不臭。"

证型：以湿毒化热、心火炽盛、脾虚湿盛、毒热伤津等证为主。

三十三、火赤疮 itching pemphigus

定义：本病内因有心火、血虚等，外因有酷暑、火邪、风热等，病位涉及心、肺、太阴、阳明，病性属火热或本虚标实。基本损害为水疱、脓疱，基底红，内容物为脓浆黄水，大小如芡实至棋子大，疱壁不甚坚实，不臭。或生头面或生遍身，自觉燃热疼痛。

出处：《外科大成》载："火赤疮初起赤色燎浆脓泡。黄水浸淫。"

证型：以热毒炽盛、脾虚湿蕴、气阴两伤等证为主。

三十四、松皮癣 pine-bark psoriasis

定义：松皮癣作为一种癣类皮肤病，其症状表现：多见于成人，好发于两小腿伸侧，亦可发于背部和上肢。初起为褐色丘疹如针头大小，后增大为圆形、半圆形如米粒或绿豆大小，高出皮肤，状如蟾皮，呈棕褐色，日久连成大片，肌肤坚韧粗糙，奇痒难忍，病程缓慢。本病相当于皮肤淀粉样变性，多由于湿热郁结皮肤，气血运行不畅，脉络瘀阻继而发病。

出处：《医宗金鉴》载："松皮癣，状如苍松之皮，时时作痒。"

证型：以风热血燥、脾虚湿阻、气滞血瘀、血虚风燥等证为主。

三十五、猫眼疮（雁疮）cat-eye sore

定义：本病患者禀赋不耐，平日多有湿蕴或血热等症，复感风热或风寒等邪气侵袭，致使营卫不和而发病。

出处：《诸病源候论·雁疮候》载："雁疮者，其状生于体上，如湿癣、病疡，多着四肢，乃遍身。其疮大而热，疼痛。得此疮者，常在春、秋二月、八月。雁来时则发，雁去时便瘥，故以为名。"

证型：以风寒外束、寒湿凝结、脉络瘀阻、湿热毒蕴等证为主。

三十六、瓜藤缠 melon-vine vasculitis nodularis

定义：本病由素体不胜，寒湿之邪入体，瘀阻经络而发。临床表现为散在性皮下结节，鲜红至紫红色，大小不等，疼痛或压痛，好发于小腿伸侧。本病相当于西医的结节性红斑。

出处：《医宗金鉴·外科心法要诀·湿毒流注》载："此证生于腿胫，流行不定，或发一二处，疮顶形似牛眼，根脚漫肿……若绕胫而发，即名瓜藤缠。"

证型：以湿热瘀阻证、寒湿入络证、气滞血瘀证等证为主。

三十七、红蝴蝶疮（蝶斑疮）red-butterfly lupus erythematosus

定义：本病是由先天禀赋不足，肝肾亏虚而致的，以面颊部蝶形红斑或斑块为主要表现的自身免疫性疾病，可为慢性局限，也可累及全身多脏器。本病相当于西医的红斑狼疮。

出处：在中医文献中尚未找到类似"红蝴蝶疮"的记载，但从临床表现来看，可归属于中医学"温毒发斑""痹证""水肿""心悸"等范畴。后《中医病证诊断疗效标准》将其统一命名为"红蝴蝶疮"。

证型：以热毒炽盛证、阴虚火旺证、脾肾阳虚证、脾虚肝旺证、气滞血瘀证为主。

三十八、蝶疮流注 butterfly multiple abscess

定义：本病是由素体不耐，真阴不足，风热邪毒侵袭，以致蝶斑疮毒流窜结注，深蕴营血所致的，以发热、关节痛、面部蝶形红斑为首要症状，损害侵及皮肤、关节、筋骨、脏腑，并以肾脏损害为主要表现的流注性疾病。相当于西医的系统性红斑狼疮。

出处：历代中医家对本病病因病机的认识观点不尽相同，中医古代文献中亦无本病的专门论述，历代医家按病因将其归属于"阴阳毒""日晒疮"等范畴，后《中医临床诊疗术语》(1997版)统一命名为"蝶疮流注"。

证型：以热毒炽盛证、阴虚内热证、风湿热痹证、气阴亏虚证等为主。

三十九、流皮漏 cutaneous necrotic ulceration

定义：本病是由湿热瘀阻，气血亏虚所致的，以颜面及身体其他部位出现褐红色小结节，融合成片、结痂出脓、坏死溃疡，愈后形成萎缩性瘢痕，瘢痕上仍可出现新的结节为主要表现的皮肤疾病。本病相当于西医的寻常狼疮。

出处：《疡医大全·诸疮部》载："鸦啗者，久中邪热，脏腑虚寒，血气衰少，腠理不密，发于皮肤之上，相生如钱窍，后烂似鸦啗，日久损伤难治，用鸦啗散。"

证型：以湿热瘀阻证、气血亏虚证为主。

四十、白驳风 vitiligo

定义：本病由气血失和、脉络瘀阻所致。临床表现为皮肤出现乳白色或瓷白色色素脱失斑，边界清楚，无萎缩、硬化及肥厚等，可发生于任何部位、任何年龄，可局限亦可泛发；慢性过程，无自觉症状。本病相当于西医的白癜风。

出处：《圣济总录·白驳》载："白驳之病，其状、斑驳如藓，过于疮疡，但不成疮尔。"

证型：以肝郁气滞证、肝肾不足证、气血瘀滞证为主。

四十一、乌白癜（乌癞、白癞）black and white dermatosis

定义：本病是由湿热瘀毒结于肤表而致的，以皮损部位瘙痒，出现苔藓样或鱼鳞样斑块、表面光滑为主要表现的皮肤疾病。色素沉着者为乌癞；色素减退者为白癞。

出处：《医宗金鉴·外科心法要诀·发无定处》载："乌白癜，此二证，俱由恶风侵袭血分之间，火郁耗血，及犯触忌害而成。"

证型：以湿热毒蕴证、血热化燥证、肝肾阴虚证等证为主。

四十二、蚰蜒疮（坏疽性脓皮病）earthworm herpes

定义：本病是由正虚而毒火稽留分肉之间，或湿热盘踞经隧所致的，以肢体出现疱疹或脓疱，溃破成疡，边高中低、边暗中红，附有黄绿色脓液或死肉，状如蚰蜒爬行为主要表现的疮疡类疾病。

出处：《外科医镜》载："蚰蜒毒……良由心火郁结，或三焦血热稽留分肉之间，或湿火盘踞经隧之内，或瘟邪后毒火不散，皆成斯患。"

证型：以热毒蕴结肌肤证、气血两虚证等为主。

四十三、蟹足肿（瘢痕疙瘩）claw keloid

定义：本病是由创伤后气血瘀滞，或自发而引起，以皮肤上出现高出皮面而坚实的瘢痕，形如蟹足为主要表现的皮肤疾病。

出处：《疡医大全》载："肉龟疮乃心肾二经受，生于胸背两胁间，有头有尾，且有四足，皮色不红。"

证型：以肌肤瘀滞证、瘀阻脉络证等证为主。

四十四、登豆疮（疱疹样脓疱病）corn-clustered sore

定义：本病是由表虚里实，毒热入于营血所致的，以皮肤大片潮红，出现群集性帽针头至粟粒大小脓疱为主要表现的皮肤疾病。

出处：《诸病源候论·疫疬病诸候·疫疬疱疮候》载："热毒盛，则生疱疮，疮周布遍身，状如火疮，色赤头白者毒轻，色黑紫暗者毒重，亦名为豌豆疮。"

证型：以热入营血证、气阴两虚证等证为主。

四十五、狐惑 erosion of throat, anus and genitalia

定义：本病是由感染虫毒，湿热不化而致的，以神情恍惚、目赤眦黑、口腔咽喉及前后阴腐蚀溃疡为特征的疾患，亦作狐蜃。

出处：《金匮要略·百合狐惑阴阳毒病脉证并治》载："狐惑之为病，状如伤寒，默默欲眠，目不得闭，卧起不安。蚀于喉为惑，蚀于阴为狐。"

证型：以脾胃积热证、肝胆湿热证、脾虚湿蕴证、阴虚内热证、气滞血瘀证、脾肾阳虚证等证为主。

四十六、鸡眼（肉刺）corn

定义：本病是由足部长期摩擦、受压、气血运行不畅，肌肤失养而致的，以患处皮厚增生，其根深嵌入肉里，顶起硬结，形似鸡眼，行走挤压时痛甚等为特征的皮肤病。

出处：《诸病源候论·肉刺候》载："脚趾间生肉如刺，谓之肉刺。肉刺者由着靴急，小趾相揩而生也。"

证型：以痰湿凝结证、湿热毒聚证为主。

四十七、胼胝（脚垫、牛程蹇）callosity

定义：本病是由手足长期摩擦、压迫、气血运行不畅，肌肤失养而致的，以受压处出现厚涩、质硬、圆短如茧的皮损及压痛等为特征的皮肤病。

出处：《诸病源候论·手足发胼候》载："人手足忽然皮厚涩而圆短如茧者，谓之胼胝。此由血气沉行，不荣其表，故皮涩厚而成胼。"

证型：以痰瘀互结证、痰结毒滞证为主。

四十八、手足逆胪（倒刺）agnail

定义：本病是由风邪客于腠理，血气不和而致的，以甲际后缘表皮多呈三角形剥离，触之疼痛等为特征的皮肤病。

出处：《诸病源候论·手足逆胪候》载："手足爪甲际皮剥起，谓之逆胪，风邪入于腠理，气血不和故也。"

证型：以肝郁血热证、阴虚血燥证为主。

四十九、手足皲裂（皴裂疮）skin rhagades

定义：本病是由寒冷风燥、酸碱侵袭，肌肤血行不畅，肤失濡养而致的，以手足部皮肤粗糙、皲裂、疼痛、裂缝中渗血等为特征的皮肤病。

出处：《诸病源候论·手足皲裂候》载："皲裂者，肌肉破也。言冬时触冒风寒，手足破，故谓之皲裂。"

证型：以湿热蕴结证、阴虚内热证、肤失润养证为主。

五十、狐臭（腋臭、胡臭）armpit odor

定义：本病是由先天所得，或后天所染，血气不和，湿热蕴积于肤腠而致的，以腋下（乳晕、脐部、外阴等处亦可发生）汗液有特殊臭气等为特征的皮肤病。

出处：《外台秘要·腋臭方》载："人腋下臭，如葱豉之气者，亦言如狐狸之气者，故谓之狐臭，此皆血气不和蕴积，故气臭。"

证型：以秽浊内雍证、湿热熏蒸证为主。

五十一、漆疮（漆毒）lacquer sore

定义：本病是由禀赋不耐，接触漆毒所致的，以接触漆后的皮肤红肿、灼痒、起水疱为特征的病证。

出处：《诸病源候论·小儿杂病诸候·漆疮候》载："人无问男女大小，有禀性不耐漆者，见漆及新漆器，便着漆毒，令人头面身体肿起，瘾疹色赤，生疮痒痛是也。"

证型：以毒热夹湿证、风热壅盛等证为主。

五十二、药疹 drug rash

定义：本病是由禀赋不耐，先天胎种遗热，血分蕴蓄浊恶热毒之气，血热内蕴，加后天染药毒致内热毒邪外达肌表所致的，以皮损形态多样，呈对称分布，起病突然，病情进展迅速，有用药史为特征的病证。

出处：《诸病源候论·蛊毒病诸候·解诸药毒候》载："凡药物云有毒及有大毒者，皆能变乱于人为害，亦能杀人。"

证型：以湿毒蕴肤证、热毒入营证、气阴两虚证等证为主。

五十三、膏药风 plaster dermatitis

定义：本病是由禀赋不耐，药毒之气蕴于肌肤所致的，以皮损出现潮红肿胀，后有水疱、糜烂，皮损形态或方或圆，与膏药形态类似，伴瘙痒、灼烧感为特征的病证。

出处：《千金翼方·狐尿刺方》载："凡诸螳螂之类，盛暑之时多有孕育，著诸物上，必有精汁。其汁干久则有毒，人手触之，不王相之间，则成其疾，名曰狐尿刺。"

证型：以热毒蕴结、火毒炽盛证等为主要证型。

五十四、虱病 pediculosis

定义：本病是由起居不慎，感染虱虫，虫毒湿浊之气郁滞毛发、肌肤所致的，以皮损呈丘疹、抓痕、血痂为主要表现，毛发根处可见虱虫、虫卵，瘙痒剧烈，多在家庭、性伴间传播为特征的病证。

出处：《外科正宗·阴虱》载："阴虱又名八脚虫也，乃肝、肾二经浊气而成。"

证型：以热重于湿证、湿重于热证等证为主。

五十五、疥疮（疥疮病）scabies

定义：本病是由起居不慎，感染疥螨，虫毒湿热互搏，结聚肌肤所致的，以皮肤薄嫩、褶皱部位对称性出现丘疱疹、隧道，剧烈瘙痒，遇热及入夜尤甚，冬春多见，聚集发病为特征的病证。

出处：《诸病源候论·小儿杂病诸候·疥候》载："疥疮多生手足指间，染渐生至于身体，痒有脓汁……小儿多因乳养之人病疥，而染着小儿也。"

证型：以湿热毒聚证为主。

五十六、丹毒（火丹、丹熛）erysipelas

定义：本病是由皮肤、黏膜受损，火毒与血热博结，蕴阻肌肤，不得外泄所致的，以患部突然皮肤鲜红成片、色如涂丹，灼热肿胀，迅速蔓延，可伴见寒战、高热等为特征的病证。

出处：《诸病源候论·丹毒病诸候·丹候》载："丹者，人身体忽然掀赤，如丹涂之状，故谓之丹。或发手足，或发腹上，如手掌大，皆风热恶毒所为。重者，亦有疽之类，不急治，则痛不可堪，久乃坏烂。"

证型：以风热壅盛、肝经湿热、湿热下注、热毒炽盛等证为主。

（一）内发丹毒 internal erysipelas

定义：本病是由肝脾二经热极生风，热毒兼肝火所致的，以胸腹腰胯部红肿热痛，边界清楚，压之褪色，伴恶寒、发热等为特征的病证。

出处：《医宗金鉴·外科心法要诀·内发丹毒》载："丹毒肝脾热极生，肋上腰胯赤霞形。急宜砭出紫黑血，呕哕昏胀毒内攻。"

证型：以肝经湿热证为主。

（二）抱头火丹 head erysipelas

定义：本病是由风热化火所致的，以头面部皮肤红炽热，肿胀疼痛，甚则发生水疱，眼睑肿胀难睁等为特征的病证。

出处：《疡科心得集·辨大头瘟抱头火丹毒论》载："抱头火丹毒者，亦中于天行热毒而发，较大头瘟证为稍轻。"

证型：以风热蕴盛证为主。

（三）流火（腿游风）shank erysipelas

定义：本病是由湿热之邪下注所致的，以小腿足部红肿热痛，边界清楚，压之褪色，伴恶寒、发热等为特征的病证。

出处：《外科证治全生集·阳症门·流火》载："患生小腿，红肿热痛，不溃不烂。"

证型：以湿热下注证为主。

五十七、大脚风（象皮腿）swollen foot wind wilting

定义：本病是由丝虫病或复发性丹毒等，风湿热邪留恋入络，气血阻塞不通所致的，以下肢皮肤紧张发亮，按之有压痕，继而皮厚、粗糙，下肢增粗变硬、状如象皮为主要表现的疾病。

出处：《潜斋医案》载："凡水乡农人，多患脚肿，俗名大脚风，又名沙木腿。"

证型：以虫湿蕴络证为主。

第二节　疮疡类病（疮疡）category of carbuncle and ulceration disease

《素问·六元正纪大论》载："炎火行，大暑至……故民病少气，疮疡痈肿。"疮疡泛指由火热暑等邪毒灼血，或风寒湿等邪毒侵袭，气血凝滞肌腠而引起的急慢性体表化脓性疾病的总称。现多泛指一切体表浅显外科疾病。疮疡的致病因素分为外因与内因两大类，各种因素可单独致病，亦可多种因素杂合致病，并且还可内外因素相合为病，故致使疮疡病种类繁多，形态各异。包括疖、疔、痈、发、疽、流注、痰核、瘰疬、臁疮、脱疽、瘘病、类丹毒、溃疡等。

一、疖（疖肿）furuncle

定义：泛指因风火暑热等邪毒侵袭肌肤浅表部位等所引起，以局部红肿热痛，根浅、脓出即愈等为特征的一类急性疮疡病。

出处：《刘涓子鬼遗方》载："相痈疽知是非可灸法；痈疽之甚，未发之兆，肥渴为始，始发之始，或发日疽臭，似若小疖，或复大痛，皆是微候，宜善察之。"

证型：疖以热毒蕴结证、暑热浸淫证、阴虚内热、体虚毒恋证、脾胃虚弱、体虚毒恋证等为主。

（一）暑疖（热疖）summer furuncle

定义：本病是由夏季感受暑热毒邪，郁结于肌肤所致的，以好发于头面部为特征的疖肿。

出处：《外科启玄·时毒暑疖》载："夏日受暑热而生，大者为毒，小者为疖。令人发热作胀而痛，别无七恶之证。"

证型：暑疖以热毒蕴结证、暑湿蕴结证等为主证。

（二）石疖（有头疖）stony furuncle

定义：本病是由内蕴热毒，或外触暑热所致的，以疖肿初起坚硬有头者为特征的疖肿。

出处：《外科证治全生集·阳症门·石疖》载："夏秋颜面生红疖名石疖。"本病又名有头疖。

证型：石疖以热毒蕴结证、暑湿蕴结证、阴虚内热证等为主证。

（三）软疖（无头疖）soft furuncle

定义：本病是由热毒内盛，郁久所致的，以疖肿初起较软而无头者为特征的疖肿。

出处：《卫济宝书》载："问曰：软疖之称何由有此？答曰：大人毒存为漏，小儿毒存而为软疖。"

证型：软疖以热毒蕴结证、暑湿蕴结证、阴虚内热证为主证。

（四）蝼蛄疖（鳝拱头）mole cricket furuncle

定义：本病是由暑热生疮失治所致的，以多个疖在深部融会贯通，未破时外形拱起，破后如蝼蛄串穴，好发于头部、腋下、臀部等皮脂腺与毛发丰富的部位，易在皮下融汇贯通为特征的疖肿。

出处：《外科大成·蝼蛄疖》曰："蝼蛄疖，胎中受者小而悠远，生后受毒者大而易愈。"本病又名鳝拱头。

证型：蝼蛄疖以风热上攻证、暑湿蕴结证、正虚毒结证为主证。

（五）多发性疖（疖病）multiple furuncle

定义：本病是由风火湿热邪毒蕴于肌肤所致的，以身体一定部位或多处，同时或反复发生多个疖肿，此起彼伏，不易痊愈等为特征的疖肿。

出处：《证治准绳·疡医》。

证型：多发性疖以湿热蕴结证、正虚毒结证为主证。

1. 发际疮 hairline sore

定义：本病是由内郁湿热，外受风火所致的，以好发于项后发际处，形小坚硬高肿，痛痒较甚，缠绵难愈为特征的疖病。

出处：《证治准绳·发际疮》载："或问：发际生疮何如？曰：此名发际疮也。"

证型：发际疮以热毒夹风证、气虚邪恋证为主证。

2. 坐板疮 buttock sore

定义：本病是由暑湿热毒凝滞肌肤所致的，以生于臀部为特征的多发性疖病。

出处：《外科启玄》载："此疮乃脾经湿热，湿毒郁久，以致生于臀部，最痛最痒。"

证型：坐板疮以湿热蕴结证、脾虚毒结证为主证。

二、疔疮（疔）boil and sore

定义：本病泛指因竹木刺伤，诸虫螫咬，皮肤破损后染毒，火热邪毒蕴结于肌腠，或脏腑失调，火毒循经上攻等所引起，以好发于颜面、四肢，具有形小根深，坚硬如钉，肿痛灼热，反应剧烈，易于走黄或损筋伤骨等为特征的一类急性疮疡病。

出处：《诸病源候论》。

证型：疔疮以火毒蕴结证、火毒炽盛证为主证。

（一）颜面部疔疮 facial boil and sore

定义：本病是由感受火热毒邪，或被昆虫咬伤，颜面部皮肤破损染毒，蕴蒸肌腠，气血凝聚所致的，以病变迅速，疮形如粟，坚硬根深，其状如钉等为特征的疔疮。

证型：颜面疔疮以热毒蕴结证、火毒炽盛证为主证。

1. 唇疔 lip boil

定义：本病是由脾胃火毒上攻，聚于口唇所致的，以生于唇部为特征的疔疮。

出处：《疡医大全》载："唇疔初起如粟，或不痛，或痒甚，其形甚微，其毒极深，其色或赤或白。若唇口上下紫黑色者，根行甚急，不一日间头面肿大，三四日内即死不救。"

证型：唇疔以风热邪毒外侵证（风热邪毒侵袭）、脾胃火毒证（脾胃火毒壅盛）、心火上炎证（心经火毒上炎）为主证。

2. 鼻疔 nasal boil

定义：本病是由肺胃火毒循经上攻所致的，以生于鼻前庭或鼻翼、鼻尖部为特征的疔疮。

出处：《外科启玄》载："此证生于鼻孔内，鼻窍肿塞，胀痛引脑门，甚则唇腮俱作浮肿"。

证型：鼻疔以风热邪毒外侵证（邪毒外袭证）、火毒凝结证为主证。

3. 眉疔 brows boil

定义：本病是由心肝火毒上攻所致的，以生于眉心或眉棱部为特征的疔疮。

出处：《证治准绳·疡医·疔疮》载："眉疔生于眉。"

证型：眉疔以火毒炽盛为主证。

4. 颧疔 cheek boil

定义：本病是由胃热火毒循经上攻所致的，以生于颧部为特征的疔疮。

出处：《证治准绳·疡医·疔疮》载："颧骨疔生于颧骨上，亦名赤面疔，其状色白，顶陷如钱孔，鼻有紫色者大凶。"

证型：颧疔以胃火炽盛证为主证。

5. 承浆疔 chin boil

定义：本病是由胃经火毒上攻所致的，以生于下颏部为特征的疔疮。

出处：《治疗汇要》载："承浆疔，生于唇棱下陷中，系督脉所经之处。"

证型：承浆疔多以火毒凝结于督脉为主证。

6. 人中疔 philtrum boil

定义：本病是由人中部位皮肤破损染邪，或肾督二经火毒上攻所致的，以人中部初起形如豆粒的小疙瘩，坚硬肿痛，伴见发热、恶寒等全身症状为特征的疔疮。

出处：《疡科心得集·辨龙泉疔虎须疔颧骨疔论》载："夫面部之上，人中之中为龙泉，人中之旁为虎须，面中高骨为颧骨，俱系阳明络脉经行之地。此三处生疔，俱有轻有重，医者但分轻重治之，不必分彼此之异也。"

证型：人中疔多以火毒凝结于阳明为主证。

7. 耳疔 ear boil

定义：本病是由肝胆经火毒上炎所致的，以生于耳部为特征的疔疮。

出处：《外科证治准绳》载："热大作，痛楚难禁者，疔也。"

证型：耳疔多以风热外袭证、肝胆湿热上攻证为主证。

（二）手足部疔疮 hand-foot boil and sore

定义：本病是由手足部外伤后感染毒邪，火毒蕴于皮肉所致的，以患处出现红肿、剧烈疼痛，容易损筋伤骨等为特征的疔疮。

证型：手足疔疮以火毒蕴结证、热盛酿脓证、湿热下注证为主证。

1. 蛇眼疔 snake-eye boil

定义：本病指以生于手指甲一侧边缘、形似蛇眼为特征的疔疮。

出处：《外科心法要诀》载："蛇眼疔在甲旁生，甲后名为蛇背疔。"

证型：蛇眼疔以火毒凝结为主证。

2. 蛇头疔（瘭疽）snake-head boil

定义：本病指以生于手指末端，肿胀如蛇头为特征的疔疮。

出处：《证治准绳·疡医·疔疮》载："蛇头疔生手指头两旁，状如蛇头，甚腥秽紫黑色，痛引心，有溃烂脱落者。"

证型：蛇头疔以火毒炽盛证为主证。

3. 蛇肚疔（中节疔、蛇腹疔）snake-belly boil

定义：本病指以生于手指中节掌面，通指红肿作痛，肿状似蛇腹为特征的疔疮。

出处：《证治准绳·疡医》。

证型：蛇肚疔以火毒炽盛证为主证。

4. 托盘疔 tray-shaped palmar abscess

定义：本病指以生于手掌劳宫穴处，肿胀剧痛，成脓时掌部高突，状似托盘为特征的疔疮。

出处：《疡科心得集·辨手发背手心毒托盘疔论》载："托盘疔，生于手掌中心，系手厥阴、少阴二经之所司也。"

证型：托盘疔以初期多火毒凝结证，成脓期多热胜肉腐证为主证。

5. 蛇节疔 snake-segment boil

定义：本病指以生于手指骨中节，绕指俱肿等为特征的疔疮。

出处：《证治准绳·疡医·手指节发》载："手指节结毒，焮赤肿痛，又名病茧，又名蛇节疔，又名钉节天蛇，又名病蛇节。治法与天蛇头，大同小异。"

证型：蛇节疔以火毒凝结为主证。

6. 蛀节疔 interphalangeal boil

定义：本病指以生于手指骨节间为特征的疔疮。

出处：《疡科心得集·辨代指蛀节疔鳅肚疔论》载："蛀节疔，又名蛇节疔，生于手指中节接骨处，绕指俱肿，其色或黄或紫。"

证型：蛀节疔以火毒凝结为主证。

7. 合谷疔（虎口疔）hegu boil

定义：本病指以生于虎口合谷穴处为特征的疔疮。

出处：《证治准绳·疡医·疔疮》载："虎口疔生合谷穴。"

证型：合谷疔以火毒凝结为主证。

8. 蛇背疔 snake-back boil

定义：本病指以生于指甲后为特征的疔疮。

出处：《外科心法要诀》载："蛇背疔生于指甲根后，形如半枣，色赤胖肿。"

证型：蛇背疔以火毒凝结为主证。

9. 沿爪疔 nail corner boil

定义：本病指以生于爪甲边缘处为特征的疔疮。

出处：《中医外科讲义》。

证型：沿爪疔以火毒凝结证为主。

10. 水白疔 palmar boil

定义：本病指以手部掌侧皮下起明亮黄疱，挑破去其恶水即愈为特征的疔疮。

出处：《外科图说》载："白疔者，根在于肺，起于右鼻。"

证型：水白疔以湿热浸淫证为主证。

11. 足底疔 plantar boil

定义：本病指以生于足底部为特征的疔疮。

出处：《疡科心得集》载："足底生疔，初起如小疮或小疱，根脚坚硬，四周掀肿，或疼痛，或麻木，令人憎寒头痛发热，或恶心呕吐，烦躁闷乱。"

证型：足底疔以湿热下注为主证。

（三）红丝疔 red streaked boil

定义：本病是由手足皮肤损伤，感染邪热火毒，走注经络所致的，以发于四肢，以皮肤呈红丝显露，迅速向上走窜，伴见疼痛、发热等为特征的疔疮。

出处：《证治准绳·疡医·疔疮》载："红丝疔一名血箭疔，一名赤疔，一名红演疔。"

证型：红丝疔以火毒入络证、火毒入营证为主证。

（四）烂疔 ulcerated boil

定义：本病是由皮肉破损，感染毒气，毒聚肌肤所致的，以局部掀热、肿痛，皮色暗红，迅速腐烂，稀薄如水，溃后流出臭秽脓液，易并发走黄，可危及生命等为特征的疔疮。

出处：《备急千金要方》载："烂疔其状色稍黑，有白斑，疮中溃有脓水流出，疮形大小如匙面。"

证型：烂疔以湿火炽盛证、毒入营血证为主证。

（五）疔疮走黄（癀走）worsened rooted boil

定义：本病是由疔疮火毒炽盛，早期失治未能及时控制，或因挤压等，使邪毒走散入血，内攻脏腑所致的，以原发病灶疮顶黑陷无脓，肿势散漫，迅速向周围扩散，伴见寒战、高热，烦躁，甚至神昏、谵语等为特征的疔疮。

出处：《疮疡经验全书·疔疮》云："疔疮初生时，红软温和，忽然顶陷黑，谓之'癀走'，此证危矣。"

证型：疔疮走黄以热毒内闭证、热毒入血证、壮热亡阴证为主证。

（六）疫疔（鱼脐疔、紫燕疔）pestilent boil

定义：本病是由接触病畜及处理皮毛，或进食未煮熟病畜肉类，疫兽之毒（炭疽杆菌）由皮肤、口鼻侵入，气血凝滞，毒邪蕴结所致的，以皮肤溃烂、焦痂及其周围水肿，干涸坏死呈脐凹，可伴见肺、肠、脑病变及毒邪流注等为特征的传染性疔疮。

出处：《诸病源候论·疔疮病诸候》载："此疮头黑深，破之黄水出，四畔浮浆起，狭长似鱼脐，故谓之鱼脐疔疮。"

证型：疫疔以疫毒蕴结证为主证。

三、痈（痈病）carbuncle

定义：本病泛指因热毒蕴蒸，气血壅滞肌肤而引起的以局部红肿热痛、光软无头，易脓、易溃、易敛等为特征的一类疮疡病。痈之大者称为发。

出处：《灵枢·痈疽》载："营气稽留于经脉之中，则血泣而不行，不行则卫气从之而不通，壅遏而不得行，故热。大热不止，热胜则肉腐，肉腐则为脓，然不能陷于骨髓，骨髓不为焦枯，五脏不为伤，故命曰痈。"

证型：痈以热毒蕴结证、热盛酿脓证、气血两虚证为主证。

（一）颏痈（承浆痈）chin carbuncle

定义：本病是由外感六淫及过食膏粱厚味，内郁湿热火毒，或外来伤害，感受毒气所致的，以发生于下颌，局部光软无头，红肿热痛，结块范围多在 6 ～ 9cm，易肿、易脓、易溃、易敛等为特征的痈病。

出处：《证治准绳·疡医·承浆痈》载："或问：地角下生疽何如？曰：是名颏痈，属阳明胃经积热所致。"

证型：颏痈多以胃火炽盛证为主证。

（二）颧痈 cheek carbuncle

定义：本病是由外感六淫及过食膏粱厚味，内郁湿热火毒，或外来伤害，感受毒气所致的，以发生于两颧部等为特征的痈病。

出处：《疡医大全》载："颧痈，初小，渐大如瘤者，发阳分，由风热而生。"

证型：颧痈多以风热上攻证为主证。

（三）托腮痈 parotid gland region carbuncle

定义：本病是由胃火邪热壅盛，或过食醇酒厚味，热毒内蕴所致的，以发生于两腮部，腮下红肿，形如托腮之状，疼痛，饮食、吞咽有碍，身发寒热等为特征的痈病。

出处：《杂病源流犀烛》载："托腮痈生于腮下，因过饮醇酒，多食厚味，热毒所结而生，治法如前。"

证型：托腮痈多以胃火炽盛证、胃热上炎证为主证。

（四）颊车痈 buccal carbuncle

定义：本病指以发生于耳下颊车穴处为特征的痈病。

出处：《证治准绳·疡医·颊疮》载："或问：颊腮生疮何如？曰：此名金腮疮。"

证型：颊车痈多以胃火炽盛证、胃热上炎证为主证。

（五）臂痈 arm carbuncle

定义：本病是由风热邪毒郁于肉里所致的，以生于上臂，多发于外侧为特征的痈病。

出处：《证治准绳·疡医·臂痈》载："在臂外为痈。在臂内为鱼肚发，在臂上节肿连肩髆，为臂风毒。"

证型：臂痈以火毒凝结证、热盛肉腐证、气血两虚证为主证。

（六）冬瓜串 wax gourd clustered carbuncle

定义：本病指以生于上臂，红赤高肿，疼痛无头为特征的多发性痈病。

出处：《疡医大全》载："冬瓜串生两臂膊间，长二三寸，红赤高肿，疼痛而无处觅头者是也。"

证型：冬瓜串以湿热阻络证为主证。

（七）肘痈 elbow carbuncle

定义：本病是由心肺两经风火毒邪凝结所致的，以肘部高肿、焮热、疼痛，活动受限为特征的生于肘部的痈病。

出处：《外科大成》载："生于肘尖，《经》云，心肺有邪，其气留于两肘。"

证型：肘痈以风湿热毒证、虚证、气血两亏证为主证。

（八）腕痈 wrist carbuncle

定义：本病是由三阳经风火凝结所致的，以患处高肿红赤作痛，腕部活动受限为特征的发于手腕部的痈病。

出处：《证治准绳·疡医·腕痈》载："手屈之处，结毒赤，为手屈发，俗名手牛押屈。"

证型：腕痈以火毒蕴结证、热盛肉腐证、脓毒蚀骨证为主证。

（九）丫痈 finger web carbuncle

定义：本病是由湿热蕴结所致的，以生于手丫岐骨缝间为特征的痈病。

出处：《疡医大全》载："五指丫处，结毒肿者，俗名鸦叉，又名病蟹叉。"证型：丫痈以湿热蕴结证为主证。

（十）胁痈（穿胁痈）rib-side carbuncle

定义：本病是由肝胆经郁火，蕴结于季肋所致的，以易发于软胁部，初起如梅李，逐渐长大，色红焮痛，易脓易溃，脓多稠等为特征的痈病。

出处：《医学入门》。

证型：胁痈以肝胆郁热证、脓毒内蕴证、余毒未尽证为主证。

（十一）脐痈 umbilical carbuncle

定义：本病是由心脾湿热火毒，结于脐中，或因脐部抓搔染毒所致的，以生于脐部为特征的痈病。

出处：《疮疡经验全书》卷三。

证型：脐痈以湿热火毒证、气虚湿困证为主证。

（十二）腹皮痈 abdominal skin carbuncle

定义：本病是由过食膏粱厚味，火毒郁结所致的，以生于腹部皮里膜外为特征的痈病。

出处：《外科大成》载："腹皮痈，生于腹。隐于皮里膜外，由膏粱火郁所致。"

证型：腹皮痈以湿热壅滞证、肝胆郁热证为主证。

（十三）中脘痈 middle gastric carbuncle

定义：本病是由过食膏粱厚味，火毒郁结所致的，以生于中脘部为特征的痈病。

出处：《疡医大全·中脘疽门主论》载："中脘痈，一名胃疽，发于心胸之下，脐上四寸，属任脉经。"

证型：中脘痈以湿热中阻证、肝郁化火证为主证。

（十四）冲疽（冲痈）rushing carbuncle

定义：本病是由过食膏粱厚味，火毒郁结所致的，以生于脐上二寸（指骨度分寸）为特征的痈病。

出处：《刘涓子鬼遗方》载："冲疽发小肠痈而振寒热，四日五日悄悄，六日而变之，五十日死。"

证型：冲疽以心火炽盛证为主证。

（十五）吓痈 threatening carbuncle

定义：本病是由膏粱厚味，火毒郁结所致的，以生于脐上三寸为特征的痈病。

出处：《疡医大全·赫痈门主论》载："吓痈，由七情郁火凝结而成，生脐上三寸，属任脉经。"

证型：吓痈以湿热中阻证肝郁痰凝证为主证。

（十六）幽痈 secluded carbuncle

定义：本病是由过食膏粱厚味，火毒郁结所致的，以生于脐上七寸为特征的痈病。

出处：《外科大成》载："生脐上七寸，形如鹅鹅子，痛引两膈，发战咬牙。"证型：幽痈以湿热中阻证、肝郁气滞证、火毒郁结证为主。

（十七）腰带痈 perilumbar carbuncle

定义：本病是由风热壅于肌表所致的，以环腰而生为特征的痈病。

出处：《疡医大全》载："汪省之：腰带痈生于胁下近腹束带之处。"

证型：腰带痈以风热壅盛证、肝脾湿火证为主证。

（十八）悬痈 vulva carbuncle

定义：本病是由足三阴亏损，兼忧思气结，湿热蕴滞所致的，以生于会阴穴处为特征的痈病。

出处：《疡医大全·悬痈门主论》载："悬痈生于篡间，谓前阴之后，后阴之前，屏翳处也，即会阴穴。"

证型：悬痈以阴虚火旺证、肝郁气滞证、湿热蕴结证为主。

（十九）股疽 medial-lateral thigh gangrene

定义：本病是由邪毒凝结，情志失和所致的，以生于股内外侧为特征的痈病。

出处：《灵枢·痈疽》载："发于股胫，名曰股胫疽。其状不甚变，而痈脓搏骨。"

证型：股疽分为股阳疽、股阴疽，股阳疽以寒湿阻络证、肝经湿热证、脓毒蚀骨证为主证；股阴疽以肝郁痰凝证、脓毒蚀骨证为主证。

（二十）伏兔疽 anterior thigh gangrene

定义：本病是由胃火毒滞所致的，以生于大腿正面为特征的痈病。

出处：《医学心悟》："附骨疽，肉里浮肿，而皮色不变也。宜用艾炷灸之，俾其转阴为阳为吉。若生于膝上三寸，名曰伏兔疽，法在不治。"

证型：伏兔疽以湿热痰阻证、热毒炽盛证、脓毒蚀骨证为主证。

（二十一）膝痈 patellar carbuncle

定义：本病是由邪毒侵袭肝脾肾三经所致的，以生于膝盖为特征的痈病。

出处：《外科启玄》载："膝外有痈，是足少阳经毒，多气少血；膝内有痈，是足太阴经，多气少血。"

证型：膝痈以肝胆积热证、气滞血瘀证、湿毒下注证、脓毒蚀骨证为主证。

（二十二）膝弯痈（委中毒、腘窝毒）popliteal carbuncle

定义：本病是由湿热下注或破伤染毒所致的，以生于腘窝委中穴处为特征的痈病。

出处：《证治准绳·疡医·股部》载："曰：此名委中毒。此穴在膝后折纹中，属太阳胆经，由脏腑积热，流入膀胱而发。"

证型：膝弯痈以湿热蕴阻证、气滞血瘀证、气血两虚证为主证。

（二十三）黄瓜痈 cucumber-like carbuncle

定义：本病是由脾火积毒所致的，以生于背部脊柱两旁为特征的痈病。

出处：《证治准绳·疡医·背部》载："曰：此名黄瓜痈，一名肉龟。疼痛引心，四肢麻木是也，此证多不可治。"

证型：黄瓜痈以脾火积毒证、心脾湿火证为主证。

（二十四）颈痈（夹喉痈）cervical carbuncle

定义：本病是由感受风温邪毒，气血壅滞，痰毒互结于颈项所致的，以生于颈部两侧，初起局部皮色不变，灼热肿痛，肿块边界清楚等为特征的痈病。

出处：《素问·病能论》载："有病颈痈者，或石治之，或针灸治之，而皆已，其真安在？"

证型：颈痈以风热痰毒证、肝胃热盛证、气虚邪恋证为主证。

（二十五）腋痈 axillary abscess

定义：本病是由皮肤破损感染毒邪，循经流窜，或肝郁痰火，邪毒蕴结腋窝部所致的，以腋下肿胀、灼痛，皮色不变，上肢活动不利，伴见恶寒、发热等为特征的痈病。

出处：《素问·通评虚实论》载："掖痈大热，刺足少阳五，刺而热不止，刺手心主三，刺手太阴经络者，大骨之会各三。"

证型：腋痈以风火热毒证、肝郁痰火证、肝脾湿火证为主证。

（二十六）胯腹痈 inguinal-abdominal carbuncle

定义：本病是由湿热内蕴，气滞兼夹痰凝，或破伤染毒所致的，以生于胯腹部为特征的痈病。

出处：《外科心法要诀》载："跨马痈生肾囊旁，重坠肝肾火湿伤，红肿痛宜速溃，初清托里勿寒凉。"

证型： 胯腹痈以湿热蕴结证为主证。

（二十七）痰毒 phlegm toxin

定义： 本病是由外感风热湿毒，或内夹痰湿，痰毒互结于皮里膜外，流窜于经络所致的，以发于颈部、腋部、腘窝部、腹股沟部的核状肿块，皮核相连，或可相互融合，初起皮色不变，裹脓时核块变软，皮色焮红，疼痛加重，破溃后脓出稠黄等为特征的痈病。

出处：《杂病源流犀烛》载："郁火凝结，久成痰毒"。

证型： 痰毒以风热痰毒证、肝郁痰火证、湿热蕴结证、热盛酿脓证、余毒凝滞证为主证。

四、发 pyogenic carbuncle

定义： 本病泛指因火热外邪侵袭，或外伤创口染毒，营气逆于肉理，或湿热火毒蕴结，气血凝滞、热盛肉腐而引起的，以来势迅猛、病变范围大于痈等为特征的一类疮疡病。

出处：《刘涓子鬼遗方》。

证型： 发以火毒炽盛证、湿热蕴结证、热盛肉腐证为主证。

（一）锁喉痈 throat-locking carbuncle

定义： 本病是由外感风温之邪，或疔疮、口疮余毒客于结喉所致的，以生于颈前正中结喉处，病势急暴，可并发急喉风等危重症为特征的发病。

出处：《疡科心得集·辨颈痈锁喉痈论》载："锁喉痈，生于结喉之外，红肿绕喉。"

证型： 锁喉痈以热毒蕴结证、热盛肉腐证、热伤胃阴证等为主证。

（二）臀痈 buttock carbuncle

定义： 本病是由膀胱经湿热火毒蕴结，或因肌内注射染毒所致的，以生于臀部肌肉丰厚处，位置深、范围大、来势急、易腐溃、收敛慢等为特征的发病。

出处：《疡医大全·臀痈门主论》载："肿高根浅为臀痈，肿平根深为臀疽，俱属足太阳膀胱经湿热所致。"

证型： 臀痈以湿火蕴结证、湿痰凝滞证、气血两虚证为主证。

（三）手背发 pyogenic hand dorsum carbuncle

定义： 本病是由毒邪聚于手背所致的，以生于手背部，初起漫肿、边界不清、胀痛不舒等为特征的发病。

出处：《外科启玄·手背发》载："手背此疮发于手背中渚液门二穴。系手少阳经。多气少血。初起时令人憎寒发热。或作呕及作痒痛。"

证型：手背发以风热证、湿热壅阻证、气血不足证为主证。

（四）环项发 pyogenic cervical carbuncle

定义：本病以生于颈项部，环颈俱肿，红热痒痛为特征，可致呼吸困难。

出处：《外科启玄·环项发》载："环项此疮发于项一周遭。名曰环项发。又名落头疽。"

证型：环项发以火毒炽盛证为主证。

（五）三里发 pyogenic zusanli carbuncle

定义：本病是由湿热下注，或因外伤染毒所致的，以生于足三里穴处为特征的发病。

出处：《刘涓子鬼遗方》载："三里两处起痈疽名三里发。"

证型：三里发以湿热下注为主证。

（六）腓腨发（鱼肚痈）pyogenic fibular carbuncle

定义：本病是由湿热下注，或因外伤染毒于小腿所致的，以生于小腿肚为特征的发病。

出处：《疡科心得集》载："如小腿肚漫肿坚硬下塌，紫暗臖痛者，即名腓腨疽。"

证型：腓腨发以湿热下注为主证。

（七）足背发 pyogenic foot dorsum carbuncle

定义：本病是由湿热下注，或外伤染毒所致的，以初起足背红肿灼热疼痛，肿势弥漫，边界不清，影响活动，一般 5～7 天迅速增大化脓等为特征的发病。

出处：《医宗金鉴》载："足发背属胆胃经，七情六淫下注成，详别善恶分顺逆，细辨疽痈定死生。"

证型：足背发以湿热下注证为主证。

五、疽（疽病）gangrene

定义：本病泛指外邪或疽毒等与气血相搏，阻滞、蕴蓄于肌腠或骨节而致使深部疮肿，甚或引发疽毒内陷，或成窦道，损伤筋骨的一类疮疡病。

出处：《灵枢·痈疽》载："热气淳盛，下陷肌肤，筋髓枯，内连五脏，血气竭，当其痈下筋骨良肉皆无余，故命曰疽。"

证型：疽以火毒凝结证、热胜肉腐证、气血两虚证为主证。

（一）有头疽 headed gangrene

定义：本病是由外感风热、湿热、火毒之邪，气血瘀滞，结聚于肌肤间所致的，以初起粟粒样脓头，局部红肿热痛，易向深部及周围扩散，有多个脓栓堆积，溃后形如蜂窝，直径超过9cm，甚至大于30cm，易致疽毒内陷等为特征的疮疡病。

出处：《外科理例》载："疽者，初生白粒如粟米，便觉痒痛，触着其痛应心，此疽始发之兆。"

证型：有头疽以火毒凝结证、湿热壅滞证、阴虚火炽证、气虚毒滞证、气血两虚证为主证。

1. 百会疽（玉顶疽）vertex gangrene

定义：本病是由嗜食膏粱厚味，火毒凝结肌腠所致的，以生于头顶部，状如粟米或葡萄，红肿热痛而硬等为特征的有头疽。

出处：《疡科准绳》载："或问：百会穴生疽何如？曰：此名玉顶发，初如麦米，顿增痛楚，寒热大作，由虚阳浮泛。"

证型：百会疽以火毒凝结证为主证。

2. 眉心疽 glabellar gangrene

定义：本病是以生于两眉或眉心处，形长如瓜，疼痛引脑，赤硬、按之有根等为特征的有头疽。

出处：《证治准绳·疡医·面部》载："或问眉心生疽何如？曰：是名眉心疽。一名面风毒。"

证型：眉心疽以风热蕴结证为主证。

3. 鬓疽 temple gangrene

定义：本病是以生于鬓角、太阳穴处，状如粟米或葡萄，红肿热痛而硬等为特征的有头疽。

出处：《疡医大全·鬓疽门主论》载："夫鬓疽者，乃手少阳三焦相火妄动，又兼肾水不能生木，或外受风寒，但此经多气少血，肌肉相薄，最难腐溃，此皆性情急暴，房欲血虚火动，肝气凝结而成疽也。"

证型：鬓疽以肝胆湿热证为主证。

4. 颧疽 buccal cellulitis

定义：本病是以生于颧部，状如粟米或葡萄，红肿热痛而硬等为特征的有头疽。

出处：《医宗金鉴》载："发阴分者，由积热而生，色紫，漫肿，坚硬，麻木，疼痛，三七方溃，名为颧疽，毒甚根深难愈"。证型：颧疽以火毒炽盛证为主证。

5. 脑疽 nape gangrene

定义：本病是由湿毒积热上壅所致的，以生于脑后项部入发际处，红肿热痛，根束顶尖，难脓、难腐、难敛，易致内陷等为特征的有头疽。

出处：《证治准绳·疡医》载："正脑上一处起为脑痈及脑疽、脑铄，并在大椎骨上入发际生。"

证型：脑疽以实证以火毒凝结证、湿热壅滞证为主证，虚证以阴虚火炽证、气虚毒滞证、气血两虚证为主证。

（1）正对口疽（对口疽）right nape gangrene

定义：本病是由膏粱厚味太过，火毒凝结所致的，以生于项部正对口部，状如莲蓬或蜂窝，红肿热痛等为特征的有头疽。

出处：《医宗金鉴·外科心法要诀》载："此疽有正有偏，正属督脉经，入发际名为脑疽，俗名对口。"

证型：正对口疽以火毒凝结证、阴虚火炽证为主证。

（2）偏对口疽（偏对口）oblique nape gangrene

定义：本病是由膏粱厚味太过，火毒凝结所致的，以生于项部不与口正对，状如莲蓬或蜂窝，红肿热痛等为特征的有头疽。

出处：《医宗金鉴·外科心法要诀》载："此疽有正有偏，正属督脉经……偏属太阳膀胱经，名为偏脑疽，俗名偏对口。"

证型：偏对口疽以寒热错杂证、气虚毒滞证为主证。

6. 夭疽 mastoid gangrene

定义：本病是由情志内伤，郁火凝结所致的，以生于耳后高骨处，初起如栗，渐肿如瓜，毒易内陷等为特征的有头疽。

出处：《灵枢·痈疽》载："发于颈名曰夭疽。其痛大以赤黑，不急治，则热气下入渊腋，前伤任脉，内熏肝肺。"

证型：夭疽实证以火毒凝结证、湿热壅滞证为主证，虚证以阴虚火炽证、气虚毒滞证、气血两虚证为主证。

7. 天柱疽 cervical vertebral gangrene

定义：本病是以生于项后高骨大椎穴处，难溃难敛，易致毒陷等为特征的有头疽。

出处：天柱疽实证以火毒蕴结证为主，虚证以气血两虚证、邪毒内陷证为主。

8. 背疽（发背疽、发背）back gangrene

定义：本病是由脏腑气血不调，或火毒内郁，或阴虚火盛凝滞经脉，使气血壅塞不通所致的，以生于背部，局部初起皮肤上即有粟粒样脓头，焮热红肿胀痛，易向深部及周围扩散，溃烂之后状如莲蓬、蜂窝，范围常超过 9cm，甚至大于 30cm 等为特征的有头疽。

出处：《外科理例》："一人发背十余日。疮头如栗许，肿硬木闷，肉色不变，寒热拘急，脉沉实，此毒在内也。"

证型：背疽以阴虚火炽证、气血两虚证、热盛阳实证为主证。

9. 肩疽 shoulder gangrene

定义：本病是由湿热风邪蕴郁，或因负重而瘀血凝结所致的，以生于肩中廉的状如粟米或葡萄，红肿热痛而硬等为特征的有头疽。

出处：《证治准绳·疡医》载："或问：肩上生疽何如？曰：此处手足三阳交会之所，名曰肩疽。"

证型：肩疽以风热郁结证、气滞血瘀证为主证。

10. 对脐发疽 back gangrene against the umbilicus

定义：本病是以生于背部与脐相对处等为特征的有头疽。

出处：《证治准绳·疡医》载："上、中、下三发背，俱在脊中……下发者，伤于肾，为对脐发。"

证型：对脐发疽以火毒蕴结证为主。

11. 膻中疽 gangrene between breasts

定义：本病是以生于胸前膻中穴处等为特征的有头疽。

出处：《证治准绳·疡医》载："或问心窝上两乳间生疽何如？曰：此膻中疽也。"

证型：膻中疽以火毒蕴滞证、血瘀肉腐证、气虚毒滞证为主证。

12. 脐上疽 supra-umbilical gangrene

定义：本病是以生于脐上二寸处等为特征的有头疽。

出处：《证治准绳·疡医》。

证型：脐上疽以心肾火燔证为主。

13. 少腹疽 lateral lower abdominal gangrene

定义：本病是以生于少腹部等为特征的有头疽。

出处：《医宗金鉴·少腹疽》载："气海在脐下一寸五分，丹田在脐下二寸，关元在脐下三寸，皆属任脉经。此三穴或一穴发肿，即为少腹疽。"

证型：少腹疽以火毒蕴滞证、阴虚火炽证、气虚毒滞证为主证。

14. 石榴疽 pomegranate gangrene

定义：本病是以疽毒发于肘尖部，初起小疱，根脚渐大，色红灼热，坚硬肿痛，破溃如石榴等为特征的有头疽。

出处：《外科正宗》载："石榴疽者，乃少阳相火与外湿煎搏而成，其患生肘尖上一寸是也。"

证型：石榴疽以肺脾积毒证为主证。

15. 厉疽 gangrene on lateral dorsum of foot

定义：本病是由湿热下注所致的，以生于足旁等为特征的有头疽。

出处：《灵枢·痈疽》载："发于足上下，名曰四淫……发于足傍，名曰厉痈。"

证型：厉疽以湿热下注证、阴火凝结证为主证。

16. 疽毒内陷 internal sinking of carbuncle toxin

定义：本病是由痈疽正不胜邪，毒不外泄，反陷入内，客于营血，内传脏腑所致的，以疮疡平塌散漫，疮色紫滞，或干陷无脓，或脓水灰绿，新肉不生，伴见寒战，高热，烦躁不安，神昏，谵语等为特征的疮疡危重症。

出处：《疡科心得集》载："三陷变局谓火陷、干陷、虚陷也。"

证型：疽毒内陷以火陷证、干陷证、虚陷证为主证。

（二）无头疽（阴疽）headless gangrene

定义：本病是由余毒流注，或外来伤害等损伤骨关节所致的，以患处漫肿，皮色不变，疼痛彻骨，难消、难溃、难敛，破溃后多损伤筋骨等为特征的疮疡病。

出处：《外科证治全书》载："阴疽之形，皆阔大一，根盘坚硬，皮色不变，或痛或不痛，为外科最险之症。"

证型：无头疽多以湿热瘀阻证、热毒炽盛证、脓毒蚀骨证、寒凝气滞证、气滞血瘀证为主证。

1. 附骨疽（多骨疽、咬骨疽、朽骨疽）suppurative osteomyelitis

定义：本病是由毒邪深居，蚀伤筋骨，或因体虚骨弱，邪阻筋骨，阴血凝滞所致的，以多发于四肢长骨，疼痛彻骨，局部漫肿，溃后脓水淋沥，易成窦道，损伤筋骨等为特征的无头疽。

出处：《诸病源候论》载："疽发肿，居背大骨上，八日可刺也。过时不刺为骨疽。"

证型：附骨疽以湿热阻滞证、热毒炽盛证、脓毒蚀骨证、正虚毒滞证、正虚毒结证为主证。

（1）急性附骨疽 acute suppurative osteomyelitis

定义：本病是由毒邪深居，蚀伤筋骨，或因体虚骨弱，邪阻筋骨，阴血凝滞所致的，以发病急，寒战、高热，局部肿痛，或形成脓肿等为特征的无头疽。

出处：《小品方》载："附骨疽者，由人体盛有热，久当风冷入骨解中，风与热相搏，其始候，为欲眠、沉重、惚惚耳。急者热多风少，缓者风多热少也。"

证型：急性附骨疽以湿热瘀阻证、热毒炽盛证为主证。

（2）慢性附骨疽 chronic suppurative osteomyelitis

定义：本病是由急性期经久迁延而成，或开放性骨折染毒所致的，以形成窦道，排出脓液或死骨等为特征的无头疽。

证型：慢性附骨疽以脓毒蚀骨证为主证。

2. 环跳疽 huantiao gangrene

定义：本病是由病后余毒，或血脉染毒，流注于髋部所致的，以生于髋部环跳穴处，漫肿疼痛，影响髋关节活动，全身症状严重，溃脓难敛，并易致残等为特征的无头疽。

出处：《外科大成》载："环跳疽生环跳穴，漫肿隐痛，尺脉沉紧，腿不能伸。"

证型：环跳疽以湿热蕴结证、热毒炽盛证、气虚血瘀证为主证。

3. 尾闾发 coccygeal gangrene

定义：本病是由湿痰流结于尻骨所致的，以生于尻尾骨尖处，初起形如鱼肫，色赤肿痛，溃破后形如鹳口，易成窦道等为特征的无头疽。

出处：《证治准绳·疡医》。

证型：尾闾发以痰湿凝聚证、气滞血瘀证为主。

4. 井疽（溃心冷漏、穿心冷漏）xiphoid gangrene

定义：本病是由心经火毒结聚于鸠尾、中庭穴部所致的，以生于心窝部，溃后经年不愈而形成窦道等为特征的无头疽。

出处：《灵枢·痈疽》载："发于胸，名曰井疽。其状如大豆，三四日起，不早治，下入腹，不治，七日死矣。"

证型：井疽以湿热蕴结证、气阴两虚证为主证。

5. 胫疽 shank gangrene

定义：本病是由病后余毒，血行感染，痈脓相搏于胫部所致的，以生于小腿胫骨，以初起高热，局部漫肿，疼痛彻骨，后期易成窦道，可见腐骨等为特征的无头疽。

出处：《灵枢·痈疽》载："发于胫，名曰兔啮。"

证型：胫疽以寒凝气滞证、毒邪深陷证、湿热蕴结证为主证。

6. 腓腨疽（驴眼疮）calf gangrene

定义：本病是由湿热邪毒蕴结所致的，以小腿肚出现暗红色硬结，可溃烂而久不收口等为特征的无头疽。

出处：《疡科心得集·辩漏蹄风驴眼疽论》载："其或成脓者，为驴眼疽，属阴亏血热，湿热注络不化。"

7. 足踝疽（穿踝疽、外踝疽、内踝疽）ankle gangrene

定义：本病是由病后余毒深窜，或跌打损伤染毒所致的，以踝关节灼热、肿胀，疼痛彻骨，活动受限，伴见寒战、高热等为特征的无头疽。

出处：《外科正宗》："穿踝疽，乃足三阴湿热下流停滞而成。初起内踝肿痛，痛彻骨底，举动艰辛，甚则窜及外踝通肿。有头者属阳，易破；无头者属阴，难溃。"

证型：足踝疽分为外踝疽、内踝疽，外踝疽以湿热下注证为主；内踝疽以寒湿下注、气血凝滞证为主。

六、流注 multiple abscess

定义：本病泛指因正气不充，感染邪毒，流窜血络，以好发于肌肉深部的漫肿、疼痛、裹脓，皮色如常，此消彼长等为特征的一类疮疡病。

出处：《诸病源候论·流注候》载："体虚，受邪气。邪气随血而行，或淫奕 [34] 皮肤，去来击痛，游走无有常所，故名为走注。"

证型：流注以热毒壅结证、暑湿阻遏证、正虚邪恋证、气阴两虚证为主证。

（一）暑湿流注 summer–dampness multiple abscess

定义：本病是由先受暑湿，或加寒邪外束，气血凝聚于肌腠所致的，以局部白色漫肿，按之微热、疼痛，可伴见发热、恶寒、胸闷、食少、关节疼痛等征象，继而患处裹脓、肿胀、疼痛加重，破溃后流出黄稠或白黏脓液，脓尽收口，而他处复起等为特征，多发于夏秋季的流注病。

出处：《外科正宗·流注论》载："凡得此者，多生于体虚之人，勤劳之辈，不慎调燮，夏秋露卧，纵意取凉，热体当风，图身快爽。"

证型：暑湿流注以暑湿交阻证、气阴两虚证为主证。

（二）余毒流注 multiple abscess with remanent toxin

定义：本病是由病后火热毒邪流窜入血，稽留于肌腠所致的，以疮疡伴见转移性脓肿、寒战、高热，甚或出现神昏、谵语等为特征的流注病。

出处：《痘症慈航补遗》载："又有余毒流注各处出清水者，绵茧散搽之。"

证型：余毒流注以毒邪炽盛证、火毒传心证、气血两虚证为主证。

（三）瘀血流注 multiple abscess with blood stasis

定义：本病是由外伤瘀血染毒，或产后恶露停滞，湿热、邪毒结而流窜肌腠所致的，以初起患处呈带状肿胀，按之坚痛，皮色微红或青紫，继而红肿灼痛，可向周围蔓延，伴见恶寒，发热，骨节疼痛，久病裹脓、溃脓等为特征的流注病。

出处：《外科正宗·流注论》载："跌扑闪肭，瘀血凝滞为患者，宜调和气血、通行经络。"

证型：瘀血流注以外伤瘀滞证、产后败瘀证为主证。

（四）髂窝流注 multiple abscess in iliac fossa

定义：本病是由外感热毒，或余毒走散，流注于髂窝部所致的，以髂窝部出现圆形肿块疼痛，皮色如常，肿块增大成脓，溃脓后疮口愈合，可伴见患侧大腿屈曲、拘挛、疼痛，脊柱似弓等为特征的流注病。

出处：《中医名词词典》，又名缩脚流注。

证型：髂窝流注以湿热蕴结证、热毒炽盛证为主证。

七、发颐 acute suppurative parotitis

定义：本病是由外感或手术后，汗出不畅，余邪热毒未能透泄，或新感邪毒流窜于少阳、阳明经络，气血凝聚于颐颌所致的，以恶寒、发热，颐颌部肿胀结块，焮红疼痛，张口受限，每易化脓，脓肿可从口腔黏膜或向外耳道溃破等为特征的疮疡病。

出处：载：《证治准绳·疡医》载"颧骨之下，腮颌之上，耳前一寸三分发疽何如？曰：此名颐发。"

证型：发颐以热毒蕴结证、毒盛酿脓证、余毒留恋证为主证。

八、无名肿毒 innominate swelling pain

定义：本病是由风邪寒热客于经络所致的，以体表局部骤发肿痛，发无定处等为特征的疮疡病。

出处：《诸病源候论》载："此疮非痈非疽，非癣非疥，状如恶疮，或瘥或剧，人不能名，故名无名疮也。此亦是风热搏于血气所生也。"

证型：无名肿毒以热毒蕴结证、热毒未尽证为主证。

九、痰核 phlegm nodule

定义：本病是由脾虚不运，痰浊凝结于肌腠所致的，以常生于颈项、四肢及背部的皮下核状肿块，皮色不变，触之柔软，推之可移，按之不痛，大小不一，多少不等为特征的疮疡病。

出处：《医学入门》卷六载："痰核在颈全不痛"。

证型：痰核以痰浊凝聚证、痰热蕴结证、阴虚痰热证为主证。

十、瘰核 chronic lymphadenitis

定义：本病是由头面、口腔、咽部皮肤破损染毒，或疮疖等邪毒流窜，或因肝郁脾虚，痰湿凝结于皮里膜外所致的，以颈部、腋下、腹股沟等处的核状肿块肿大，或稍有胀痛，皮肉相连，推之可移，很少化脓为特征的疮疡病。

出处：《外科十三方考》载："痰核者其核亦成串，三、五不等，多 生于左右二颊下，或左右二颏，有气、血、风、痰、酒之五种。"

证型：瘰核以肝郁气结证、痰湿壅滞证、久虚邪恋证为主。

十一、瘰疬 scrofula

定义：本病是由肺肾阴虚，肝郁化火，痰浊凝聚，或因阴虚火旺，感染疬虫，痰火邪毒凝结于颈、项、腋、胯等处所致的，以局部出现圆滑如豆、累累如串珠的肿块，不红不痛，溃后脓水清稀，或夹有败絮状物，易成窦道、漏管等为特征的疬病。

出处：《灵枢·寒热》载："寒热瘰疬，在于颈腋者。"

证型：瘰疬以气郁痰凝证，热郁肉腐证，阴虚火旺证，气血两虚证为主证。

（一）马刀侠瘿 axillary and cervical scrofulae

定义：生于耳下、颈项、缺盆至腋下等部位的瘰疬。其成串而出，质坚硬，称为马刀；生于颈部，称为侠瘿。

出处：《灵枢·脉经》载："发于腋下赤坚者，名曰米疽。治之以砭石，欲细而长，疏砭之，涂以豕膏，六日已，勿裹之。其痈坚不溃者，为马刀侠瘿，急治之。"

证型：马刀侠瘿以风热搏结证、肝经积热证、痰凝气滞证为主证。

（二）鼠瘘 ulcerated scrofula

定义：本病指颈、腋等部位的肿块日久成脓、溃破，并形成窦道的瘰疬。

出处：《灵枢·寒热》载："鼠瘘之本，皆在于脏，其末上出于颈腋之间。"

证型：鼠瘘以气血两亏证、气血不荣证、阴虚毒恋证为主证。

（三）蟠蛇疬 pericervical scrofula

定义：本病指生于颈部的瘰疬。

出处：《证治准绳·疡医》卷三。

证型：蟠蛇疬以寒痰凝结证，肝胆郁热证，余毒未尽证，阴虚毒恋证为主证。

（四）缺盆疽 supraclavicular gangrene

定义：本病指生于锁骨内软窝中缺盆穴处的瘰疬。

出处：《疡医大全·缺盆疽门主论》载："缺盆疽，又名锁骨疽，生肩前陷中，寒热大作，饮食少进，肩背拘急，小水不利，胸腹膨胀，属足阳明胃经、手少阳三焦经，宜隔蒜灸。"本病又名蠹疽。

证型：缺盆疽以肝胆积热证为主证。

（五）胁疽 hypochondriac gangrene

定义：本病指生于胸胁部的瘰疬。

出处：《外科大成》载："胁疽，初生如李，渐大如杯。"本病又名败疽。

证型：胁疽实证以肝经湿热证、火毒蕴结证为主；虚证以气血亏虚证为主。

（六）肋疽 costal gangrene

定义：本病指生于肋部的瘰疬。

出处：《外科大成》载："肋疽，名夹荧疽。两肋发肿，甚则连及肩肘"。

证型：肋疽以肝郁毒滞证为主证。

（七）渊疽 armpit gangrene

定义：本病指生于腋下胁肋部的瘰疬及流痰，初起坚硬，肿而不红，日久方溃。脓稠色白者为顺，如豆浆水者为逆。

出处：《外科大成》载："渊疽，初起不红坚硬，久则破溃而有声。"

证型：渊疽以气滞痰凝证为主证。

十二、臁疮（下肢溃疡）ecthyma

定义：本病是由小腿皮肤破损染毒，或湿热下注，气滞血凝，瘀久化热等所致的，以发生于小腿臁骨（胫骨）内外侧的皮肤和肌肉间，经久不易收口，或虽敛口又因碰撞而复发等为特征的疮疡病。

出处：《疡医大全》载："臁疮者，生于小腿之内外廉，初起发痒，抓破则成疮，日久不愈，疮口下陷，或浸淫溃烂，皮肤乌黑，臭秽难闻。"

证型：臁疮以湿热瘀阻证、脾虚湿蕴证、气虚血瘀证为主证。

（一）内臁疮 sore on medial side of shank

定义：本病是由小腿皮肤破损染毒，或湿热下注，气滞血凝，瘀久化热等所致的，以发生于小腿内侧，经久不易收口，或虽敛口又因碰撞而复发等为特征的慢性臁疮。

出处：《外科大成·胫部》载："臁疮，女人为裙风裤口。……生于内臁者，由三阴经湿热，难瘥。"

证型：内臁疮以湿热下注证、气虚血瘀证为主证。

（二）外臁疮 sore on lateral side of shank

定义：本病是由小腿皮肤破损染毒，或湿热下注，气滞血凝，瘀久化热等所致的，以发生于小腿外侧，经久不易收口，或虽敛口又因碰撞而复发等为特征的慢性臁疮。

出处：《外科大成·胫部》载："臁疮，女人为裙风裤口。生于外臁者，由三阳经湿热，易治。"

证型：外臁疮以湿热下注证、气虚血瘀证为主证。

十三、甲疽 toe nail gangrene

定义：本病是由修甲不当，或因鞋狭窄或过紧，久受挤压，致令局部气血阻遏，复感毒气所致的，以初起甲旁轻度肿胀，甲向内嵌，继而肿痛加重，溃烂后胬肉高突，疼痛、流水等为特征的疮疡病。

出处：《诸病源候论》载："甲疽之状，疮皮厚，甲错剥起是也。其疮亦痒痛，常欲抓搔之，汁出。其初皆是风邪折于血气所生。而疮里亦有虫。"

证型：甲疽以火毒蕴骨证、气血凝滞证、脾肾阳虚证为主证。

十四、脱疽 toe or finger gangrene

定义：本病是由先天不足，正气虚弱，寒凝血瘀，或阴虚热毒蕴结，瘀阻脉络，气血不畅，甚或痹阻不通所致的，以初起肢冷、麻木，行走时突然疼痛，出现间歇性跛行，继则疼痛加剧，趾（指）节黑腐溃烂，疮口经久不愈，后期趾（指）节坏死脱落等为特征的脉管病。

出处：《刘涓子鬼遗方》载："发于足指名曰脱疽，其状赤黑不死，治之不衰，急渐去之，治不去，必死矣"。

证型：脱疽以寒湿阻络证、血脉瘀阻证、湿热毒盛证、热毒伤阴证、气血两虚证为主证。

十五、股肿 swelling of lower limbs

定义：本病是由营血瘀滞于阴脉，脉络痹阻不通，水津外溢所致的，以下肢肿胀、疼痛，皮色发白，肤温升高，浅表青筋怒张，肢体增粗等为特征的脉管病。

出处：《血证论》载："瘀血流注，亦发肿胀，乃血变成水之证。"

证型：股肿以湿热瘀阻证、气虚血瘀证、湿热下注证为主证。

十六、青蛇毒（恶脉病）blue-snake sore

定义：本病是由湿热外侵，或肝气郁结，外伤筋脉，气血凝滞，脉络滞塞不通所致的，以四肢或胸腹壁浅表筋脉呈条索状肿胀、疼痛、焮红、灼热等为特征的脉管病。

出处：《外科大成·胫部》载："青蛇毒，生足肚之下，亦长二三寸，寒热不食。由足少阴太阳湿热下注。"

证型：青蛇毒以湿热蕴结证、肝郁气滞证、瘀阻脉络证为主证。

十七、青筋腿 legs with varicosis

定义：本病是由久站久立，气虚血瘀，或外受寒湿，气血凝滞，筋脉怒张所致的，以站立时下肢内侧出现青筋隆起如蚯蚓状等为特征的脉管病。

出处：《古今医鉴·青筋》载："夫青筋之证，原气逆而血不行，俾恶血上攻于心也。"

证型：青筋腿以气血亏虚证、寒凝气滞证、肝郁气滞证为主。

十八、瘘病（漏）fistula disease

定义：本病是由气血不足，疮疡邪毒滞而不化，形成瘘管或窦道所致的，以局部疮口不敛，脓水淋沥不尽，犹如滴漏，较难愈合，或愈合后复溃，病程迁延、反复等为特征的疮疡病。

出处：《素问·生气通天论》载："开阖不得，寒气从之，乃生大偻。"

证型：瘘病以气血两虚、邪毒留恋证为主证。

（一）瘘管 fistula

定义：本病是由气血不足，毒滞不化所致的，以溃疡形成管道，疮孔处流脓经久淋沥不断，体表与脏腔之间相通，具有内口和外口等为特征的瘘病。

出处：《素问·生气通天论》。

（二）窦道 sinus

定义：本病是由气血不足，毒滞不化所致的，以溃疡形成管道，或胸腹部手术后创口不愈合所形成的复杂深层窦腔，疮孔处溢脓，淋沥不断，体表与深部组织相通，只有外口等为特征的瘘病。

出处：《素问·生气通天论》。

证型：窦道以余毒未清证、气血两虚证、热毒瘀结证为主证。

十九、褥疮（席疮）bed sore

定义：本病是由久病卧床，气血运行失畅，肌肤失养，长期摩擦，皮肤损坏所致的，以多发于尾骶、肘踝、背脊等容易受压部位，以局限性浅表皮肤破损，疮口经久不愈，甚则坏死等为特征的疮疡病。

出处：《外科启玄》载："席疮乃久病着床之人挨擦磨破而成。"

证型：褥疮以气滞血瘀证、蕴毒腐溃证、气血亏虚证为主证。

二十、类丹毒 erysipeloid

定义：多因鱼虾或动物骨骼等刺伤皮肤后感染毒邪所致的，以多发于手部，局部肿胀性紫红色红斑，向四周缓慢扩散、中心渐退为特征的疮疡病。

出处：《疡医大全·流火门主论》载："凡腿上或头面红赤肿热，流散无定，以碱水扫上旋起白霜者，此流火也。"

证型：类丹毒以热毒蕴结证、火毒炽盛证为主证。

二十一、溃疡（皮肤溃疡）ulcer

定义：本病是由湿热瘀阻，或脾虚湿盛、气虚血瘀所致的，以局部皮肤溃破，疮面久不收口为特征的疮疡病。

出处：《周礼·天官》载："溃疡，痈而含脓血者。"

证型：溃疡以湿热毒蕴证、湿热瘀阻证、气虚血瘀证为主证。

第三节 肛肠类病（肛肠病）category of anal and intestinal disease

一、痔疮（痔病）hemorrhoids

本病泛指由脏腑本虚，或外感风湿、内蕴热毒引起肛门气血纵横、筋脉交错、结滞不散的一类肛肠病。

（一）内痔（里痔）internal hemorrhoid

定义：本病是由脏腑本虚，饮食不节，或久坐、久立、负重、便秘等因素引起的气血瘀滞于肛门，筋脉交错，结滞不散所致的，以肛门齿线以上发生静脉曲张团块，表面覆以黏膜，常有便血和痔核脱出等为特征的痔疮病。

出处：《素问·生气通天论》载："因而饱食，筋脉横解，肠澼为痔。"《山海经》载："有鸟，名曰栎，食之已痔。"《外台秘要》载："此病有内痔、有外痔。内但便即有血，外有异。外痔下部有孔，每出血从孔中出，内痔每便即有血，下血甚者，下血击地成孔。出血过多，身体无复血色，有痛者，有不痛者。"

翻花痔（嵌顿痔）prolapse of hemorrhoids

定义：本病是由内痔脱出后，肛门肌肉挛急而不能复位所致的，以痔核充血、水肿，突出肛门外而不能回复，局部剧痛等为特征的内痔病。

出处：《华佗神医秘方》载："肛门周遭翻出如碗，肉色紫黑，疼痛异常，时流血水。"

（二）外痔 external hemorrhoids

定义：本病是由湿热下注，或肛门皮肤摩擦、裂伤，感染邪毒等，致使肛周筋脉阻滞，瘀结不散所致的，以肛门坠胀、疼痛、有异物感，可伴见肛门齿线以下有隆起样组织，不能回纳肛门内等为特征的痔疮病。

出处：《备急千金要方》。

1. 皮痔 skin hemorrhoids

定义：因反复刺激，湿热瘀结肛门皮肤所致的，以肛门缘皮肤皱襞增生，赘生皮瓣，逐渐增大，质地柔软，一般不疼痛，不出血，遇刺激则可诱发肿痛等为特征的外痔病。

出处：《外科正宗》载："夫痔者，乃素积湿热，过食炙煿，或因久坐而血脉不行，又因七情而过伤生冷，以及担轻负重，竭力远行，气血纵横，经络交错，又或酒色过度，肠胃受伤，以致浊气瘀血流注肛门，俱能发痔。此患不论老幼男妇皆然，盖有生于肛门之内，又突于肛外之傍。治分内外，各自提防。大者若莲花、蜂窠、翻花、鸡冠、菱角、珊瑚等状；小者如樱珠、鼠尾、牛奶、鸡心、核桃、蚬肉之形。"

2. 气痔（脉痔）qi hemorrhoids

定义：本病是由气血瘀滞于肛管或肛缘皮下所致的，以肛门皮瓣隆起呈椭圆形或环形，表面青紫而光滑柔软，其下有曲张、扩张的静脉团块，排便或劳累时增大等为特征的外痔病。

出处：《诸病源候论》载："又有气痔，大便难而血出，肛亦外出，良久不肯入……肛边生疮，痒而复痛，出血者，脉痔也。"

3. 葡萄痔 grape-like hemorrhoids

定义：本病是由排便、负重等，使肛周瘀血凝滞，结于皮下所致的，以肛缘突起剧烈疼痛，皮下可见紫色圆球形硬结，触痛明显等为特征的外痔病。

出处：《外科大成》载："葡萄痔，左右如乳头堆起，只痒不痛，遇辛苦出水，或痔有孔出脓。"

（三）混合痔 mixed hemorrhoids

定义：本病是由湿热下注肛门，阻滞脉络，或脏腑本虚，排便、负重、经产用力，肛门部筋脉横解，瘀阻肛门所致的，以发生于肛门同一方位齿线上下静脉曲张形成团块，相互沟通吻合等为特征的痔疮病。

出处：《外科启玄》载："内痔浑无出。担肠里外盘。"《外科大成》载："肛门内外皆有，遇大便即出血疼痛。"

悬珠痔 pearl-like prolapse of hemorrhoids

定义：本病是由湿热下注，或肛门裂伤、长期秽毒刺激，气血瘀滞所致的，以肛乳头纤维结缔组织增生，肛门下坠或里急后重感，伴见排便不畅，痔核脱出肛外等为特征的混合痔病。

出处：《外科启玄》载："最苦悬珠者……垂珠更宜治。"

二、息肉痔 polyp of rectum

定义：本病是由湿热下迫大肠，肠道气机不利，瘀血浊气凝聚所致的，以肠内黏膜上发生有蒂或无蒂的赘生物，便后可有息肉样痔脱出肛外等为特征的肛肠病。

出处：《疮疡经验全书》载："息肉痔，质嫩鲜红，儿童多见。"

三、肛裂（裂肛）fissured anus

定义：本病是由热结肠燥，或阴津不足，燥屎裂伤肛门皮肤，或湿热下注所致的，以肛管皮肤全层裂开，形成溃疡，便秘，排便时和排便后肛门部疼痛、出血等为特征的肛肠病。

出处：《诸病源候论》载："肛边生疮，痒而复痛出血者，脉痔也。"

四、肛痈 anal abcess

定义：本病是由过食肥甘、辛辣、醇酒等物，或肛门破损染毒，或肺脾两虚，湿热下注，蕴阻肛门，气血瘀滞，热毒化腐成脓所致的，以发热，恶寒，肛门部红肿、灼热、疼痛，化脓溃后易成肛瘘等为特征的肛肠病。

出处：《外科精要》载："治谷道前后生痈，谓之悬痈。"《医门补要》载："肛门四周红肿作痛，速宜凉血利湿药消之。若消不去，一处出脓者为肛痈。每易成漏，有数处溃开者，名盘肛痈。"

五、脏毒 perianal abscess

定义：本病是由燥屎、腹泻，粪便留滞肛窦，或湿热下注所致的，以肛门内疼痛、灼热、坠胀感，排便后向会阴、臀部放射，肛隐窝、肛窦红肿，有脓性分泌物等为特征的肛肠病。

出处：《三因极一病证方论》载："肠风脏毒，自属滞下门。脏毒，即是脏中积毒。"

六、肛漏（肛瘘、穿肠瘘）anal fistula

定义：本病是由肛痈成脓自溃，或切开后余毒未尽，蕴结不散，或因肺脾两虚，创口不收所致的，以肛周外口常有脓水或粪汁流出，皮下有条索状物，内口多位于肛门齿线部，可探及或触及管道通向肛管等为特征的肛肠病。

出处：《太平圣惠方》载："夫痔瘘者，由诸痔毒气，结聚肛边，有疮或作鼠乳，或生结核，穿穴之后，疮口不合，时有脓血，肠头肿痛，经久不差，故名痔瘘也。"

七、脱肛 anal prolapse

定义：因肺脾肾气虚，中气下陷，固摄失司所致的，以大便后或劳累、下蹲时直肠黏膜或直肠全层脱出肛外，少数可发生部分乙状结肠脱出，甚至不能自行回复等为特征的肛肠病。

出处：《五十二病方》载："入州出不可入者……倒县（悬）其人，以寒水尧（溅）其心腹，入矣。"

八、肛口痒（肛痒风）anal itching

定义：因湿热下注，或洗涤不洁，或风热内扰，或感染虫毒所致的，以肛门瘙痒，皮肤肥厚或角化，色素沉着等为特征的肛门病。

出处：《证治准绳·幼科》载："小儿肛痒，或嗜甘肥，大肠湿热壅滞，或湿毒生虫而蚀肛门。"

九、肛门湿疡（肛门顽湿）exudative anal ulceration

定义：本病是由湿热污浊之邪下注，结聚于肛门部皮肤所致的，以肛门部皮肤起丘疹、瘙痒、渗液等为特征的肛门病。

出处：《外科正宗》载："血风疮，乃风热、湿热、血热三者交感而生。发则瘙痒无度，破流脂水，日渐沿开。"《医宗金鉴·外科心法要诀》载："此证初起如粟米，而痒兼痛，破流黄水，浸淫成片，随处可生。"

十、肛门失禁（肛门失约）fecal incontinence

定义：本病是由脾肾气虚，中气下陷，或肛门损伤，使肛门失摄所致的，以粪便及气体不能随意控制，不自主地流出肛门外等为特征的肛门病。

出处：《诸病源候论》载："大便失禁者，大肠与肛门虚冷滑故也。肛门，大肠之候也，俱主行糟粕。既虚弱冷滑，气不能温制，故使大便失禁。"

十一、肛门狭窄（肛门直肠狭窄）stricture of anus

定义：本病是由先天形成，或手术损伤，炎症刺激，肿物挤压等所致的，以肛门、肛管变窄，排便困难，便细等为特征的肛门病。

出处：《备急千金要方》载："论曰：肛门者，主大行道肺、大肠候也，号为通事令史。重十二两，长一尺二寸，广二寸二分。应十二时。若脏伤热，则肛门闭塞大行不通，或肿缩入生疮。"

十二、肛门挛急 cramp of anus

定义：因气滞血瘀，脉络受阻，或肛门部手术或其他损伤，经气失调所致的，以肛门肌肉挛急，排便困难，肛门不适，拘急作痛等为特征的肛门病。

出处：《杂病源流犀烛》载："肛门痒痛，湿与火病也。大肠有湿，流注于肛门，则作痒……大肠有火，郁闭不宣，则肛门作痛。"

第十二章　生殖病类病名 ▷▷▷▷

第一节　男性生殖病 category of male reproductive disease

男性生殖病泛指因男子先天发育不全，或因后天失调、房事违和、虚劳久病等耗损气血阴阳而引起生殖功能障碍的一类疾病。

一、男性前阴类病 category of genital disease

本类病泛指因先天不足，发育不全，或外力伤损，或湿热诸邪侵袭肾子、阴囊，下注肝经，或痰毒、痈邪壅滞，邪结宗筋等所引起的男性外生殖器病变的一类疾病。

（一）子隐 cryptorchidism

定义：本病是由先天不足，阴器发育不全所致的，以阴囊一侧或双侧未触及睾丸等为特征的男性前阴病。

证型：子隐以脾肾阳虚证、肝肾阴虚证、心肾阴虚证等为主。

（二）子痈 testicle carbuncle

本病是因湿热或寒湿邪犯肾子（睾丸），或嗜食辛辣、肥腻，湿热内生，或房事不节，情志不舒，肝郁化火，或外力伤损，致使湿热、痰浊、瘀血蕴结阻滞所致的，以肾子肿胀触痛，或患侧阴囊隐痛、胀坠，腹股沟牵掣痛，或伴见发热等为特征的男性前阴病。

1. 急性子痈 acute scrotal carbuncle

定义：本病是由湿热下注厥阴之络，气滞血凝所致的，以骤然恶寒、发热，肾子（睾丸）肿痛、灼热，阴囊皮肤紧张光亮，化脓或不化脓等为特征的子痈。

出处：《外科全生集·阳症门》载："子痈，肾子作痛而不升上，外观红色者是也。"

证型：以湿热蕴结证、火毒壅盛证、脓出毒泄证、瘀滞结节证等为主。

2. 慢性子痈 chronic scrotal carbuncle

定义：本病是由肝肾阴亏，痰湿凝聚，或由急性子痈转变所致的，以慢性发作，肾子（睾丸）仅有硬结、疼痛不著、不红不热，病程较长，溃后脓稀等为特征的子痈。

出处：《外科全生集·阳症门·子痈》载："子痈，肾子作痛而不升上，外观红色者是也。迟则成患，溃烂致命；其未成脓者，用枸橘汤一服即愈。"

证型：以寒湿凝滞证、湿热下注证、气血凝结证等为主。

（三）阴头痈 batanitis

定义：本病是由肝经湿热郁火结聚龟头所致的，以龟头紫肿、疼痛、化脓、溃烂等为特征的男性前阴病。

出处：《外科证治全书》载："阴头紫肿疼痛，名阴头痈。"

证型：以肝经湿热证、热毒蕴结证、阴虚邪恋证等为主。

（四）囊痈（肾囊痈）scrotal carbuncle

定义：本病是由肝肾湿热下注，或外湿内侵蕴酿成毒所致的，以阴囊红肿热痛，肾子（睾丸）不肿大等为特征的男性前阴病。

出处：《证治准绳·疡医》载："囊痈，湿热下注也，有作脓者，此浊气润下，将流入渗道，因阴道或亏，水道不利而然，脓尽自安，不药可也，惟在善于调摄耳。"

证型：以肝经湿热证、热毒炽盛证、阴虚湿热证等为主。

（五）脱囊 scrotal swelling

定义：本病是由肝经湿热邪毒下注阴囊所致的，以急起阴囊红肿，继而溃烂皮脱，睾丸外露甚至脱落等为特征的男性前阴病。

出处：《疡科心得集·辨囊痈悬痈论》载："又有脱囊，起时寒热交作，囊红睾肿，皮肤湿裂，隔日即黑，间日腐秽，不数日间，其囊尽脱，睾丸外悬，势若险重，其实不妨，皆由湿热下注所致。"

证型：以湿热邪毒炽盛证、热毒内侵伤阴证、邪退气血双亏证等为主。

（六）肾囊风（阴囊风、绣球风）scrotal wind pattern

定义：本病是由风邪外袭，复加肝经湿热下注所致的，以阴囊皮肤潮红、起疹、湿润或有渗液，剧烈瘙痒，痛如火燎等为特征的男性前阴病。

出处：《外科正宗》载："肾囊风乃肝经风湿而成，其患作痒，喜浴热汤，甚者疙瘩顽麻，破流脂水。"

证型：以风热蕴肤证、湿热下注证、血虚风燥证、阳虚风乘证等为主。

（七）旋螺风 acrobystitis

定义：本病是由包皮过长，秽浊瘀积，或风热湿毒郁结于阴茎黏膜所致的，以包皮发红、渗液、疼痛等为特征的男性前阴病。

出处：《普济方》载："通心饮治心气，通小便，退潮热，分水谷。又治旋螺风。"

证型：以肝经湿热证、热毒蕴结证、阴虚邪恋证等为主。

（八）子痰 tuberculosis of epididymis

定义：本病是由正气不足，肝肾亏损，痰浊凝聚所致的，以肾子（睾丸）出现发展缓慢的无痛肿块，久则破溃成漏等为特征的男性前阴病。

出处：《万病回春·结核》载："结核者，风痰郁结也，又云火因痰湿而不散也。"

证型：以浊痰凝结证、阴虚内热证、正虚成漏证等为主。

（九）阴茎痰核（玉茎疽）induration of penis

定义：本病是由厥阴气滞，痰瘀凝结于阴茎所致的，以阴茎内可扪及单个或多个硬结，同房举而不坚，或举而弯曲、疼痛，会阴部不适，尿痛或尿涩等为特征的男性前阴病。

出处：《外科理例》载："一弱人茎根结核，如大豆许，劳则肿痛。"

证型：以气滞血瘀证、脾虚气弱证、肾虚精弱证、痰瘀互结证等为主。

（十）茎纵 constant erection of penis

定义：本病是由肝经湿热下注于前阴，或因心肾不交，相火妄动所致的，以阴茎持续坚挺不收，阴茎肿胀、紫暗，甚则与股相磨，行走不便，或阴茎肿胀而痿等为特征的男性前阴病。

出处：《杂病源流犀烛·前阴后阴病源流》载："阴纵，亦名阴挺。由前阴受热，则玉茎挺长不收，或肿胀而痿，或与股相磨难行，甚至两胁气逆上，手足倦弱。"

证型：以肝火内盛证、肝经湿热证、阴虚阳亢证、茎络瘀阻证、痰火郁结证等为主。

（十一）包茎 phimosis

定义：本病是由先天不足，阴茎发育不全所致的，以包皮口细小，包皮不能上翻，龟头不能外露等为特征的男性前阴病。

出处：《存存斋医话稿》。

证型：以先天不足证、湿热下注证等为主。

（十二）马口异位 malposition of urethral orifice

定义：本病是由龟头发育不良所致的，以尿道口不在龟头正中处为特征的男性前阴病。

证型：马口异位以先天不足证、命门火衰证等为主。

二、不育类病（男性不育）sterility

不育类病泛指因先天不足，或性器官发育不全，疾病或外伤损伤肾子等导致有正常性生活而婚后 2 年不能生育等为特征的男性生殖障碍疾病。

（一）天宦 congenital eunuch

定义：本病是由先天不足，男性发育不全所致的，以睾丸小，阴茎短，不生须，不生子等为特征的男性不育症。

出处：《灵枢·五音五味》载："其有天宦者……此天之所不足也，其冲任不盛，宗筋不成，有气无血，唇口不荣，故须不生。"

证型：以先天不足证、命门火衰证等为主。

（二）精少 scanty sperm

定义：本病是由先天不足，或因房事不节，劳心过度，耗伤气血，精室不得充盈等所致的，以精液量少（2mL），或精子数量少，影响生育等为特征的男性不育症。

出处：《石室秘录·十六论子嗣》载："人生子嗣，虽曰天命，岂尽非人事哉……精少者，虽能射，而精必衰薄，胞胎之口大张，细小之入，何能餍足，故随入而随出矣。"

证型：以肾精亏虚证、脾肾阳虚证、气血两虚证、湿热下注证、气滞血瘀证等为主。

（三）精薄（精稀）thin semen

定义：本病是由肾阳不足，精关不固等所致的，以精液稀薄而量多（大于 8 mL），影响生育等为特征的男性不育症。

出处：《济生集·保胎论》载："多欲之人常难子，且易夭，气泄而精薄也。"

证型：以肾精亏虚证、脾肾阳虚证、气血两虚证、湿热下注证、气滞血瘀证等为主。

（四）无精 aspermia

定义：本病是由先天亏损，或精道阻塞等所致的，以多次精液检查（一般 3 次以上）均未发现精子为特征的男性不育症。

出处：《素问·疏五过论》载："凡未诊病者，必问尝贵后贱。虽不中邪，病从内生，名曰脱营。尝富后贫，名曰失精……身体日减，气虚无精，病深无气，洒洒然时惊。"

证型：以先天不足证、命门火衰证等为主。

（五）不射精 no ejaculation

定义：本病是由房事不节，或瘀血阻塞精窍、阴虚火旺等所致的，以阴茎能充分勃起，亦能进行正常的性交动作，但无性高潮，无射精动作，无精液排出等为特征的男性不育病。

出处：《外经微言·任督生死》载："肾之气必假道于任督二经，气闭则肾气塞矣。女不受妊，男不射精，人道绝矣。"

证型：以肝气郁结证、瘀血停聚证、肾阳虚衰证、肾阴不足证、湿热下注证等为主。

三、精液类病 category of semen disease

精液类病泛指因湿热下注，或阴虚火旺、年老肾虚、劳伤心神而导致精关不固或精液质量改变的一类疾病。

（一）精冷 cold sperm

定义：本病是由肾阳不足，寒凝精室等所致的，以自觉射精时精液清冷，影响生育等为特征的精液病。

出处：《本草纲目·百病主治药·遗精梦泄》载："沉香，男子精冷遗失，补命门。"

证型：以肾阳不足证、命门火衰证等为主。

（二）精凝 congelation of semen

定义：本病是由阴虚火旺，或阳虚不化，湿痰瘀浊凝聚精关等所致的，以精液黏稠、混浊，良久不化，影响生育等为特征的精液病。

出处：古代典籍没有明确的记录，多是将精液不液化从"痰""浊"而论。《石室秘录·子嗣论》云："男子不生子有六病，一精寒也，一气衰也，一痰多也，一相火盛也，一精少也，一气郁也。"《证治要诀·白浊》载："如白浊甚，下淀如泥，或稠黏如胶。"

证型：以阴虚火旺证、阳虚寒凝证、痰浊凝聚证、湿热下注证、气滞血瘀证等为主。

（三）血精 hemospermia

定义：本病是由阴虚火旺，湿热下注等所致的，以精液呈粉红色、红色、棕红色或带有血丝等为特征的精液病。

出处：《诸病源候论·虚劳病诸候》载："虚劳则生七伤六极，气血俱损，肾家偏虚，不能藏精，故精血俱出一也。"

证型：以阴虚火旺证、心肾不交证、心脾两虚证、脾肾气虚证、湿热下注证、肝郁化火证、瘀血内阻证等为主。

（四）精浊 turbid essence

定义：本病是由湿热下注，阴虚火旺，精室瘀阻等所致的，以尿后滴白，排尿不畅，少腹坠胀，或茎中痛痒，但尿液并不混浊等为特征的精液病。

出处：《景岳全书·淋浊》载："命门虚寒，阳气不固，则精浊时见，而久不能愈者，但当培补命门。"

证型：以湿热蕴结证、气滞血瘀证、肝气郁结证、肾阴不足证、脾肾阳虚证等为主。

（五）脓精 semen with pus

定义：本病是由精室伏热，肝经湿热等所致的，以精液混浊、色黄，甚或有脓细胞，影响生育等为特征的精液病。

证型：以肝经湿热证、阴虚火旺证等为主。

（六）遗精 seminal emission

本病是由阴虚火旺，或劳伤心神、湿热下注、肾失封藏，致使精关不固所致的，以不因性交而精液自行遗泄，1 个月 4 次以上等为特征的精液病。

1. 梦遗 nocturnal seminal emission

定义：本病是由相火妄动，或心肾不交，扰动精室所致的，以遗精 1 个月 4 次以上，伴有性梦、欣快感等为特征的精液病。

出处：《景岳全书·遗精》载："因梦而出精者，谓之梦遗，不因梦而精自出者，谓之滑精。梦遗者，有情，有火，有虚，有溢。有因情动而梦者，有因精动而梦者。情动者，当清其心；精动者当固其肾。滑精者，无非肾气不守而然。若暴滑而兼痛者，则当从赤白浊门论治。"

证型：以阴虚火旺证、心肾不交证、心脾两虚证、湿热下注证等为主。

2. 滑遗 spermatorrhea

定义：本病是由房事过度，肾失封藏，精关不固所致的，以遗精 1 个月 4 次以上，不伴性梦而无所知，甚或随意念所动而精自流出等为特征的精液病。

出处：《景岳全书·新方八阵》载："固阴煎，治阴虚滑泄，带浊淋遗，及经水因虚不固等证……如虚滑遗甚者。"

证型：以心脾两虚证、肾虚不固证等为主。

第二节　女性生殖病 category of female genital disease

女性生殖病泛指由各种原因引起经、带、胎、产异常而导致女性生殖功能障碍的一类疾病。

一、女性前阴类病 category of female external genital disease

女性前阴类病泛指不属于经、带、胎、产范畴而引起女性前阴及外生殖器病变的一类疾病。

（一）阴挺（子宫脱垂）metroptosis

定义：本病是由脾肾气虚，任带失固，胞宫失却维系所致的，以子宫位置沿阴道下降，甚或脱垂于阴道口外等为特征的妇科疾病。本病又称阴脱、阴菌、葫芦颓、产肠不收、子宫脱垂。

出处：《诸病源候论·妇人杂病诸候》载："胞络伤损，子脏虚冷，气下冲则令阴挺出，谓之下脱。亦有因产后偃气而阴下脱者。"

证型：以脾虚气陷证、肾虚失固证等为主。

（二）阴冷（阴寒）pudendal coldness

定义：本病是由下元虚冷，寒气凝于胞宫所致的，以妇人自觉外阴或阴中寒冷，可伴见性欲淡漠等为特征的妇科疾病。本病又称阴寒。

出处：《诸病源候论·妇人杂病诸候》载："胞络劳伤，子脏虚损，风冷客之，冷乘于阴，故令冷也。"

证型：以下元虚冷证、肝经湿热证、厥气上冲证、湿痰下注证、寒湿下注证等为主。

（三）阴吹 flatus vaginalis

定义：本病是由腑气失调，或气滞痰阻于胞宫所致的，以阴道时或排出气体，或气出有声，状如矢气等为特征的妇科疾病。

出处：《金匮要略·妇人杂病脉证并治》载："胃气下泄，阴吹而正喧，此谷气之实也，猪膏发煎导之。"

证型：以气虚证、胃燥证、气郁证、痰湿证等为主。

（四）阴痒（阴蚀、阴门痒、外阴瘙痒症）pudendal itch

定义：本病是由湿热随经下注，蕴结阴器，或阴虚血燥，阴部肌肤失荣，或虫扰阴部所致的，以外阴部或阴道内瘙痒，甚则奇痒难忍，坐立不安为特征的女性前阴病。

出处：《诸病源候论·妇人杂病诸候》载："妇人阴痒，是虫食所为。三虫九虫，在肠胃之间，因脏虚虫动作，食于阴，其虫作势，微则痒，重者乃痛。"

证型：以肝肾阴虚证、湿热下注证、湿虫滋生证等为主。

（五）女阴湿疹 vulval eczema

定义：本病是由感受风热湿毒等所致的，以大小阴唇及肛周皮肤潮红、瘙痒、肿胀、糜烂等为特征的女性前阴病。又称湿淹疮。

出处：《外科大成》载："阴湿疮生阴毛之际，如疥如癣，瘙痒难忍。"

证型：以湿热浸淫证、脾虚湿蕴证、血虚风燥证等为主。

（六）阴燥 vulval dryness

定义：本病是由肾阴亏虚，阳虚阴寒，血虚化燥，外阴失养所致的，以女性外阴皮肤黏膜变白、粗糙，甚至逐渐萎缩等为特征的女性前阴病。本病又称阴燥痛。

出处：《肘后备急方》。

证型：以肾阴虚证、肾阳虚证、血虚化燥证、湿热证等为主。

（七）阴疮（阴肿、阴蚀、阴蜃）vulval sore

定义：本病是由热毒或寒湿侵袭于前阴所致的，以妇女阴户肿痛，甚则化脓破溃，或阴户侧出现肿块如蚕茧状等为特征的女性前阴病。

出处：《金匮要略·妇人杂病脉证并治》云："少阴脉滑而数，阴中即生疮。阴中蚀疮烂者，狼牙汤洗之。"

证型：以热毒证、寒湿证等为主。

（八）尿瘘 urinary fistula

定义：本病是由产伤、手术或疮疡等损伤所致的，以女性膀胱或输尿管与阴道之间有瘘管相通，出现尿液从阴道排出为特征的女性前阴病。又称产妇胞破，主要包括膀胱阴道瘘、尿道阴道瘘、膀胱尿道阴道瘘、输尿道阴道瘘等。

出处：《得配本草》载："黄绢配丹皮、白及末，治产妇胞破。"

证型：以血络损伤证、热毒壅盛证等为主。

（九）粪瘘 fecal fistula

定义：本病是由产伤、手术或疮疡等损伤所致的，以直肠与阴道间有瘘管相通，出现粪便从阴道排出为特征的女性前阴病。

出处：《校注妇人良方·产后门》载："小便出屎，此阴阳失于传送，名大小肠交也。"

证型：以湿热蕴结证、热毒壅盛证、阴虚火旺证、气血亏虚证等为主。

（十）女阴损伤 vulval injury

定义：多因产伤、外伤、疮疡等外力作用损伤女性外阴，临床以女阴局部红肿疼痛、瘀斑，或皮肤破损等为特征的女性前阴病。本病又称阴伤。

出处：《四科简效方》载："阴伤：交接违礼，及他物所伤，血出不止者，青布烧灰，或五倍子末，或发灰，或釜底墨，皆可掺之。"

证型：以外伤证和产伤证等为主。

二、月经类病 category of menstrual disease

月经类病泛指由先天或后天因素，致使冲任失调，经脉不利等所引起月经周期、经期、经量及经色、经质的改变，以及伴随月经来潮而出现种种不适等为特征的一类妇科疾病。

（一）月经先期 advanced menstruation

定义：本病又称经行先期、经水先期、月经一月再至、经早、经水不及期、月经提前、月经超前。本病是因气虚冲任不固，或热扰冲任，血海不宁所致的，以月经周期提前 7 天以上，连续 3 个周期以上，经期基本正常等为特征的月经病。

出处：《女科撮要·历节痛风》载："月经先期而痛者，加味逍遥散为主。"

证型：以气虚证（脾气虚证、肾气虚证）、血热证（阳盛血热证、阴虚血热证、肝郁血热证）等为主。

（二）月经后期 delayed menstruation

定义：本病是由肾虚、血虚致使冲任不足，或因血寒、气滞、痰湿等阻滞冲任所致的，以月经周期延后 7 天以上，甚或长达 3 ～ 5 个月一行，经期正常，连续 3 个周期以上等为特征的月经病。

出处：《内府秘传经验女科·月经后期论》。

证型：以肾虚证、血虚证、血寒证（虚寒证、实寒证）、气滞证、痰湿证等为主。

（三）月经先后无定期 irregular menstrual cycle

定义：本病是由肝郁、肾虚，冲任失调，血海蓄溢失常所致的，以月经周期时或提前、时或延后 7 天以上，交替不定且连续 3 个周期以上为特征的月经病。

出处：《备急千金要方·月经不调》载："妇人月经一月再来或隔月不来。"

证型：以肝郁证、肾虚证等为主。

（四）月经过多 profuse menstruation

定义：本病是由气虚冲任不固，或热伤冲任，迫血妄行，或瘀阻冲任，血不归经所致的，以月经量较正常明显增多，或每次总量超过 80 mL，周期、经期基本正常为特征的月经病。

出处：《金匮要略·妇人杂病脉证并治》载："月水来过多。"

证型：以气虚证、血热证、血瘀证等为主。

（五）月经过少 scanty menstruation

定义：本病是由精血亏少，血海失充，或经脉阻滞，血行不畅所致的，以月经周期正常，经量明显少于平时正常经量的 1/2，或少于 20mL，或经期不足 2 天，甚或点滴即净等为特征的月经病。

出处：《脉经》载："经水少。"

证型：以肾虚证、血虚证、血瘀证、痰湿证等为主。

（六）经期延长 prolonged menstruation

定义：本病是由阴虚内热，气虚血失统摄，或瘀阻冲任，血不归经等所致的，以月经周期正常，经期超过 7 天，甚或淋沥两周方净等为特征的月经病。

出处：《诸病源候论·妇人杂病诸候》载："月水不断。"

证型：以气虚证、阴虚血热证、湿热蕴结证、血瘀证等为主。

（七）闭经（经闭）amenorrhea

定义：本病是由肝肾不足、气血亏虚、阴虚血燥，血海空虚，或因痨虫侵及胞宫，或气滞血瘀、痰湿阻滞冲任所致的，以女子年逾 16 岁，虽有第二性征发育但无月经来潮，或年逾 14 岁，尚无第二性征发育及月经，或月经周期建立后又中断 6 个月以上，或月经停闭超过既往 3 个周期为特征的月经病。

出处：《景岳全书·血枯经闭》载："凡妇女病损，至旬月半载之后，则未有不闭经者。"

证型：以肾虚证（肾气虚证、肾阴虚证、肾阳虚证）、脾虚证、血虚证、气滞血瘀证、寒凝血瘀证、痰湿阻滞证等为主。

（八）痛经 dysmenorrhea

定义：本病是由月经期前后冲任不和，气血阻滞，或精血不足，胞脉失养等所致的，以经期或经行前后出现周期性小腹疼痛，或痛引腰骶，牵掣大腿内侧，甚则剧痛、汗出、晕厥，伴见面色苍白等为特征的月经病。

出处：《金匮要略·妇人杂病脉证并治》载："带下，经水不利，少腹满痛，经一月再见者，土瓜根散主之。"

证型：以寒凝血瘀证、气滞血瘀证、湿热蕴结证、气血虚弱证、肝肾亏损证等为主。

（九）崩漏 metrostaxis and metrorrhagia

定义：本病是由肾虚、血热、湿热、气虚、血瘀、外伤等，使冲任不固所致的，以妇女非正常行经期间阴道下血如崩或淋沥不尽等为特征的月经病。

出处：《景岳全书·妇人规》载："崩漏不止，经乱之甚者也。"

证型：以血热证（实热证、虚热证）、肾虚证（肾阴虚证、肾阳虚证）、脾虚证、血瘀证等为主。

1. 崩中 metrorrhagia

定义：本病是由血热而迫血妄行，或瘀血阻滞，血不循经，或气虚冲任不固所致的，以月经周期紊乱，子宫出血量多而势急如崩等为特征的崩漏病。本病又称血崩。

出处：《丹溪心法·崩漏》载："崩中者，脏腑伤损，冲脉任脉血气俱虚故也。"

证型：以血热证、中气虚陷证、瘀血证、湿热证、痰湿证、阴虚火旺证等为主。

2. 漏下 metrostaxis

定义：本病是由肾虚、血瘀，冲任失约，肝不藏血所致的，以月经周期紊乱，子宫出血量少而势缓、淋沥不尽等为特征的崩漏病。

出处：《诸病源候论·妇人杂病诸候》载："非时而下，淋沥不断，谓之漏下。"

证型：以脾虚证、肾虚证、血热证、血瘀证等为主。

（十）经间期出血 hemorrhage during menstruation

定义：本病是由阴虚血热，或肝郁化火，湿热留滞，血海不宁所致的，以月经周期基本正常，在两次月经中间的氤氲期（排卵期）发生周期性子宫少量出血为特征的月经病。

出处：《易经》中首见此病名，并由夏桂成于 1982 年正式提出。

证型：以肾阴虚证、湿热证、血瘀证等为主。

（十一）月经前后诸病（月经前后诸证、月经前后诸症、经行前后诸证）various diseases before and after menstruation

定义：本病泛指因经期前后冲任胞宫气血变动，或伤于情志、外邪侵袭而引起冲任不和、气血失调所致的，以经行前后或经期出现某些周期性发作性病证为特征的一类月经病。本病的表现包括经行乳房胀痛、吐衄、感冒、头痛、眩晕、口糜、风疹块、泄泻、浮肿、情志异常、失眠、发热等症状。

出处：《陈素庵妇科补解·经行头重目暗方论》载："经行血去则脾虚，脾虚则脏腑皆失养，头为诸阳之会，阳气下陷而不升故头重……"

证型：以肝郁气滞证、瘀血阻滞证、血虚肝郁证等为主。

1. 经行吐衄 menstrual hematemesis and epistaxis

定义：本病是由月经期前后冲任不和，血室蕴热，随冲气上逆所致的，以经行前后或经期出现周期性吐血或衄血，伴见经量减少或不行等为特征的月经病。本病又称倒经、逆经、经逆。

出处：《本草纲目·妇人月水》载："有行期只吐血、衄血者，或眼耳出血者，是谓逆行。"

证型：以肝经郁火证、肺肾阴虚证等为主。

2. 经行发热 menstrual fever

定义：本病是由月经期前后冲任不和，营卫气血失调所致的，以经前或经期出现周期性发热等为特征的月经病。

出处：《陈素庵妇科补解》载："经行发热方论：经正行，忽然口燥、咽干，手足壮热，此客邪乘虚所伤。"

证型：以外感风邪证、风热证、阴虚证、肝郁证、血瘀证等为主。

3. 经行眩晕 menstrual dizziness

定义：本病是由月经期前后冲任不和，阴血亏虚，肝阳偏亢，或痰湿内阻，清阳不升所致的，以经行前后或经期出现周期性头晕目眩、视物昏花等为特征的月经病。

出处：《陈素庵妇科补解》载："经行头重目暗。"

证型：以气血虚弱证、阴虚阳亢证、痰浊上扰证等为主。

4. 经行头痛 menstrual headache

定义：本病是由月经期前后冲任不和，气血亏虚，血不上荣，或气滞血瘀，脉络不畅，或阴虚肝旺所致的，以经期或行经前后出现周期性头痛等为特征的月经病。

出处：《张氏医通·妇人门》载："经行辄头疼。"

证型：以肝火证、血瘀证、血虚证等为主。

5. 经行乳房胀痛 menstrual distending pain of breasts

定义：本病是由月经期前后冲任不和，肝郁气滞，痰湿阻滞所致的，以经前或经期出现周期性乳房作胀，或乳头胀痒作痛，甚则不可触碰等为特征的月经病。本病又称经前乳胀、经行乳肿。

出处：《医部全录·妇科》载："二孀人但经将行而乳肿，先两日发口干而不渴，食少减，脉左弦带数，右却平。"

证型：以肝气郁结证、肝肾亏虚证等为主。

6. 经行身痛 menstrual body pain

定义：本病是由月经期前后血虚，经脉失养，或寒凝血瘀，气血运行不畅所致的，以经行前后或经期出现周期性身体疼痛等为特征的月经病。

出处：《陈素庵妇科补解》载："妇人经行，忽然遍体作痛，此由外邪乘虚而入，或寒邪，或风冷、内伤冲任，外侵皮毛，以致周身疼痛。"

证型：以寒凝证、血瘀证等为主。

7. 经行失眠 insomnia during menstruation

定义：本病是由月经期前后冲任不和，气血不调，或劳伤心脾，肝郁化火，扰动心神所致的，以每逢经前或行经则失眠，甚则彻夜不寐，经后则睡眠正常等为特征的月经病。本病又称经行不寐。

出处：见刘敏如、谭万信主编的中医药学高级丛书《中医妇产科学》。

证型：以阴虚火旺证、心脾两虚证、心肝火旺证等为主。

8. 经行口糜 menstrual aphthous stomatitis

定义：本病又称经前口疳、经行口舌糜烂。本病是由月经期前后冲任不和，阴虚火旺，或胃热上熏所致的，以经前或经期出现周期性口舌糜烂，经后自愈为特征的月经病。

出处：《素问·气厥论》云："膈肠不便，上为口糜。"

证型：以阴虚火旺证、胃热熏蒸证等为主。

9. 经行风疹块 menstrual wheal

定义：本病是由月经期前后冲任不和，血燥生风所致的，以经前或经期皮肤突起红疹或风团，瘙痒异常，经后自愈等为特征的月经病。本病又称赤白游风、经行瘾疹。

出处：《诸病源候论·妇人杂病诸候》载："风瘙痒者，是体虚受风，风入腠理，与血气相搏，而俱往来在于皮肤之间。"

证型：以血虚证、风热证等为主。

10. 经行泄泻 menstrual diarrhea

定义：本病是由月经期前后冲任不和，脾肾亏虚所致的，以经行前后或经期出现大便泄泻，经净自止等为特征的月经病。

出处：《陈素庵妇科补解》载："经正行忽病泄泻，乃脾虚，亦有外感风冷、内伤饮食而致脾气不实者。虚者补之，风冷所感则温之，饮食所伤则小之。"

证型：以脾气虚证、肾阳虚证等为主。

11. 经行浮肿 menstrual edema

定义：本病是由月经期前后冲任不和，气滞湿阻，或脾肾阳虚所致的，以经行前后或经期出现周期性头面、四肢浮肿等为特征的月经病。

出处：《邯郸遗稿》载："有年久经不绝者，有一生经不至者，有来时发谵语如见鬼状者，有临行遍身痛而浮肿者。"

证型：以脾肾阳虚证、气滞湿阻证等为主。

12. 热入血室 heat entering the uterus

定义：本病是由恰逢经期，感受外邪，邪热乘虚侵入血室，与血相搏所致的，以月经期或经行前后，骤然寒热往来，或高热、烦渴，或头汗出，下腹或胸胁硬满，甚则谵语，或白天神清，夜晚谵妄等为特征的经行外感病。

出处：《伤寒论》载："妇人中风，发热恶寒，经水适来，得之七八日，热除而脉迟身凉。胸胁下满，如结胸状，谵语者，此为热入血室也，当刺期门，随其实而取之。"

证型：以热入血室少阳邪热证、邪气滞留肝经证、瘀阻胞宫证、阳明热盛证、热入心营证等为主。

13. 经行情志异常 menstrual mental disorder

定义：本病又称经行发狂谵语，是由月经期前后冲任不和，气血失调，或肝气郁结，或痰火上扰心神等所致的，以经期或行经前后出现烦躁、易怒，坐卧不宁，悲伤欲哭，或情志抑郁，彻夜不眠，经后复如常人等为特征的月经病。

出处：《陈素庵妇科补解》载："经正行发狂谵语，忽不知人，与产后发狂相似。《女科撮要》云：一妇人怀抱素郁，感冒，经行谵语。"《妇科一百七症发明》载："经来狂言如见鬼神……肝必先郁而后怒……心必先热而后狂。"

证型：以肝气郁结证、痰火上扰证等为主。

（十二）绝经前后诸症（绝经前后诸病、更年期综合征）premenopausal and postmenopausal syndrome

定义：本病是由肾气渐衰，天癸将竭，阴阳失调所致的，以妇女在绝经前后月经紊乱，渐至绝经，伴见潮热，烘热，手足心热，面红，汗出，烦躁，心悸，失眠，健忘，眩晕，耳鸣，腰背酸痛，皮肤燥痒或有蚁行感等为特征的妇科病。

出处：西医学病名。中医古籍中并无专篇记载，散见于"脏躁""郁证""虚劳""经断复来"等病证。1964 年卓雨农提出绝经前后诸症，得到公认，纳入教材。

证型：以肾阴虚证、肾阳虚证、肾阴阳俱虚证等为主。

（十三）经断复行（经断复来）recommencement of menorrhea after menopause

定义：本病是由天癸虽竭，营血有余，或气虚不摄，冲任不固，或阴阳失调，相火妄动，或湿毒瘀结，损伤胞宫胞脉等所致的，以妇女绝经后又复行经，或自然绝经 2 年后阴道出血等为特征的妇科病。

出处：《女科百问》载："妇人卦数已尽，经水当止而复行者，何也？或劳伤过度，喜怒不时，经脉虚衰之余，又为邪气攻冲，所以当止而不止也。"

证型：以气虚证、阴虚证、血热证、血瘀证等为主。

三、胎孕类病 category of pregnancy disease

胎孕类病泛指从受孕至分娩期间随胎孕伴发，或因胎孕引起的一类妇产科疾病。

（一）异位妊娠 heterotopic pregnancy

定义：本病是由受精卵在子宫体腔以外部位着床发育所致的，以停经 1～2 个月出现不规则少量阴道流血，一侧下腹疼痛，大量内出血可发生晕厥等为特征的胎孕病。本病包括输卵管妊娠、卵巢妊娠、腹腔妊娠、子宫间质部妊娠等。

出处：西医学病名。其相关内容散见于妊娠腹痛、少腹血瘀、胎漏、经闭、癥瘕等病证中。

证型：以未破损期证、已破损期证、包块期证等为主。

（二）鬼胎（伪胎、葡萄胎）hydatidiform mole

定义：本病是由素体虚弱，七情久郁，气血凝结不散，冲任壅滞不行所致的，以胚胎异常，累累成串，细蒂相连，崩下血泡，状如葡萄为特征的胎孕病。本病又称伪胎、葡萄胎。

出处：《诸病源候论·妇人妊娠病诸候》载："夫人脏腑调和，则血气充实，风邪鬼魅不能干之。若荣卫虚损，则精神衰弱，妖魅鬼精，得入于脏，状如怀娠，故曰鬼胎也。"

证型：以气血虚弱证、气滞血瘀证、寒湿瘀滞证、痰浊凝滞证等为主。

（三）恶阻（妊娠呕吐）morning sickness

定义：本病是由胎气上逆，胃失和降所致的，以妊娠早期出现严重的恶心、呕吐、头晕、厌食，甚至食入即吐等为特征的胎孕病。

出处：《诸病源候论·妇人妊娠病诸候》载："恶阻病者，心中愦闷，头眩，四肢烦疼，懈惰不欲执作，恶闻食气，欲啖咸酸果实，多睡少起，世云恶食，又云恶字是也。"

证型：以胃虚证、肝热证、痰滞证等为主。

（四）胞阻（妊娠腹痛）abdominal pain during pregnancy

定义：本病是由胞脉、胞络气血运行不畅所致的，以妊娠期间出现小腹隐隐疼痛，时作时止，尚未损伤胎元等为特征的胎孕病。

出处：《金匮要略·妇人妊娠病脉证并治》载："师曰：妇人有漏下者，有半产后因续下血都不绝者，有妊娠下血者，假令妊娠腹中痛，为胞阻，胶艾汤主之。"

证型：胞阻以血虚证、虚寒证、气郁证等为主。

（五）胎气病（胎气）fetal qi disease

定义：本病是由怀孕压迫胞脉、胞络，气血运行不畅或逆上所致的，以妊娠期间面目虚浮，四肢浮肿，可伴见眩晕、头痛、头胀等为特征的胎孕病。本病相当于妊娠期高血压疾病。

出处：《诸病源候论·妇人妊娠病诸候》载："胎间水气，子满体肿者，此由脾胃虚弱，脏腑之间有停水，而夹以妊娠故也。"

证型：发作前即先兆子痫，以阴虚肝旺证、脾虚肝旺证等为主；发作期即子痫期，以风火证、痰火证等为主。

（六）胎动不安 excessive movement of fetus

定义：本病是由冲任气血不和，胎元不固，或跌仆举重，损伤胎气所致的，以妊娠期间自觉胎动，或有轻微腰酸、腹痛，或伴见下腹坠胀，少量阴道出血等为特征的胎孕病。本病又称孕胎不安。

出处：《诸病源候论·妇人妊娠病诸候》载："胎动不安者，多因劳役气力，或触冒冷热，或饮食不适，或居处失宜。轻者止转动不安，重者便致伤堕。"

证型：以肾虚证、气虚证、血虚证、血热证、外伤证、癥瘕伤胎证等为主。

（七）胎漏（漏胎、胞漏）vaginal bleeding during pregnancy

定义：本病是由肝肾不足，冲任气血不调，或外伤仆击，胎元不固所致的，以妊娠后，阴道不时少量下血，或时下时止，或淋沥不断，但无腰痛、腹痛、下腹下坠等为特征的胎孕病。

出处：《诸病源候论·妇人妊娠病诸候》载："漏胞者，谓妊娠数月而经水时下……冲任气虚，则胞内泄漏，不能制其经血，故月水时下，亦名胞阻。"

证型：以气虚证、血热证等为主。

（八）胎水过少（羊水过少）hypamnion

定义：本病是由气血亏虚，阴津亏损等所致的，以妊娠晚期胎水（羊水）量少于300mL 等为特征的胎孕病。

证型：以阴虚津亏证、脾虚血少证等为主。

（九）胎水过多（羊水过多）polyhydramnion

定义：本病是由脾阳不足，气化失常，湿聚胞中所致的，以妊娠五六个月后，出现胎水（羊水）过多（超过 2000mL），腹大异常，胸腹满闷，喘息不得卧等为特征的胎孕病。本病又称胎水、胎水肿满、子满、胎中蓄水等。

出处：《诸病源候论·妇人妊娠病诸候》将"妊娠五六月出现胎水过多，腹大异常，胸膈胀满，甚或喘不得卧者"称为"胎水肿满"，亦称"子满"。《叶氏女科证治》载："妊娠五六月间，腹大异常，胸膈胀满，小水不通，遍身浮肿，名曰子满。此胞中蓄水也。"

证型：以脾虚湿聚证、脾肾阳虚证等为主。

（十）暗产 early abortion

定义：本病是由肾虚、肝郁，或房事不节等所致的，以胚胎初结，未足 1 个月而流产为特征的胎孕病。

出处：《竹林寺女科二种·暗产须知》载："惟一月堕胎，人皆不知有胎，但谓不孕，不知其已受孕而堕也。"

证型：以肾虚证、气血虚弱证、血热证、血瘀证等为主。

（十一）堕胎 abortion

定义：本病是由气血虚弱、肾虚、血热、血瘀、外伤，或误用药物等使胎元失固所致的，以妊娠 12 周内，胚胎自然殒堕为特征的胎孕病。本病又称中怀堕落。

出处：《医宗金鉴·妇科心法要诀》载："五月成形名小产，未成形象堕胎言。"

证型：以胎堕难留证、胎堕不全证等为主。

（十二）小产（流产）miscarriage

定义：本病是由气血虚弱、肾虚、血热、血瘀、外伤，或误用药物等使胎元失固所致的，以胚胎在 12 周至不足 28 周殒堕为特征的胎孕病。本病又称半产。

出处：《医学心悟·半产》载："半产者，小产也。或至三五月而胎堕；或未足月而欲生，均谓之小产。"

证型：以胎堕难留证、胎堕不全证等为主。

（十三）早产 premature labor

定义：本病是由脾肾气虚，或跌仆损伤、服药等所致的，以妊娠在 28 足周后至 37 足周前而中断妊娠为特征的胎孕病。本病又称先产。

出处：《妇人大全良方·妊娠日月未足欲产方》载："《集验》知母圆：治日月未足而痛，如欲产者，兼治产难及子烦。槐子圆：治妊娠月数不足而似欲产腹痛者（槐子，蒲黄等分）。"

证型：以肾虚证、气血虚弱证、血热证、跌仆损伤证、瘀血阻滞证、血虚气脱证等为主。

（十四）滑胎 habitual abortion

定义：本病是由禀赋虚弱，肾虚、冲任不固所致的，以堕胎或小产连续发生 3 次或以上为特征的妊娠病。本病又称怀胎数落。

出处：《经效产宝·益气滑胎令易产方论》。

证型：以肾虚证、气血虚弱证、血瘀证等为主。

（十五）死胎 dead fetus

定义：本病是由母体有严重疾病，或胎儿异常发育，胎盘、脐带病变，或跌仆闪挫、误服药物等所致的，以妊娠 20 周后至临产前的胎儿，在子宫内死亡为特征的胎孕病。

出处：《诸病源候论·妇人妊娠病诸候》载："此或因惊动倒仆，或染瘟疫伤寒邪毒入于胞脏，致令胎死。其候，当胎处冷，为胎已死也。"

证型：以气虚证、血瘀证、肾阳虚证等为主。

（十六）胎萎不长 retarded growth of fetus

定义：本病是由母体气血虚弱，脾肾不足，或孕后将养失宜所致的，以妊娠子宫小于相应妊娠月份，胎儿存活而生长迟缓等为特征的胎孕病。又称怀胎不长、荫胎、卧胎。

出处：《诸病源候论·妇人妊娠病诸候》载："胎之在胞，血气资养。若血气虚损，胞脏冷者，胎则翳燥，委伏不长。其状，儿在胎内都不转动，日月虽满，亦不能生，是其候也。"

证型：以肾气亏损证、气血虚弱证、阴虚血热证等为主。

（十七）胎死不下 retention of dead fetus

定义：本病是由气血虚弱，脾虚湿困，或瘀血内阻所致的，以胎死胞中，超过孕 20 周，不能自行产出为特征的胎孕病。怀孕后，胚胎死亡已超过一二个月，仍稽留在子宫腔内，子宫增大与原妊娠月份不符，有时伴有阴道流血或有褐色分泌物，B 超检查胎儿已经死亡。本病又称子死不出、过期流产。

出处：《诸病源候论·妇人难产病诸候》载："产难子死腹中者，多因惊动过早，或触犯禁忌，致令产难。产难则秽沃下，产时未到，秽露已尽，而胎枯燥，故子死腹中。"

证型：以气血虚弱证、瘀血阻滞证等为主。

（十八）过期不产 post-term pregnancy

定义：临床以妊娠足月而逾期半月不产，或月经周期规律，而按末次月经计算，停经达到或超过 42 周尚未分娩者为特征的胎孕病。本病又称延月。

出处：《诸病源候论·妇人妊娠病诸候》载："过年不产，由夹寒冷宿血在胞而有胎，则冷血相搏，令胎不长，产不以时。若其胎在胞，日月虽多，其胎黯小，转动劳羸，是夹于病，必过时乃产。"

证型：以气血虚弱、气滞血瘀证等为主。

（十九）子满（妊娠肿满）polyhydramnios

定义：妊娠六七个月，遍身俱肿，腹胀而喘，名子满，亦称胎水肿满，或称玻璃胎。

出处：《诸病源候论·妇人妊娠病诸候》载："胎间水气，子满体肿者，此由脾胃虚弱，脏腑之间有停水，而夹以妊娠故也。"

证型：以脾虚湿聚、脾肾阳虚证等为主。

（二十）子肿（妊娠肿胀）edema during pregnancy

定义：本病是由脾肾阳虚，水湿不化，泛溢肌肤，或气滞水停所致的，以妊娠中晚期，出现肢体、面目浮肿等为特征的胎孕病。历代根据妊娠肿胀时的症状和部位分为子肿、子气、子满（胎水、胎水肿满）、皱脚和脆脚等。凡孕妇头面四肢全身浮肿，小便短少的，属水气为病，名子肿；浮肿仅由膝以下至足而小便清长的，多属湿气为病，名子气；妊娠六七个月，遍身俱肿，腹胀而喘的，名子满，亦称胎水肿满，或称玻璃胎；单纯两脚浮肿而皮肤粗厚者，多属湿，名皱脚；如皮肤浮肿而光薄的，多属水，名为脆脚。

出处：《医宗金鉴·妇科心法要诀》载："头面遍身浮肿，小水短少者，属水气为病，名曰子肿。"

证型：以脾虚证、肾阳虚证、气滞证等为主。

（二十一）子眩（子晕、妊娠眩晕）dizziness during pregnancy

定义：本病是由肝阳上亢，或气血虚弱、痰浊壅盛所致的，以妊娠中晚期出现的头晕、目眩、视物模糊，甚至头痛、恶心、昏眩欲厥等症状为特征的胎孕病证。

出处：《万金方》载："妊妇头眩躁闷，不能举动，心震不安，名曰子眩。"

证型：以阴虚肝旺证、脾虚肝旺证等为主。

（二十二）子痫（子冒）eclampsia

定义：本病是由胎孕期间肝肾阴虚、阴血亏耗，致使肝风内动或痰火上扰所致的，以妊娠晚期、临产时、新产后，忽然眩晕，仆倒，昏不知人，两目上视，牙关紧闭，口吐白沫，四肢搐搦，全身强直，少顷可醒，时或复发，甚则昏迷不醒为特征的胎孕病。

出处：《诸病源候论·妇人妊娠病诸候》载："体虚受风，而伤太阳之经，停滞经络，后复遇寒湿相搏，发则口噤背强，名之为痉。妊娠而发者闷冒不识人，须臾醒，醒复发，亦是风伤太阳之经作痉也。亦名子痫，亦名子冒也。"

证型：以肝风内动证、痰火上扰证等为主。

（二十三）子悬 chest fullness during pregnancy

定义：本病是由肝气犯脾，或体质阴虚，孕后阴亏于下，胎气上冲所致的，以妊娠中晚期孕妇出现胸腹胀满，甚则呼吸喘急，烦躁不安等为特征的胎孕病。

出处：《普济本事方》载："妊娠胎逆上逼，重则胀满疼痛，谓之子悬。"

证型：以肝郁脾虚证、肾不纳气证等为主。

（二十四）子烦（妊娠心烦）dysphoria during pregnancy

定义：本病是由血聚养胎，阴血不足，或肝郁、痰火上扰等所致的，以妊娠期间出现烦闷不安，郁郁不乐，或神志不宁，烦躁，易怒等为特征的胎孕病。

出处：《产鉴》载："妊娠子烦，谓烦躁而闷乱心神也。"

证型：以痰饮证、虚热证等为主。

（二十五）子喑（妊娠失音）aphonia during pregnancy

定义：本病是由胎儿增大，胞脉阻滞，肾脉不通，肾阴不能上承所致的，以妊娠后期逐渐或突然出现声音嘶哑，或不能发声等为特征的胎孕病。

出处：《素问·奇病论》载："人有重身，九月而喑。"

证型：以胎气阻络证、肾阴亏虚证等为主。

（二十六）子嗽（子呛、妊娠咳嗽）cough during pregnancy

定义：本病是由阴虚肺燥，或外感风寒，痰饮上逆，肺失宣降所致的，以妊娠期间出现咳嗽，或久咳不已，干咳，少痰，或咳血痰等为特征的胎孕病。

出处：《诸病源候论·妇人妊娠病诸候》。

证型：以阴虚肺燥证、脾虚痰饮证等为主。

（二十七）子淋（妊娠小便淋痛）stranguria during pregnancy

定义：本病是由湿热下注，或阴虚内热，膀胱气化不利所致的，以妊娠期间出现尿频、尿急、淋沥涩痛等为特征的胎孕病。

出处：《秘传证治要诀及类方》载："然子淋与转胞相类。但小便频数点滴而痛为子淋。"

证型：子淋以肝经湿热证、肝经虚热证、肺气虚少证、膀胱阴虚证、膀胱阳虚证、脾肺燥证等为主。

（二十八）妊娠转胞（转胞、妊娠小便不通）bladder colic during pregnancy

定义：本病是由肾虚或气虚，胎儿压迫膀胱，水道不利所致的，以妊娠期间小腹胀急而小便不通为特征的胎孕病。

出处：《金匮要略·妇人杂病脉证并治》载："师曰：此名转胞，不得溺也。以胞系了戾，故致此病，但利小便则愈，宜肾气丸主之。"

证型：妊娠转胞以气虚证、肾虚证等为主。

（二十九）妊娠瘙痒症 pruritus during pregnancy

定义：本病是由肝胆郁热所致的，以妊娠期间出现皮肤发痒，甚则遍及全身为特征的胎孕病。

出处：《太平惠民和剂局方》载："血风攻注，浑身瘙痒，头面麻痹，炒黑豆浸酒下，产前产后常服，不生诸疾，神效。"

证型：妊娠瘙痒症以血燥证、风热外袭证、肝火湿热证、肝郁气滞证等为主。

（三十）孕痈 intestinal abscess during pregnancy

定义：本病是由热毒蕴结等所致的，以妊娠期间合并肠痈为特征的胎孕病。

出处：《妇人大全良方·龚彦德孕痈方》载："治孕痈立效。乌药研，上用五钱，水一盏，同煎至七分，温服。"

证型：孕痈分未成脓期、脓痈已成期，以气血瘀滞证、湿热内蕴证、毒热炽盛证等为主。

（三十一）妊娠下肢抽筋（妊娠转筋）lower limb cramp in pregnancy

定义：本病是由平素肝血不足，孕后精血养胎，筋脉失养所致的，以妊娠后期出现小腿抽痛，常在夜间或睡眠时加剧等为特征的胎孕病。

出处：《脉经》载："妇人怀躯，七月而不可知，时时衄血而转筋者，此为躯也。"

证型：以血虚证、寒凝证等为主。

（三十二）妊娠风疹 rubella during pregnancy

定义：本病是由妊娠期感受风疹病毒所致的，以孕妇出现皮肤发红起团块或斑疹、丘疹，伴发热、头痛等为特征的胎孕病。

证型：以风热证、热毒证等为主。

（三十三）妊娠疱疹 herpes during pregnancy

定义：本病是由妊娠期感受疱疹病毒所致的，以孕妇外阴、肛周和阴道出现疱疹，色红肿起，继后形成溃疡，可有疼痛，白带增多，尿痛，乏力，低热，腹股间臖核肿大、压痛等为特征的胎孕病。本病相当于妊娠合并性传播疾病中的生殖器疱疹。

证型：以肝经炽热证、湿热下注证、阴虚湿着证、肝肾瘀滞证、正虚邪恋证等为主。

（三十四）妊娠偏头痛 migraine during pregnancy

定义：本病是由血虚肝旺，阴虚阳亢等所致的，以孕妇出现单侧或双侧头痛，呈阵发性或持续性反复发作，恶心，呕吐为特征的胎孕病，甚者可伴恶心呕吐，视力障碍，感觉异常等。

出处：《女科切要》载："如胎前偏正头风，川芎调茶服主之。"

证型：以阴虚火旺证等为主。

（三十五）妊娠贫血 anemia during pregnancy

定义：本病是由妊娠期肝脾亏虚，气血不足所致的，以孕妇出现倦怠气短，面色淡白浮肿，食欲不振，血红蛋白或红细胞下降明显等为特征的胎孕病。

出处：类似表述见《妇科一百十七症发明》其，载："胎前精神困倦，面黄体瘦，四肢酸懒，不能饮食，因血少，不能养胎，用四物汤（熟地二钱，当归、川芎、白芍各一钱），立效。"

证型：以精血亏虚证等为主。

（三十六）妊娠紫癜 purpura during pregnancy

定义：妊娠期血热、血瘀所致的，以孕妇皮下或黏膜出现紫斑，遍及肢体，甚则鼻衄、尿血等为特征的胎孕病。

出处：《医学入门·外集》载："胎前，凡药必加白术、黄芩安胎为主……发斑者，栀子大青汤、升麻六物汤。"

证型：以热毒证、脾虚不摄证等为主。

（三十七）妊娠消渴 consumptive-thirst disease during pregnancy

定义：本病是由原有消渴久病，或怀孕后恣食肥甘，胃热液涸，或肺热化燥，阴虚火旺，气化失常所致的，以多饮、多食、多尿等为特征的胎孕病。本病又称胎前消渴、妊娠烦渴。

出处：《普济方》载："麦门冬散（赤茯苓、知母、黄芪、白茅根、人参、百合、甘草、麦门冬）治妊娠烦渴，咳嗽口苦。"

证型：以阴虚热盛证、气阴两虚证、阴阳两虚证等为主。

四、产科类病（产病）category of obstetrical disease

本类病泛指在临产和分娩过程中发生与分娩有关的一类疾病。

（一）难产 dystocia

定义：本病是由骨盆异常，胎儿过大，胎位不正，胞宫及外阴病变等所致的，以胎儿不能顺利通过母体骨盆经阴道娩出为特征的产病。

出处:《诸病源候论·妇人难产病诸候》载:"产难者,或先因漏胎,去血脏躁,或子脏宿夹癥病,或触禁忌,或始觉腹痛,产时未到,便即惊动,秽露早下,致子道干涩,产妇力疲,皆令难也。"

证型:以气血虚弱证、气滞血瘀证、气滞湿郁证等为主。

1. 交骨不开难产 dystocia due to in-separation of pubic symphysis

定义:未产前两骨(骨即耻骨)相合,临产时两骨微微分离。此骨不分开,儿难分娩。本病是由产妇元气虚弱,胎前失于调养,以致气血不能运达所致的,以分娩时耻骨联合(耻骨弓状韧带处)不松动,影响分娩为特征的难产,又称交骨不开。

出处:《女科撮要》载:"交骨不开、阴门不闭、子宫不收,三者皆元气不足,观诸治验,可见其交骨不开者,用芎归汤加发灰、龟板补而开之。"

证型:以气血虚弱证、气滞血瘀证等为主。

2. 胎位异常难产 dystocia due to malposition of fetus

定义:本病为以胎位异常而导致胎先露不能下降为特征的难产,又称生产不正、偏产、倒产、横产、横逆。

出处:《十产论》。

证型:以气血虚弱证、气滞血瘀证等为主。

3. 胎儿异常难产 dystocia due to abnormality of fetus

定义:本病为胎儿发育异常为特征的难产,包括胎儿畸形难产、胎肥难产、子死产门难产、子死腹中难产等,又称横产、逆产。

出处:《诸病源候论·妇人难产病诸候》载:"横产由初觉腹痛,产时未至,惊动伤早,儿转未竟,使用力产之,故令横也。"《诸病源候论·逆产候》载:"逆产者,初觉腹痛,产时未至,惊动伤早,儿转未竟,使用力产之,故令逆也。"

证型:以气血虚弱证、气滞血瘀证等为主。

(二) 胞衣先破 (胞衣早破、胞膜先破、胞膜早破) premature rupture of amniotic membrane

定义:本病是由气虚下陷,或外伤致胎膜破损所致的,以妊娠足月,临产前或分娩早期腹痛刚作,胞膜已破,胎水外流,影响分娩进程,甚或致胎儿死亡为特征的产病。本病又称秽露早下、裂胞生、沥胞生。

出处:《女科切要·胞衣先破》载:"胞衣先破之由有二:或因母体素弱,气血两虚,胞衣故薄,儿身转动,随触而破。有因儿未转动,坐草或早,用力过多,以致胞破。"

证型:以气血虚弱证、气滞血瘀证、感染邪毒证等为主。

(三) 脐带绕颈 cord around neck

定义:本病为以脐带围绕胎儿颈部、四肢或躯干等为特征的产病,又称碍产、脐带缠绕。

出处:《十产论》载:"碍产者,盖言儿身已顺,门路俱正,儿子已露正顶而不能生下。盖因儿身回转，肚带攀其肩，以此露正顶而不能生，此名碍产。”

证型： 以肾气虚弱证、气血虚弱证、气滞血瘀证等为主。

（四）胞衣不下（胞衣不出、胎衣不出、息胞、息胎）retention of placenta

定义： 本病是由分娩后气血大虚，无力继续排出，或因感邪，气血凝滞所致的，以胎儿娩出后，经过半小时胎盘不能自然娩出为特征的产病。

出处：《诸病源候论·妇人将产病诸候》载：“有产儿下，苦胞衣不落者，世谓之息胞。”

证型： 以气虚证、血瘀证、寒凝证等为主。

（五）滞产 prolonged labour

定义： 本病是由气血失调，寒凝气滞，或产妇疲劳虚弱等所致的，以临产后胎儿娩出困难，临床总产程超过 24 个小时等为特征的产病。本病又称难产。

出处：《名医别录》载：“龙脑治妇人难产，取龙脑研末少许，以新汲水调服，立差。”

证型： 以气血虚证、寒凝气滞证、血瘀证等为主。

五、产后类病（产后病）puerperal disease

产后类病泛指在产褥期内发生与分娩或产褥有关的一类疾病。

（一）产后产门不闭（产门不闭、玉门不闭）postpartum openness of ostium-of-uterus

定义： 本病是由产后气血大虚，不能收摄，或分娩时产门伤损所致的，以产后阴户松弛或裂伤，阴道外口不能闭合为特征的产后病。

出处：《集验方》载：“疗妇人产后冷，玉门开不闭，硫黄洗方。”

证型： 以气血虚证、寒凝证、热毒证等为主。

（二）产后子宫脱垂（产后阴下脱）postpartum uterine prolapse

定义： 本病是由气虚下陷，带脉失约，冲任虚损，或多产、难产、产时用力过度，伤及胞络，胞宫失于维系所致的，以产后子宫脱出或不收，或伴见阴道壁下垂等为特征的产后病。又称产后阴挺。

出处：《诸病源候论·妇人产后病诸候》载：“产后阴下脱候：产而阴脱者，由宿有虚冷，因产用力过度，其气下冲，则阴下脱也。”

证型： 以气虚证、产伤证、邪毒证等为主。

（三）产后发热 postpartum fever

定义： 本病是由产后感染邪毒，或因血虚、血瘀，或因外感等所致的，以产褥期内高热、寒战，或发热持续不退，或伴有其他全身症状为特征的产后病。

出处：《陈素庵妇科补解》载："产后发热，其证不一。"

证型：以感染邪毒证、外感证（外感风寒证、外感风热证）、血瘀证、血虚证等为主。

产后感染发热 postpartum fever due to infection

定义：本病是由产前、产时或产后感染邪毒，侵入胞宫所致的，以高热、恶寒或寒战，小腹疼痛拒按，恶露色紫暗、臭秽或成脓等为特征的产后病。

出处：《陈素庵妇科补解》载："产后发热，其证不一。"

证型：以感受邪毒证等为主。

（四）产后血晕 postpartum faint due to hemorrhage

定义：本病是由血虚气脱或瘀阻气闭所致的，以产妇分娩后突然头晕，眼花，不能起坐，心胸满闷，恶心，呕吐，痰涌气急，甚则神昏，口噤，不省人事等为特征的产后病。

出处：《经效产宝·产后血晕闷绝方论》载："产后血晕者，其状心烦，气欲绝是也。"

证型：以气虚血脱证、瘀阻气闭证等为主。

（五）产后血崩（产后出血）postpartum metrorrhagia

本病是由急产、难产，损伤产道，或胞衣不下，瘀血内停，冲任胞脉受阻，血不循经，或阳气暴脱、血热内扰，冲任失摄，或子宫复旧不良所致的，以产妇分娩后，突然阴道大量出血等为特征的产后病。

1. 新产血崩 incipient postpartum metrorrhagia

定义：本病为新产出血、产后崩中，是以产妇分娩后，24 个小时内阴道大出血为特征的产后病。

出处：《女科证治准绳·血崩》载："产后血崩者何？答曰：产卧伤耗经脉，未得平复，劳役损动，致血暴崩淋沥还止；或因酸咸不节，伤蠹荣卫衰弱，亦变崩中。"

证型：以产伤证、瘀血证等为主。

2. 晚期产后出血（产褥期出血）late postpartum hemorrhage

定义：本病为产后崩中，是以分娩 24 个小时以后，产褥期内发生子宫持续或间断性大出血为特征的产后病。

出处：《太平圣惠方》载："治产后崩中诸方。"

证型：以血气虚证、郁火伤肝证、瘀血证等为主。

（六）产后恶露不下（恶露不下）postpartum lochiostasis

定义：本病是由产后恶露蓄积胞中所致的，以胎盘娩出后，胞宫内的余血浊液停留不下，或下亦甚少，伴见小腹疼痛等为特征的产后病，又称产后血不下。

出处:《肘后备急方》载:"胎下血不出。"

证型: 以气血虚证、寒凝血瘀证、气滞血瘀证等为主。

(七) 产后恶露不绝 (恶露不绝、恶露不净、恶露不尽) postpartum lochiorrhea

定义: 本病是由气虚、血热、血瘀,使冲任损伤,气血运行失常,或感染邪毒所致的,以产后血性恶露持续 10 天以上,仍淋沥不尽为特征的产后病。

出处:《诸病源候论·妇人产后病诸候》载:"凡妊娠当风取凉,则胞络有冷,至于产时,其血下必少。或新产而取风凉,皆令风冷搏于血,致使血不宣消,蓄积在内,则有时血露淋沥下不尽。"

证型: 以气虚证、血热证、血瘀证、湿热证等为主。

(八) 产后恶血冲心 (产后败血冲心、产后恶血入心) postpartum lochia ramming the heart

定义: 本病是由产后正气亏损,恶露不下,败血冲心所致的,以产后恶露未尽,烦闷欲绝,起卧不安,神志错乱,言语颠倒,甚则神志昏迷等为特征的产后病。

出处:《诸病源候论·妇人产后病诸候》载:"产后气虚夹宿寒,寒搏于血,血则凝结不消,气逆上者,则血随上抢,冲击而心痛也。"

证型: 以气虚夹寒成瘀证、血随气逆证等为主。

(九) 产后恶血冲胃 postpartum lochia ramming the stomach

定义: 本病是由产后恶露不尽,复为食伤,恶血随气上逆、入于脾胃所致的,以产后恶露未尽,脘腹疼痛,恶心、呕哕,饱闷不食等为特征的产后病,又称产后恶血入脾,产后败血冲胃。

出处:《济生方》载:"因产脏腑暴虚恶露下少,败血乘虚散于脾胃,脾受之而腹胀,胃受之则为呕逆。"

证型: 以气虚夹寒成瘀证、血随气逆证等为主。

(十) 产后恶血冲肺 postpartum lochia ramming the lung

定义: 本病是由产后恶露不下,恶血上冲于肺所致的,以产后恶露未尽,咳嗽,气急,胸闷,烦躁,面赤或黑,鼻衄,甚或喘促欲死等为特征的产后病。

出处:《陈素庵妇科补解》载:"产妇三日内最险之症有三:败血冲心则血晕,冲肺则发喘,气急,冲胃则呕吐,甚则发哕,以其不下行而反上逆。"

证型: 以气虚夹寒成瘀证、血随气逆证等为主。

(十一) 产后痉病 postpartum convulsion

定义: 本病是由血虚、阴虚或感染邪毒所致的,以产褥期内,产妇突然四肢抽搐,项背强直，甚则口噤不开，角弓反张为特征的产后病。

出处：《金匮要略·妇人产后病脉证并治》载："新产血虚，多汗出，喜中风，故令病痉。"

证型：以阴血亏虚证、邪毒感染证等为主。

（十二）产后腹痛（儿枕痛）postpartum abdominal pain

定义：本病是由产后气血运行不畅，子宫收缩所致的，以产妇在产褥期，发生与分娩有关的小腹疼痛为特征的产后病。

出处：《金匮要略·妇人产后病脉证并治》载："产后腹中疠痛，当归生姜羊肉汤主之。"

证型：以血虚证、血瘀证、热结证等为主。

（十三）产后大便难（产后便秘）postpartum dyschezia

定义：本病是由新产后血虚津亏失润，或阴虚火旺，或气虚传导无力所致的，以产后饮食如常，大便秘结艰涩，数日不解，或大便硬结，难以排出等为特征的产后病。

出处：《金匮要略·妇人产后病脉证并治》载："新产妇人有三病，一者病痉，二者病郁冒，三者大便难……亡津液，胃燥，故大便难。"

证型：以血虚津亏证、脾肺气虚证、阳明腑实证等为主。

（十四）产后小便不通 postpartum retention of urine

定义：本病是由滞产膀胱受压，气血瘀滞，或产时用力过度，耗伤气血，膀胱气化失司所致的，以产后小便点滴而下，甚或闭塞不通，小腹胀急疼痛等为特征的产后病。

出处：《诸病源候论·产后小便不通候》载："因产动气，气冲于胞，胞转屈辟，不得小便故也。亦有小肠本夹于热，因产水血俱下，津液竭燥，胞内热结，则小便不通也。然胞转则小腹胀满，气急绞痛，若虚热津液竭燥者，则不甚胀急，但不通，津液生，气和，则小便也。"

证型：以气虚证、肾虚证、气滞证、血瘀证等为主。

（十五）产后小便频数 postpartum frequent urination

定义：本病是由产妇素体虚弱，产后耗损气血，肺肾气虚，或兼夹湿热，膀胱不固所致的，以产后小便次数增多，劳倦后加重等为特征的产后病。

出处：《诸病源候论·产后小便数候》载："胞内宿有冷，因产气虚，而冷发动，冷气入胞，虚弱不能制其小便，故令数。"

证型：以脾气虚证、肾气虚证、膀胱寒证等为主。

（十六）产后小便失禁（产后遗尿）postpartum incontinence of urine

定义：本病是由肺肾气虚，膀胱失约，或湿热蕴结膀胱，或因产时损伤膀胱所致的，以产后小便不能自制，或睡中自遗为特征的产后病。

出处：《诸病源候论·产后遗尿候》载："因产用气，伤于膀胱，而冷气入胞囊，胞囊缺漏，不禁小便，故遗尿。多因产难所致。"

证型：以肺肾气虚证等为主。

（十七）产后小便淋痛 postpartum stranguria

定义：本病是由新产后气虚，或阴虚夹热，或湿热蕴结、肝经郁热下注膀胱所致的，以产后小便淋沥涩痛，伴见尿频、尿急等为特征的产后病。

出处：《诸病源候论·产后淋候》载："因产虚损，而热气客胞内，虚则起数，热则泄少，故成淋也。"

证型：以湿热蕴结证、肾阴亏虚证、肝经郁热证等为主。

（十八）产后郁病（产后郁证）puerperal depression

定义：本病是由产妇分娩后心理变化及社会因素影响，心脾两虚，肝郁气结，瘀血内阻，或先天遗传、性格缺失等所致的，以产后2周内发病为多见，产后4～6周症状明显，精神抑郁，情绪低落、沮丧，情感淡漠，兴趣索然，无故悲伤，或自责、内疚、焦虑、恐惧、易怒、暴躁，甚或有自杀或杀婴意念等为特征的郁病。

出处：《万氏女科》载："产后虚弱……血去太多，心神恍惚，睡卧不安，言事失度，如见鬼神。"

证型：以心血不足证、肝气郁结证、血瘀证等为主。

（十九）产后尿血 postpartum bloody urine

定义：本病是由产伤血气，虚热搏结血分，血流渗于胞，血随尿出所致的，以产后小便中混有血液，而无疼痛之感为特征的产后病。

出处：《诸病源候论·产后尿血候》载："夫产伤损血气，血气则虚，而夹于热，搏于血，血得热流散渗于胞，故血随尿出，是为尿血。"

证型：以血热证等为主。

（二十）产后汗病（产后汗症）postpartum sweating disease

定义：本病泛指以产后出现自汗、盗汗等为特征的产后病。

出处：《金匮要略》载："新产血虚，多汗出。"

证型：以表虚证、阴虚证等为主。

1. 产后盗汗 postpartum night sweating

定义：本病是由素体阴虚，产孕耗伤阴血，阴不敛阳所致的，以产后寐中汗出湿衣，醒来自止等为特征的产后病。

出处：《邯郸遗稿》载："产后盗汗如雨，服多煎剂。"

证型：以气虚证、阴虚证等为主。

2. 产后自汗 postpartum spontaneous sweating

定义：本病是由素体虚弱，产时伤血，气随血耗，卫阳不固，腠理不实所致的，以产后白昼汗出，不能自止，动则尤甚，伴见畏风、倦怠无力等为特征的产后病。

出处：《诸病源候论·产后汗出不止候》载："凡产后皆血虚，故多汗。"

证型：以气虚证、阴虚证等为主。

（二十一）产褥中暑 postpartum heatstroke

定义：本病是由在暑月产育，居室闷热，或衣被过厚，体热不能及时散发所致的，以发热，大汗，烦渴，胸闷、气短，头晕，甚至晕厥等为特征的产后病。

出处：《陈素庵妇科补解》载："数月分娩，新产之人，元气已虚，易已中毒，郁冒昏闷，汗出气短，发厥口噤，此全身气血两虚所致。"

证型：以暑热气津两伤轻症、重症等为主。

（二十二）产后缺乳（乳汁不行）postpartum hypogalactia

定义：本病是由气血不足，不能生乳，或肝气郁结，乳汁阻滞所致的，以哺乳期内，产妇乳汁甚少，甚则全无为特征的产后病。

出处：《诸病源候论·产后乳无汁候》载："妇人手太阳、少阴之脉，下为月水，上为乳汁……既产则水血俱下，津液暴竭，经血不足者，故无乳汁也。"

证型：以气血虚弱证、肝郁气滞证等为主。

（二十三）产后乳汁自出（产后漏乳）postpartum spontaneous lactation

定义：本病是由气虚不能固摄乳汁，或肝经郁热迫乳汁外溢所致的，以哺乳期内，乳汁不经婴儿吸吮而自然流出为特征的产后病。

出处：《诸病源候论·产后乳汁溢候》载："经血盛者，则津液有余，故乳汁多而溢出也。"

证型：以气虚失摄证、肝经郁热证等为主。

（二十四）产后喑 postpartum hoarseness

定义：本病是由产后血虚，咽喉失养所致的，以产后声音嘶哑、失音等为特征的产后病。

出处：《素问·奇病论》载："人有重身，九月而喑。"

证型：以肾阴不足证、肺阴亏虚证等为主。

（二十五）产后身痛（产后痹）postpartum unilateral pain

定义：本病是由产后血虚、肾虚，使筋脉失养，或外邪乘虚侵袭经脉，气血运行受阻所致的，以产褥期内出现肢体与关节酸痛、麻木、重着等为特征的产后病。

出处：《胎产指南》载："产后遍身疼痛，由产后百节开放，血脉流散，气弱则经络间血多凝滞，累日不散。"

证型：以血虚证、血瘀证、外感证、肾虚证等为主。

（二十六）产后遗粪 postpartum incontinence of stool

定义：本病是由平素脾肾虚寒，产后益虚，中气虚弱，肾失开阖，摄纳无权所致的，以产后大便自遗，不能控制，或大便由前阴排出等为特征的产后病，又称产后遗屎。

出处：《女科证治准绳》曰："产后遗屎，若脾肾虚弱，用还少丹，仍以补中益气汤为主。按：产后遗屎，乃肾气不固，以五味子丸主之。"

证型：以脾肾虚弱证、脾肾虚寒证等为主。

（二十七）交肠病（产后交肠病、阴道直肠瘘）recto-urethral fistula

定义：本病是由产伤造成的阴道直肠瘘所致的，以产后大便时有尿液从肛门流出，小便时有粪便自尿道排出为特征的产后病。

出处：《坤元是保》载："产后大便由小便出者，谓之差经，亦名交肠。"

证型：以热毒证、气血虚证等为主。

六、带下类病（带下）category of leukorrheal disease

带下类病泛指由湿热、湿毒下注，或因房事不洁，手术损伤，脾虚，肾虚等致使带脉失约、任脉不固而引起的，以带下量、色、质、气味异常等为特征的一类疾病。

（一）白带 white vaginal discharge

定义：本病是由脾虚、肝郁，湿注于下，带脉失约、任脉不固所致的，以带下色白、量多清稀等为特征的带下病。

出处：《诸病源候论·带下白候》载："然五脏皆禀血气，其色则随脏不同。肺脏之色白，带下白者，肺脏虚损，故带下而夹白色。"

证型：以脾虚证、肾虚证、风寒证、寒湿证、湿热证、痰湿证等为主。

（二）黄带 yellowish leukorrhea

定义：本病是由湿盛郁而化热，伤及任、带二脉所致的，以带下色淡黄或黄褐、质稠、腥臭等为特征的带下病。

出处：《诸病源候论·带下黄候》载："带下黄者，是脾脏虚损，故带下而夹黄色。"

证型：以湿热证等为主。

（三）赤带 reddish leukorrhea

定义：本病是由忧思伤脾，郁怒伤肝，肝郁化热，血失所藏，夹湿热下注于带脉所致的，以带下见似血非血的红色黏液等为特征的带下病。

出处:《诸病源候论·带下赤候》载:"带下赤者,是心脏虚损,故带下而夹赤色。"

证型: 以湿热证、心火盛证、肝火盛证、血虚证等为主。

（四）五色带 multi-colored leukorrhea

定义: 本病是由湿热蕴结下焦,积瘀成毒,损伤冲任带脉,五色秽浊之液从阴道流出所致的,以带下五色杂下,腐臭难闻,或赤白相杂,或如洗肉水样等为特征的带下病。

出处:《诸病源候论·带五色俱下候》载:"伤损经血,或冷或热,而五脏俱虚损者,故其色随秽液而下,为带五色俱下。"

证型: 以湿热证等为主。

（五）白崩 acute discharge of leukorrhea

定义: 本病是由脾肾阳虚,或房事失节,寒湿或湿热毒邪入侵,任带二脉不固,劳损胞络所致的,以阴道内流出大量色白如米泔样或透明黏液,量多如崩不止等为特征的带下病。

出处:《名医别录》载:"白马蹄治妇人漏下,白崩。"

证型: 以脾肾阳虚证、湿热证等为主。

七、女性杂病 female miscellaneous disease

女性杂病泛指因先天发育不全、情志失调、外邪虫毒、久病虚损等引起,非经带胎产因素致病的一类女性疾病。

（一）不孕 infertility

定义: 本病是由性器官发育不全、畸形,或肾虚、肝郁、痰湿、血瘀等,致使冲任失调、胞宫孕育功能障碍所致的,以育龄期女性有正常性生活,未采取避孕措施,与配偶同居 1 年以上而不受孕等为特征的妇科疾病。

出处:《周易》载:"妇三岁不孕。"

证型: 以肾虚证(肾气虚证、肾阳虚证、肾阴虚证)、肝气郁结证、痰湿内阻证、瘀滞胞宫证等为主。

（二）血风劳（产褥劳、产后劳）consumptive disease due to blood coagulation

定义: 本病是由产后大失血,或产后调养失宜,邪毒或癥瘤等耗伤精血,亏损成劳所致的,以月经停闭,性征衰萎,性欲减退,毛发脱落,形体消瘦,可伴见潮热、颧红、盗汗、眩晕、干咳等为特征的妇科疾病。

出处:《妇人大全良方》载:"夫妇人血风劳者,由气血虚损,经候不调,外伤风邪;或内夹宿冷,致使阴阳不和,经络否涩,腹中坚痛,四肢酸疼,月水或断或来,面色萎黄、羸瘦。又有因产后未满百日，不谨将护，脏腑虚损，百脉枯竭，遂致劳损之疾也。"

证型： 以肾阴虚证、肾阳虚证、血虚证等为主。

（三）盆腔炎 pelvic inflammation

定义： 本病是由分娩、流产、盆腔手术、不洁性交或月经期感染湿热邪毒，侵及盆腔内的生殖器官及其周围组织所致的，以小腹或少腹疼痛，局部拒按，或坠胀、引及腰骶，或伴见发热、带下增多、月经失调、不孕等为特征的妇科疾病。

证型： 急性盆腔炎以热毒证、湿热瘀结证为主；慢性盆腔炎以湿热证、瘀结证、脾虚证等为主。

（四）假孕 pseudocyesis

定义： 本病是由精神执念，肝郁气滞，痰气血结于胞宫所致的，以育龄期妇女出现月经停闭、逐月腹胀大，甚或自觉有胎动感，而检验无胎息等妊娠体征为特征的妇科疾病。本病可分为气胎、血胎、鬼胎、痰胎。

出处：《续名医类案》载："凡妇人当经受惊，其痰由心包络流入血海，如怀胎状，经闭渐大，活动身安，此假胎也。"

证型： 以气滞证、血瘀证、痰证等为主。

（五）性冷（性冷淡）frigidity

定义： 本病是由长期精神压抑，受负面心理因素困扰，或肾气亏虚、胞宫阴寒等所致的，以性欲低下，或性生活缺乏快感，甚至厌恶性交等为特征的妇科疾病，又称性欲低下或无性欲。中医学又称本病为阴冷、阴寒。

出处：《妇人大全良方》载："妇人阴冷，因劳伤子脏，风冷客之。"

证型： 以心气不足证、脾气虚弱证、肺气虚损证、肝气郁结证、肾阳亏虚证等为主。

（六）梦交 sexual intercourse in dream

定义： 本病是由情欲不遂，郁而化火，或血亏阴虚、相火妄动等所致的，以女子时常出现与异性交配梦境，或伴见白淫津津等为特征的郁病。

出处：《金匮要略·血痹虚劳病脉证并治》载："脉得诸芤动微紧，男子失精，女子梦交，桂枝加龙骨牡蛎汤主之。"

证型： 以心火旺证、肾精虚证、心脾虚证等为主。

第三节 房事病 venereal disease

房事病泛指因七情所伤，阴虚火旺，或色欲过度，命门火衰，精关不固等而影响性生活和谐一类疾病。

一、房事早泄（早泄）premature ejaculation

定义：本病是由阴虚火旺，或心肾两亏，精关失固等所致的，以男子房事持续时间极短即泄精，阴茎插入阴道不到 1 分钟便射精，或交媾前泄精等为特征的房事病。

出处：《医心方》载："溢精者，心意贪爱，阴阳未合而用之，精中道溢。""夺脉者，阴不坚而强用之，中道强泻，精气竭。"《辨证录·种嗣门》曰："男子有精滑之极，一到妇女之门，即便泄精，欲勉强图欢不得，且泄精甚薄。"这是我国医书中关于早泄最早的记载。清代沈金鳌《沈氏尊生书》指出早泄的表现为"未交即泄，或乍交即泄"。《秘本种子金丹》中说："男子玉茎包皮柔嫩，少一挨，痒不可当，故每次交合，阳精已泄，阴精未流，名曰鸡精。"其提出了"鸡精"的病名，同时指出了早泄与男子包皮有关。

证型：以肾气不固证、肝经湿热证、阴虚火旺证、肝气郁结证等为主。

二、房事阳痿（阳痿）venereal impotence

定义：本病是由命门火衰，肝肾亏虚，或因惊恐、抑郁等所致的，以性交时阴茎痿软，或举而不坚，不能插入阴道等为特征的房事病。

出处：《景岳全书·阳痿》载："凡男子阳痿不起，多由命门火衰，精气虚冷……但火衰者十居七八，而火盛者仅有之耳。"《景岳全书·痿论》载："思想无穷，所愿不得，意淫于外，入房太甚，宗筋弛纵，发为筋痿，及为白淫。阳明虚则宗筋纵。"

证型：以湿热下注证、肝郁气滞证、瘀血阻络证、惊恐伤肾证、心脾虚弱证、肾阴亏虚证、肾阳不足证等为主。

三、房事疼痛 venereal pain

定义：本病是由先天性生殖器发育异常，或感染、情绪紧张、性知识及性经验不足或缺乏等所致的，以性交时阴茎插入阴道过程中引起外阴、阴道或阴茎及下腹部疼痛等为特征的房事病。

证型：以湿热下注证、气滞血瘀证、肝经郁热证等为主。

四、房事出血 venereal bleeding

定义：本病是由性交不当，或女性生殖系统炎症、息肉等器质性病变所致的，以性交时或性交后，阴道或外生殖器局部发生出血现象等为特征的房事病。

证型：以湿热下注证、阴虚火旺证等为主。

五、房事晕厥（性交昏厥）venereal syncope

定义：本病是由初次性交，搂抱过紧，压迫颈静脉窦，或情绪紧张，或房劳过度，或久病初愈、身体虚弱同房等所致的，以同房时突然出现昏厥现象等为特征的房事病。

证型：以精泄气脱证、血随气逆证、气郁内闭证等为主。

第十三章 小儿相关病类病名 ▷▷▷

第一节 新生儿类病（新生儿病）category of newborn disease

新生儿类病泛指由禀赋因素，或胎产异常，或产后外邪侵袭等原因而引起的一类初生儿疾病，故称"胎疾"。朱震亨《幼科全书·胎疾》中说："凡小儿在月内有病者，皆胎疾也。"新生儿疾病的病因不外先天和后天两方面因素。先天因素主要为禀赋不足，如胎禀不足、胎热、胎寒等；后天因素包括生产不顺、断脐不慎或调护失宜等。治疗以培补先后天、补肾健脾为主，辅以清热、化瘀、利湿等。新生儿类病包括初生不啼、不乳、胎怯、胎黄、脐风、脐疮等疾病。

一、初生不啼（闷脐生）neonatal asphyxia

定义：本病是由产娩困难，使胎儿缺氧而发生宫内窘迫，或娩出过程中发生呼吸、循环障碍所致的，以初生儿娩出后 1～2 分钟未能啼哭，无自主呼吸或呼吸不利等为特征的新生儿急症。

出处：《幼科全书》载："小儿初生下气绝不能啼者，必因难产，或因骨寒所致……万氏曰：俗名闷脐生，即瘒生。"

证型：以气郁伤肺证、阳气欲脱证为主。

二、初生不乳 inability of the neonate to suck milk

定义：本病是由先天不足，胎内患病，或产伤、产时受寒、羊水秽血吸入腹内，或早产等所致的，以初生儿不能吮乳等为特征的新生儿病。

出处：《儿科萃精·初生门·初生不乳》载："不乳，谓初出胞胎不吮乳也，其故有二……"

证型：以胃有秽浊证、脏有伏寒证、元气虚弱证为主。

三、初生儿呕吐 neonatal vomiting

定义：本病是由先天不足，或初生护养不当，受寒、积热等所致的，以初生儿于哺乳后呕吐乳食等为特征的新生儿病。

出处：《婴童百问·呕证吐乳证》载："凡小儿乳哺，不宜过饱，若满则溢，故令呕吐。胃中纳乳，如器之盛物，杯卮之小，不可容巨碗之物，雨骤则沼溢，酒暴则卮翻，理之必然。"

证型：以乳食内积证、邪袭卫表证、胃热气逆证、脾胃虚寒证、胃阴亏虚证等为主。

四、初生儿泄泻 neonatal diarrhea

定义：本病是由初生脾胃嫩弱，感受外邪，喂养失当等所致的，以初生儿出现大便稀薄或如水样，次数增多等为特征的新生儿病。

出处：《小儿药证直诀》载："初生三日内吐泻壮热，不思乳食，大便乳食不消，或白色，是伤食，当下之，后和胃……初生三日以上至十日吐泻身温凉……大便青白色，乳食不消，此上实下虚也。"

证型：以乳食内积证、风寒束表证、肠道湿热证、脾气亏虚证、脾肾阳虚、气阴两虚证等为主。

五、初生大便不通 neonatal retention of feces

定义：本病是由胎热内蕴肠腑，或先天肠道畸形所致的，以初生24个小时后无胎便，继而出现腹胀、呕吐粪水等为特征的新生儿病。

出处：《婴童百问·大便不通》载："小儿大肠热，乃是肺家有热在里，流入大肠，以致秘结不通，乃实热也。"

证型：以胎热壅结证、胎禀不足证为主。

六、初生小便不通 neonatal retention of urine

定义：本病是由胎热蕴于膀胱，或先天不足，膀胱气化不利，或肾及尿路先天畸形等所致的，以初生36个小时后仍无尿液排出等为特征的新生儿病。

出处：《幼科证治准绳·初生门》载："小儿初生不尿者，多因在胎时，母恣食啖，热毒之气流入胎中，儿饮其血，是以生而脐腹肿胀。如觉脐四旁有青黑气色及口撮，即不可救也。"

证型：以热结膀胱证、元气虚弱证为主。

七、初生儿喘促 neonatal panting

定义：本病是由感受外邪，或吸入秽毒等，致使肺气郁闭所致的，以初生儿喘憋、口吐白沫、发绀等为特征的新生儿病。

出处：《类证治裁·喘症》载："呼吸促而不能续，似喘而无痰声。"

证型：以风寒闭肺证、风热闭肺证、痰热闭肺证、脾虚痰湿证等为主。

八、鹅口疮（雪口）thrush

定义：本病是由胎禀不足，感受秽毒，或心脾积热，上熏口舌所致的，以口腔、舌上出现点片状白屑，状如鹅口等为特征的新生儿及婴儿病。

出处：《诸病源候论·小儿杂病诸候》载："小儿初生，口里白屑起，乃至舌上生疮，如鹅口里，世谓之鹅口。此由在胎时受谷气盛，心脾热气熏发于口故也。"

证型：以心脾积热证、虚火上炎证为主。

九、胎怯 congenital feebleness

定义：本病是由胎禀不足或早产，胎儿失养所致的，以婴儿出生后形体瘦小，体重低于2500g，身长小于45cm，伴见吮乳无力、面色无华、毛发不生、肌肉瘠薄、精神萎靡、气弱声低等为特征的新生儿病。

出处：《小儿药证直诀·杂病证》载："胎怯面黄，目黑睛少，白睛多者，多哭。"

证型：以肾精薄弱证、脾肾两虚证等为主。

十、五硬 five kinds of stiffness

定义：本病是由胎禀不足，早产或寒冷环境生产，护理不当，复感寒邪，寒凝血涩所致的，以患儿头项、胸腹、手、足和肌肉硬肿，不能用手捏起，屈伸不利，体温偏低，不吮乳、不哭，气息微弱，甚则呼吸困难，口唇及指端青紫等为特征的新生儿病。

出处：《婴童百问·五硬》载："五硬则仰头取气，难以动摇，气壅疼痛连胸膈间，脚手心如冰冷而硬，此为风症难治。"

证型：以寒凝血滞证、阳气虚衰证等为主。

十一、胎黄 fetal jaundice

定义：本病是由胎热蕴滞，或孕产时感染湿热邪毒，或胆道畸形，胆汁瘀阻所致的，以初生儿出现皮肤、黏膜、巩膜发黄等为特征的新生儿病。

出处：《诸病源候论·小儿杂病诸候》载："小儿在胎，其母脏气有热，熏蒸于胎，至生下小儿，体皆黄，谓之胎疸也。"

证型：以湿热郁蒸证、寒湿阻滞证、瘀积发黄证等为主。

十二、脐风 neonatal tetanus

定义：本病是由断脐而感染风毒所致的，以初生儿唇青，口撮，牙关紧闭，苦笑面容，甚则四肢抽搐、角弓反张等为特征的新生儿病。

出处：《针灸甲乙经·小儿杂病》载："小儿脐风，目上插，刺丝竹空主之。"其又载："小儿脐风，口不开，善惊，然谷主之。"

证型：以风邪犯表证、风毒入络证、气阴两虚证、湿热壅盛证等为主。

十三、脐湿 umbilical dampness

定义：本病是由脐部为水湿或尿液浸渍，或脐带未干，过早脱落，湿浊浸淫所致的，以婴儿脐带脱落后脐部创面渗出脂液，久而不干，或微见红肿等为特征的新生儿病。

出处：《太平圣惠方·治小儿脐肿湿久不瘥诸方》载："夫小儿脐湿者，亦由断脐之后，洗浴伤于湿气，水入脐口，致令肿湿，经久不干也。"

证型：以湿热浸淫证、热毒壅结证等为主。

十四、初生儿脐疮 neonatal umbilical sore

定义：本病是由新生儿患有脐湿，皮肤破损，再感邪毒，湿热化火，壅于脐部所致的，以脐部红肿，向周围蔓延，甚则糜烂、渗液、溢脓，可伴见发热、烦躁等为特征的新生儿病。

出处：《诸病源候论·小儿杂病诸候》载："脐疮由初生断脐，洗浴不即拭燥，湿气在脐中，因解脱遇风，风湿相搏，故脐疮久不瘥也。"

证型：以毒热内盛证、气血不足证等为主。

十五、脐血 umbilical bleeding

定义：本病是由脐带结扎过松，或胎热、气虚所致的，以婴儿断脐后脐部渗血、出血不止等为特征的新生儿病。

出处：《丹溪治法心要》载："小儿初生多啼哭，脐中忽出血，白石脂细末贴之，未愈，炒过再贴，不得揭剥冷贴。"

证型：以脐结松脱证、胎热内盛证、气不摄血证等为主。

十六、脐突（脐疝）umbilical hernia

定义：本病是由先天发育不良，脐孔未全闭合，或啼叫努挣，小肠脂膜突入脐中所致的，以婴儿脐部突起，虚大光浮，啼哭时增剧，按压肿物可推回腹内等为特征的新生儿病。

出处：《幼幼集成·胎病论》载："脐突者，小儿多啼所致也。脐之下为气海，啼哭不止，则触动气海，气动于中，则脐突于外。其状突出光浮，如吹起者，捏之则微有声。"

证型：以胎禀亏虚证、胎热内盛证等为主。

第二节 小儿时令类病（小儿时令病）seasonal epidemic diseases in pediatrics

小儿时令类病泛指因时令病邪侵袭，具有季节性发病或流行特征的一类小儿外感病。从发病情况来看，小儿时令类病有其自身的特点和明显的年龄特点，发病率明显高于成人。病位主要在肺胃，可涉及脾肾。小儿时令类病包括小儿感冒、疰夏、小儿夏季热。

一、小儿感冒 infantile common cold

定义：本病是由风寒邪热等外袭，或时疫邪毒侵袭肺卫所致的，以发热、恶寒、鼻塞、流涕、咽痒、咳嗽，甚或伴见高热、咽喉肿痛等为特征的小儿时令病。

出处：《仁斋直指方论》载："感冒风邪，发热头痛，咳嗽声重，涕唾稠黏。"

证型：以风寒感冒证、风热感冒证、暑邪感冒证、时邪感冒证等为主。

二、小儿疰夏 infantile summer consumptive disease

定义：本病是由暑湿侵袭，困阻脾胃所致的，以夏季纳差、倦怠、嗜卧、低热等为特征的小儿时令病。

出处：《丹溪心法·中暑》载："疰夏属阴虚，元气不足，夏初春末，头疼脚软，食少体倦者是。"

证型：以暑伤津气证、脾气亏虚证、上盛下虚证、气阴两亏证、暑湿困脾证等为主。

三、小儿夏季热 infantile summer heat disease

定义：本病是由婴幼儿阴气未充，阳气未盛，夏季不耐暑热侵袭所致的，以夏季长期发热，皮肤灼热，无汗或少汗，口渴、多尿，秋凉后症状多能自行消退等为特征的小儿时令病。

出处：古代医籍无夏季热病名的记载。根据临床表现，可参考"暑热"。《素问·生气通天论》载："因于暑，汗，烦则喘喝，静则多言，体若燔炭，汗出而散。"

证型：以暑伤肺胃证、上盛下虚证等为主。

第三节　小儿温疫类病（小儿温疫病）infantile pestilence

小儿温疫类病泛指由感受温邪或疫毒而引起，具有广泛流行或传染性特点的一类小儿外感病。《素问·刺法论》说："五疫之至，皆相染易，无问大小，病状相似，不施救疗，如何可得不相移易者？岐伯曰：不相染者，正气存内，邪不可干，避其毒气。"温疫类病来势急暴，传变迅速，其病机演变按卫、气、营、血的规律传变。由于小儿"体禀少阳"，传变迅速，故往往卫、气、营、血界限难以分清，常卫气同病、卫营合病、气营两燔，甚至卫气营血俱病。小儿温疫类病包括奶麻、小儿风痧、小儿烂喉丹痧、小儿麻疹、小儿痄腮、小儿顿嗽、小儿暑瘟、小儿软脚瘟、小儿疫毒痢、小儿白喉、小儿天花、手足口病等。

一、奶麻（假麻）roseola infantum

定义：本病是由感受时疫邪毒所致的，以婴幼儿骤然高热，或伴有惊厥，3～5天热退后，全身出现玫瑰红色斑丘疹，持续1～2天消退等为特征的出疹性小儿温疫病。

出处：《王氏家传痘疹心法·疹毒症治歌括》载："凡小儿……遍身红点，俗呼奶麻子是也。"

证型：以邪郁肌表证、毒透肌肤证等为主。

二、小儿软脚瘟（疫痿）infantile pestilent flaccidity of foot

定义：本病是由暑湿疫毒侵袭肠胃，蕴于肌肉，阻滞经络，或久病伤阴，筋失濡养所致的，以初起发热，汗出，头痛，呕恶，腹泻，热退数日后再度发热，项背强直，囟门饱满，感觉过敏，拒抚抱，不愿起坐翻身，烦躁或嗜睡，热退后或热退时出现肢体软瘫，肌肉萎缩，甚则遗留肢体畸形等为特征的小儿温疫病。

出处：《瘟疫明辨》载："时疫初期，腿胫痛酸者，太阳经脉之郁也……兼软者湿温，俗名软脚瘟。"

证型：以湿热毒蕴证、湿热阻络证、气虚血瘀证、肝肾亏虚证等为主。

三、小儿疫毒痢 infantile pestilent dysentery

定义：本病是由感染湿热疫毒，损伤肠络，或内陷心肝所致的，以发病急骤，高热，烦躁，剧烈腹痛，大便脓血，迅即出现抽搐、神昏、肢厥等为特征的小儿温疫病。

出处：《小儿卫生总微论方》载："小儿气血怯嫩，脏腑软弱，因触冒风寒，饮食冷热，以邪干正，致脾胃不和，凝滞停积，蕴毒结作，或水谷不聚，或脓血纯杂，变而为痢。"

证型：以毒热内闭证、内闭外脱证等为主。

四、小儿白喉 infantile diphtheria

定义：本病是由感染时行疫毒，邪犯肺胃，熏结于咽喉所致的，以发热，咽痛，咽、喉及鼻等处出现白色假膜，不易剥脱，剥脱可致出血，甚则吞咽困难，窒息，厥脱等为特征的小儿瘟疫病。

出处：《白喉全生集·小儿白喉证》。

证型：以风热疫毒证、阴虚燥热证、疫毒化火证、疫毒损心证、毒窜经络证等为主。

五、小儿天花（小儿痘疹、百岁疮）infantile smallpox

定义：本病是由小儿感染天花疫毒所致的，以初起发热，咳嗽，呵欠顿闷，面红，手足耳尻俱冷，继而全身皮肤成批依次出现痘疹，历经发热、见点、起胀、灌浆、收靥和结痂六个阶段为特征的出疹性小儿疫病。

出处：《小儿痘疹方论·论痘疹治法》载："况小儿痘疹未出已出之间，有类伤寒之状，憎寒壮热，身体疼痛，大便黄稠，此正病也。"

六、手足口病 hand-foot-and-mouth disease

定义：本病是由手足口病疫毒从口鼻而入，与内蕴湿热搏击，蕴郁于肺脾，外发于肌表所致的，以口腔颊黏膜出现疱疹或溃疡，手足皮疹或水疱，可伴见发热，流涕，咽痛，甚则出现邪毒内陷、邪毒犯心变证等为特征的小儿温疫病。

证型：手足口病分为常证及变证，其中常证以邪犯肺脾证、湿热毒盛证为主；变证以邪陷心肝证、邪犯心肺证等为主。

第四节　小儿杂病 category of miscellaneous disease in pediatrics

小儿杂病泛指因先天不足，或由饮食、情志、劳逸失调，或由外感、内伤等病后失于调养等所引起的一类小儿疾病。

一、小儿咳嗽 infantile cough

定义：本病是由秉质虚弱，寒温不调，风寒湿热等邪袭肺，或饮食所伤，脾虚痰阻，肺失宣肃所致的，以咳嗽、咳痰阵作，多继发于感冒之后，常因气候变化而发生或加重，甚或转为肺炎喘嗽等为特征的小儿肺系病。

出处：《小儿药证直诀·咳嗽》载："治嗽大法，盛则下之，久则补之，更量虚实，以意增损。"

证型：小儿咳嗽以风寒袭肺证、风热犯肺证、燥邪犯肺证、痰热壅肺证、痰湿阻肺证、肺气虚证、气阴两虚证等为主。

百晬嗽（乳嗽、胎嗽、百晬咳、百晬内嗽）hendry-day cough

定义：本病是由风邪犯肺，痰热瘀阻所致的，以婴儿出生百日内咳嗽、气急，痰涎壅盛等为特征的小儿咳嗽病。

出处：《婴童百问·百晬内嗽》载："此名乳嗽，实难调理，亦恶症也。"

证型：百晬嗽以实证、虚证为主。

二、肺风痰喘（肺炎喘嗽）dyspnea with phlegm due to lung wind

定义：本病是由外感时邪或温热疫毒犯肺，痰阻气道，肺气郁闭，甚或邪陷心肝所致的，以发热、咳嗽、气喘、鼻扇、痰壅，甚则高热不已，迅即神昏、谵语、惊厥、抽搐等为特征的小儿肺系病。

出处：《麻科活人全书》载："如肺炎喘嗽，以加味泻白散去人参、甘草主之。"

证型：以风寒闭肺证、风热闭肺证、痰热闭肺证、毒热闭肺证、阴虚肺热证、肺脾气虚证、心阳虚衰证、邪陷厥阴证等为主。

三、小儿哮喘（齁喘）infantile asthma

定义：本病是由小儿先天不足，痰饮留伏体内，复由外邪或饮食不当等引动伏痰，痰阻气道所致的，以发作性咳嗽、胸闷、呼吸困难，吸气时出现明显的胸骨上窝、锁骨上窝和肋间隙凹陷，喉中哮鸣有声，端坐呼吸，鼻翼扇动等征象为特征的小儿肺系病。

出处：《丹溪心法》载："哮喘必用薄滋味，专主于痰，宜大吐。"

证型：以寒性哮喘证、热性哮喘证、外寒内热证、气虚痰恋证、肾虚痰恋证、肺脾气虚证、脾肾阳虚证、肺肾阴虚证等为主。

四、小儿惊风（小儿惊厥）infantile convulsion

（一）急惊风 acute infantile convulsion

定义：本病是由感染时邪疫毒，高热或肠胃积滞、惊恐、风痰等邪陷心肝所致的，以突发高热，神昏，目直，牙关紧闭，颈项强直，四肢抽搐等为特征的小儿急性痉病。

出处：《太平圣惠方》载："夫小儿急惊风者，由气血不和，夙有实热，为风邪所乘，干于心络之所致也，心者，神之所舍也。"

证型：以外感风热证、温热疫毒证、暑热疫毒证、湿热疫毒证、暴受惊恐证等为主。

（二）慢惊风 chronic infantile convulsion

定义：本病是由体质虚弱，病久正虚，脾阳受伤，肝风内动，或由急惊风转化所致的，以肢体颤动或蠕动，或抽搐时作时止，嗜睡露睛，神疲面白，或吐或泻，大便色青等为特征，反复发作的小儿慢性痉病。

出处：《太平圣惠方》载："夫小儿慢惊风，由乳哺不调，脏腑壅滞，内有积热，为风邪所伤，入舍于心之所致也。"

证型：慢惊风以脾虚肝旺证、脾肾阳虚证、阴虚风动证等为主。

（三）慢脾风 chronic convulsion due to spleen disorder

定义：本病是由小儿吐泻过度或日久，脾肾阴虚，或脾阳衰竭，虚风内动所致的，以闭目，摇头，面唇青黯，额汗，昏睡，四肢厥冷，手足蠕动，或搐而不收，频吐清水等为特征的小儿痉病重症。

出处：《小儿卫生总微论方》载："皆因脾胃虚怯，而生风所为也，故俗谓慢脾风矣，实乃阴搐之危候。"

证型：慢脾风为慢惊风的脾肾阳衰证。

五、小儿痫病 infantile epileptic disease

定义：本病是由多种原因导致痰涎阻塞诸窍所致的，以反复出现突然仆倒，昏不知人，口吐涎沫，两目上视，四肢抽搐，或口中如作猪羊叫声，醒后一如常人等为特征的小儿神志病。

出处：《五十二病方》载："痫者，身热而数惊，颈脊强而腹大。"

证型：小儿痫病以惊痫证、痰痫证、风痫证、瘀痫证、虚痫证等为主。

六、小儿抽动症 tourette syndrome

定义：本病是由先天不足，或由产伤、外感、情志失调，致使脾虚肝亢，风痰走窜经络，或扰动心神所致的，以颜面、颈项、躯干、肢体等部位肌肉不自主地迅速、反复、不规则抽动，或伴见喉内发出怪声、恶语等为特征的小儿神志病。

证型：小儿抽动症以外风引动证、肝亢风动证、痰火扰神证、脾虚肝旺证、阴虚风动证等为主。

七、小儿多动症 attention deficit hyperactivity disorder

定义：本病是由先天不足，产伤，饮食不当，或外伤、疾病等因素影响，致使小儿脏腑阴阳失衡，心神失养或被扰所致的，以患儿智力正常或接近正常，注意力不集中，情绪不稳定，难以控制的动作过多，冲动任性，并伴见不同程度学习障碍等为特征，好发于 6 ~ 14 岁的小儿神志病。

证型：小儿多动症以心肝火旺证、痰火内扰证、肝肾阴虚证、心脾两虚证等为主。

八、客忤（小儿客忤）fright seizure

定义：本病是由小儿神气未定，骤见生人或突遇异物，扰动心神所致的，以突然惊叫啼哭，甚或伴见面色变异，呕吐，腹痛，腹泻，手足瘛疭等为特征的小儿心系病。

出处：《肘后备急方》载："客忤者，中恶之类也，多于道门门外得之，令人心腹绞痛胀满，气冲心胸，不即治，亦杀人，救之方。"

九、夜啼 night crying

定义：本病是由脾寒、心热、惊恐等扰动心神所致的，以 1 岁以内婴儿经常在夜间啼哭不停，甚至通宵达旦，而白天如常等为特征的小儿心系病。

出处：《诸病源候论》云："小儿夜啼者，脏冷故也。夜阴气盛，与冷相搏则冷动，冷动与脏气相并，或烦或痛，故令小儿夜啼也。"

证型：夜啼以脾寒气滞证、心经积热证、乳滞证、惊恐伤神证等为主。

十、小儿独孤症 infantile autism

定义：本病是由先天不足，或肾精亏虚，情志不调，心神失养，心窍痹阻所致的，以不同程度的言语发育障碍，人际交往障碍，兴趣狭窄，行为方式刻板、乖张等为特征的小儿神志病。

证型：小儿独孤症以先天肾精不足证、脾胃虚弱证、邪气扰心证等为主。

十一、小儿痴呆 infantile dementia

定义：本病是由先天不足，后天失调，或有高热惊风、颅脑损伤、药物中毒等既往病史，影响智力发育所致的，以小儿动作、语言等发育迟缓，神情麻木，反应迟钝，学习困难，或伴见痴愚容貌，摇头、吐舌等为特征的小儿神志病。

出处：《华佗名医秘传》载："此病患者常抑郁不舒，有由愤怒而成者，有由羞恚而成者。"

证型：小儿痴呆以肝肾亏虚证、心血亏虚证等为主。

十二、滞颐（小儿多涎）infantile slobbering

定义：本病是由脾脏虚冷，或脾胃蕴热，迫使津液不收所致的，以婴幼儿经常不自觉地口中溢出涎液，浸渍于两颐及胸前等为特征的小儿脾系病。

出处：《诸病源候论·小儿杂病诸候·滞颐候》载："滞颐之病，是小儿多涎唾，流出渍于颐下，此由脾冷液多故也。"

证型：滞颐以脾胃积热证和脾胃虚寒证等为主。

十三、疳病（疳证）infantile malnutrition disease

定义：本病是由喂养不当，或先天不足，或久病损伤，脾胃虚弱，气血精微不足以濡养脏腑，影响生长发育所致的，以面黄肌瘦，腹部膨大等全身虚羸征象为特征的小儿脾系病。

出处：《诸病源候论·虚劳骨蒸候》载："蒸盛伤内，则变为疳，食人五脏。"

证型：疳病以疳气、疳积、干疳三种证型为主。

（一）疳气 mild infantile malnutrition

定义：本病是由喂养不当，或多种原因致使脾失健运，影响生长发育所致的，以面黄肌瘦，食欲不振，大便干稀不调，精神不振，易激动，好发脾气等为特征的小儿初期疳病。

出处：《集验方》载："治小儿疳气不可治，神效丹。"

证型：疳气以脾胃气虚证等为主。

（二）疳积 infantile malnutrition

定义：本病是由喂养不当，或多种原因致使脾胃受损，积滞日久所致的，以面色萎黄，身体消瘦，腹胀膨大，青筋显露，精神萎靡，烦闹不安等为特征的小儿初中期疳病。

出处：《幼幼新书》载："有小儿中疳积候。面带青黄色，身瘦肚膨胀，头发立，浑身或热，肚中微痛。"

证型：疳积以脾虚食积证等为主。

（三）疳肿胀（疳胀、丁奚）malnutritional edema and distention

定义：本病是由脾虚赢弱，久积不化，湿浊停滞所致的，以疳积日久，胸膈脘腹饱胀，腹大如鼓，头面、肢体虚浮，全身消瘦，或伴见咳嗽，气喘等为特征的小儿中晚期疳病。

出处：《婴童百问·疳伤》曰："疳肿胀者，虚中有积，其毒气交并，故令肚腹肿胀，由是脾复受湿，故令头面脚手虚浮是也。"

证型：疳肿胀以脾虚气弱证等为主。

（四）干疳 dry malnutrition

定义：本病是由疳积后期，脾胃极度虚损，气血津液干涸所致的，以皮肤干瘪，毛发稀疏枯黄，骨瘦如柴，或可伴见肢体浮肿、肌肤紫癜、鼻衄、齿衄等为特征的小儿重症疳病。

出处：《太平圣惠方·治小儿干疳诸方》载："夫小儿干疳者。由乳食不调。心脾积热之所致也。"

证型：干疳以气血两虚证等为主。

十四、积滞 retention of food

定义：本病是由喂养不当，乳食内积，或饮食失节，食滞脾胃所致的，以小儿脘腹胀满、疼痛，伴见呕吐，嗳腐，吐酸，腹泻或便秘，久则睡眠不安，磨牙龀齿，吮指嗜异等为特征的小儿脾系病。本病有新积、久积之分，新积为伤食、食积，积久则成疳。

出处：《婴童百问》载："小儿有积滞，面目黄肿，肚热胀痛，复睡多困，啼哭不食，或大便闭涩，小便如犹，或便利无禁，粪白酸臭，此皆积滞也。"

证型：积滞以乳食内积证、食积化热证、脾虚夹积证等为主。

（一）乳积 milk dyspepsia

定义：本病是由哺乳不当，伤于乳食，乳食停滞于胃肠所致的，以婴幼儿口内常有败乳馊臭气味，或吐出未消化奶瓣，可伴见腹胀，腹泻，无故啼哭，睡眠不安，口中气热，大便干结等为特征的小儿积滞病。

出处：《婴童百问》载："吐乳、泻乳，其气酸臭，此由啼叫未已，便用乳儿，停滞不化而得之，是为乳积。"

证型：乳积以乳食内积实证等为主。

（二）食积 food dyspepsia

定义：本病是由饮食所伤，积滞肠胃所致的，以脘腹胀满，嗳腐吐酸，食欲减退，大便酸臭，或如败卵，或伴见腹痛、哭闹、大便不调等为特征的小儿积滞病。

出处：《婴童百问》载："肚硬带热，渴泻或呕，此由饮食无度，多餐过饱，饱后即睡得之，是为食积。"

证型：食积以脾虚夹积证等为主。

十五、小儿厌食 infantile anorexia

定义：本病是由喂养不当，脾运失健，胃阴伤损等所致的，以小儿长期食欲不振，甚或不思进食，食量显著少于同龄正常儿童，逐渐消瘦，但精神尚好，一般活动如常，或伴见脘痞、腹胀、嗳气、泛恶、大便不调等为特征的小儿脾系病。

出处：《太平圣惠方·治积年厌食症块诸方》载："夫厌食者，与食症无异也。此皆由脏腑气虚、饮食不节、生冷过度、不能消化，与脏气相搏。"

证型：小儿厌食以脾失健运证、脾胃气虚证、脾胃阴虚证等为主。

十六、小儿异食（异食癖）infantile paroxia

定义：本病是由脾疳、虫积所致的，以小儿难以控制地咀嚼和吞食非食物性异物，常见咬食指甲、衣角、玩具上的油漆、灰泥，吞食纸张、毛发、杂物、土块等为特征的小儿脾系病。

证型：小儿异食以脾虚肝亢证、虫积肠道证等为主。

十七、小儿呕吐 infantile vomiting

定义：本病是由饮食不当，乳哺过多，停滞于中脘，或寒温失调，胃气上逆所致的，以小儿食入之后，乳食或痰涎等从食道上涌，自口而出等为特征的小儿脾系病。

出处：《素问·六元正纪大论》载："土郁发之……甚则心痛胁，呕吐霍乱。"

证型：小儿呕吐以外邪犯胃证、饮食停滞证、肝气犯胃证、痰饮内阻证、脾胃虚弱证、胃阴不足证等为主。

十八、小儿泄泻 infantile diarrhea

定义：本病是由感受外邪，或内伤饮食、七情，使脾胃虚弱，脾失运化所致的，以大便次数增多，粪质稀薄或如水样，可伴见腹痛，口渴，皮肤黏膜干燥，尿量减少等为特征的小儿脾系病。

出处：《医说》载："有人久患泄泻，以暖药补脾及分利小水，百种治之不愈。医诊之心脉独弱，以益心气药补脾药服之，遂愈。"

证型：小儿泄泻以湿热泻证、风寒证、伤食证、脾虚证、脾肾阳虚证、气阴两伤证、阴竭阳脱证等为主。

十九、小儿腹痛（盘肠气痛）infantile abdominal pain

定义：本病是由感受风冷寒邪，或过食生冷，寒凝气滞，或乳食不节，饱食损伤脾胃，壅阻肠胃气机所致的，以腹痛，腹软喜按，得热痛减，汗出，面青，哭闹、不吮乳，或腹部绞痛，腹胀拒按，伴见吐乳酸馊，大便腐臭等为特征的小儿脾系病。

出处：《婴童百问》载："盘肠气者，痛则腰曲干啼，额上有汗，是小肠为冷气所搏然耳，其口闭脚冷上唇干是也。"

证型：小儿腹痛以脾胃虚弱证、胃肠湿热证、脾虚气滞证等为主。

二十、小儿痿病 infantile wilting disease

定义：本病是由湿热浸淫筋脉肌肉，或情志所伤，或由先天不足，或肺脾气虚，筋骨肌肉等失于濡养所致的，以小儿肢体肌肉软弱无力，筋脉弛缓，不能随意活动，甚或肌肉萎缩、瘫痪等为特征的小儿脾系病。

出处：《素问玄机原病式·五运主病》载："痿，谓手足痿弱，无力以运行。"

证型：小儿痿病以肺热津伤证、湿热浸淫证、脾胃亏虚证、肝肾亏虚证、痰瘀阻络证等为主。

二十一、小儿脱肛 infantile anal prolapse

定义：本病是由小儿血气未充，或因久泄、久痢等，使中气下陷，不能摄纳所致的，以排便时直肠黏膜脱出，便后可自行复位，久则哭闹、咳嗽、行路、下蹲也会脱出，难以复位，可伴见肛门坠胀、瘙痒，粪便带血等为特征的小儿肛肠病。

出处：《小儿卫生总微论方·脱肛论》载："小儿脱肛者，谓大肠肛头脱出也，此因泻痢日久肠滑，冷气相搏，里急下重而便难，用力努，致肛头脱而下出，寒冷干乘，不得收入。"

证型：小儿脱肛以湿热下注证、肺脾肾虚证等为主。

二十二、小儿尿频 infantile frequent urination

定义：本病是由湿热之邪蕴结下焦，或蛲虫、结石及情志因素等刺激，致使膀胱气化功能失常所致的，以每次尿量不多，但排尿次数却明显增加，或伴见尿急等为特征的小儿肾系病。

出处：《诸病源候论·小便数候》载："小便数者，膀胱与肾俱有客热乘之故也。肾与膀胱为表里，俱主水，肾气下通于阴。此二经既受客热，则水行涩，故小便不快而起数也。"

证型：小儿尿频以湿热下注证、脾肾气虚证、阴虚内热证等为主。

二十三、小儿遗尿 infantile enuresis

定义：本病是由小儿肾气未充，膀胱开阖失约所致的，以 5 岁以上小儿已达到能控制排尿年龄，睡中不自主排尿等为特征的小儿肾系病。

出处:《诸病源候论·遗尿候》载："遗尿者，此由膀胱有冷，不能约于水故也。足太阳为膀胱之经，足少阴为肾之经，此二经为表里。肾主水，肾气下通于阴。小便者，水液之余也。膀胱为津液之腑，既冷，气衰弱，不能约水，故遗尿也"。

证型:小儿遗尿以下元虚寒证、肺脾气虚证、心肾失交证、肝经湿热证等为主。

二十四、小儿水肿病 infantile edema

定义:本病是由小儿感受风热、风寒邪毒，或乳蛾、丹痧、疮疡病后，加之先天不足，内外合邪，气化不利，致使水液潴留，泛滥肌肤所致的，以眼睑、头面、四肢或全身浮肿等为特征的小儿肾系病。

出处:《医宗金鉴·幼科心法要诀》载："小儿水肿，皆水停肺脾二经。"

证型:小儿水肿病以风水相搏证、湿热内侵证、肺脾气虚证、脾肾两虚证等为主。

二十五、小儿性早熟 precocious puberty

定义:本病是由疾病、饮食不当或误服某些药物，致使肾阴尚未充盛的患儿，肾气过早充盈，气旺化火，相火偏亢所致的，以女孩8岁以前、男孩9岁以前出现第二性征等为特征的小儿肾系病。

证型:小儿性早熟以阴虚火旺证、肝郁化火证、痰湿壅滞证等为主。

二十六、小儿汗病 infantile sweating disease

定义:本病是由小儿稚阴稚阳，气血未充，或外邪侵袭，营卫失调，腠理开泄，或脏腑虚弱，腠理不固，阴津外漏所致的，以小儿不因外界环境影响而汗出异常为特征的小儿汗病。

出处:《幼幼集成·诸汗证治》载："经曰：阳之汗，以天地之雨名之。又曰：阳加于阴谓之汗。又曰：心为汗。夫心之所藏，在内为血，发外者为汗。盖汗乃心之液，而自汗之证，未有不由心肾两虚而得之者，然阴虚阳必凑之，故发热而自汗，阳虚阴必凑之，故发厥而自汗，是皆阴阳偏胜所致。"

证型:小儿汗病以肺卫不固证、营卫失调证、气阴亏虚证、湿热迫蒸证等为主。

二十七、小儿紫癜 infantile purpura

定义:本病是由禀质不耐，或食物、药物等过敏，血热邪毒伤损血络，或阴虚火旺、脾不统血，血溢于脉外所致的，以小儿的皮肤黏膜出现鲜红色出血点或紫色瘀点、瘀斑等为特征的小儿血溢病。

出处:《证治准绳·疡医》载："夫紫癜风者，由皮肤生紫点，搔之皮起，而不痒疼者是也。此皆风湿邪气客于腠理，与气血相搏，致荣卫否涩，风冷在肌肉之间，故令色紫也。"

证型:小儿紫癜以风热伤络证、血热妄行证、湿热痹阻证、气不摄血证、阴虚火旺证等为主。

二十八、小儿口疮 infantile aphtha

本病是由心火上炎，熏蒸于口所致的，以小儿口腔内的唇、舌、颊及上腭等处黏膜见单个或多个淡黄色、灰白色溃烂点，灼痛碍食等为特征的反复发作性小儿疮疡病。

燕口疮（口吻疮）perleche

定义：本病是由感受外邪，或心脾积热，或虚火上炎所致的，以小儿口角两侧唇边出现溃疡或糜烂等为特征的小儿口疮病。

出处：《小儿卫生总微方论》载："风毒湿热，随其虚处所著，博于气血，则生疮疡。若发于唇上疮，乍瘥乍发，谓之紧唇，又曰沈唇。其发频者，唇常肿大粗厚，或上有疮。不较甚者，以至唇腆。若发于唇里，连两颊生疮者，名曰口疮。若发于口吻两角生疮者，名曰燕口，俗云因乳食看视燕子，则生燕口疮也。"

证型：燕口疮以脾胃积热证、心火上炎证、虚火上炎证等为主。

二十九、小儿乳蛾 infantile tonsillitis

定义：本病是由外邪侵袭，肺胃热炽，上攻喉核（扁桃体），或肺肾阴虚，火灼喉核，或脾胃虚弱，喉核失养，或痰瘀互结，瘀阻喉核所致的，以喉核红肿，连及喉关，喉核上有黄白色脓点，甚则喉核表面脓点融合成片，久病则喉核肥大，可伴见高热，咽痛连耳窍，颌下臖核肿大，吞咽困难，头身疼痛等为特征的小儿咽喉病。

（一）小儿急乳蛾 infantile acute tonsillitis

定义：本病是由风寒或风热等外邪侵袭，肺胃热炽，上攻喉核所致的，以突发咽痛，喉核红肿，连及喉关，喉核上有黄白色脓点，甚者喉核表面脓点融合成片，可伴见发热、恶寒，或高热、口臭，颌下臖核肿痛，甚或吞咽困难等为特征的急性小儿乳蛾病。

出处：《儒门事亲》载："热气上行，结搏于喉之两旁，近外肿作，以其形似，是谓乳蛾。"

证型：小儿急乳蛾以风热犯咽证、肺胃热炽证等为主。

（二）小儿慢乳蛾 infantile chronic tonsillitis

定义：本病是由乳蛾、感冒等反复迁延，肺肾阴虚，火灼喉核，或肺脾气虚，喉核失养，或痰瘀互结，瘀阻喉核所致的，以咽痛时作，或咽痒、咽干、咽部异物感，喉核肿大，表面有脓点、瘢痕，质地或硬，可伴见低热，痰黏难咳，颌下臖核肿大、压痛等为特征的慢性小儿乳蛾病。

出处：《石室秘录》载："阴蛾之症乃肾水亏乏，火不能藏于下，乃飞越于上，而喉中关狭，火不得直泄，乃结成蛾。"

证型：小儿慢乳蛾以肺肾阴虚证、肺脾气虚证、痰瘀互结证等为主。

三十、小儿湮尻疮（臀红）diaper dermatitis

本病是由尿布未能及时更换，湿热秽浊浸渍肌肤所致的，以婴儿臀部、阴部及大腿内侧尿布包裹部位皮肤出现红斑、糜烂、渗液等为特征的小儿皮肤病。

出处：《洞天奥旨》载："湮尻疮，生于新生之儿，或在颐下项边，或在颊肢窝内，或在两腿丫中，皆湿热之气湮烂而成疮也。夫小儿新生何遽多湿热？虽遗尿小便，未易即干，然下身或多潮气，不宜上身而亦沾染也。盖因乳母绷缚手足，看顾不到，适逢天气炎热，蒸裹太甚，因而湮烂。身中本无湿热，何必又治湿热之多事乎？将伏龙肝一味，不拘多少，捣极细末，佐之滑石末少许，不可太多，掺在患处，用纸隔之即愈。"

证型：小儿湮尻疮以湿热蕴结证、毒染成疱证等为主。

三十一、小儿赤游丹（赤游丹）wandering erysipelas

定义：本病是由局部皮肤损伤，外风邪毒侵入，或胎毒遗留，致使热毒发于肌肤所致的，以婴儿局部皮肤红肿，形如云片，色赤如丹，游走不定，可伴见发热、恶寒，甚或高热、神昏、抽搐等为特征的小儿皮肤病。

出处：《小儿卫生总微论方》载："小儿患赤游肿痛者，内由有积热熏发于外，外被风毒干，内外相乘，搏于气血，则皮肤赤肿。其风邪毒气随经络行游不定，故为赤游也。"

证型：小儿赤游丹以风火热毒证、邪毒入营证等为主。

三十二、奶癣（胎癣、胎疮）infantile eczema

定义：本病是由食物、药物或接触日常用品过敏，或风湿热邪浸淫皮肤所致的，以哺乳期婴儿由头面渐及躯干、四肢先后出现湿性或干性皮疹，伴见渗出、糜烂，或烦躁不安，夜间哭闹，患处瘙痒，皮疹愈后不留瘢痕等为特征的小儿皮肤病。

出处：《诸病源候论·小儿杂病诸候》载："癣病由风邪与血气相搏结于皮肤之间不散，变生隐轸。轸上如粟粒大，作匡郭，或邪或圆，浸淫长大，痒痛，搔之有汁，名之为癣。"

证型：奶癣以胎火湿热证、脾虚湿蕴证、血虚风燥证等为主。

三十三、佝偻病 rickets

定义：本病是由胎禀不足、后天调养失当，或久病肝肾虚损，致使骨质软化，发育障碍等所致的，以小儿发育迟缓，骨软变形，伴见骨痛、肌无力、肌痉挛和骨压痛、背部及腰腿疼痛，活动时加剧，体弱易于感邪，久病可遗留方颅、鸡胸、龟背、"O"形或"X"形腿等骨骼畸形为特征的小儿虚劳病。

出处：《诸病源候论·背偻候》载："肝主筋而藏血，血为阴，气为阳，阳气精则养神，柔则养筋，阴阳和同，则血气调适，共相荣养也，邪不能伤。若虚则受风，风寒搏于脊膂之筋，冷则挛急，故令背偻。"

证型：佝偻病以肺脾气虚证、脾虚肝旺证、脾肾亏损证等为主。

三十四、小儿鸡胸 infantile pigeon chest

定义：本病是由先天发育不良，骨质柔弱，或多由佝偻病所致的，以胸部肋骨与胸骨相连处内陷，胸骨前凸，状如鸡胸，甚者胸廓畸形，影响心肺发育等为特征的小儿虚劳病。

出处：《幼科金针》载："鸡胸者乃感冒风邪，入于肺经，未得发散，以致风痰积聚心胸，肺热胀满，攻于膈上矣。"

证型：小儿鸡胸以肺脾气虚证、脾虚肝旺证、肾精亏损证等为主。

三十五、小儿龟背 infantile kyphosis

定义：本病是由胎禀不足，骨质柔弱，或缺乏营养，发育障碍，或由佝偻病、痨病等久病，脊骨受损，或曲背久坐，失于矫正所致的，以脊柱弯曲后突，状如龟背，可伴见伛偻，形体羸瘦等征象为特征的小儿虚劳病。

出处：《小儿药证直诀·龟背龟胸》载："肺热胀满，攻于胸膈，即成龟胸；又乳母多食五辛亦成。又儿生下客风入脊，逐于骨髓，即成龟背。"

证型：小儿龟背以肾虚经亏证等为主。

三十六、解颅 non-closure of fontanel

定义：本病是由先天不足，颅内受损，或因热毒壅滞，水湿停积于脑所致的，以颅囟应期而不合，颅缝开解，头颅增大等为特征的小儿脑病，又名囟解。

出处：《诸病源候论·小儿杂病诸候》载："解颅者，其状小儿年大，囟应合而不合，头缝开解是也。"

证型：解颅以肾气亏损证、肾虚肝亢证、脾虚水泛证、热毒壅滞证等为主。

三十七、五迟 five kinds of retardation

定义：本病是由小儿先天胎禀不足，肾元亏损，或后天护养不当，五脏虚损所致的，以生长发育迟缓，伴见立迟、行迟、发迟、齿迟、语迟等为特征的小儿虚劳病。

出处：《张氏医通·婴儿门》载："五迟者，立迟、行迟、发迟、齿迟、语迟是也，盖肾主骨，齿者骨之余，发者肾之荣，若齿久不生，生而不固，发久不生，生而不黑，皆胎弱也。良由父母精血不足，肾气虚弱，不能荣养而然。"

证型：五迟以肝肾亏虚证、心脾两虚证、痰瘀阻滞证等为主。

三十八、五软 five kinds of flaccidity

定义：本病是由小儿先天之气未充，或后天喂养失当，病后失调，脾胃虚损所致的，以头项、口、手、足、肌肉等软弱无力等为特征的小儿虚劳病。

出处:《活幼心书·五软》载:"爱自降生之后,精髓不充,筋骨痿弱,肌肉虚瘦,神色昏慢,才为六淫所侵,便致头像手足身体软,是名五软。"

证型:五软以肝肾亏虚证、心脾两虚证、痰瘀阻滞证等为主。

三十九、呆小病 cretinism

定义:本病是由先天不足,或地理环境等因素,致使母孕期间胎元失养,或后天失调,肾脾不足,五脏虚损所致的,以小儿发育迟缓,身材矮小,黏液性水肿外貌,智力低下等为特征的小儿虚劳病。

证型:呆小病以心肾亏虚证、脾肾阳虚证等为主。

四十、小儿肥胖 childhood obesity

定义:本病是由营养过度、运动不足、行为偏差等,致使痰浊内停、积聚所致的,以易饥多食,嗜食油腻、甜食,懒于活动,体态肥胖,皮下脂肪丰厚、分布均匀,体重超过同性别、同年龄、同身高健康儿童标准体重 20% 以上等为特征的小儿脾系病。

证型:小儿肥胖以脾虚湿阻证、胃肠实热证、肝郁气滞证、脾肾阳虚证等为主。

四十一、唐氏综合征 Down syndrome

定义:本病是由先天禀质(21 染色体)异常所致的,以智力低下,先天愚型面容及体征,可伴见语言、行为、生长发育障碍等为特征的小儿禀质异常病。

第十四章　眼科类病名 ▷▷▷▷

第一节　外障类病 exogenous ocular diseases

外障类病泛指因六淫时毒侵袭，或五脏积热，火热上扰，或脾虚气弱，痰湿凝聚，或肝肾阴虚，虚火上炎，以及眼外伤等引起胞睑、两眦、白睛、黑睛病变的一类眼病。

外障作为病名最早出现在《秘传眼科龙木论》，指发生在胞睑、两眦、白睛、黑睛等部位眼病的统称，泛指外眼疾病。《医宗金鉴·眼科心法要诀》载："障，遮蔽也。内障者，从内而蔽也；外障者，从外而遮也。"外障自觉症状多较突出，如红赤、肿胀、湿烂、生眵、流泪、痂皮、结节、上胞下垂、翳膜等，多有眼痛、痒涩、羞明、眼睑难睁等自觉症状。根据发病部位不同，本类病可分为胞睑病、目眦病、白睛病、黑睛病等。

一、胞睑病 palpebral disorder

胞睑病泛指因六淫外侵，或脾胃积热，蕴伏热毒，或脾胃湿热，或脾气虚弱，脏腑气血功能不足等而引起胞睑病变的一类外障眼病。

（一）针眼（土疳、偷针眼）stye

定义：本病是由风热外袭，或脾胃积热，上攻胞睑，或热毒蕴伏，复感风邪，结聚于胞睑所致的，以眼睑边缘生疖，形如麦粒，赤肿痒痛，继或成脓，溃脓后肿痛消减，重症可伴见发热，恶寒，耳后、颌下臀核肿痛等为特征的胞睑病。

出处：《诸病源候论·目病诸候》载："人有眼内眦头忽结成疱，三五日间，便生脓汁，世呼为偷针。"

证型：以风热客睑、热毒壅盛、脾虚夹邪证等为主。

（二）眼丹 reddened eyelid

定义：本病是由脾胃热毒内蕴、复感风火邪毒，壅阻胞睑所致的，以眼睑红赤，如涂丹砂，漫肿高起，疼痛拒按，常伴有发热、头痛等为特征的胞睑病。

出处：《疮疡经验》载："眼丹，一名上下眼丹，生于眼胞，或上或下，红肿热痛，甚则成脓。由心脾积热，外感风邪，搏结而成。"

证型：以风热客睑、热毒壅盛、脾虚夹邪证等为主。

（三）胞生痰核（胞睑痰核）phlegm node in the eyelid

定义：本病是由脾失健运，痰湿内聚，或脾胃湿热，痰热相结，阻滞脉络所致的，以胞睑内生核状硬结，不红不痛，推之不移等为特征的胞睑病。

出处：《眼科易知·外障病》载："此证因痰火结聚而成，主于胞外皮内，核形如豆，坚硬不疼，宜用防风散结汤，化痰散热，或内服化坚二陈丸。外用生南星，和醋磨浓汁，时时搽之，浅者数日即消，若久不治，渐长为瘿，破则成漏，为难治矣。"

证型：以痰湿阻结证等为主。

（四）椒疮（沙眼）tracoma

定义：本病是由外感风热邪毒，内有脾胃积热，内外邪毒上壅胞睑，脉络瘀滞，气血失和所致的，以眼睑内生红色细小颗粒，色红而坚，状似花椒，自觉眼部沙涩痒痛，羞明流泪等为特征的胞睑病。

出处：《证治准绳·杂病·七窍门》载："椒疮证，生于睥内，累累如疮，红而坚者是也。有则沙擦，开张不便，多泪而痛。"

证型：以风热客睑、血热瘀滞证等为主。

（五）粟疮 millet-shaped follicle

定义：本病是由脾胃湿热，复受风邪，上攻胞睑所致的，以胞睑内生颗粒，色黄而软，状如粟米，自觉痒涩等为特征的胞睑病。

出处：《证治准绳·杂病·七窍门》载："粟疮见若目痛头疼者，内必有变证，大意是湿热郁于土分为重。"

证型：以脾虚湿阻、湿热壅阻、湿热兼风证等为主。

（六）睑弦赤烂（风弦赤烂）marginal blepharitis

本病是由脾胃湿热蕴结，复受风邪，风湿热相搏，结于睑缘所致的，以睑缘红赤湿烂，刺痒灼痛等为特征的胞睑病。

1. 迎风赤烂 marginal blepharitis due to wind attack

定义：本病是由风邪侵袭胞睑所致的，以睑弦泪湿、赤烂、刺痛，遇风尤甚等为特征的胞睑病。

出处：《证治准绳·杂病·七窍门》载："谓目不论何风，见之则赤烂，无风则否。"

证型：以风热偏盛、湿热偏盛、心火上炎证等为主。

2. 眦帷赤烂 canthal redness and erosion

定义：本病是由外感风邪，或心火上炎，或湿热蕴结眦部所致的，以眦部睑弦红赤糜烂、灼热痒痛等为特征的胞睑病。

出处：《审视瑶函·风沿》载："眦帷赤烂，人皆有之。火土燥湿，病有重轻。重则眦帷裂而血出，轻则弦赤烂而难舒。以清润而为治，何患病之不除？"

证型：以风热偏盛、湿热偏盛、心火上炎证等为主。

3. 胎风赤烂 infantile blepharitis marginalis

定义：本病是由禀受胎气风热之毒所致的，以新生儿或婴儿胞睑红赤湿烂、眵黏多泪等为特征的胞睑病。

出处：《秘传眼科龙木论》载："此眼初患之时，皆因生后，乳母多食湿热面酒醋壅毒之物，致令小儿双目尽赤，眵掩四眦赤烂，号曰胎风。"

证型：以风热偏盛、湿热偏盛、心火上炎证等为主。

（七）风赤疮痍（风赤疮疾）wind red sore

定义：本病是由脾胃湿热，复感风邪，客于胞睑所致的，以胞睑皮肤红赤，灼热肿痛，重则红赤如涂朱砂，并起小疱或脓疱，甚至溃烂等为特征的胞睑病。

出处：《秘传眼科龙木论·风赤疮痍外障》载："疮生面睑似朱砂。"

证型：以脾经风热、风火上攻、风湿热毒、肝脾毒热证等为主。

（八）胞肿如桃 peach-like swelling of the eyelid

定义：本病是由实热壅盛，脉络阻滞所致的，以胞睑高度红肿，焮热疼痛，其状如桃为特征的胞睑病。

出处：《银海精微》载："胞睑壅肿如桃者何也？答曰：此乃脾肺之壅热，邪客于腠理，致上下胞肿如桃，痛涩泪出，不绝之注。"

证型：以风火热毒、肺热壅盛、痰瘀互结证等为主。

（九）胞虚如球（睥虚如球）ball-like edema of the eyelid

定义：本病是由脾肾阳虚，水湿上泛，或心肺气虚，推动无力所致的，以胞睑肿胀，虚软如球，皮色如常，按之不痛等为特征的胞睑病。

出处：《证治准绳·杂病·七窍门》载："睥虚如球。谓目睥浮肿如球状也。目尚无别病，久则始有赤丝乱脉之患。火重甚，皮或红，目不痛。湿痰与火夹搏者，则有泪，有眦烂之候。乃火在气分之虚证，不可误认为肿如杯覆，血分之实病。以两手掌擦热，拭之少平，顷复如故，可见其血不足，而虚火于气也。"

证型：以脾肺气虚、脾肾阳虚、心脾两虚证等为主。

（十）上胞下垂（上睑下垂、睢目、睑废、睑皮垂缓、目睑垂缓）blepharoptosis

定义：本病是由脾虚气弱，筋肉失养，或风邪客睑，脉络失和，或先天不足，脾肾阳虚，或由外伤所致的，以上胞下垂，提举无力，掩盖部分或全部瞳神而影响瞻视功能为特征的胞睑病。

出处：《诸病源候论·目病诸候》载："其皮缓纵，垂覆于目，则不能开，世呼为睢目，亦名侵风。"

证型：以脾虚气弱、风痰阻络证等为主。

（十一）胞轮振跳（眼胞振跳、目瞤）twitching of eyelid

定义：本病是由肝脾血虚，虚风内动，或久病过劳，筋肉失养所致的，以胞睑振跳，时疏时频，不能自主等为特征的胞睑病。

出处：《证治准绳·杂病·七窍门》载："谓目睥不待人之开合，而自牵拽振跳也。"

证型：以血虚生风、心脾两虚证等为主。

（十二）目劄（目连劄）morbid blinking

定义：本病是由饮食不节，脾胃损伤，脾虚肝旺，或肺阴不足，虚火上炎，目失濡养所致的，以胞睑频频眨动，不能自主，伴目珠微红涩痛等为特征的胞睑病。

出处：《小儿药证直诀》载："目连扎不搐，得心热则搐。"

证型：以脾虚肝旺、燥邪犯肺证等为主。

（十三）粟子疾（睑内结石）blepharal stone

定义：本病是由风邪客于胞睑，郁久化热，痰浊凝聚，壅积于睑内所致的，以睑内出现一个或数个状如碎粟米般的黄白色小颗粒，坚硬如石，眼内涩痛，泪出等为特征的胞睑病。

出处：《龙树菩萨眼论》载："若眼忽单泪出者，涩痛者，亦如眯著者，名粟子疾，后上睑生白子如粟粒，极硬，沙刺之然也。"

证型：以脾经风热证等为主。

（十四）鸡冠蚬肉 crest-like or clam-form blepharal neoplasm

定义：本病是由脾胃积热，热毒瘀结所致的，以睑眦之内，瘀肉高起，形如鸡冠，或如蚬肉等为特征的胞睑病。

出处：《秘传眼科龙木论》载："此眼初患之时，皆因脾胃积热，肝脏受风，渐渐入眼，致生翳膜，如鸡冠蚬肉，其肉或青或赤，此疾宜令钩割镰洗熨烙，然后宜服抽风汤，除热芜蔚子圆，即瘥。"

证型：以热毒壅盛证等为主。

（十五）倒睫拳毛（拳毛倒睫、拳毛倒入）trichiasis

定义：本病是由脾胃热毒，肝风壅遏胞络所致的，以胞睑瘢痕挛缩内翻，睫毛倒入，内刺眼珠，畏光流泪涩痛等为特征的胞睑病。

出处：《秘传眼科龙木论》载："此眼初患之时，皆因肝家受热，膈内风虚，眼多泪出，或痒或疼，乍好乍恶，以手措摩，致令睫毛倒拳，刺隐瞳人。"

证型：以脾虚气弱、阴血不足证等为主。

（十六）胞睑外翻（风牵出睑）ectropion of eyelid

定义：本病是由脾虚失运，肝风内盛，风痰阻络所致的，以下睑外翻，胞睑闭合不全，白睛红赤，甚则黑睛干涩、混浊等为特征的胞睑病。

出处：《银海精微》载："风牵出睑者，脾胃受风，壅毒出胞睑之间，睑受风而皮紧，脾受风则肉壅，此皮紧肉壅，风牵出睑，泪出汪汪，无分四季，此土陷不能堤水也。"

证型：以风中经络、风痰阻络证等为主。

（十七）睥翻粘睑（皮翻粘睑）ectropion and adhesion of eyelid

定义：本病是由胞睑自病，如痄疽、眼丹等症的后遗瘢痕，或因胞睑外伤、烧伤后气血凝滞，肌肤结瘢收缩所致的，以眼睑外翻，粘于睑外皮肤，难以复转，睑内表面红赤粗糙，甚则白睛红赤，黑睛生翳等为特征的胞睑病。

出处：《证治准绳·杂病·七窍门》载："乃睥翻转贴在外睑之上，如舌舐唇之状，乃气滞血涌于内，皮急系吊于外，故不能复转。"

证型：以风中经络、风痰阻络证等为主。

（十八）睥肉粘轮（胞肉粘轮）adhesion of eyelid with sclera

定义：本病是由风热上攻，气血瘀阻，或烧伤及腐蚀性物质入目所致的，以胞睑与白睛表层粘连，眼球运动受限等为特征的胞睑病。

出处：《证治准绳·杂病·七窍门》载："目内睥之肉，与气轮相粘不开，难于运转。"

证型：以热毒蕴结证等为主。

二、目眦病（眦病）canthus disorder

目眦病（眦病）泛指因外感六淫，或心肺郁热，或肝肾不足，虚火上炎等导致目眦病变的一类外障眼病。

（一）冷泪 cold tear

本病是由肝肾亏虚，泪窍失约，或气不摄津，或风邪侵袭所致的，以眼无赤烂肿痛，泪液清冷稀薄，频频外溢，迎风更甚等为特征的目眦病。

1. 无时冷泪 frequent cold tearing

定义：本病是由肝肾亏虚，约束失责，或泪窍闭塞，液不循常道，溢于眼外所致的，以时时泪下，泪液清冷稀薄，无目红肿热痛等为特征的目眦病。

出处：《证治准绳·杂病》载："目不赤不痛，若无别病，只是时常流出冷泪，甚则视而昏渺也。非比迎风冷泪，因虚引邪病尚轻者。"

证型：以血虚夹风证等为主。

2. 迎风冷泪 cold tearing induced by wind

定义：本病是由年老气虚，或肝肾不足，约束无力，或病后亏虚，精血衰少所致的，以频频泪下，迎风则甚，无风泪减，泪液清冷稀薄，无目赤肿痛等为特征的目眦病。

出处：《银海精微·目泪》载："为肝虚风动则泪流，故迎风泪出。"

证型：以气血不足、肝肾两虚证等为主。

（二）热泪 hottish tear

定义：本病是由风热外袭，肝肺火炽，血热瘀滞，或肝肾阴亏，虚火上炎，或异物入目等所致的，以目中多泪，泪下有热感，或泪热如汤，伴见目睛红赤、肿痛、羞明等为特征的目眦病。

出处：《证治准绳·杂病·七窍门》载："若有别病而热泪出者，乃火激动其水，非此病之比。"

证型：以肝经郁热、肾阴不足证等为主。

（三）眦漏（窍漏、漏睛、目脓漏）dacryopyorrhea

定义：本病是由风热客于泪窍，泪道不通，泪液受灼，渐变稠浊，积久而溢，或心脾湿火上攻泪道所致的，以内眦角常有黏液或脓液积聚，泪出粘睛，局部无红肿疼痛，按压睛明穴下方部位，可见黏液或脓汁自泪窍溢出，冲洗泪道，有黏液或脓液返流等为特征的目眦病。

出处：《诸病源候论·目病诸候》载："目是肝之外候。上液之道。风热客于睑眦之间。热搏于血液。令眦内结聚。津液乘之不止，故成脓汁不尽，谓之脓漏。"

证型：以心脾积热、正虚邪留证等为主。

（四）漏睛疮 dacryocystitis

定义：本病是由心经郁热，复感风邪，内外合邪，或热毒循经上攻，蕴结于内眦所致的，以内眦附近，睛明穴下方突然赤热肿痛高起，焮痛拒按，数日后破溃、出脓，多由漏睛演变而来等为特征的目眦病。

出处：《疡医大全·正面头面部》载："夫漏睛疮者，肝脏毒气，小肠邪风，外攻肾端，灌于瞳人，初生疼痒，渐成脓水，其色如疳，日久睛昏，气败肝绝，难救之症，慎之慎之。"

证型：以风热上攻、热毒炽盛、正虚邪留证等为主。

（五）赤脉传睛 ciliary hyperemia

定义：本病是由心经郁热，虚火上炎，壅于眦部脉络所致的，以眦部生长细枝状赤脉，横侵白睛等为特征的目眦病。

出处：《银海精微》载："赤脉传睛之症，起于大眦者，心之实也，此心邪之侵肝也……小眦赤脉传睛者，心之虚也，与大眦不同。"

证型：以心火炽盛、虚火上炎证等为主。

（六）胬肉攀睛 pterygium

定义：本病是由心肺两经风热壅盛，气滞血瘀，或脾胃实热，或阴虚火旺，虚火上炎，上攻目眦所致的，以目中胬肉由眦角长出，横贯白睛，攀侵黑睛，甚至掩及瞳神等为特征的目眦病。

出处：《银海精微》载："胬肉攀睛者，与大眦赤脉之症同，与大赤脉之症同。然此症者，脾胃热毒，脾受肝邪，多是七情郁结之人。"

证型：以心肺风热、阴虚火旺证等为主。

三、白睛病 diseases of conjunctiva

本病泛指因外感风热邪毒，内蕴湿热，或阴虚火旺，虚火上炎而引起白睛病变的一类外障眼病。

（一）暴风客热 sudden wind and heat attack of eyes

定义：本病是由肺胃火盛，或外感六淫，风热之邪侵目所致的，以眼部暴发赤热肿痛，白睛红赤，羞明流泪，眵多胶黏等为特征的白睛病。

出处：《秘传眼科龙木论·暴风客热外障》载："此眼初患之时，忽然白睛胀起，都覆乌睛和瞳人，红肿，或痒或痛，泪出难开。此是暴风客热，侵及肺脏，上冲肝膈，致令眼内白睛浮胀，不辨人物。"

证型：以风重于热、热重于风、风热并重证等为主。

（二）天行赤眼 epidemic conjunctivitis

定义：本病是由外感风热毒邪，时行疠气，或兼肺胃积热，内外合邪交攻于目所致的，以白睛暴发红赤，眵多黏结，畏光流泪，能迅速传染并引起广泛流行为特征的白睛病。

出处：《银海精微》载："天行赤眼者，谓天地流行毒气，能传染于人；一人害眼传于一家，不论大小皆传一遍，是谓天行赤眼。"

证型：以疠气犯目、热毒炽盛证等为主。

（三）天行赤眼暴翳（暴赤生翳）acute conjunctivitis with nebula

定义：本病是由外感疫疠毒邪，内兼肺火亢盛，内外合邪，侵犯肝经所致的，以天行赤眼未愈，白睛红赤，黑睛星翳簇生，畏光眵泪涩痛等为特征的白睛病。

出处：《古今医统大全·眼科》载："患眼赤肿，泪出而痛，或致头额俱痛，渐生翳障，遮蔽瞳人，红紫不散。"

证型：以疠气犯目、肺肝火炽、阴虚邪留证等为主。

（四）金疳（金疡、赤带抱轮）phlyctenular conjunctivitis

定义：本病是由肺经燥热，或肺阴不足，虚火上炎于白睛所致的，以白睛表层发生形如玉粒圆形小疱，周围绕以赤脉，数日后小疱可自行溃破而愈，伴见目涩、疼痛、羞明、流泪等为特征的白睛病。

出处：《证治准绳·杂病·七窍门》载："金疳，初起与玉粒相似，至大方变出祸患，出于睥内，必碍珠涩痛，以生障翳。生于气轮者，则有珠痛泪流之苦。"

证型：以肺经燥热、肺阴不足、肺脾亏虚证等为主。

（五）火疳（火疡、乌轮赤晕）acute scleritis

定义：本病是由火邪上攻白睛，无从宣泄，气血瘀滞，郁结气轮所致的，以白睛里层向外隆起局限性紫红色结节，推之不移，压痛明显等为特征的白睛病。

出处：《证治准绳·杂病·七窍门》载："火疳证生于睥眦气轮，在气轮为害尤急。盖火之实邪在于金部，火克金，鬼贼之邪，故害最急。"

证型：以火毒蕴结、风湿热攻、肺阴不足证等为主。

（六）白睛青蓝 bluish coloration of conjunctiva

定义：本病是由火郁血瘀，蒸逼气轮所致的，以火疳后期，白睛旁黑睛缘出现紫红色肿胀隆起，反复发作，日久该处白睛遂变青蓝等为特征的白睛病。

出处：《审视瑶函·白痛》载："病证尤急，盖气轮本白，被郁邪蒸逼，走入珠中，膏汁游出，入于气轮之内，故色变青蓝，瞳神必有大小之患。失治者，瞳神损而终身疾矣。"

证型：以火毒蕴结、风湿热攻、肺阴不足证等为主。

（七）白睛溢血（色似胭脂证）subconjunctival hemorrhage

定义：本病是由热客肺经，肺气不降，血热妄行，或肝肾阴虚，脉络失润，或剧咳、呕吐、外伤等所致的，以白睛浅层出血，边界清楚，血色鲜红，状如胭脂等为特征的白睛病。

出处：《证治准绳·杂病·七窍门》载："不论上下左右，但见一片或一点红血，俨似胭脂抹者是也。"

证型：以热客肺经、阴虚火旺证等为主。

（八）白涩症 xerosis conjunctivae

定义：本病是由肺阴不足，肝肾阴虚，虚火上炎，目失濡养，或湿热蕴结所致的，以白睛赤脉隐隐，干涩不爽，频频眨目等为特征的白睛病。

出处：《审视瑶函·白痛》载："不肿不赤，爽快不得，沙涩昏朦，名曰白涩。"

证型：以肺阴不足、气阴两虚、肝经郁热、邪热留恋证等为主。

（九）时复目痒（目痒病）itching of eye

定义：本病是由外感风热时邪，或脾胃湿热内蕴，或肝血不足，虚风内动所致的，以白睛红赤，奇痒难忍，每年至期而发，过期乃愈，呈周期性反复发作等为特征的白睛病。

出处：《眼科菁华录·时复之病》载："类似赤热，不治自愈，及期而发，过期又愈，如花如潮，久而不治，遂成其害。"

证型：以外感风热、湿热夹风、血虚生风证等为主。

（十）赤丝虬脉 hyperemia of ocular conjunctiva

定义：本病是由风热余邪未清，或目视过度，阴液耗伤，或热郁血滞所致的，以白睛出现丝脉赤乱，纵横分布，粗细不一，日久不退，自觉眼涩不爽、羞明等为特征的白睛病。

出处：《审视瑶函·目赤》载："赤丝虬脉，起自白睛，纵横赤脉，绕在风轮，虬来粗细，各有重轻，燥热湿热，涩急羞明，或痒或痛，或泪如倾，或不疼痒，只是昏蒙，勿视天行赤热，勿视赤脉贯睛，久而失治，变症蜂生，量其虚实，治以安宁。"

证型：以肺经风热、肺胃湿热、阴虚火旺证等为主。

（十一）黄油障 pinguecula

定义：本病是由脾肺湿热积滞于目所致的，以眦部白睛出现黄白色三角形斑块，状如浮脂，不痛不痒等为特征的白睛病。

出处：《证治准绳·杂病·七窍门》载："黄油证生于气轮，状如脂而淡黄浮嫩，乃金受土之湿热也。不肿不疼，目亦不昏，故人不求治，无他患，至老只如此。"

证型：以心肺风热、阴虚火旺证等为主。

（十二）鱼子石榴 roe-form or pomegranate-like neoplasm

定义：本病是由热毒上壅，脉络瘀滞所致的，以白睛或黑睛上赘生淡红色颗粒，密集如鱼子，或如石榴等为特征的白睛病。

出处：《证治准绳·杂病·七窍门》载："鱼子障非聚星之比，又非玉粒之比，其状生肉一片，外面累累颗颗丛生于目，或淡红色，或淡黄色，或肉色。石榴状如榴子绽露于房，其病红肉颗，或四或六或八，四角生来，障满神珠，视亦不见。"

证型：以肝经郁热、肺热气壅证等为主。

四、黑睛病 category of diseases of cornea

黑睛病泛指因外感六淫，或肝胆实火，脾胃湿热，肝肾阴虚，或外伤等引起黑睛病变的一类外障眼病。

（一）聚星障 superficial punctate keratitis

定义：本病是由外感风邪，夹热化火，或湿热蕴积，或肝肾阴虚，虚火上炎所致的，以黑睛骤生多个细小星翳，或聚或散，伴有涩痛、畏光、流泪、抱轮红赤等为特征的黑睛病。

出处：《证治准绳·杂病·七窍门》载："乌珠上有细颗，或白色，或微黄。微黄者急而变重。或联缀，或团聚，或散漫，或一同生起，或先后逐渐一而二,二而三,三而四,四而六七八十数余，如此生起者。"

证型：以风热客目、肝胆火炽、湿热犯目、阴虚邪留证等为主。

（二）银星独见 star-shaped nebula

定义：本病是由五脏之实火或虚火客游于络间，上攻壅滞于风轮，或风热犯目所致的，以黑睛生翳一二颗，形如星、色如银、不变大、不连缀，伴见目赤、畏光、流泪等为特征的黑睛病。

出处：《证治准绳·杂病·七窍门》载"乌珠上有星，独自生""大凡见珠上有星一二颗，散而各自生，过一二日看之不大者方是"。

证型：以肝经风热、阴虚火旺证等为主。

（三）偃月侵睛（枣花障）downbearing thin nebula

定义：本病是由年老体衰，肝肾不足，肝血亏虚，或竭视劳瞻，耽酒嗜辣，痰火壅滞风轮所致的，以黑睛上缘或四周发生灰白色混浊，状若月牙或枣花等为特征的黑睛病。

出处：《证治准绳·杂病·七窍门》载："风轮上半边气轮交际，从白膜内隐隐白片薄薄盖向下来，其色粉青。乃非内非外，从膜中而来者，初不以为意，久之始下风轮而损光。或沿遍风轮周匝而为枣花。为害最迟，人每忽之，常中其患。"

证型：以痰火阻络、肝血不足、肝肾阴虚证等为主。

（四）花翳白陷 keratomalacia

定义：本病是由肺肝积热，外感风热毒邪，内外相搏，攻冲风轮所致的，以黑睛生翳，四周高起，中央低陷，形如花瓣，善变速长，伴见目赤疼痛、羞明、流泪等为特征的黑睛病。

出处：《秘传眼科龙木论》载："此眼初患之时，发歇忽然，疼痛泪出，黑睛立时遽生白翳如珠，与枣花白陷，铺砌鱼鳞相似。"

证型：以肺肝风热、热炽腑实、痰火蕴蒸、阳虚寒凝证等为主。

（五）凝脂翳 purulent keratitis

定义：本病是由风热邪毒入侵，肝胆实火内炽，风火毒邪搏结于上所致的，以黑睛生翳，色白或黄，状如凝脂，伴见目痛，畏光，泪热眵稠，白睛混赤，甚或黄液上冲等为特征的黑睛病。

出处：《证治准绳·杂病·七窍门》载："在风轮上有点，初起如星……后渐大而变色黄……大法不问星障，但见起时肥浮脆嫩，能大而色黄，善变而速长者，即此证也。初起时微小，次后渐大，甚则为窟、为漏、为蟹睛，内溃精膏，外为枯凸。"

证型：以风热壅盛、肝胆火炽、热盛腑实、气阴两虚证等为主。

（六）黄液上冲（黄膜上冲）hypopyon

定义：本病是由脾胃积热，复受风热邪毒，内外合邪，灼伤黄仁所致的，以黑睛与黄仁之间积聚黄色脓液，由下而上渐增，伴见目痛、羞明、流泪等为特征的黑睛病。

出处：《秘传眼科龙木论·七十二证方论·眼黄膜上冲外障》载："此眼初患之时，疼痛发竭，发时赤涩泪出，渐生黄膜，直覆黑睛，难辨人物，皆因脾脏风冷，胃家极热，切宜镰钩熨烙，然后宜点曾青膏，服通脾泻胃汤，立效。"

证型：以脾胃积热、肝胆热毒、寒湿内蕴证等为主。

（七）旋螺尖起 snail-shaped nebula

定义：本病是由肝经热毒炽盛所致的，以黑睛生翳，中央突起，色呈青黑，状如螺蛳，伴目赤疼痛、畏光流泪等为特征的黑睛病。

出处：《秘传眼科龙木论·七十二证方论·旋螺尖起外障》载："眼前似翳障，尖起似旋螺。"

证型：以肝经积热、血瘀气滞证等为主。

（八）黑翳如珠 blackish iridoptosis

定义：本病是由肝胆火旺，邪毒炽盛所致的，以黑睛生翳溃陷，其间突起黑疱，形圆如珠，可伴见目赤疼痛、畏光流泪为特征的黑睛病。

出处：《秘传眼科龙木论》载："此眼初患之时，忽然疼痛难忍，泪出不开，有翳如黑珠子在黑睛上。"

证型：以肝经积热、热毒炽盛、肾虚夹热证等为主。

（九）蟹睛病（蟹睛突起、蟹目、蟹珠、蟹睛翳、黑珠翳）iridoptosis

定义：本病是由肝胆热毒炽盛，上攻于目，或外伤所致的，以黑睛破损，黄仁从破口绽出如珠，形似蟹睛，伴有眼痛剧烈、羞明、流泪等为特征的黑睛病。

出处：《医方类聚》转载唐代《龙树菩萨眼论》载："若眼目痛患甚，当黑珠上生黑子，如蟹眼，或如豆者为损翳。极难治，不可钩割……唯宜服汤，并冷补丸、决明镇肝之类是也。"

证型：以肝胆火炽、阴虚火旺证等为主。

（十）黑睛正漏 corneal fistula

定义：本病是由肝经风热伏陷，黑睛溃漏未愈所致的，以黑睛混浊翳障，中央溃孔，神水不断渗出，伴有目痛难睁、畏光、流泪、抱轮红赤等为特征的黑睛病。

出处：《证治准绳·杂病·七窍门》载："有漏生于风轮，或正中或略偏，病至此目亦危矣。"

证型：以肝火上炎、肝肾亏虚、气阴两虚证等为主。

（十一）混睛障（气翳）interstitial keratitis

定义：本病是由肝经风热或肝胆热毒，郁久伤阴，邪伏风轮，气血瘀滞所致的，以黑睛深层呈现一片灰白翳障，或赤脉从深层侵入，翳障浑赤，混浊不清，漫掩黑睛，妨碍视力，伴见目痛、畏光等为特征的黑睛病。

出处：《秘传眼科龙木论·七十二证方论·混睛外障》载："先痛后痒，碜涩泪出，怕日羞明，白睛先赤，发歇无定，渐渐眼内赤脉纵横遮睛，犹如隔纱看物，难以辨明。"

证型：以肝经风热、肝胆热毒、湿热内蕴、阴虚火旺证等为主。

（十二）风轮赤豆（轮上一颗如赤豆）phlyctnular keratitis

定义：本病是由肝经积热，气滞血瘀，或脾虚夹痰所致的，以黑睛生翳呈颗粒样突起，赤脉自白睛深入黑睛，色红如赤豆，伴见羞明、流泪、目赤疼痛等为特征的黑睛病。

出处：《证治准绳·杂病·七窍门》载："轮上一颗如赤豆证：气轮有赤脉灌注，直落风轮，风轮上有颗积起，色红，初如赤小豆，次后积大，专为内有瘀血之故。"

证型：以肝经积热、阴虚火旺、脾虚夹痰证等为主。

（十三）白膜侵睛 invasion of white membrane into conjunctiva

定义：本病是由肺热内蕴，侵犯肝经，或湿热上壅，或虚火上炎所致的，以火疳反复不愈，白睛渐起翳膜侵及黑睛，致黑睛边际出现舌状灰白色翳膜等为特征的黑睛病。

出处：《古今医统大全·眼科》载："此证肝虚肺盛，故有白膜侵上黑睛，白珠多赤，亦肺有火邪。"

证型：以肺经亢盛、风湿侵袭、火毒炽盛、湿热困阻、虚火上炎证等为主。

（十四）赤膜下垂（垂帘障、垂帘翳）drooping pannus

定义：本病是由椒疮失治，复加心、肺、肝诸经风热或内火壅盛，热毒注入风轮，脉络瘀滞所致的，以赤脉密集似膜，自黑睛上缘向下延伸，形似垂帘，伴见羞明、畏光，目涩痛痒，流泪等为特征的黑睛病。

出处：《太平圣惠方·治眼赤脉冲贯黑睛诸方》载："脏腑壅滞，风热相搏，毒热之气，积而不散，攻眼上下，故生赤脉冲黑睛也。"

证型：以肺肝风热、血热壅滞、心肝积热、热瘀互结证等为主。

（十五）血翳包睛 keratic pannus

定义：本病是由风热壅盛，气血瘀滞，或心火内炽，或赤膜下垂加重所致的，以赤脉从四周蔓延整个黑睛，伴见目睛灼痒、涩痛、羞明、流泪、视物模糊等为特征的黑睛病。

出处：《银海精微·血翳包睛》载："问曰：人之患血翳遮两睛者何也？答曰：皆因心经发热，肝脏虚劳，受邪热，致令眼中赤涩，肿痛泪出，渐有赤脉通睛，常时举发，久则发筋结厚，遮满乌睛，如赤肉之相，故名曰血翳包睛。宜服泻心汤，次以修肝活血汤。"

证型：以肺肝风热、血热壅滞、心肝热炽、热壅血瘀证等为主。

（十六）睛黄视渺（睛黄视眇）yellowish eyes with blurred vision

定义：本病是由恣酒嗜燥，脾胃湿热蕴积，浊气熏蒸清阳之气所致的，以风轮黄亮如金色，视物模糊等为特征的黑睛病。

出处：《证治准绳·杂病·七窍门》载："睛黄视渺证，风轮黄亮如金色，而视亦昏渺，为湿热重而浊气熏蒸清阳之气，升入轮中，故轮亦色易。"

证型：以湿热犯目、脾虚湿盛证为主。

五、宿翳 nebula

本病泛指黑睛疾患愈后遗留瘢痕翳障等所引起的一类外障眼病。根据宿翳的形态、厚薄等不同，分为冰瑕翳、云翳、厚翳、斑脂翳等。

（一）冰瑕翳 thin nebula

定义：本病是由黑睛疾患遗留瘢痕翳障所致的，以黑睛生翳菲薄，透明光滑，如冰上之瑕，无目赤肿痛等为特征的翳病。

出处：《秘传眼科龙木论·冰瑕翳深外障》载："此眼初患之时，或痒或疼，发歇不定。作时赤脉泪出，眵漫，致令黑睛上膜横立似青瑕，多少不定，久后为患，全损眼目，此疾不可挑拨，莫去钩割，宜服芜蔚子散，人参汤，点退翳清凉散，立瘥。"

证型：以余邪未尽、阴虚津伤、气血凝滞证为主。

（二）云翳 cloudy nebula

定义：本病是由黑睛疾患遗留瘢痕翳障所致的，以黑睛生翳，表面光滑，边缘清楚，色白而薄，如蝉翅、似浮云，无目赤肿痛等为特征的翳病。

出处：《医宗金鉴·眼科心法要诀》载："宿翳之薄如浮云，或似淡烟者称云翳。"

证型：以余邪未尽、阴虚津伤、气血凝滞证等为主。

（三）厚翳 thick nebula

定义：本病是由黑睛疾患遗留瘢痕翳障所致的，以黑睛生翳，表面光滑，边缘清楚，色白而厚如瓷，无目赤肿痛等为特征的翳病。

出处：《银海精微·辩眼经脉交传病症论》载："凡察翳法，久年翳膜能去者，其翳浮虚烂红，其眼不张，若近年发歇眼，其翳红白色，浮浓者有些红未退，有泪者易散，看其中多有死钉不能去，若散翳其红霞色者易退，若因头痛起因有死白翳者难退。"

证型：以余邪未尽、阴虚津伤、气血凝滞证等为主。

（四）斑脂翳 maculate and lipid nebula

定义：本病是由黑睛疾患遗留瘢痕翳障所致的，以黑睛翳厚，并与黄仁黏着，色黄白如脂，白斑中带黑，瞳神欹侧不圆，无目赤肿痛等为特征的翳病。

出处：《证治准绳·杂病·七窍门》载："斑脂翳证。其色白中带黑，或带青，或焦黄，或微红，或有细细赤脉绊罩，有丝绊者，则有病发之患。"

证型：以余邪未尽、阴虚津伤、气血凝滞证等为主。

六、神水将枯 exhaustion of aqueous humor

定义：本病是由肺阴不足，或肝肾两亏，或气郁化火，阴津耗损，目失濡养所致的，以泪液极度减少或无泪，目干涩痛，或伴见黑睛表层细小星翳等为特征的外障眼病。

出处：《证治准绳·杂病·七窍门》载："珠外神水干涩而不莹润，最不好识，虽形于言不能妙其状……若小儿素有疳证，粪如鸭溏，而目疾神水将枯者死。五十以外人，粪如羊矢，而目病神水将枯者死。热结膀胱证，神水将枯者，盖下水热蒸不清，故上亦不清，澄其源而流自清矣。"

证型：以肺阴不足、肝经郁热、气阴两虚、邪热留恋证等为主。

第二节　内障类病（内障病）category of endogenous ocular diseases

内障病是指病位发生在瞳神、晶珠、神膏、视衣、目系等眼内组织的眼病，多因肝肾不足，气血两亏，或情志失调，气滞血瘀，风火痰湿上扰等引起。患者一般眼外观正常，多有视觉变化，如视力下降、视物变形、视物易色、视灯光有如彩虹、眼前黑花飞舞、萤星满目及夜盲等症，也可见抱轮红赤或白睛混赤，瞳神散大或缩小、变形或变色，以及眼底出血、渗出、水肿等改变。

一、瞳神病 category of pupil disease

本病泛指因肝肾不足，气血两亏或情志失调，气滞血瘀，风火痰湿上扰，导致瞳神及晶珠、神膏、视衣、目系等病变的一类内障眼病。

（一）瞳神紧小 miosis

定义：本病是由肝胆风热，肝胆火炽，或外感风湿热邪，或阴虚火旺，虚火上炎所致的，以瞳神展缩失灵，持续缩小，甚至小如针孔，伴有抱轮红赤，神水混浊，视力下降等为特征的瞳神病。

出处：《证治准绳·杂病·七窍门》载："秘要云：瞳子渐渐细小如簪脚，甚则小如针，视尚有光，早治可以挽住，复故则难。"

证型：以肝经风热、肝胆火炽、风湿夹热、虚火上炎证等为主。

（二）瞳神干缺 contraction and dryness of pupil

定义：本病是由肝肾不足，虚火上炎，或邪热上犯，灼伤黄仁所致的，以瞳神缩小，干缺不圆，如锯齿、似梅花，且黄仁干枯不荣等为特征的瞳神病。

出处：《银海精微·瞳人干缺》载："瞳仁干缺者，亦系内障，与外障无预，但因头疼痛而起，故列外障条中。因夜卧不得，肝藏魂，肺藏魄，魂魄不安，精神不定而少卧，劳伤于肝，故金井不圆，上下东西如锯齿，偏缺参差，久则渐渐细小，视物朦朦，难辨人物，相牵俱损。"

证型：以肝胆火盛、阴虚火旺、余邪未尽证等为主。

（三）五风内障 five kinds of wind glaucoma

本病是由情志失调，气郁血瘀，肝胆火炽，神水积滞等所致的，以眼压升高，头目胀痛，视力昏蒙，抱轮红赤，瞳神散大等为特征的瞳神病。

1. 青风内障 bluish wind glaucoma

定义：本病是由肝郁气滞，或阴虚阳亢，痰火升扰，脾虚湿泛，神水滞积，久则气阴耗伤所致的，以瞳神轻度散大，瞳色淡青，眼压偏高，视野日渐缩窄，终致失明等为特征的瞳神病。

出处：《太平圣惠方·治眼内障诸方》载："青风内障，瞳人虽在，昏暗渐不见物，状如青盲，宜服葳蕤散方。"

证型：以气郁化火、肝热生风、痰火内扰、阴虚风动、气虚血瘀、肝肾亏虚证等为主。

2. 黄风内障 yellow wind glaucoma

定义：本病是由肝风痰火上扰，耗损瞳神，目系瘀阻，或由绿风、青风、黑风内障等失治所致的，以瞳神散大，晶珠浑浊呈淡黄色，目盲失明等为特征的瞳神病。

出处：《秘传眼科龙木论·七十二证方论》载："乌绿青风及黄黑，堪嗟宿世有灾殃……此病初患之时，头旋偏痛，亦是脏腑虚劳，肝风为本。或一眼先患，或因呕吐双暗。"

证型：以肝经风热、阴虚风动证等为主。

3. 绿风内障 greenish wind glaucoma

定义：本病是由情志不舒，肝郁化火，肝风上扰，或脾湿生痰，痰火升扰，或阴虚阳亢，气血不和，神水瘀滞所致的，以眼珠变硬，瞳神散大、瞳色淡绿，视力骤降，伴有头痛如劈，目赤胀痛，恶心，呕吐等为特征的瞳神病。

出处：《太平圣惠方·治眼内障诸方》载："治绿风内障，肝肺风热壅滞，见红白黑花，头额偏疼，渐渐昏暗，不见物者，宜服羚羊角丸。"

证型：以风火攻目、气火上逆、痰火上壅、饮邪上犯、风阳上扰证等为主。

4. 乌风内障 black wind glaucoma

定义：本病是由阴虚火旺，内夹风痰，神水瘀滞所致的，以眼珠胀痛，视物模糊，瞳神气色昏暗，日久变乌，头痛，眼前常有黑花，视力下降，终致不见三光等为特征的瞳神病。

出处：《外台秘要·眼疾品类不同候一首》载："若见黑烟赤光，瞳子黑大者，为乌风。"

证型：以血瘀水停、风火上攻证等为主。

5. 黑风内障 dark wind glaucoma

定义：本病是由肝风痰火或肾虚风热，气血失和，神水瘀滞所致的，以头眼胀痛，眼前时见黑花，瞳神散大且气色昏黑，视力下降等为特征的瞳神病。

出处：《秘传眼科龙木论·黑风内障》载："此眼初患之时，头旋额角偏痛，连眼睑骨及鼻颊骨时时亦痛，兼眼内痛涩，有黑花来往，先从一眼先患，以后相牵俱损。"

证型：以气火上逆、痰湿上犯、肝肾阴虚证等为主。

二、圆翳内障（如银内障）round cataract

定义：本病是由年老体衰，或消渴病导致肝肾两亏，精血不足，或脾虚失运，精气不能上运于目，或肝经郁热上扰于目所致的，以晶珠混浊，视力渐降，终至瞳神内呈圆形银白色翳障等为特征的内障眼病。

出处：《秘传眼科龙木论·七十二证方论》载："凡眼初患之时，眼前多见蝇飞花发，垂蛛，薄烟轻雾，渐渐加重；不痛不痒，渐渐失明，眼与不患相似，且不辨人物，惟睹三光。患者不觉，先从一眼先患，向后相牵俱损。此是脑脂流下，肝风上冲。玉翳青白，瞳人端正，阳看则小，阴看则大，其眼须针，然后服药。"

证型：以肝肾不足、脾气虚弱、肝热上扰证等为主。

三、胎患内障 newborn cataract

定义：本病是由先天不足，脾肾两虚，或孕妇将息失度，感受风毒，热结于内所致的，以小儿初生即晶珠混浊，或日渐加重，影响视力等为特征的内障眼病。

出处:《秘传眼科龙木论·七十二证方论》载:"此眼初患时,皆因乳母多有吃食乖违,将息失度,爱食湿面五辛诸毒丹药,积热在腹,后此另胎中患眼。生后五六岁以来,不言不笑,睹无盼视,父母始觉。急须服药调理,不宜点诸毒药、烧灸头面……直至年长十五以来,方始辨眼内翳障状如青白色,盖定瞳人,犹辨三光,可候金针拨之。"

证型:以脾气虚弱、肾阴不足证等为主。

四、云雾移睛 hyalosis

定义:本病是由湿浊上泛,或阴虚火旺,或肝郁血结,神膏为邪所乘,或肝肾不足,目失所养所致的,以眼外观正常,自觉眼前似有蚊蝇或云雾样黑影飞舞飘移,甚至视物昏蒙等为特征的内障眼病。

出处:《证治准绳·杂病·七窍门》载:"云雾移睛证,谓人自见目外有如蝇、蛇、旗旆、蛱蝶、绦环等状之物,色或青黑,粉白微黄者,在眼外空中飞扬缭乱,仰视则上,俯视则下,乃玄府有伤,络间精液耗涩,郁滞清纯之气而为内障之证。"

证型:以肝肾亏损、气血亏虚、湿热蕴蒸、气滞血瘀证等为主。

五、视瞻昏渺 blurred vision

定义:本病是由脾失健运,浊气上泛,或肝肾亏虚,精血不足,目失濡养所致的,以视力逐渐减退,视物模糊不清,外眼无异等为特征的内障眼病。

出处:《证治准绳·杂病·七窍门》载:"视瞻昏渺证,谓目内外别无证候,但自视昏渺,蒙昧不清也。"

证型:以脾虚湿困、阴虚火旺、痰瘀互结、肝肾两虚证等为主。

六、高风内障(高风雀目)retinopathy pigmentosa

定义:本病是由先天不足,脉络细涩,或肝肾亏损,精血不足,血流滞涩,神光衰微所致的,以眼外观正常,入暮或暗处不能视物,伴有视野日渐缩窄,终致失明等为特征的内障眼病。

出处:《秘传眼科龙木论·高风雀目内障》载:"此眼初患之时,肝有积热冲,肾脏虚劳,亦兼患后风冲,肝气不足,致患此疾,与前状不同,见物有别,惟见顶上之物,然后为青盲,宜服补肝散、还睛丸即瘥。"

证型:以肾阳不足、脾气虚弱、肝肾阴虚证等为主。

七、视直如曲 visual distortion

定义:本病是由脾虚水湿上泛,视衣津液输布失调,或肝肾两亏,目失所养,或血溢络外所致的,以患眼视物变形,正直之物宛如弯曲状,视力下降等为特征的内障眼病。

出处:《证治准绳·杂病·七窍门》载:"梦溪笔谈云:有一人家姜,视直物皆曲,弓弦、界尺之类视之皆如钩,医僧奉真亲见之。"

证型：以湿浊上泛、肝经郁热、肝肾不足证为主。

八、血灌瞳神（血灌瞳人）hyphemia

定义：本病是由肝胆热盛，或阴虚火旺，迫血妄行，或目珠外伤，血络受损，溢于络外，灌入瞳神所致的，以血液积于瞳神前后，视力骤降，伴眼前暗影飘荡等为特征的内障眼病。

出处：《证治准绳·杂病·七窍门》载："血灌瞳神证，谓视瞳神不见其黑莹，但见其一点鲜红，甚则紫浊色也，病至此亦甚危且急矣，初起一二日尚可救，迟则救亦不愈。"

证型：以眼络受损、血热妄行、虚火伤络证等为主。

九、消渴内障（消渴目病）diabertic retinopathy

定义：本病是由消渴日久，肝肾不足，气阴两虚，脉络瘀滞所致的，以视力下降，眼底出现微血管病变，伴见消渴等相应征象为特征的内障眼病。

出处：消渴目病见于 2002 年中国中医药出版社普通高等教育"十五"国家级规划教材《中医眼科学》教材，消渴内障见于 2012 年中国中医药出版社全国中医药行业高等教育"十二五"规划教材《中医眼科学》教材。

证型：以气阴两虚、脾肾两虚、阴虚夹瘀、痰瘀阻滞证等为主。

十、青盲 bluish blindness

定义：本病是由肝肾亏衰，精血不足，目窍萎闭，或脾肾阳虚，目失温养，或肝气不舒，玄府郁闭，或头眼部外伤，或瞳神久病，肿瘤压迫，脉络瘀阻所致的，以眼外观端好，而视力渐降，终致失明等为特征的内障眼病。

出处："青盲"病名首见于《神农本草经》，但并未做具体解释。《针灸甲乙经》"青盲，远视不明""青盲，无所见"。

证型：以肝郁气滞、肝肾不足、气血两虚、气血瘀滞证等为主。

十一、暴盲 sudden blindness

定义：本病是由目系脉络阻塞，气机郁闭，或阳亢血热，络损出血，或视衣脱离，神光离散等所致的，以眼外观正常，猝然一眼或两眼视力急剧下降，甚至失明的内障眼病。

出处：《证治准绳·杂病·七窍门》载："平日素无他病，外不伤轮廓，内不损瞳神，倏然盲而不见也。"

证型：以气滞血瘀、气虚血瘀、痰瘀互结、痰热上壅、肝阳上亢、血热伤络、肝经郁热、阴虚火旺证等为主。

第三节　眼外伤类病 eye injury

外伤眼病是指眼组织因意外而致损伤的一类眼病，西医学称为眼外伤。在古代医籍中常统称为"为物所伤之病"。眼居高位，暴露于外，易受外伤，造成形态和功能的损害。眼珠脉道幽深细微，经络分布周密，气血纵横贯目，若有损伤，既可伤血，又可伤气，伤血则易致瘀滞，伤气则气机失调。外伤有隙，邪气易乘虚而入，致伤物大多污秽，受伤处易被感染，容易导致视功能障碍。

一、异物入目（眯目飞扬）invasion of foreign objects into the eyes

定义：本病是由细小异物如砂土、金属碎屑、谷物、飞虫等异物侵入眼部所致的，以异物附着或嵌入胞睑、白睛、黑睛表面，目痛、沙涩、羞明、流泪等为特征的眼外伤病。

出处：《中医临证备要》。

证型：以睛伤邪侵证、睛伤邪盛证等为主。

二、撞击伤目 ocular injury due to striking

定义：本病泛指因钝力撞击，眼部组织及目系脉络受损，气血瘀滞所引起，以无穿破伤口为特征的一类眼病。

出处：《中医眼科学讲义》（1964年版）。

证型：以撞击络伤证、血瘀气滞证等为主。

三、真睛破损 injury of eyeball due to foreign body invasion

定义：本病是由外物伤目，目珠破损所致的，以眼珠有穿透伤口，伴见剧烈疼痛，畏光，流泪，视力剧减，甚至失明等为特征的眼外伤病。

出处：《证治准绳·杂病·七窍门》载："物损真睛证，谓被物触打，径在风轮之急者，物大则状大，物小则状小，有黄白二色，黄者害速，白者稍迟。若尖细之物触伤，浅小者可治可消。若粗厉之物，伤大而深及缺损神膏者，虽愈亦有瘢痕。"

证型：以风热乘袭证、热毒壅盛证等为主。

四、酸碱伤目 eye injury due to acid and alkali

定义：本病是由酸、碱及其他化学性物质进入或接触眼部，引起眼部组织受损所致的，以眼睑、白睛、黑睛腐蚀灼伤，眼部灼热剧痛，畏光，流泪，视力障碍等为特征的眼外伤病。

出处：《中医临床诊疗术语》。

五、电光伤目 eye injury due to electro-light

定义：本病是由受紫外线照射，引起白睛、黑睛浅层损害所致的，以两眼沙涩灼热，畏光、流泪，目赤肿痛等为特征的眼外伤病。

出处：《中医临床诊疗术语》。

证型：以风火外袭证、风火伤津证等为主。

六、热烫伤目 scald of eyes

定义：本病是由日常生活或工业生产中不慎被火焰烧伤，或被开水、沸油、钢水等烫伤眼部所致的，以眼睑红肿起疱，白睛红赤，黑睛混浊起翳，畏光，多泪，眼痛难睁，视力下降等为特征的眼外伤病。

出处：《中医临床诊疗术语》。

证型：以火毒犯目证等为主。

第四节 眼科杂病 Ophthalmic miscellaneous diseases

一、眉棱骨痛 pain of supraorbital bone

定义：本病是由风热痰湿，上扰目窍，或肝郁气滞，或肝血不足，目失濡养所致的，以眉棱骨疼痛，或痛连眶内，或痛连两颞，时轻时重，伴见眼珠胀痛、不耐久视等为特征的眼病。

出处：《眼科阐微》载："凡眉棱骨痛甚，此肝虚而痛也。宜服生地黄丸。"

证型：以风热上扰证、风痰上犯证、肝郁化火证、肝血不足证等为主。

二、雷头风内障 headache with tinnitus

定义：本病是由风火痰浊互结，上攻目窍所致的，以骤然头痛如劈，脑震如雷鸣，目珠胀痛，视力急速下降，或伴见头面起块，恶寒，高热，恶心，呕吐等为特征的眼病。

出处：《秘传眼科龙木论》载："此眼初患之时，头面多受冷热，毒风冲上，头旋犹如热病相似，俗称雷头风。或呕吐，或恶心，年多，冲入眼内，致令失明，或从一眼先患，瞳人或大或小不定，后乃相损，眼前昏黑，不辨三光。"

证型：以风火夹痰证、痰热生风证等为主。

三、疳积上目（疳疾上目、疳眼）infantile malnutrition affecting the eye

定义：本病是由小儿疳积，脾胃虚弱，精血不足，或肝虚血少，肝热内生，目窍失养所致的，以两目干涩、频频眨目，伴有夜盲，日久黑睛生翳，甚至溃破穿孔为特征的眼病。

出处:《秘传眼科龙木论·小儿疳眼外障》载:"小儿疳眼自何来,脑热肝风起祸灾。或因泻痢潜冲上,雀目多时亦是媒。"

证型:以肝脾亏虚证、脾虚肝热证、脾虚湿困证、中焦虚寒证等为主。

四、目偏视（风牵偏视）strabismus

定义:本病是由风中经络,或痰湿阻络,或阴虚阳亢,或气虚血瘀,脉络瘀阻,筋肉失养所致的,以双眼注视目标时,突然出现一眼眼位偏斜,转动受限,视一为二,或伴见眼睑闭合障碍,流泪,头晕,恶心,呕吐,步态不稳等为特征的眼病。

出处:《诸病源候论》载:"目,是五脏六腑之精华。人脏腑虚而风邪入于目,而瞳子被风所射,睛不正则偏视。"

证型:以风邪中络证、风痰阻络证、脉络瘀阻证等为主。

五、突起睛高 sudden protrusion of the eyeball

定义:本病是由风火邪毒,脏腑积热,上攻于目所致的,以发病急骤,患眼突起,红赤肿痛,转动受限,视力下降等为特征的急性眼病。

出处:《秘传眼科龙木论》载:"突起睛高外障,此眼初患之时,皆因疼痛发歇作时,盖是五脏毒风所致,令睛突出。"

证型:以风热毒攻证、火毒壅滞证等为主。

六、辘轳转关 nystagmus

定义:本病是由先天不足,或风邪扰动,致筋脉振惕所致的,以双眼目珠不自主地向左右或上下有节奏往返颤动或旋转,伴见视力低下等为特征的眼病。

出处:《世医得效方》载:"辘轳转关,此乃睛藏上下睑不能归中,所以言之为辘轳也,其证亦难治,然当且服后药。"

证型:以先天不足证、肝经风热证、湿浊上泛证等为主。

七、眼凝睛（鹘眼凝睛、鱼睛不夜）fixed protrusion of the eyes

定义:本病是由肝郁痰湿,或肝肾阴虚,虚火上炎,脉络涩滞,气血瘀阻所致的,以眼珠突出,白睛红赤如鹘鸟之眼,凝视难以转动等为特征的眼病。

出处:《世医得效方》载:"轮转而不能转侧,此为鹘眼凝睛。"

证型:以气滞痰凝证、气郁化火证、阴虚血瘀证等为主。

八、雀目（肝虚雀目）night blindness

定义:本病是由脾失健运,气血生化不足,肝血亏虚,不能升运于目所致的,以入夜或暗处视物不清,或伴有目涩、羞明为特征,常见于疳积上目早期的眼病。

出处:《世医得效方》载:"雀目者,肝脏虚劳,时时花起,或时头疼,年深则双目盲,小儿患者因疳得之。"

证型：以肝血虚证、脾失健运证等为主。

九、视物异色（视物易色）color blindness

定义：本病是由先天不足，或视瞻昏渺等眼病，致使眼内脉络阻滞，玄府不畅所致的，以双眼不能正常辨认部分或全部颜色为特征的眼病。

出处：《病源辞典》。

证型：以脾气虚证、肾精亏虚证等为主。

十、通睛（斗睛）convergent squint

定义：本病是由先天不足，或脾虚筋肉失养，或高热伤津所致的，以双眼向内偏斜，而眼珠转动如常等为特征的眼病。

出处：《世医得效方》载："婴儿双眼睛通者，欲观东边则见西畔，若振掉头脑，则睛方转，此肝受惊风宜服地黄膏。"

证型：以禀赋不足证、经络挛滞证、风痰络阻证等为主。

十一、目倦（视疲劳）asthenopia

定义：本病是由久视劳心伤神，耗气伤血，或肝肾精血亏损，目失所养，调节失司所致的，以视物不能持久，久则视物模糊、眼胀、头痛，休息后可缓解或消失等为特征的眼病。

出处：《中医临床诊疗术语》。

证型：以气血亏虚证、肝肾不足证、阴虚火旺证等为主。

十二、视歧（视岐）ambiopia

定义：本病是由脏腑精气不足，或风火痰邪上扰，或外伤等所致的，以视一为二，即目睹一物成二像等为特征的眼病。

出处：《灵枢·大惑论》载："邪中其精，其精所中不相比也，则精散，精散则视歧，视歧见两物。"

证型：以风痰入络证、水轮气虚血亏证、水轮阴亏证、阴虚阳亢证、心神不宁证等为主。

十三、目闭不开 inability to open eyes

定义：本病是由情志所伤，气机郁结，筋脉挛急所致的，以双眼紧闭，不能自然睁开，查目无异常等为特征的眼病。

出处：《证治准绳·杂病》载："两睥腻沫，粘合难开，夜卧尤甚。"

证型：以湿热蕴蒸证、肝肾阳虚证等为主。

十四、逆经赤肿 redness and swelling of eyes due to reverse menorrhea

定义：本病是由女性血热内蕴，经血上逆冲目所致的，以月经期出现结膜下出血，甚或玻璃体积血、眼底出血而月经不行等为特征的眼病。

出处：《张氏医通》载："女人逆经，血灌瞳神，满眼赤涩者，乃血热经闭，过期不行，则血逆行于上。如有胬肉，切不可钩割，只用四物加行气破血通经药，经行则血瘀自退，势甚，必加酒大黄下夺其势，去火所以存阴。"

证型：以血热妄行证等为主。

十五、近视（能近怯远）myopia

定义：本病是由青少年过用目力，竭视劳倦，导致神光不足，或先天不足，神光衰微，目光不能及远所致的，以视近清晰，视远模糊等为特征的眼病。

出处：《目经大成》载："此症目禀赋无恙。忽尔只见近，而不见远者也。"

证型：以心阳不足证、肝肾两虚证、脾虚气弱证等为主。

十六、远视（能远怯近）hyperopia

定义：本病是由肾阴亏损，目光不能聚敛视近，或先天不足，肝肾俱虚，目光散漫不收所致的，以视远清楚，视近模糊等为特征的眼病。

出处：《目经大成》载："此症目渐次昏昧，能远视而不能近视者也。"

证型：以肝肾两虚证、气血两虚证等为主。

十七、老视 presbyopia

定义：本病是由年老气衰，精血不足，目光不能聚敛视近所致的，以40岁以上，视远如常，视近则模糊不清，随年龄增长而逐渐加重，或伴眼胀、干涩等为特征的眼病。

出处：《外台秘要》载："凡人年四十五以后，渐觉眼暗。"

证型：以肝肾亏虚证、营血虚弱证、肝肾阴虚证等为主。

第十五章　耳科类病名　▷▷▷▷
....

　　耳科类疾病泛指因外邪搏结，火毒上炎，或痰湿、邪毒凝聚，脏腑虚损，以及耳外伤等引起耳系组织及其功能异常等为特征的一类疾病。包括耳疖、耳疮、耳郭痰包、耳胀、耳闭、脓耳、耳瘘、耳眩晕、耵耳、异物入耳、暴聋、聋哑等。

一、耳疖 furuncle of external auditory meatus

　　定义：本病又名耳痈、耳门痈，是邪热搏结耳窍所致的，以耳道局限性红肿疼痛，隆起如椒目等为特征的耳病。

　　出处：《得心集医案》载："药下四肢渐温，耳疖出脓，烦渴吐泻减半。"

　　证型：以风热侵袭、热毒炽盛证为主。

二、耳疮 ear sore

　　定义：本病是由实热内炽，毒火上炎耳窍，或挖耳损伤耳道等所致的，以耳道弥漫性红肿，耳窍疼痛，耳郭拒按等为特征的耳病。

　　出处：《诸病源候论·耳疮候》载："足少阴为肾之经。其气通于耳，其经虚，风热乘之，随脉入于耳，与血气相搏，故耳生疮。"

　　证型：以风热侵袭、肝胆湿热证为主。

三、断耳疮 pyogenic auricular perichondritis

　　定义：本病是由耳郭损伤染毒，火毒上炎所致的，以耳郭红肿疼痛、溃烂，甚至缺损、脱落等为特征的耳病。

　　出处：《诸病源候论·疮病诸候》载："断耳疮，生于耳边，久不瘥，耳乃取断……此疮亦是风湿搏于血气所生，以其断耳，因以为名也。"

　　证型：以热毒炽盛、正虚邪恋证为主。

四、耳郭痰包 phlegmatic cyst of auricle

　　定义：本病又名耳壳流痰，是因痰湿阻滞耳郭所致的，以耳壳局限性肿胀，皮色不变，按之柔软，不痛或微痛等为特征的耳病。

　　出处：普通高等教育"十五"国家级规划教材《中医耳鼻咽喉科学》首次记载耳郭痰包。本病多发于青壮年，男性多于女性。西医学的"耳郭假囊肿"可参考本病进行辨证施治。

证型：以痰浊凝聚证为主。

五、耳胀 ear distention

定义：本病是由外邪犯耳，耳窍经气痞塞所致的，以突发耳内胀闷、堵塞，耳鸣，听力下降，自听声增强，或鼓室有积液等为特征的耳病。

出处：《仁斋直指方论》载："耳胀病，用虎耳草汁滴入耳内，痛即止。"

证型：以风邪外袭、肝胆湿热、脾虚湿困证为主。

六、耳闭 blocked ear

定义：本病是由邪滞日久，耳窍气血不畅，脉络阻滞所致的，以耳胀、耳鸣久病不已，听力下降（听力检查呈传导性耳聋），鼓膜内陷、混浊等为特征的耳病。

出处：《素问·生气通天论》载："阳气者，烦劳则张，精绝，辟积于夏，使人煎厥，目盲不可以视，耳闭不可以听。"

证型：以肝胆湿热、脾虚湿困、气滞血瘀证为主。

七、脓耳 otopyorrhea

定义：本病又名聤耳、缠耳，是由脏腑蕴热，复感外邪，湿热邪毒上犯耳窍，或脏腑虚损，耳窍失养，邪毒停聚耳窍所致的，以鼓膜穿孔，耳内流脓等为特征的耳病。

出处：《仁斋直指方论·耳证》载："热气乘虚，随脉入耳，聚热不散，脓汁出焉，谓之脓耳。"

证型：以肝胆火热、脾虚湿困、肾阴亏虚证为主。

（一）耳根毒 postauricular infection

定义：本病又名耳根痈，是由脓耳邪毒炽盛或脓耳失治，邪毒波及耳后完骨，完骨溃腐化脓成痈所致的，以耳后完骨红肿疼痛，触之有波动感，甚至溃破流脓等为特征的脓耳变症。

出处：《证治准绳·疡医·耳根毒》载："或问耳根结核何如？曰：是名耳根毒，状如痰核，按之不动而微痛，属足少阳胆经兼三焦风热所致。"

证型：以肝胆热毒证为主。

（二）脓耳口眼㖞斜 otopyorrhea with deviated mouth and eyes

定义：本病是由脓耳失治，邪毒走窜扩散，阻痹经络所致的，以耳内流脓不愈，口角歪向健侧，口角流涎等为特征的脓耳变症。

出处：《中医耳鼻喉科学》载："脓耳失治，也能变生口眼㖞斜，称为脓耳口眼㖞斜。"

证型：以热毒攻耳、气虚血瘀证为主。

（三）黄耳伤寒 otogenic intracranial infection

定义：本病是由脓耳邪毒炽盛，走窜扩散，入于营血，扰乱神明，或引动肝风所致的，以脓耳病出现剧烈耳痛，头痛，呕吐，发热，头昏，项强，神志不清，甚至危及生命等为特征的脓耳变症。

出处：《诸病源候论·耳疼痛候》载："凡患耳中策策痛者，皆是风入于肾之经也，不治流入肾，则卒然变脊强背直，成痓也。若因痛而肿生痈疖，脓溃邪气歇，则不成痓。所以然者，足少阴为肾之经，宗脉之所聚，其气通于耳。上焦有风邪，入于头脑，流至耳内，与气相击，故耳中痛。耳为肾候，其气相通，肾候腰脊，主骨髓，故邪流入肾，脊强背直也。"

证型：以火毒炽盛、热毒内闭证为主。

八、耳瘘 ear fistula

定义：本病是由先天形成，或耳根毒治疗不彻底，溃口经久不愈所致的，以耳前或耳后出现瘘管，时有渗液等为特征的耳部瘘病。

出处：《中国医学百科全书（中医耳鼻咽喉口腔科学）》载："发于耳前或耳后的瘘管，称为耳瘘。"

证型：以禀赋不足、复感邪毒，气血耗伤、邪毒滞留证为主。

九、耳眩晕 auditory vertigo

定义：本病是由邪犯内耳，或脏腑虚弱，内耳失养，或痰浊水湿停滞内耳所致的，以头晕，目眩，耳鸣，恶心，呕吐等为特征的耳病。

出处：《中国医学百科全书（中医耳鼻咽喉口腔科学）》载："由耳病引起的眩晕，称为'耳眩晕'。"

证型：以风热外袭、肝阳上扰、痰浊中阻、寒水上泛、髓海不足、上气不足证为主。

十、耵耳 impacted cerumen

定义：本病又名耵聍堵塞，是由风热外犯，耵聍阻塞耳道所致的，以耳道闭塞感及听力减退，耳内有耵聍堵塞等为特征的外耳疾病。

出处：全国高等医药院校第四版教材《中医耳鼻喉科学》将本病定名为耵耳，"耳耵时俗称耳垢、耳屎，乃耳道之正常分泌物，多可自行脱出。若凝结成核，阻塞耳道致管窍不通，则成耵耳，亦称耵聍栓塞"。

证型：以外治为宜。

十一、异物入耳 accidental invasion of foreign body into ear

定义：本病是由外来异物误入耳道所致的，以耳内不适、异物嵌塞感，或伴瘙痒、疼痛、耳鸣等症为特征的外耳疾病。

出处：《肘后备急方》"治耳为百虫杂物所入方"是现存第一篇专论耳道异物的文献，记录了百虫入耳、蜈蚣入耳、蚰蜓入耳、蚁入耳等。全国高等医药院校第 4 版教材《中医耳鼻喉科学》记载了"异物入耳"。

证型：损伤肌肤者以邪毒侵袭证为主。

十二、暴聋 sudden deafness

定义：本病是由脏腑失调，气血瘀滞，或邪毒壅盛，上犯耳窍所致的，以单耳或双耳听力骤然减退，或伴眩晕、耳鸣等为特征的耳病。

出处：《素问·厥论》载："少阳之厥，则暴聋。"

证型：以风邪外犯、气滞血瘀、肝火上扰、痰火郁结、气血亏虚证为主。

十三、久聋 prolonged deafness

定义：本病是由脏腑失调，气血阴阳亏虚，耳窍失养，或经脉阻痹，气滞血瘀所致的，以听力渐退，病程长等为特征的耳病。

出处：《医方考·耳疾》载："久聋者，病非一日，邪气痹聚也。"

证型：以肾精亏损、气血亏虚、痰火郁结、气滞血瘀证为主。

十四、聋哑 deafness and dumbness

定义：本病是由禀赋缺陷，或因中毒、疾病伤损等，导致严重的听力障碍，幼儿丧失模仿学习语言的能力所致的，以耳不能闻声、口不能言语并见等为特征的耳病。

出处：《中国医学百科全书（中医耳鼻咽喉口腔科学）》载："耳不闻声为聋，口不能语为哑，既聋又哑，称为'聋哑'。"

证型：参见各类型耳聋。

第十六章 鼻病类病名 ▷▷▷

鼻病类疾病是指因外邪侵袭，或脏腑功能失常，风火痰湿等上扰鼻窍，以及鼻外伤等引起鼻系组织及其功能异常等为特征的一类疾病，包括鼻塞、鼻鼽、鼻渊、鼻疔、鼻槁、鼻窦痰包、鼻损伤、鼻异物等。

一、鼻塞 stuffy nose

鼻塞指因风寒或风热侵袭肺系，或久病不已，邪滞壅结，鼻窍不利所致的，以鼻一侧或双侧交替不通，影响呼吸，或伴见流涕，鼻甲肿大等为特征的急慢性鼻病，包括伤风鼻塞和鼻窒。

（一）伤风鼻塞 nasal congestion due to wind attack

定义：本病是由风寒或风热之邪壅塞肺系，鼻窍不利所致的，以鼻塞、流清涕或浊涕，打喷嚏，或伴见其他感冒征象等为特征的鼻病。

出处：《世医得效方》载："茶调散治伤风鼻塞声重，兼治肺热涕浊。"

证型：以风寒外侵、风热外袭证等为主。

（二）鼻窒 nasal congestion

本病是由鼻塞久病不已，或脏腑虚弱，邪滞壅结，鼻窍不利所致的，以鼻塞时轻时重，或双侧交替鼻塞，反复发作，下鼻甲肿大等为特征的鼻病。

出处：《素问·五常政大论》载："大暑以行，咳嚏鼽衄鼻窒。"

证型：以肺经蕴热、肺脾气虚、气滞血瘀证等为主。

二、鼻鼽 allergic rhinitis

定义：本病是由禀质特异，脏腑虚损，兼感外邪，或感受花粉、粉尘及不洁之气所致的，以突然或反复的鼻痒，打喷嚏频作，鼻流清涕如水，鼻塞等为特征的鼻病。

出处：《素问·脉解》载："所谓客孙脉，则头痛、鼻鼽、腹肿者，阳明并于上，上者则其孙络太阴也，故头痛、鼻鼽、腹肿也。"

证型：以肺气虚寒、脾气虚弱、肾阳不足、肺经伏热证等为主。

三、鼻渊 nasal sinusitis

定义：本病是由外邪侵袭，或脏腑蕴热，蒸灼鼻窍，或因脏腑虚损，邪留鼻窦所致的，以鼻流浊涕，量多不止，鼻塞，嗅觉减退，或鼻道有脓，可伴见头晕胀闷等为特征的鼻病。

出处：《素问·气厥论》载："胆移热于脑，则辛鼻渊。鼻渊者，浊涕下不止也。"

证型：以肺经风热、胆腑郁热、脾胃湿热、肺气虚寒、脾气虚弱证等为主。

四、鼻疳 nasal vestibulitis

定义：本病又名鼻疮，是由风热湿邪上犯，熏蒸鼻窍肌肤所致的，以鼻前孔及其附近皮肤红肿糜烂、结痂、痒痛，并反复发作等为特征的鼻部疮疡病。

出处：《太平圣惠方·治小儿鼻疳诸方》载："夫肺气通于鼻。鼻者肺之候也，若小儿乳食不调，上焦壅滞，令疳虫上蚀于鼻也。其候，鼻中赤痒，壮热多嚏，皮毛干焦，肌肤消瘦，咳嗽上气，下痢无恒，鼻下连唇，生疮赤烂，故名鼻疳也。"

证型：以肺经蕴热、脾胃湿热、阴虚血燥证等为主。

五、鼻槁 atrophic rhinitis

定义：本病是由脏腑虚弱，鼻窍失养所致的，以鼻内干燥，鼻腔宽大，鼻气腥臭，黏膜萎缩、结痂，嗅觉减退等为特征的鼻病。

出处：《灵枢·寒热病》载："皮寒热者，不可附席，毛发焦，鼻槁腊，不得汗。"

证型：以燥邪犯肺、肺肾阴虚、脾气虚弱证等为主。

六、鼻窦痰包 phlegmatic mass of nasal sinus

定义：本病是由湿热痰浊蕴结，熏蒸头面鼻窍所致的，以鼻塞，嗅觉障碍，头昏胀闷，鼻内泌出蛋清样涕，或按压局部胀痛不适等为特征的鼻病。

出处：古代医籍中无"鼻窦痰包"的记载。中医药学高级丛书《中医耳鼻咽喉口腔科学》认为鼻部痰包是指痰浊留滞鼻部，聚生痰包，以鼻部结肿如包，内有蛋清样或黄色液体为主要特征的一种鼻病。好发于鼻前庭与鼻窦，尤以鼻窦为多见。与西医的鼻前庭与鼻窦囊肿相类似。

证型：以痰聚鼻窍、痰热犯鼻证等为主。

七、鼻损伤 traumatic injury of the nose

定义：本病又名鼻外伤，是由鼻部遭受外力撞击等所致的，以鼻部瘀肿疼痛，皮肉破损，鼻梁骨折或鼻衄等为特征的鼻病。

出处：《三因极一病证方论》载："或堕车马，打仆损伤，致血溏溢，发为鼻衄，名折伤衄。"《中医耳鼻喉科学》载有鼻损伤，但未论述其定义，"鼻居面中，且突出于面部，易遭外力所伤，以致鼻衄，鼻破肉损，骨折鼻塌。若伤重处理不当，常易遗留畸形，影响面容及呼吸功能"。

证型：以有鼻伤瘀肿、皮肉破损、鼻骨骨折、鼻伤衄血证等为主。

八、鼻异物 foreign body in the nose

定义：本病又名异物入鼻、鼻腔异物，是由各种异物误入鼻腔，滞留鼻内所致的，以鼻塞梗阻，鼻痒，打喷嚏，久滞未出，可伴见流秽臭脓涕、脓血涕，不同程度的头痛等为特征的鼻病。

出处：《诸病源候论》载："颃颡之间，通于鼻道，气入有食物未及下喉，或因言语，或因噫咳而气则逆，故食物因气逆者，误落鼻内。"《五官科学》载："鼻腔异物……儿童鼻腔异物多在游玩时把一些小东西如黄豆、珠子、纸片等塞入鼻孔而致。成人可能由于医疗工作上的疏忽而将异物遗留在鼻腔内，或因意外事件有弹片穿入鼻腔所致。"普通高等教育"十五"国家级规划教材《中医耳鼻咽喉科学》首次收录鼻异物，"是指异物误入滞留鼻窍。异物留存鼻内，可致鼻塞流秽臭脓血涕、头痛等症状。本病多见于小儿"。

证型：本病的治疗以外治为主，可根据异物的性质、形态、大小及存留的位置不同，采取适当的取出法。

第十七章　咽喉病类病名 ▷▷▷▷

　　咽喉病类疾病泛指因外邪侵袭，风热痰火上攻，以及情志抑郁，烟酒熏灼，咽喉外伤，或脏腑功能失常等引起咽喉组织及其功能异常为特征的一类疾病，包括乳蛾、石蛾、喉痹、喉痈、喉喑、急喉风、飞扬喉、喉咳、梅核气、喉痨、异物哽喉。

一、乳蛾 tonsillitis

　　本病是因邪客喉核（腭扁桃体），或脏腑虚损，虚火上炎，气血瘀滞所致的，以发热，咽痛，喉核红肿胀大，形如乳头或蚕蛾，或表面有黄白色脓点，或喉核肥大、质硬、暗红等为特征的咽喉病。

（一）急乳蛾 acute tonsillitis

　　定义：本病是由风热邪毒侵袭喉核所致的，以发热，喉核急发红肿疼痛，状如乳蛾或蚕蛾等为特征的急性乳蛾病。

　　出处：《儒门事亲》载："热气上行，结搏于喉之两旁，近外肿作，以其形似，是谓乳蛾。"全国高等中医院校函授教材《中医耳鼻喉科学》首载急乳蛾，"急乳蛾……起病急，咽部疼痛，吞咽时尤甚，严重者疼痛连及耳窍、颌下，吞咽不利，甚则饮食难入。病初起，全身有恶寒发热，周身不适；病情发展则见壮热、口渴、便秘等症"。

　　证型：以风热外犯证、肺胃热盛证等为主。

（二）慢乳蛾 chronic tonsillitis

　　定义：本病是由急乳蛾反复发作，经久不愈，以致脏腑失调，虚火上炎所致的，以喉核常溢少量脓液，微红微肿，咽部不适等为特征的慢性乳蛾病。

　　出处：全国高等中医院校函授教材《中医耳鼻喉科学》首载慢乳蛾，"慢乳蛾……多有乳蛾反复急性发作病史。咽部干、痒、微痛，哽哽然不适，或有口臭，病程较长"。

　　证型：以肺肾阴虚证、脾气虚弱证、痰热互结证等为主。

二、石蛾 hypertrophy of tonsils

　　定义：本病是由小儿脏腑柔弱，气血凝滞喉核所致的，以小儿喉核肥大石硬，妨碍吞咽或呼吸等为特征的咽喉病。

　　出处：《喉科指掌》载："石蛾，此证或胎生或因本原不足，生于乳蛾地位少进半寸。"

证型：以肺阴亏虚、肾阴亏虚证为主。

三、喉痹 throat impediment

本病是因外邪犯咽，或邪滞于咽日久，或脏腑虚损，咽喉失养，或虚火上灼，咽部气血不畅所致的，以咽部红肿疼痛，或干燥、咽痒及异物感不适、吞咽不利等为特征的咽喉病。

（一）急喉痹 acute throat impediment

定义：本病是由外邪侵袭，邪壅肺胃，上攻喉关所致的，以突发咽喉剧痛，喉关红肿，甚则吞咽不利，妨碍呼吸等为特征的急性喉痹。

出处：全国高等中医院校函授教材《中医耳鼻喉科学》首次提出急喉痹，作为喉痹的一个类型。"急喉痹……起病较急。病初起时，咽部干燥、灼热，异物感，继而疼痛，吞咽时加重，咽中痰涎增多。并随病情发展，可见周身不适，头痛，发热，咳嗽，口干，便秘等表证或里热证"。

证型：以风寒外袭证、风热外侵证、肺胃实热证等为主。

（二）慢喉痹 chronic throat impediment

定义：本病是由脏腑虚损，咽喉失养，或虚火上灼，或邪滞于咽所致的，以咽喉疼痛不适，反复发作，或伴见咽痒、咽燥、异物感等为特征的慢性喉痹。

出处：全国高等中医院校函授教材《中医耳鼻喉科学》首次提出慢喉痹，作为喉痹的一个类型。"慢喉痹病程较长。咽部可有各种不适感，时轻时重，如异物感、梗阻感、痰黏感，干燥、灼热、发痒、微痛等。常有'吭''喀'或干咳，晨起较剧，在漱口或进食时易引起恶心作呕。全身可见某些虚损症状"。

证型：以阴虚肺燥证、肺脾气虚证、痰热蕴结证等为主。

四、喉痈 throat abscess

本病是因脏腑蕴热，复感外邪，热毒客于咽喉及其周围，腐血败肉，酿成痈脓所致的，以咽喉疼痛逐渐加剧，局部红肿高突，吞咽、语言困难，高热等为特征的咽喉痈病。

（一）喉关痈 peritonsillar abscess

定义：本病是由邪毒壅盛，客于喉关所致的，以咽痛剧烈，发热，吞咽困难，喉关红肿隆起等为特征的喉痈。

出处：《中医喉科学》载："生于喉关的叫喉关痈。"

证型：以胃火炽盛证、阳明腑实证、阴虚邪恋证等证为主。

（二）里喉痈 retropharngeal abscess

定义：本病是由邪毒壅盛，客于喉底所致的，以咽痛剧烈，高热，颈项转动不利，喉底红肿隆起等为特征的喉痈。

出处：《中医喉科学讲义》载："此病生于关内喉底处，故名里喉痈。"

证型：以热毒壅结证、痨虫聚结，伤耗气阴证等为主。

（三）颌下痈 submandibular abscess

定义：本病是由邪毒壅盛，客于颌下所致的，以咽痛剧烈，发热，吞咽不利或汤水难咽，颌下红肿高突，喉核及咽壁被推向对侧等为特征的喉痈。

出处：《中医喉科学讲义》载："生于颌下天突穴之上者，叫颌下痈。"《五官科学》载"颌下痈（咽旁脓肿）""颌下痈则是咽旁间隙的化脓性感染"。

证型：颌下痈以风热结聚证、火热壅滞证、热腐成脓证等为主。

（四）上腭痈 palate abscess

定义：本病是由邪毒炽盛，客于上腭所致的，以咽痛剧烈，吞咽困难，上腭红肿高突等为特征的喉痈。

出处：《外科正宗》载："又有喉痈、喉痹、乳蛾、上腭痈等症。"

证型：上腭痈以风热结聚证、火热壅滞证、热腐成脓证等为主。

五、喉喑 hoarseness

定义：本病又名喉瘖，是由外邪犯喉，或烟酒熏灼，耗损阴津，咽喉失养所致的，以声哑失音，咽喉疼痛不适等为特征的咽喉病。

（一）暴喑 sudden aphonia

定义：本病又名暴瘖、急喉喑，是由邪犯于喉所致的，以突然声哑或失音，咽喉疼痛不适等为特征的急性喉喑。

出处：《素问·气交变大论》载："岁火不及，寒乃大行……郁冒蒙昧，心痛暴瘖。"

证型：以风寒袭肺证、风热犯肺证、肺热壅盛证等为主。

（二）久喑 prolonged aphonia

定义：本病又名久瘖、慢喉喑，是因咽喉失养，或邪毒久留所致的，以声哑失音，咽喉不适等日久不愈为特征的慢性喉喑。

出处：《世医得效方·喉病》载："虚损憔悴，气血不足，失声音，久瘖。"

证型：以肺肾阴虚证、肺脾气虚证、气滞血瘀证、痰浊凝聚证等为主。

六、急喉风 acute larynx wind

定义：本病又名喉风、锁喉风，是由风热痰火等上攻咽喉所致的，以咽喉部红肿疼痛，迅即痰涎壅盛，语声难出，口噤如锁，吞咽、呼吸困难，汤水难下等为特征的咽喉病。

出处：《丹溪心法·缠喉风喉痹》载："雄黄解毒丸，治缠喉急喉风，双蛾肿痛，汤药不下。"

证型：急喉风以风痰凝聚证、痰火壅结证等为主。

七、飞扬喉 hematoma of upper palate

定义：本病是由嗜食辛辣肥厚，脾胃积热，火毒上炎，或进食粗硬食物，损伤口腔脉络所致的，以口腔上腭等处突生大小不一的血疱，色紫、壁薄、易溃，渗溢血水，甚则腐烂，疼痛加剧，妨碍进食、呼吸等为特征的口腔病。

出处：《喉科指掌·咽喉门》载："飞扬喉，此症风热上壅，上腭红肿，气不能通，咽物不下，从小舌中飞扬满口，此系凶恶之症。"

证型：以脾胃积热证、损伤血络证为主。

八、喉咳 laryngeal cough

定义：本病是由外邪侵袭，或油烟、辛辣等异气刺激，熏灼咽喉，或喉痹、久咳不已，痰凝气滞，痹阻气道，或肺肾阴虚，咽喉失养等所致的，以突然或长期反复发作的咽喉干痒不适，引发咳嗽，痰少或无痰，可伴见声音嘶哑，咽喉黏膜轻度充血、肿胀、滤泡增生等为特征的咽喉病。

出处：《黄帝内经素问集注》"喉咳、阳病也"。全国中医药行业高等教育"十三五"规划教材《中医耳鼻咽喉科学》载："喉咳是以阵发性咽喉奇痒、干咳连连为主要特征的疾病。本病是临床常见病、多发病。中医古典医籍中的干咳、呛咳、燥咳、风咳、郁咳等与本病有相似之处，现代亦有称'喉源性咳嗽'者。"

证型：以风邪犯肺证、肺卫不固证、脾气虚弱证、阴虚火旺证等为主。

九、梅核气 plum-stone qi

定义：本病是由情志不遂，肝气郁滞，痰气壅滞于咽喉所致的，以自觉咽喉异物感如有梅核梗阻，咳之不出、咽之不下等为特征的咽喉病。

出处：《仁斋直指方论》载："梅核气者，窒碍于咽喉之间，咳之不出，咽之不下，如梅核之状者是也。"

证型：以肝气郁滞证、痰气互结、心脾气虚证等为主。

十、喉痨 laryngophthisis

定义：本病又名喉癣，是因痨虫侵袭，或阴虚火旺，咽喉失养所致的，以喉痒疼痛、干燥、灼热等不适，或局部溃烂，边缘潮红，凹陷并腐衣叠生，或如苔藓样，伴见潮热、盗汗、声音嘶哑等为特征的咽喉痨病。

出处：《景岳全书》载："喉癣证，凡阴虚劳损之人多有此病，其证则满喉生疮红痛，久不能愈，此实水亏虚火证也。"

证型：喉痨以气阴两虚证、阴虚火旺证等为主。

十一、异物哽喉 foreign body stuck in throat

定义：本病又名骨鲠，是由进食仓促，或因儿童口含异物不慎咽下，外来异物哽于咽喉、食道，甚或刺破肌膜，热毒蕴积于患处所致的，以因异物鲠喉后出现咽喉疼痛，妨碍吞咽，甚或呛咳痰血，哽久者可见患部肌膜红肿、腐烂、化脓成痈等为特征的咽喉病。

出处：骨鲠见《肘后备急方·治卒诸杂物鲠不下方》，"食诸鱼骨鲠"。

证型：异物哽喉根据异物梗阻的部位可分为咽异物、食道异物、喉异物、气道异物等。

第十八章　口齿类病名 ▷▷▷▷

口齿类病泛指因外邪侵袭，或脾胃湿热，胃火燔灼，或风热痰火上攻，或虫蚀于齿，以及脏腑失调，虚火上炎等所引起口齿唇舌等组织及其功能异常为特征的一类疾病，包括龋齿、牙痈、牙咬痈、牙宣、牙漏、齿槽风、牙疳、口疳、口糜、唇湿、唇风、唇裂、茧唇、涎石、口舌痰包、舌痈、重舌、木舌等。

一、龋齿 dental caries

龋齿是指牙体被蛀蚀，牙齿硬组织在色、形、质等方面均发生变化的一种口腔常见病和多发病。龋病能够破坏牙体外形、破坏咀嚼器官的完整性，影响消化功能。巢氏《诸病源候论》对龋病有记载，并且分论"牙齿虫候""牙虫候""齿虫候"，明确该病的主要病因是虫蚀。龋齿俗称"蛀牙"或"虫牙"。

定义：本病是由外邪侵袭，阴虚火旺或虫蚀、口齿不洁等所致的，以牙体被蛀蚀，逐渐毁坏而成龋洞、朽脱等为特征的牙病。

出处：《诸病源候论》载："虫食齿至龈，脓烂汁臭，如蚀之状，故谓之齿龋。"

证型：以胃肠积热证、肾虚骨弱证等为主。

二、牙痈 gingival abscess

《医宗金鉴·外科心法要诀》云："牙痈胃热肿牙床，寒热坚硬痛难当，破流脓水未收口，误犯寒凉多骨妨。"古代医家多认为牙痈为胃火上攻所致，常表现为牙齿疼痛、牙龈红肿溢脓等症状。

定义：本病是由火热内炽，上攻牙龈，血败肉腐所致的，以牙齿持续性剧痛、跳痛，牙龈及牙槽黏膜红肿、溢脓，牙齿虚浮，咬合时疼痛加重等为特征的牙病。

出处：《证治准绳·疡医·牙痈》载："或问牙根生痈何如？曰：此名附牙痈，属足阳明胃经热毒所致。宜服清胃散、黄连消毒饮，或刺出恶血则愈。"

证型：以风热外袭证、热结阳明证、气血不足证等为主。

三、牙咬痈（尽牙痈、合架风）pericoronitis of wisdom tooth

牙咬痈即智齿冠周炎。中医学认为，牙咬痈系内有胃火，加之外有毒热，外热引动内火，循经积聚于牙咬处，形成痈肿。

定义：本病是由风热邪毒蕴结于真牙处，血败肉腐所致的，以发热、口臭，一侧真牙处齿龈（龈咬合处）红肿、疼痛、积脓，甚则腮颊俱肿，张口受限，溃后溢脓等为特征的牙病。

出处：《重楼玉钥·合架风》载："合架风生齿尽头。"

证型：以风热外袭证、胃肠蕴热证等为主。

四、牙宣 gingival atrophy

牙宣是指以龈肉退缩，牙根宣露，牙齿松动，经常渗出血液甚或脓液为特征的病证。早期常无明显症状，日久牙齿失去气血濡养，以致脱落。本病相当于西医牙周疾病中的牙周炎、牙龈萎缩或牙周变性等。

定义：本病是由胃火上炎，燔灼龈肉，或脏腑虚损，龈肉失养所致的，以龈肉萎缩，牙根宣露，牙齿松动，齿龈间渗血或溢脓等为特征的牙病。

出处：《证治准绳》曰："血从齿缝中或齿龈中出，谓之齿衄，亦曰牙宣。"

证型：以脾胃湿热证、肾阴亏损证、气血不足证等为主。

五、牙漏（齿漏、齿漏疳）gingival fistula

牙漏即慢性根尖周病。患牙多有龋洞，牙龈反复肿痛、流脓，形成窦道或皮瘘。

定义：本病是由多种牙病失治或误治，邪毒聚积，侵犯牙槽骨膜、龈肉及相邻肌肤所致的，以龈肉或面颊部瘘管，溢流脓血等为特征的牙病。

出处：《诸病源候论·齿漏候》云："手阳明之支脉入于齿，风邪客于经脉，流滞齿根，使龈肿脓汁出，愈而更发，谓之齿漏。"

证型：以风热外袭证、热结阳明证、气血不足证等为主。

六、齿槽风（骨槽风、穿腮毒）maxillary osteomyelitis

定义：本病是由痰火邪毒炽盛，积热上攻，穿损牙槽所致的，以面颊红肿，牙槽骨痛，久则腐溃不愈，可伴见穿腮溢脓、腐骨排出等为特征的牙病。发生于上下颌肿痛，腐溃不愈，有腐骨排出称为齿槽风，又称"骨槽风""穿腮毒"等。

出处：《证治准绳》云："或问牙龈肿痛，寒热大作，腐烂不已，作病治之益，何如？曰此骨槽风，一名穿腮毒。"

证型：以热毒蕴结证、虚骨弱证等为主。

七、牙疳 ulcerative gingivitis

定义：本病是由风热邪毒，或寒湿凝滞于齿龈所致的，以牙龈红肿疼痛、腐烂流脓，甚至齿落等为特征的口齿病。

出处：《麻科活人全书》载："牙疳者，乃阳明胃火留而不去，余毒上冲，最为迅速，总因积火热毒而成。"

证型：以胃肠积热证，脾肾阳虚证，阴虚火旺证等为主。

八、走马牙疳 acute gangrenous stomatitis

中医学称坏疽性口炎为走马牙疳，以其经过急剧，势如奔马而命名。本病多见于1～5岁营养不良，身体衰弱之小儿，往往继发于严重传染病后，如伤寒、麻疹、猩红热、疟疾、肺炎等，或胃肠病之后。

定义：本病是由感受时行疫毒，或疹痘余毒未清，邪毒上攻口齿所致的，以龈肉或颊部肌膜腐溃溢脓，或流出紫黑血水，气味臭秽，发病迅速，势如走马，甚则穿腮、破唇、龈脱、齿落等为特征的口齿病。

出处：《幼科释谜》载："走马疳，疳蚀之极也，乃五脏蒸热上冲。"

证型：以胃肠积热证、脾肾阳虚证、阴虚火旺证等为主。

九、口疳（口疮）oral ulcer

口疮可发生于口腔黏膜的任何部位。口疮病因病机复杂，与各脏腑、阴阳、气血、寒热、虚实均有关系。脾开窍于口，上唇属脾，下唇属肾，舌为心之苗，心开窍于舌。舌尖属心肺，舌背中央属脾胃，边缘属肝胆，舌根属肾。腮、颊、牙龈属胃。说明口疮的发生与心、肝、胆、脾、胃、肾等脏腑皆有联系。

定义：本病是由情志抑郁化火，心火上扰，或心脾积热、阴虚火旺，上熏于口腔黏膜所致的，以口舌齿龈等处黏膜出现单个或多个溃疡，周边红晕，表面凹陷，初起灼痛，妨碍进食等为特征的发作性口齿病。

出处：《素问·气交变大论》载："岁金不及，炎火乃行……民病口疮。"

证型：以心火上炎证、胃肠积热证、肝郁化火证、阴虚火旺证、脾虚湿困证、脾肾阳虚证等为主。

十、口糜 oral erosion（aphtha）

定义：本病是由湿热内蕴，或虚火上炎，熏蒸于口所致的，以口腔内黏膜充血、水肿、糜烂与假膜形成，甚或糜烂成片如粥样，口气臭秽等为特征的口腔病。

出处：《素问·气厥论》载："膀胱移热于小肠，鬲肠不便，上为口糜。"

证型：以外邪侵袭证、心脾积热证、阴虚火旺证、脾经湿困证等为主。

十一、唇湿 lip eczema

定义：本病是由脾胃湿热，复感风邪所致的，以初起红肿发痒，继则破裂流水，痛如火燎，脱屑、燥裂，脱屑后见鲜红肉面等为特征的唇病。

出处：中医对本病无确切记载。

证型：以外邪侵袭证、心脾积热证等为主。

十二、唇风（驴嘴风）exfoliating cheilitis

定义：本病是由风热湿邪外侵，或脾胃湿热内蕴，上蒸口唇所致的，以口唇红肿、痛痒，日久破裂流水，或伴见脱屑脱皮，嘴唇不时眴动等为特征的唇病。

出处：《外科正宗》曰："唇风，阳明胃火上攻，其患下唇发痒作肿，破裂流水，不疼难愈。"

证型：以脾胃湿热证、脾虚血燥证、气滞痰凝血瘀证、胃经风火证等为主。

十三、唇裂 chapped lips

定义：本病是由阴津亏损，或血虚风燥，胃火上灼口唇所致的，以口唇皲裂、疼痛、渗血等为特征的唇病。

出处：《严氏济生方·口齿门》载："唇者，脾之所主……燥胜则干，热胜则裂。"

证型：以胃火上炎证、脾虚血燥证等为主。

十四、茧唇（唇癌）carcinoma of lips

定义：茧唇即唇癌。本病因发生于唇部的岩肿外形似蚕茧而得名。本病是由脾胃湿热上壅，结聚于唇所致的，以唇红部赘生豆粒样物，渗液，结痂增厚，渐至下唇外翻似茧、脱屑，自觉胀痛等为特征的唇病。

出处：《疮疡经验书》载："茧唇者，此症生于嘴唇也。其形状似蚕茧，顾名之……始起一小瘤如豆大，或再生之，渐渐肿大，合而为一，约有寸厚，或翻花如杨梅，如疙瘩，如灵芝，如菌，形状不一。"

证型：以脾胃积热证、阴虚火旺证等为主。

十五、涎石 sialolithiasis

定义：涎石病是指发生在唾液腺导管和腺体内的结石，它可导致唾液排除受阻，继发炎症改变的一系列病变。本病是由邪气阻滞，涎液排出不畅，久之裹结成石所致的，以X线片检查见舌下、颌下或腮部有结石阴影，自觉胀痛等为特征的口腔病。

出处：中医对本病无确切记载。

证型：以热毒壅滞证、痰热蕴毒证等为主。

十六、口舌痰包（舌下痰包）phlegmatic cyst in the mouth and tongue

定义：口舌痰包是指生于舌下结肿状包囊。表面光滑，按之柔软，呈淡蓝色。本病是由痰湿流聚于口舌所致的，以口腔或舌下出现圆滑柔韧似囊肿样物等为特征的口腔病。

出处：《医宗金鉴·外科心法要诀》载："此症生于舌下，结肿如匏，光软如绵，塞胀舌下，有妨饮食言语，色黄不痛，由火稽痰涎，流注而成。"

证型：以脾虚痰凝证、痰湿胃热证等为主。

十七、舌痈 tongue abscess

定义：本病是由心火或胃火上炎，或阴虚火旺，熏蒸于舌所致的，以舌体局限性红肿、灼热疼痛，或溃破流脓，可伴见发热、口渴、便秘等为特征的舌病。

出处：《诸病源候论》载："脏腑热盛，热乘心脾，气冲于口与舌，故令口舌生疮。"

证型：以心火上炎证，胃火上炎证，胃肠积热证、肝郁化火证、阴虚火旺证等为主。

十八、重舌（莲花舌）sublingual cyst

定义：重舌亦称子舌，属小儿科名称，常发生于 1 岁以内的婴儿，以新生儿居多。本病是由心脾积热上攻，或虚火上灼舌本，湿热血瘀互结于舌所致的，以舌下肿起，色红或紫，如重生一舌，或舌下肿起，状如莲花等为特征的舌病。

出处：《诸病源候论》载："心脾有热，热气随脉冲于舌本，血脉胀起变生，如舌之状，在于本舌之下，谓之重舌。"

证型：以风热外袭证、脾胃积热证等为主。

十九、木舌 rigid swollen tongue

定义：木舌是新生儿罕见和难治的疾病。本病是由心脾积热，上熏口舌所致的，以舌体逐渐肿大，塞满口中，或僵硬如木，转动不灵，无疼痛，可伴见妨碍吮乳，啼哭不安等为特征，多见于婴幼儿的舌病。

出处：木舌即舌体肿大。《备急千金要方》载："舌卒肿，满口溢出如吹猪胞，气息不得通，须臾不治杀人，可刺舌下两旁大脉。"

证型：以心脾积热证等为主。

二十、结舌（连舌、绊舌）ankyloglossia

连接舌底和口腔底部的一条黏膜组织，称为舌系带，如果舌系带长度不足，甚至直接连接舌尖时，称为舌系带过短，即结舌。主要为初生儿先天生理性出现舌下系带向外增阔把舌端牵连，形成舌头转动伸缩等不灵活，应及时发现处理。如年龄稍大，本病可使小儿言语发音不够流利。

定义：本病是由舌系带缩短，舌尖受其牵绊所致的，以舌体转动伸缩不灵，妨碍饮食，吐字不清等为特征的舌病。

出处：中医对本病无确切记载。

第十九章　癌瘤病类病名 ▷▷▷▷

第一节　积聚类病（癥瘕、积聚、疝癖）category of abdominal mass accumulation diseases

积聚之名，首见于《灵枢·五变》，其载："人之善肠中积聚者……皮肤薄而不泽，肉不坚而淖泽。如此，则肠胃弱，恶则邪气留止，积聚乃伤。"积聚类病泛指因七情郁结，气血凝滞，或痰食交阻，正虚邪结等所引起，以脘腹胁部有肿块或包块，按之有形或无形等为特征的一类疾病，又称"癥瘕""积聚""疝癖"。其病位主要在于肝脾，根据积聚的病因、病机、病位及症状，分为积病、聚病、伏梁、肥气、痞气、食瘕、肺积、奔豚等。

一、积病（癥积）abdominal mass disease

定义：本病是由久病气血凝滞于血分，或虫积、食积、燥屎、痰凝等有形之邪搏结所致的，以腹胀、腹痛，痛有定处，腹内触及有形可征的肿块等为特征的积聚病。

出处：《难经·五十五难》载："积者，阴气也……故阴沉而伏。""气之所积，名曰积。"

证型：积病以气滞血阻证、瘀血内结证、正虚瘀结证等为主。

二、聚病（瘕病）abdominal accumulation disease

定义：本病是由情志不舒，或饮食不节，或起居失宜，气分痞滞，聚结于腑所致的，以腹胀或痛，痛无定处，腹中包块触之无形，时聚时散等为特征的积聚病。

出处：《难经·五十五难》载："积者，阴气也；聚者，阳气也……阳浮而动。""气之所聚，名曰聚。"

证型：聚病以肝郁气滞证，食滞痰阻证等为主。

三、伏梁（伏梁积气、心积伏梁）disease due to latent stagnation of qi and blood

定义：本病是由秽浊之邪结伏，阻滞气血运行，秽浊与气血搏结日久所致的，以腹痛，脓血包块居肠胃之外等为特征的积聚病。

出处:《难经·五十六难》载:"心之积名曰伏梁,起脐上,大如臂,上至心下。久不愈,令人病烦心。"

证型:伏梁以湿热蕴结证、湿浊壅滞证、气滞血瘀证、脾虚中衰证等为主。

四、肥气(肝积)lump at the left hypochondrium

定义:本病是由疟疾、蛊虫病等,使瘀血内积,新血不生所致的,以左胁下肿块、腹胀膨隆、出血等为特征的积聚病。

出处:《难经·五十六难》载:"肝之积,名曰肥气,在左胁下,如覆杯,有头足。"

证型:肥气以肝郁脾虚证、瘀滞肝络证、气血两虚证、肝肾阴虚证等为主。

五、痞气(脾积气、脾积痞气)mass due to qi stagnation

定义:本病是由脾虚气郁,痞塞不通,留滞积结等所致的,以胃脘部有包块突起、状如覆盘等为特征的积聚病。

出处:《难经·五十六难》载:"脾之积,名曰痞气,在胃脘,覆大如盘。"

证型:痞气以肝郁脾虚证、正虚瘀结证等为主。

六、食瘕 abdominal mass due to improper food

定义:本病是由身体瘦弱,劳倦久病,脾虚食积,或因腹部手术后暴饮暴食、腹内肿块挤压等,致使饮食停聚,阻滞胃气下降所致的,以间歇性反复发作性脘腹闷胀、膨隆或隐痛、嗳气,呕吐清水或宿食、胆汁,腹皮松弛,或可扪及痞块等为特征的积聚病。

出处:《医说·癥瘕》载:"其发语声嘶,挹言语而不出,此人食结在腹,其病寒,口中常有水出,四肢洒洒如疟,饮食不能,郁郁而痛,此食瘕也。"

证型:食瘕以脾胃虚寒证、食滞胃肠证、瘀血内阻证、肝气犯胃证、胃阴不足证、脾胃阳虚证等为主。

七、肺积(息贲)abdominal mass due to lung disorder

定义:本病是由脏腑失和,气机不畅,瘀血凝聚,或因外邪引动,上冲犯肺所致的,以气急上奔,右胁下有块如覆杯状,伴见发热、恶寒、胸闷、呕逆、咳吐脓血等为特征的积聚病。

出处:《难经·五十六难》载:"肺之积,名曰息贲。在右胁下,覆大如杯。"

证型:肺积以热毒传肺证、气滞血瘀证、痰湿蕴肺证、气阴两虚证等为主。

八、奔豚(贲豚、贲豚气、肾积气)running-piglet

定义:本病是由肾脏阴寒之气上逆,或受惊恐,或肝经气火冲逆所致的,以自觉有气从少腹上冲心胸、咽喉,发作欲死,复还止,或伴见腹痛,脐下动悸,喘逆,少气,往来寒热等为特征的积聚病。

出处:《难经·五十六难》载:"肾之积,名曰贲豚,发于少腹,上至心下,若豚状,或上或下无时。"

证型: 奔豚以肝肾气逆证、寒水上泛证等为主。

第二节 瘤类病(瘤病)abdominal accumulation disease

以"瘤"作为疾病名首见于《灵枢·刺节真邪》,其载:"有所疾前筋,筋屈不得伸,邪气居其间而不反,发为筋溜……已有所结,气归之,津液留之,邪气中之,凝结日以易甚,连以聚居,为昔瘤,以手按之坚……"后《圣济总录》对"瘤"的定义为"瘤之为义,留置而不去也,气血流行不失其常,则形体平和,无或余赘及郁结壅塞则乘虚投隙,瘤所以生"。瘤类病泛指因瘀血、痰滞、浊气等凝聚于肌腠,逐渐形成体表或脏腑局限性肿块一类的疾病。该病多因七情劳欲,脏腑失调,致使生痰聚瘀,气血凝结而成。症见体表出现肿物,如梅如李,日久增大,界限分明,色白而肿痛,亦可破溃化脓,病程漫长,多属阴证。治宜化痰解瘀、软坚散结;如破溃化脓者,佐以解毒。

一、气瘤 qi tumor

定义: 本病是由劳损肺气,复遭外邪侵袭,气滞痰阻所致的,以肌肤局部发生单个或多个柔软肿核,按之凹陷,放手凸起,状若有气,皮色如常或有褐色斑等为特征的体表瘤病。

出处:《外科枢要·论瘤赘》云:"其自皮肤肿起,按之浮软,名曰气瘤。"

证型: 气瘤以痰气凝结证、正虚邪实证等为主。

二、血瘤 blood tumor

定义: 本病是由胎火妄动,血行失常所致的,以出生时或出生后不久,皮肤局部有色泽红赤或暗紫斑块,或为局限性柔软肿块,内含细小血络等为特征的小儿体表瘤病。

出处:《外台秘要》载:"皮肉中忽肿起,初如梅李,渐长大,不痒不痛,又不坚强,按之柔软,此血瘤也。"

证型: 血瘤以心肾火热证、肝经火旺证、脾不统血证等为主。

三、血痣 vascular nevus

定义: 本病是由肝气久郁,或血热拂郁,逼血凝聚于肌肤孙络所致的,以皮肤上鲜红或暗红色小瘤,压之不褪,大小不一,表面光滑等散在分布为特征的体表瘤病。

出处:《外科正宗》载:"血痣由于肝经怒火郁结,其形初起色红如痣,渐大如豆,揩之血流。"

证型: 血痣以肝郁血热证、气滞血瘀证、风邪外袭证等为主。

四、肉瘤 fleshy tumor

定义：本病是由饮食伤脾，痰气凝结于肌腠所致的，以皮下肿块大小不一，按之稍软，皮色不变，按压不痛等为特征的体表瘤病。

出处：《内经》称肉瘤为"肉疽"，《肘后备急方》始称其为肉瘤。《外科正宗》载："肉瘤者，软若棉，似馒。"

证型：肉瘤以脾虚痰凝证、肝郁痰凝证等为主。

五、筋瘤 sinew tumor

定义：本病是由长期站立等使气滞血瘀，或郁怒伤肝，血燥筋挛所致的，以脉络青紫、盘曲突起如蚯蚓状，或形成团块，好发于下肢等为特征的体表瘤病。

出处：《灵枢·刺节真邪》载："有所疾前筋，筋屈不得伸，邪气居其间而不反，发为筋溜。"《外科正宗》云："筋瘤者，坚而色紫，垒垒青筋，盘曲甚者结若蚯蚓。"

证型：筋瘤以肝气郁结证、寒湿凝滞证、中气下陷证等为主。

六、胶瘤 slippery tumor

定义：本病是由筋脉松弛，痰液凝聚所致的，以指、腕关节或肌腱附近出现圆滑坚硬囊肿等为特征的体表瘤病。

出处：《儒门事亲》载："两手背皆有瘤，一类鸡距，一类角丸，腕不能钏，向明望之，如桃胶然。夫家欲弃之。戴人见之曰：在手背为胶瘤，在面者为粉瘤，此胶瘤也。"

证型：胶瘤以痰核留结证、痰瘀互结证等证型为主。

七、脂瘤（粉瘤）atheroma

定义：本病是由痰气凝结于皮肤之间所致的，以皮肤间出现圆形质软的肿块，溃破后可见粉渣样物溢出等为特征的体表瘤病。

出处：《三因极一病证方论》载："瘤则有六：骨瘤、脂瘤、肉瘤、脓瘤、血瘤，亦不可决溃，肉瘤尤不可治，治则杀人；唯脂瘤，破而去其脂粉，则愈。"《外科真诠·瘿瘤》云："先用线针于瘤头上针一分深。用手捻之，若是白浆便是粉瘤。"

证型：脂瘤以痰气凝结证、湿毒蕴结证等为主。

八、发瘤 follicular tumor

定义：本病是由胎中积热，使瘀血、痰浊凝滞肌肤等所致的，以皮肤间出现内含粉质、毛发的囊性肿块等为特征的体表瘤病。

出处：《华佗神医秘传》载："华佗治发瘤神方，发生于耳后发下寸许，按之不痛，用针刺破挤尽粉发，用生肌散敷之立愈。"

证型：以痰核留结证、瘀血阻络证、热结血瘀证等为主。

九、脑瘤 brain tumor

定义：本病是由痰浊凝结或气血瘀滞于脑，赘生形成肿块所致的，以部位固定的局限性头痛、恶心、呕吐，伴见颅脑受压而出现相应肢体麻木、行步不正或瘫痪等为特征的脑部肿瘤。

出处：中医古代文献中并无脑瘤的病名，为《中医临床诊疗术语》标准病名。

证型：以痰湿内阻证、瘀血内阻证、肝热动风证、肝肾阴虚证等为主。

十、眼瘤（眼科瘤病）tumor in ophthalmology

定义：本病是由风热毒邪侵袭，或情志久伤，脾虚痰湿蕴结于目系所致的，以胞睑、眼眶及眼球等组织出现肿块，或眼珠外突，目赤肿痛，视力下降等为特征的目系瘤病。

出处：《眼科纂要》载："眼瘤乃脾胃痰气所致，核结胞上，坚白不破，久则如杯、如升之大。"

证型：以脾虚痰湿证、气滞血瘀证等为主。

十一、鼻息肉（鼻痔）nasal polyp

定义：本病是由湿热邪毒壅结鼻窍所致的，以鼻塞日久，鼻窍内见有表面光滑、半透明、触之柔软而不痛的赘生物，有碍气息等为特征的鼻部瘤病。

出处："鼻息肉"一名，首见于《灵枢》"若鼻息肉不通"。然《诸病源候论》始将其作为病名，曰："肺脏为风冷所乘，则鼻气不和，津液壅塞……冷搏于血气，停结鼻内，故变生息肉。"

证型：以寒湿凝聚证、湿热蕴结证等为主。

十二、鼻血瘤 nasal blood tumor

定义：本病是由先天禀赋，或后天损伤，使鼻腔血络瘀滞所致的，以鼻腔赘生血络缠绕的赤色扁平肿块，触之易出血不止等为特征的鼻部瘤病。

出处：《重楼玉钥续编·诸证补遗》载："鼻生一条红线如发缠，一黑泡大如樱桃，垂挂咽门。"与鼻咽血管瘤的表现有相似之处。《中国医学百科全书（中医耳鼻咽喉口腔科学）》始有"鼻及鼻咽瘤"之名。

证型：以肺经蕴热证、肝气郁结证等为主。

十三、耳痔（耳挺）ear pile

定义：本病是由湿热痰火上逆，气血瘀滞耳道所致的，以耳内赘生蕈状小肉团，不痛、无化脓溃烂等为特征的耳部瘤病。

出处：《疮疡经验全书》始有耳痔之名，指出"耳风毒受在心肾，气不流行，壅在心经，致伤于耳五种：耳痔、耳蕈、耳壅、耳湿、耳烂"。

证型：以肝经郁热证、肾虚火旺证、脾经湿热证等为主。

十四、喉息肉 laryngeal polyp

定义：本病是由邪毒与瘀血聚结于喉部所致的，以喉部声带等处赘生细小肿块，影响发声等为特征的喉部瘤病。

出处：中医古代文献中并无喉息肉的病名，为《中医临床诊疗术语》标准病名。

证型：以风寒袭肺证、风热犯肺证、痰热壅盛证、肺肾阴虚证、肺脾气虚证、血瘀痰凝证等为主。

十五、喉瘤 laryngeal tumor

定义：本病是由情志久郁，气滞血瘀，气火痰浊等凝结于咽喉所致的，以咽喉异物或梗阻感，或吞咽不利，咽喉局部见有赘生物等为特征的喉部瘤病。

出处：《疮疡经验全书》载："喉瘤生于喉间两旁，或单或双，形如圆眼大，血丝相裹如瘤，故名之。"

证型：以肺胃蕴热证、肝气郁结证等为主。

十六、气管肿瘤 trachea tumor

定义：本病是由吸烟、毒气刺激、慢性肺脏疾患等所致的，以刺激性干咳，气急，喘息，或痰中带血等为特征，发生于气管的瘤病。

出处：中医古代文献中没有气管肿瘤的病名，为《中医临床诊疗术语》标准病名。

证型：以痰湿蕴肺证、痰热郁肺证、气滞血瘀证、气阴两虚证等为主。

十七、纵隔肿瘤 mediastinal tumor

定义：本病是由痰瘀等阴邪长期结于纵隔，形成肿块，或由身体其他部位肿瘤传变所致的，表现为胸闷、胸痛，或心悸，或咳嗽、气急，或吞咽困难，影像学检查示纵隔有占位性肿物等为特征的纵隔瘤病。

出处：中医古代文献中没有纵隔肿瘤的病名，为《中医临床诊疗术语》标准病名。

证型：纵隔肿瘤以阳虚寒盛证、气滞血瘀证、痰湿阻滞证等为主。

十八、心脏肿瘤 heart tumor

定义：本病是由胸阳不振，痰浊、瘀血等阴邪长期凝聚，阻塞脉络，形成心脏肿块，或由身体其他部位肿瘤传变所致的，以心悸、胸痛、气急，甚则昏厥，影像学检查示心脏占位性病变等为特征的心系瘤病。

出处：中医古代文献中并无心脏肿瘤的病名，为《中医临床诊疗术语》标准病名。

证型：以阳虚寒盛证、气滞血瘀证、痰湿阻滞证、痰气凝结证、气虚血瘀证、气血亏虚证等为主。

十九、肝瘤 liver tumor

定义：本病是由先天遗传，或情志久郁、饮酒伤肝，气血痰浊瘀结所致的，以临床一般无自觉症状，或仅有轻微右胁痞胀或疼痛，影像学检查示肝内肿块等相应征象为特征的肝系瘤病。

出处：中医古代文献中并无肝瘤的病名，为《中医临床诊疗术语》标准病名。

证型：以肝气郁滞证、瘀滞肝络证等为主。

二十、胆道肿瘤 biliary tract tumor

定义：本病是由饮食不当、情志刺激，以及胆道长期慢性病变等，致使气血痰湿或癌毒凝聚于胆道所致的，以中上腹胀、隐痛，纳差，乏力，或伴见急剧消瘦、黄疸进行性加重或呈间歇性发作，大便呈灰白色改变等为特征的胆道瘤病。

出处：中医古代文献中并无胆道肿瘤的病名，为《中医临床诊疗术语》标准病名。

证型：以肝胆郁滞证、湿热蕴结证、肝胆实热证、脾虚湿阻证、气滞血瘀证等为主。

二十一、肠瘤（肠息肉）intestinal tumor

定义：本病是由湿热痰瘀互结，壅阻于肠道黏膜所致的，以腹部不适，或便血，肠镜检查示肠黏膜上有结节状隆起或蒂状赘生物等为特征的肠道瘤病。

出处：《灵枢·刺节真邪》载："有所结，气归之，卫气留之，不得反，津液久留，合而为肠溜，久者数岁乃成，以手按之柔。"

证型：以肝郁气滞证、痰瘀互结证、胃肠湿热证、脾胃阳虚证等为主。

二十二、石瘕 stony uterine mass

定义：本病是由气血瘀滞等，使胞宫宫体生瘤所致的，以月经周期提前，经期延长，经量增多，甚或腹大如孕，按之坚硬等为特征的妇人瘤病。

出处：《灵枢·水胀》载："石瘕生于胞中，寒气客于子门，子门闭塞，气不得通，恶血当泻不泻，衃以留止，日以益大，状如怀子，月事不以时下，皆生于女子，可导而下。"

证型：以寒湿凝滞证、气滞血瘀证、气虚血瘀证、痰瘀互结证、瘀热交阻证、阴虚内热证等为主。

二十三、肠覃 ovarian cyst

定义：本病是由瘀血痰浊停聚卵巢所致的，以子宫旁少腹内出现圆滑柔韧的肿块，一般不影响月经等为特征的妇人瘤病。

出处：《灵枢·水胀》载："肠覃者，寒气客于肠外，与卫气相搏，气不得荣，因有所系，癖而内着，恶气乃起，息肉乃生。其始生也，大如鸡卵，稍以益大，至其成，如怀子之状，久则离岁，按之则坚，推之则移，月事以时下，此其候也。"

证型：以湿热蕴结证、痰湿凝结证、气滞血瘀证等为主。

二十四、阴户囊肿 vaginal cyst

定义：本病是由痰浊流注于阴户所致的，以女性阴道口一侧或双侧出现囊性肿块等为特征的妇人瘤病。

出处：中医古代文献中并无阴户囊肿的病名，为《中医临床诊疗术语》标准病名。

证型：以气滞血瘀证、气虚寒凝证等为主。

二十五、宫颈息肉 cervical polyp

定义：本病是由慢性炎症的长期刺激，宫颈管局部黏膜增生，形成息肉所致的，以宫颈管黏膜增生，向宫颈外口凸出，形成单个或多个赘生物，可伴见白带或黄带异味，或有血丝等为特征的妇人瘤病。

出处：中医古代文献中并无宫颈息肉的病名，为《中医临床诊疗术语》标准病名。

证型：以胞宫血热证、阴虚湿热证等为主。

二十六、骨瘤 osteoma

定义：本病是由肾气不足，瘀血毒邪凝滞于骨所致的，以患处肿块坚硬如石，紧贴于骨，损蚀骨质，伴见局部胀痛或麻木感，以及不同部位肿块引起的压迫症状等为特征的骨骼瘤病。

出处：《洞天奥旨》云："形色紫黑，坚硬如石，疙瘩叠起，推之不移，昂昂坚贴于骨者，名骨瘤。"

证型：以寒凝血瘀证、热毒蕴结证、正虚邪恋证等为主。

第三节　癌类病（岩病）category of cancer

《卫济宝书》首见"癌"字的记载，其云："癌疾初发，却无头绪，只是肉热痛……"然最早对癌的特征作简明叙述的是《仁斋直指附遗方论》，其载："癌者上高下深，岩穴之状，颗颗累垂广……毒根深藏，穿孔透里。男则多发于腹，女则多发于乳，或项或肩或臂，外证令人昏迷。"癌类病（岩病）泛指因不良生活习惯，情志郁结，家族遗传，以及食品、环境污染，或慢性炎症刺激等，致使邪毒与气血痰湿互结而引起的一类疾病。《医学衷中参西录》言："所谓癌者因其处起凸若山之有岩也。"岩因其质地坚硬，表面凹凸不平，形如岩石而得名。古代的"岩"与现代"癌"相通。癌类病主要与正虚、脏腑阴阳气血失调相关，以局部肿块逐渐增大，表面高低不平，质地坚硬，可伴见发热，乏力，快速消瘦，时有疼痛，出血，以及肿瘤标志物、基因检测、病理学检查呈阳性等为主要临床特征。根据癌类病的病因、病机、病位及症状，本类病可分为体表癌症、内脏和器官癌症等。

一、皮肤癌 skin cancer

定义：本病是由长时间暴晒与紫外线照射，或接触化学、物理致癌物质，以及疮疡久病不愈等引起阴阳失调，经络阻塞，气血痰瘀与邪毒凝聚于肌腠而引起的，以皮肤肿块或赘生物呈结节样、乳状或菜花状恶变，或斑丘疹出现溃疡、渗液、出血，向深部侵犯等为特征的体表癌病。

出处：中医古籍中无皮肤癌病名，为《中医临床诊疗术语》标准病名。

证型：以湿热内蕴证、血虚风燥证、脾胃虚弱证、热毒蕴结证等为主。

二、翻花疮 proliferative sore

定义：本病是由肝虚血燥，邪毒结聚皮肤，逐渐恶变所致的，以疮溃后胬肉突出，其状如菌，生长迅速，触之出血等为特征的体表癌病。

出处：《诸病源候论》记载翻花疮者，由风毒相搏而为，初生如饭粒，其头破则血出，便生恶肉，渐大有根，脓汁出，肉反，散如花开之状，故名翻花疮。

证型：以疮感风毒证、火毒血燥证、气血虚弱证、肝肾亏损证等为主。

三、石疽 stony nodule

定义：本病是由痰凝湿热蕴结，气血瘀滞，日久坚积不散所致的，以肌肤结块坚硬不消，发生于肌肤，隐痛或不痛等为特征的体表癌病。可根据发病部位的不同分为上、中、下三种。上石疽是以发于耳下、颈部，结块坚硬不痛，表面光滑等为特征的石疽。中石疽是以发于一侧胯部、结块坚硬、屈髋剧痛等为特征的石疽。下石疽临床以发于膝部，结块隐痛，久不化脓等为特征的石疽。

出处：《诸病源候论》认为此由寒气客于经络，与血气相搏，血涩结而成疽也。其寒毒偏多，则气结聚而皮厚，状如痤疖，硬如石，故谓之石疽也。

证型：石疽以寒痰凝滞证、气郁痰结证、痰热瘀阻证、气血两虚证、肝肾亏虚证等为主。

四、恶核 malignant lump

定义：本病是由气机郁结，或精气亏虚，温毒内伏，癌毒与痰瘀凝结肌腠所致的，以肢体出现无痛性瘰疬肿块，胁下肿块，臀核肿大，伴见发热，消瘦，贫血，出血，骨髓象、组织学检查结果阳性等为特征的癌病。

出处：《肘后备急方》载："恶核病者，肉中忽有核如梅李，小者如豆粒，皮中惨痛，左右走，身中壮热，恶寒是也。此病卒然如起，有毒入腹杀人，南方多有此患。"

证型：以气郁痰结证、寒痰凝结证、血燥毒热证、气血亏虚证、肝肾阴虚证等为主。

五、失荣（恶性淋巴瘤）cervical malignancy with cachexia

定义： 本病是由忧思郁怒，脾湿生痰，肝郁化火，痰火互结，凝聚于少阳、阳明，发于颈部所致的，以癌症转移至颈部者居多，早期可见颈项、腋下、耳部瘰核顶突根深，按之坚硬，推之不移，皮色不变，继而增大微痛，皮色紫暗，逐渐破溃，疮口平塌，凹凸不平，形如菜花，时渗血水，味臭难闻，疼痛，伴见烦躁、消瘦、憔悴等为特征的癌病。

出处：《外科正宗》卷四称之为失营。《外科集腋》载："失荣……其患生于肩髃之上。初起微肿，皮色不变，渐次坚大，破烂紫斑，渗流血水，或肿泛如莲。越坚越溃，皆属难治。"《外科证治全书》曰："失荣，生于肩之上，耳之前后，初起肿核皮色如常，日渐长大，坚鞭如石，推之不移，按之不痛，半载一年方作阴痛……若经久溃，气血衰弱，形体瘦削，破烂紫斑，渗流血水或肿泛如莲，秽气熏人，愈久愈大，越溃越坚者，俱属败证不治。"

证型： 失荣以气郁痰结证、阴毒结聚证、瘀毒化热证、气血两亏证等为主。

六、骨髓癌 marrow cancer

定义： 本病是由肾气不足，或慢性损伤或感染，致使寒湿、痰毒、瘀血蕴阻骨骼，或由其他癌症转移所致的，以进行性骨痛，骨骼肿块逐渐增大，局部隆起，质地坚硬，伴见低热，消瘦，贫血，自发性骨折，穿刺活检发现骨髓组织恶变征象等为特征的骨癌。

出处： 中医古代文献中没有骨髓癌的病名，为《中医临床诊疗术语》标准病名。

证型： 以肾虚血瘀证、肾虚湿瘀证、痰毒瘀阻证、气血亏虚证、脾肾阳虚证、肝肾阴虚证等为主。

七、眼科癌病 cancer in ophthalmology

定义： 本病是由外感风热毒邪，或情志不畅，肝气郁结，或痰湿毒邪凝聚眼部，或其他器官肿瘤转移所致的，以胞睑、眼眶及眼球内赘生肿块，生长迅速，常累及全身，日渐消耗虚衰等为特征的眼部癌病。

出处： 中医古代文献中没有眼科癌病的病名，为《中医临床诊疗术语》标准病名。

证型： 以热毒上攻证、肝火上炎证、脾虚肝热证、胃热上壅证、痰湿蕴结证、瘀血凝滞证等为主。

八、耳菌（耳蕈）ear carcinoma

定义： 本病是由痰火邪毒蕴结肝胃肾三经，脉络瘀阻，日久恶变所致的，以耳内或耳周肿物，头大蒂小，形似菌蕈，质硬，闷疼，触碰之则痛、易出血等为特征的耳部癌病。

出处： 中医古代文献中没有耳菌的病名，为《中医临床诊疗术语》标准病名。

证型：以肝胆湿热证、湿热火毒证、毒盛正虚证、肾虚火旺证、肝肾阴虚证等为主。

九、鼻岩（鼻菌、鼻蕈）nasal carcinoma

定义：本病是由正虚邪实，邪毒瘀结鼻窍，逐渐恶变所致的，以鼻内结节状肿块，局部隆起，质地坚硬、疼痛，吸鼻后痰中带血，或擤出鼻涕带血，甚则鼻衄，鼻塞，嗅觉减退，或伴见偏头痛，颈部臖核肿大，复视，眼睑下垂，听力减退等为特征的鼻部癌病。

出处：中医古代文献中没有鼻岩的病名，为《中医临床诊疗术语》标准病名。

证型：以热毒壅肺证、痰瘀互结证、气滞血瘀证、正虚邪恋证等为主。

十、颃颡岩（颃颡癌、控脑砂、鼻咽癌）nasopharyngeal carcinoma

定义：本病是由正虚邪实，或情志不遂，火毒犯鼻，痰毒瘀结于颃颡（鼻咽部），日久恶变所致的，以鼻咽部有结节状肿块持续增大，一侧或两侧鼻塞，鼻流黄浊涕，或涕中带血，甚则鼻中淋沥腥秽血水，鼻咽黏膜充血、溃疡、糜烂，影像学或组织学检查呈阳性，可伴见头痛，耳鸣，复视，面麻，听力减退，呛咳，声嘶，舌偏斜，颈部臖核肿大等为特征的鼻咽癌病。

出处：《医宗金鉴》载："鼻窍中时流色黄浊涕，宜奇授藿香丸服之。若久而不愈，鼻中淋沥腥秽血水，头眩，必系虫蚀脑也，即名控脑砂。"

证型：以肺经风热证、痰热内结证、热毒蕴结证、气滞血瘀证、阴虚内热证、气血两虚证等为主。

十一、咽喉菌（咽菌、喉菌、喉岩）throat carcinoma

定义：本病是由气滞血瘀，痰浊邪毒凝结于咽喉，日久逐渐恶变所致的，以发生于咽喉部的占位性病变，表面凹凸不平，其状如菌，咽喉疼痛或有异物感，吞咽不利，声音嘶哑，咳痰带血，颈部恶核，甚至呼吸困难等为特征的咽喉癌病。

出处：《杂病源流犀烛》载："一曰喉菌，状若浮萍，色紫，生喉旁。"又如《喉科指掌》载："生于喉内如菌样，故名喉菌。"《喉科秘集》载："壅痰气塞，喉菌不治。"《咽喉脉证通论·喉菌》曰："此证因食膏粱炙煿厚味过多，热毒积于心脾二经，上蒸于喉，结成如菌，面厚色紫，软如猪肺，或微痛，或木而不痛，梗塞喉间，饮食有碍。"

证型：以痰火凝结证、肝郁血结证、阴虚火毒证等为主。

十二、牙岩（牙癌）gingival carcinoma

定义：因热毒痰火聚结牙龈，逐渐恶变所致的，以牙龈赘生肿块，坚硬、出血、溃烂等为特征的口齿部癌病。

出处：《疡科心得集》载："舌菌……若失于调治……再因怒气上冲，忽然崩裂血出，不止，久久烂延牙龈，即名牙岩。"

证型：以痰毒内蕴证、胃火炽热证等为主。

十三、唇岩（唇菌）lips carcinoma

定义：本病是由痰浊邪毒凝聚于唇，逐渐恶变所致的，以口唇肿起，皮白皱裂，形如蚕茧，溃烂、出血等为特征的唇部癌病。

出处：明代陈实功《外科正宗》载："唇岩……因食煎炒。"《外证医案汇编》载："唇菌，由心绪烦扰，肝脾气郁而成。"

证型：以脾胃火毒证、阴虚火旺证等为主。

十四、舌岩（舌菌、舌疳、舌癌）tongue carcinoma

定义：本病是由七情久郁化火，或思虑伤脾，化生痰火，或因烟毒久熏，火毒痰瘀互结，或口舌白斑、溃疡经久不愈，逐渐恶变所致的，以舌体赘生肿块如菌，坚硬溃烂，甚或妨碍进食，言语不利等为特征的舌体癌病。

出处：朱震亨《丹溪心法》载"舌岩"，其曰："敦肿突如泛莲，或状如鸡冠，舌本短缩，不能伸舒，言语时漏臭涎，再因怒气上冲，忽然崩裂血出不止，久久烂延牙龈，即名舌岩。"《薛氏医案》载："舌菌，咽喉口舌生疮，甚者生红黑菌，害人甚速。"沈金鳌《杂病源流犀烛》载："舌菌属心经，多因气郁而生。舌上如菌状，或如木耳，其色红紫。"《纱科真诠》云："舌岩，舌根腐烂如岩。"

证型：舌岩以心脾郁火证、热毒蕴结证、痰浊内阻证、阴津亏虚证等为主。

十五、腮岩（腮癌）chin carcinoma

定义：本病是由痰血邪毒交结，瘀阻成积，逐渐恶变所致的，以腮部出现菌状肿块，溃烂翻花，流血水臭秽等为特征的腮部癌病。

出处：中医古代文献中没有腮岩的病名，为《中医临床诊疗术语》标准病名。

证型：以肝郁脾虚证、痰瘀互结证等为主。

十六、石瘿（甲状腺癌）stony goiter

定义：本病是由情志内伤，肝脾气滞，瘀痰互结，气郁、痰浊、瘀毒瘤结于颈瘿部，积久恶变所致的，以发生于颈部的占位性病变，颈前一侧或两侧瘿肿坚硬如石，推之不移，凹凸不平，影像学和组织学检查呈阳性，伴见易怒、多汗、胸闷、心悸，后期可出现呼吸、吞咽困难，声音嘶哑等为特征的颈部癌病。

出处：陈无择《三因极一病证方论·瘿瘤证治》载："瘿多着于肩项……坚硬不可移者，名曰石瘿。"

证型：以肝火旺盛证、痰毒内蕴证、气滞血瘀证、心肾阴虚证等为主。

十七、食管癌 esophagus cancer

定义：本病是由情志久郁，或长期酗酒，或食用霉变或热烫、刺激性食物，致使邪毒痰瘀胶结附着于食管所致的，以发生于食管的占位性病变，伴见进行性饮食梗塞，咽下疼痛，食入即吐，影像学、组织学检查结果呈阳性等为特征的脾系癌病。

出处： 中医古代文献中没有食管癌的病名，为《中医临床诊疗术语》标准病名。

证型： 以肝胃不和证、津亏热结证、瘀血内结证、气血双亏证、痰气交阻证等为主。

十八、乳疳 erosive mammary ulceration

定义： 本病是由肝郁化火，湿热蕴结所致的，以乳晕部生疮肿，时渗滋水，糜烂结痂，经年不愈，或腐去半截乳头，状如莲蓬，痛楚难忍等为特征的乳房癌病。

出处：《外科启玄》说："有养螟蛉子为无乳，强与吮之，久则成疮，经年不愈，或腐去半截，似破莲蓬样，苦楚难忍，内中败肉不去，好肉不生。乃阳明胃中湿热而成，名曰乳疳，宜清胃热，大补血气汤丸，再加补气血膏药贴之，加红粉霜妙。"

证型： 以肝郁气滞证、冲任失调证、热毒蕴结证、气血两虚证等为主。

十九、乳癌（乳岩）breast cancer

定义： 本病是由情志内伤，冲任失调，气滞痰瘀互结乳腺所致的，以发生于乳房的占位性病变，触之坚硬，高低不平，推之不移，患处皮肤呈橘皮样改变，病久肿块破溃，溢出脓血，疼痛日增，明显消瘦等为特征的乳房癌病。

出处：《格致余论》谓："……遂成隐核，如大棋子，不痛不痒，数十年后，方为疮陷，名曰乳岩，以其疮形嵌凹，似岩穴也。"《外科正宗》指出："聚结成核，初如豆大，渐若棋子，半年一年，二载三载，不痛不痒，渐渐而大，始生疼痛，痛则无解，日后肿如堆栗，或如覆碗，紫色气秽，渐渐溃烂，深者如岩穴，凸者若泛莲，疼痛连心，出血则臭，其时五脏俱衰，四大不救，名曰乳岩。"

证型： 以肝郁气滞证、肝郁化火证、冲任失调证、热毒瘀结证、气血两虚证等为主。

二十、肺癌 lung cancer

定义： 本病是由长期吸烟或有害气体刺激，或慢性肺脏疾病恶变等所致的，以发生于肺脏的占位性病变，影像学、内窥镜检查等结果呈阳性，伴见咳嗽、胸痛、痰中带血，或大口咯血、气急、喘促、迅速消瘦等为特征的肺系癌病。

出处： 中医古代文献中没有肺癌的病名，为《中医临床诊疗术语》标准病名。

证型： 以阴虚内热证、气阴两虚型证、脾虚痰湿证、肾阳亏虚证、气滞血瘀证等为主。

二十一、胃癌 stomach cancer

定义： 本病是由不良生活习惯，环境、饮食污染，家族禀质遗传，以及慢性胃部病变刺激等，致使痰浊邪毒瘀结于胃脘，日久恶变所致的，以发生于胃的占位性病变，影像学、内窥镜检查等结果呈阳性，伴见持续进行性胃脘痛，显著消瘦，食少或食入即吐，便血等为特征的脾系癌病。

出处：中医古代文献中没有胃癌的病名，为《中医临床诊疗术语》标准病名。

证型：以肝胃不和证、痰湿凝结证、瘀毒内结证、脾胃虚寒证、气血双亏证、胃热伤阴证等为主。

二十二、肝癌 liver cancer

定义：本病是由继发于肝积、肝着等病之后，家族遗传，或常食霉变食物，其他有害毒物伤肝，气血痰毒瘀结所致的，以发生于肝脏的占位性病变，触之坚硬或表面凹凸不平，影像学、组织学检查等结果呈阳性，伴见右胁痛，呕恶，腹胀，渐现黄疸、消瘦等为特征的肝系癌病。

出处：中医古代文献中没有肝癌的病名，为《中医临床诊疗术语》标准病名。

证型：以肝郁脾虚证、脾虚湿困证、湿热结毒证、气滞血瘀证、肝肾阴虚证等为主。

二十三、胆癌 gallbladder cancer

定义：本病是由饮食不当，情志刺激，长期慢性胆病刺激恶变所致的，以发生于胆囊的占位性病变，实验室及影像学检查等结果呈阳性，伴见右上胁腹隐痛、胀痛，梗阻性黄疸，尿呈浓茶色，大便呈灰白色等为特征的肝系癌病。

出处：中医古代文献中没有胆癌的病名，为《中医临床诊疗术语》标准病名。

证型：以肝气郁结证、痰瘀互结证、肝胆实火证、肝胆湿热证、脾虚湿阻证等为主。

二十四、胰癌 pancreas cancer

定义：本病是由长期嗜烟、酗酒、进食霉变或油腻肥甘食物，或慢性胰腺病恶变所致的，以发生于胰腺的肿块，脘腹胁痛，纳呆，消瘦，梗阻性黄疸，实验室及影像学检查结果阳性等为特征的脾系癌病。

出处：中医古代文献中没有胰癌的病名，为《中医临床诊疗术语》标准病名。

证型：以湿浊阻遏证、气血瘀滞证、肝郁蕴热证、气血亏损证等为主。

二十五、肾癌 kidney cancer

定义：本病是由外邪侵入，或毒物长久刺激，伤阴耗气，损伤肾络，或肾脏病逐渐恶变所致的，以发生于肾脏的占位性病变，肿块进行性增大，影像学检查结果呈阳性，伴见尿血、腰腹疼痛等为特征的肾系癌病。

出处：中医古代文献中没有肾癌的病名，为《中医临床诊疗术语》标准病名。

证型：以湿热瘀毒证、肾亏湿毒证、气血两亏证等为主。

二十六、膀胱癌 bladder cancer

定义：本病是由结石、炎症等的长期刺激，或长期接触有毒物质等，使邪毒与湿热蕴结于膀胱所致的，以发生于膀胱的占位性病变，影像学、内窥镜检查结果呈阳性，可伴见长期间歇性、无痛性肉眼血尿或镜下血尿，或尿频、尿急、尿痛，甚则排尿困难等为特征的肾系膀胱癌。

出处：中医古代文献中没有膀胱癌的病名，为《中医临床诊疗术语》标准病名。

证型：以湿热下注证、瘀毒蕴结证、脾肾两虚证、阴虚内热证等为主。

二十七、尿道癌（输尿管癌）urethra cancer

定义：本病是由湿热毒邪内蕴，或长期接触有毒物质等，使邪毒与湿热蕴结于尿道所致的，以尿道占位性病变，小便时尿流变细、分叉，尿道刺痛，血尿，排尿困难，尿道口有血性分泌物，影像学、组织学检查结果呈阳性，可伴见消瘦、尿瘘等为特征的肾系癌病。

出处：中医古代文献中没有尿道癌的病名，为《中医临床诊疗术语》标准病名。

证型：以膀胱湿热证、肝郁气滞证、血瘀水道证、肺脾两虚证、肾阳衰惫证等为主。

二十八、肠癌 intestinal cancer

定义：本病是由过食肥甘、霉变食物，或与大肠慢性病变的长期刺激等，日久恶变所致的，以发生于肠道的占位性病变，可触及包块，腹部隐痛，或大便变细，夹有脓血，甚则大便闭结，阵作绞痛，影像学及内窥镜检查结果呈阳性等为特征的脾系癌病。

出处：中医古代文献中没有肠癌的病名，为《中医临床诊疗术语》标准病名。

证型：以湿热蕴结证、瘀毒内结证、脾胃虚寒证、脾虚下陷证、气血两亏证、脾肾阳虚证等为主。

二十九、锁肛痔 anorectal carcinoma

定义：本病是由忧思郁结，或饮食不当，邪毒痰瘀积聚肛肠，或久痢久泻等肛肠疾病日久恶变所致的，以肛门或肠内生肿物坚硬，大便夹血，或大便变形，排便困难，腹痛里急，直肠指检及内窥镜检查结果呈阳性等为特征的脾系癌病。

出处：《外科大成》云："锁肛痔，肛门内外如竹节锁紧，形如海蜇，里急后重，便粪细而带扁，时流臭水，此无法治。"

证型：以湿热蕴结证、气滞血瘀证、气阴两虚证等为主。

三十、子岩（子癌）testiculus cancer

定义：本病是由睾丸下降不全（隐睾），炎症刺激，痰瘀邪毒凝聚于肾子，日久恶变所致的，以肾子触及无痛性、表面不平的坚硬肿块，微痛或胀痛，增长迅速，甚或与阴囊粘连、破溃等为特征的肾系癌病。

出处： 中医古代文献中没有子岩（子癌）的病名，为《中医临床诊疗术语》标准病名。

证型： 以肝郁痰凝证、瘀血内结证、肝肾亏虚证等为主。

三十一、肾岩翻花（肾癌翻花、阴茎癌）carcinoma of penis

定义： 本病是由肝肾素亏，或忧思郁怒，相火内炽，肝经血燥，火邪郁结，逐渐恶变所致的，以阴茎龟头出现丘疹、结节状坚硬肿物，溃后如翻花状，伴见特异恶臭和脓性分泌物，组织学检查结果呈阳性等为特征的肾系癌病。

出处：《疡科心得集》载："肾岩翻花，此非由交合不洁，触染淫秽而生，由其人肝肾紊亏，或郁虑忧思……" 其又载："夫肾岩翻花者，俗名翻花下疳……而其人肝肾素亏，或又郁虑忧思，相火内灼，水不涵木，肝经血燥而络脉空虚，久之损者愈损，阴精消涸，火邪郁结。遂遭疾于肝肾部分……玉茎渐渐肿胀，其马口之竖肉处，翻花若榴子样，此肾岩已成也。"

证型： 以湿热下注证、正虚蕴毒证等为主。

三十二、外阴癌 vulva cancer

定义： 本病是由长期炎症刺激、外阴白斑等皮肤黏膜疾病的恶变，或不洁性交，感染湿热邪毒，痰瘀凝聚所致的，以外阴瘙痒或痛，局部结节、赘生肿块坚硬，有触痛，或外阴溃疡，久不敛口，滋流脓血，组织学检查结果呈阳性，可伴见腹股沟臖核肿大，尿痛不适，消瘦，好发于老年女性等为特征的妇科癌病。

出处： 中医古代文献中没有外阴癌的病名，为《中医临床诊疗术语》标准病名。

证型： 以湿热下注证、火毒炽盛证、气虚夹热证等为主。

三十三、阴道癌 vaginal cancer

定义： 本病是由阴道局部乳头状、菜花状赘生肿物或溃疡，周围浸润，或宫颈癌直接蔓延，或由胞宫、膀胱、直肠等癌瘤转移所致的，以淋巴转移、阴道不规则出血，或性交、绝经后出血，白带增多，有水样、血性或肉汁样分泌物，气味恶臭，阴道镜及组织学检查结果呈阳性为特征，可伴见阴道痛，尿频、尿血、尿痛，肛门坠胀，便血、便秘，晚期可形成膀胱阴道瘘或直肠阴道瘘，高发于中老年妇女等为特征的妇科癌病。

出处： 中医古代文献中没有阴道癌的病名，为《中医临床诊疗术语》标准病名。

证型： 以肝肾阴虚证、湿热瘀毒证等为主。

三十四、宫颈癌 cervical carcinoma

定义： 本病是由早婚或过早性生活，早年分娩或多产，性生活紊乱，以及感染邪毒等所致的，以宫颈内息肉状、乳头状或菜花状赘生物，表面不规则，宫颈肥大、质硬，有浅表或凹陷性溃疡，阴道镜及组织学检查结果呈阳性，伴见接触性出血，血性、脓性或米汤样带下增多,气味臭秽等为特征的妇科癌病。

出处: 中医古代文献中没有宫颈癌的病名,为《中医临床诊疗术语》标准病名。

证型: 以肝郁气滞证、湿毒瘀毒证、气滞血瘀证、痰湿下注证、脾肾阳虚证、肝肾阴虚证等为主。

三十五、子宫内膜癌 carcinoma of endometrium

定义: 本病是由体质异常,绝经后延,或雌激素对子宫内膜长期持续刺激、恶变所致的,以发生于子宫内膜,盆腔或扪及不规则结节状物块,未绝经者经量增多、经期延长或经间期出血,绝经后阴道出血,赤白带下,气味恶臭,影像学、组织学检查结果呈阳性,伴见下腹胀痛或痉挛痛,贫血,消瘦,发热等为特征的妇科癌病。

出处: 中医古代文献中没有子宫内膜癌的病名,为《中医临床诊疗术语》标准病名。

证型: 以气滞血瘀证、肾阴亏虚证、瘀毒壅滞证、湿毒下注证、气血两虚证、热毒证等为主。

三十六、输卵管癌 carcinoma of fallopian tube

定义: 本病是由慢性盆腔炎症刺激,或性生活不洁,邪毒感染等所致的,以腹部附件部位触及包块,盆腔积液,腹胀不适及疼痛,大量黄带或赤白带下,影像学、腹腔镜及组织学检查结果呈阳性,多见于绝经后女性,或有不孕病史等为特征的妇科癌病。

出处: 中医古代文献中没有输卵管癌的病名,为《中医临床诊疗术语》标准病名。

证型: 以气滞证、血瘀证、湿热蕴结证、阴虚内热证等为主。

三十七、卵巢恶性肿瘤 malignant tumor of ovary

定义: 本病是由家族遗传,或初潮早、绝经晚,未婚未育,环境、饮食因素,邪毒感染等,致使卵巢恶变所致的,以发生于卵巢的占位性病变,下腹部触及包块,生长迅速,腹部逐渐膨大,尿频,便秘,下肢浮肿,影像学、组织学检查结果呈阳性,可伴见腹水,腹痛,腰痛,气急,心悸,消瘦等为特征的妇科癌病。

出处: 中医古代文献中没有卵巢恶性肿瘤的病名,为《中医临床诊疗术语》标准病名。

证型: 以气滞血瘀证、湿热瘀毒证、肝肾阴虚证、气血两虚证、痰湿凝聚证等为主。

三十八、儿科癌病 pediatric cancer

定义: 本病泛指各种常见于儿科的恶性肿瘤病。

出处: 中医古代文献中没有儿科癌病的病名,为《中医临床诊疗术语》标准病名。

证型: 以血热瘀滞证、寒凝血瘀证、阴虚内热证等为主。

第二十章　临时诊断用病名 ▷▷▷▷

一、发热 fever

"发热"最早见于《内经》。《素问·至真要大论》有"发热恶寒如疟"的记载。《素问·阴阳应象大论》《素问·热论》《素问·至真要大论》等篇中均有对"发热"的论述。李东垣在《内外伤辨惑论》中明确指出发热有外感、内伤之别，并从病因病理、病证特点、脉象等各方面详细论述了鉴别之处。外感发热主要是由感受六淫之邪及疫疠之气所致，一般起病较急，初起常伴恶寒。内伤发热多由饮食劳倦或七情变化导致脏腑阴阳失调，气血虚衰所致，一般起病徐缓，病程较长，或有反复发作史，起病一般不伴恶寒，但觉发热，或虽感畏冷但得衣被可减。明代王肯堂的《证治准绳》对其论述作了引用归纳，为后世临床所借鉴。

（一）外感发热

定义：本病是由感受六淫之邪或温热疫毒之气，导致营卫失和，脏腑阴阳失调，出现病理性体温升高，伴有恶寒、面赤、烦躁、脉数等为主要临床表现的一类外感病证。外感发热，古代常称其为"发热""寒热""壮热"等。

出处：汉代张仲景《伤寒论》为我国第一部研究外感热病的专著，系统论述了外感热病的病因病机和证治规律，以阴阳为纲，创造性地提出了六经辨证理论。金代刘完素认为外感热病的病因主要是火热病邪，即使是其他外邪也是"六气皆从火化"，主张"热病只能作热治，不能从寒医"，治疗"宜凉不宜温"。清代叶天士《外感温热篇》对外感热病的感邪、发病、传变规律、察舌验齿等诊治方法都有详细的阐述，创立了外感热病的卫气营血辨证纲领。清代薛生白《湿热病篇》对外感湿热发病的证治特点作了详细论述，清代吴鞠通《温病条辨》对风温、湿温等各种外感热病作了论述，制定了治疗外感热病行之有效的方剂，创立了外感热病的三焦辨证理论。卫气营血辨证和三焦辨证的创立，标志着温病学说的形成，从而使外感热病理论和临床实践臻于完善。

证型：根据病因和症状特点的不同分为实证、虚证、虚实夹杂证。实证包括表证、半表半里证、里证及表里兼证；虚证可分为表虚证和里虚证；虚实夹杂主要表现为里虚表实证。

（二）内伤发热

定义：内伤发热是以饮食劳倦或七情内伤等致脏腑功能失调、气血阴阳亏虚为基本病机，以发热为主要临床表现的病证。

出处： 内伤发热在古代文献中有"阴虚内热""内热""虚热""积热""劳热""烦热""郁热""火郁""火""内伤发热"等多种记载。明代《明医杂著》始载"内伤发热，是阳气自伤，不能升达，降下阴分而发热，乃阳虚也"。其首次明确提出"内伤发热"的病名。

证型： 以阴虚发热证、阳虚发热证、气虚发热证、血虚发热证、食积发热证、郁火发热证、痰湿发热证等为主。

二、抽搐 spasm

抽搐又名"瘛疭""抽搦""抽风""痉证"，是以肢体不自主抽动，甚则项背强急，角弓反张为特征的常见急症。

定义： 本病是由外邪入侵，毒滞经络，或体内邪动，犯扰经络致脑髓受病，神机受累，筋脉拘挛或失养，舒纵失灵，以肢体不自主抽动，颈项强直，角弓反张或神志不清为特征的病证，多见急重疾病过程中。

出处：《内经》奠定了"痉""瘛疭"的病名基础，首次提出"痉"的病名，并将其病机与风、寒、湿邪关联，《素问·至真要大论》："诸痉项强，皆属于湿。"《灵枢·邪气脏腑病形》提到"心脉急甚者为瘛疭"，是手足抽搐的最早记载。

证型： 本病有虚实之分，根据病因和症状特点的不同分为实证和虚证。实证包括风痰证、瘀热证；虚证包括津亏血少证、脑髓失养证、筋脉失荣证。

三、谵语 delirious speech

谵语又名"谵言""谬语""谵妄"，常见神志不清，语无伦次，声高有力等症状。

定义： 本病是由外感热病，温病邪入心包，或阳明腑实证，痰扰心神等邪热内扰神明，致神志不清、语无伦次、声高有力的病证，属实证范畴。

出处："谵语"始见于《伤寒论》，其载："阳明病，谵语，发潮热，反不能食者，胃中必有燥屎五六枚也，若能食者，但硬耳，宜大承气汤下之。"《素问·热论》称其为"谵言"，归为热病症状，如"两感于寒"则"病一日则巨阳与少阴俱病……谵言"，反映热邪扰神病机。隋代巢元方《诸病源候论》称之为"谬语"。见于《风热候》《温病候》等篇，强调热性病过程中"热乘于心"致神昏言语错乱。

证型： 以热炽阳明证、阳明腑实证、热毒攻心证、痢毒上攻证、热入营分证、热入血分证、湿热蒙蔽证、痰火上扰证、瘀血攻心证等为主。

四、郑声 fading murmuring

郑声见于疾病晚期心气内损、精神散乱的危重阶段。

定义： 本病是由久病脏腑气衰竭，心神散乱，致神志不清，语言重复，时断时续，语声低弱模糊的病证，属虚证。

出处： 东汉张仲景在《伤寒论》中正式提出"郑声"病名，《伤寒论·辨阳明病脉证并治》载："夫实则谵语，虚则郑声。郑声者，重语也。"

证型：以血虚郑声证、气虚郑声证、亡阳郑声证、亡阴郑声证等为主。

五、错语 paraphasia

错语可见于久病体虚或年老脏气衰微之人，亦可见于情志抑郁心神不宁之人。

定义：本病是由心气虚弱，神气不足，或痰浊、瘀血、气郁阻碍心神所致神志清楚而语言前后颠倒，错乱无序，语后自知，不能自主的病证，有虚实证之分。

出处："错语"作为独立病名始于明代《景岳全书》，其理论根源可追溯至《内经》。《素问·脉要精微论》提到"言而微，终日乃复言者，此夺气也"，描述了气虚导致的言语异常，为后世错语辨证提供理论基础。明代《景岳全书》指出其病机多为"心脾气虚"或"痰浊扰神"，并区分了"虚证错语"与"实证错语"。

证型：以心脾两虚证、肝郁气结证、瘀血扰心证、痰湿内阻证等为主。

六、头痛 headache

"头痛"最早见于《阴阳十一脉灸经》，殷商甲骨文就有"疾首"的记载，《内经》称本病为"首风""脑风"，古代文献还载有"偏正头风""厥头痛""雷头风"等病名。正如《证治准绳·头痛》所说："医书多分头痛、头风为二门，然一病也，但有新久去留之分耳。浅而近者名头痛，其痛卒然而至，易于解散速安也；深而远者为头风，其痛作止不常，愈后遇触复发也。皆当验其邪所从来而治之。"本病是由外感与内伤，致使脉络拘急或失养，清窍不利所引起的以头部疼痛为主要临床特征的疾病。头痛既是一种常见病证，也是一个常见症状，可以发生于多种急慢性疾病过程中，有时亦是某些相关疾病加重或恶化的先兆。

（一）外感头痛

定义：本病是由感受外邪所致的头痛。其临床多表现为发病较急，病势较剧，多为掣痛、跳痛、胀痛、重痛、痛无休止，多属实证。

出处：《素问·风论》认为其病因乃外在风邪寒气犯于头脑。《素问·五脏生成》还提出"头痛巅疾，下虚上实"的病机。《伤寒论》在太阳病、阳明病、少阳病、厥阴病篇章中较详细地论述了外感头痛病的辨证论治。隋代巢元方《诸病源候论》认为"风痰相结，上冲于头"可致头痛。

证型：以风寒头痛证、风热头痛证、风湿头痛证等为主。

（二）内伤头痛

定义：本病是由脏腑、气血损伤，或内邪上扰所致的头痛。临床多表现为起病缓慢，痛势较缓，多为隐痛、空痛、昏痛、痛势悠悠，遇劳则剧，时作时止。

出处：宋代陈无择《三因极一病证方论》认为"有气血食厥而疼者，有五脏气郁厥而疼者"，对内伤头痛的认识较为充分。《东垣十书》指出外感与内伤均可引起头痛，据病因和症状不同而有伤寒头痛、湿热头痛、偏头痛、真头痛、气虚头痛、血虚头痛、气血俱虚头痛、厥逆头痛等，还补充了太阴头痛和少阴头痛，为头痛的分经用药创造了条件。《丹溪心法》认为头痛多因痰与火。《普济方》认为："气血俱虚，风邪伤于阳经，入于脑中，则令人头痛。"徐春甫《古今医统大全·头痛大法分内外之因》记载："头痛自内而致者，气血痰饮、五脏气郁之病，东垣论气虚、血虚、痰厥头痛之类是也；自外而致者，风寒暑湿之病，仲景伤寒、东垣六经之类是也。"张景岳《景岳全书·头痛》认为："凡诊头痛者，当先审久暂，次辨表里。盖暂痛者，必因邪气，久病者，必兼元气。以暂病言之，则有表邪者，此风寒外袭于经也，治宜疏散，最忌清降；有里邪者，此三阳之火炽于内也，治宜清降，最忌升散，此治邪之法也。其有久病者，则或发或愈，或以表虚者，微感则发……所以暂病者，当重邪气，久病者，当重元气，此固其大纲也。然亦有暂病而虚者，久病而实者，又当因脉因证而详辨之，不可执也。"

证型：以肝阳头痛证、肾虚头痛证、气血虚头痛证、痰浊头痛证、瘀血头痛证等为主。

七、眩晕 vertigo

眩晕为临床常见病证，多见于中老年人，亦可发于青年人。本病可反复发作，妨碍正常工作及生活，严重者可发展为中风、厥证或脱证而危及生命。

定义：本病是由情志、饮食内伤、体虚久病、失血劳倦及外伤、手术等，引起风、火、痰、瘀上扰清空或精亏血少，清窍失养为基本病机，以头晕、眼花为主要临床表现的一类病证。眩即"眼花"，晕指"头晕"，两者常同时并见，故统称为"眩晕"，其轻者闭目可止，重者如坐车船，旋转不定，不能站立，或伴有恶心、呕吐、汗出、面色苍白等症状。

出处：《素问·至真要大论》认为"诸风掉眩，皆属于肝"，指出眩晕与肝关系密切。《灵枢·卫气》认为"上虚则眩"，《灵枢·口问》说"上气不足，脑为之不满，耳为之苦鸣，头为之苦倾，目为之眩"。汉代张仲景《金匮要略·痰饮咳嗽病脉证并治》说"心下有支饮，其人苦冒眩，泽泻汤主之"，认为痰饮是眩晕发病的原因之一。宋代严用和《重订严氏济生方·眩晕门》指出："所谓眩晕者，眼花屋转，起则眩倒是也，由此观之，六淫外感，七情内伤，皆能导致。"

证型：以肝阳上亢证、肝火上炎证、痰湿上蒙证、瘀血阻窍证、气血亏虚证、肝肾阴虚证等为主。

八、晕厥 syncope

晕厥指"忽为眩仆脱绝""突然昏倒，不省人事"，尤其以精神情志因素为明显诱因，如情绪紧张、恐惧、疼痛等。

定义：本病是由多种原因引起的气机逆乱，升降失调，气血阴阳不相接续而致的，以突然昏倒、不省人事，或伴有四肢逆冷为主要临床表现的一种急性病证。病情轻者，一般在短时内苏醒，醒后无偏瘫、失语及口眼㖞斜等后遗症；但病情重者，则昏厥时间较长，甚至一厥不复而导致死亡。

出处：《内经》首次提出"厥"的概念。《素问·厥论》载："厥或令人腹满，或令人暴不知人，或至半日远至一日乃知人者。"《素问·大奇论》说："暴厥者，不知与人言。"后世的"郁冒""气厥""血厥""痰厥""食厥""暑厥""酒厥""昏厥""昏晕""昏仆"等皆属晕厥范畴。《古今医案按·厥》载："今人所谓厥者，乃晕厥耳，亦兼手足逆冷，而其重在神昏若死也。"

证型：以气厥证、血厥证、痰厥证、食厥证、暑厥证、酒厥证、蛔厥证等为主。其中气厥证与血厥证又有实证和虚证之别。

九、昏迷（神昏）unconsciousness

昏迷病证患者随意运动丧失，对周围事物如声音、光等的刺激全无反应。疾病过程中出现神昏时，多为急危重症。神昏的深度常与疾病的严重程度有关。

定义：本病是由外感时疫，热陷心营，或内伤痰火，阴阳气血逆乱，浊邪上扰等致神明失守，清窍闭塞，以神志丧失，昏不知人为特征的病证。多种外感温热、疫病类疾病，各种厥病、脱病、痫病、中风、中暑、中毒、头部内伤、电击伤等，均可出现神昏。

出处：病名首载于《许叔微医案》，其载"神昏，如睡，多困，谵语，不得眠。"金代成无己《伤寒明理论》卷三记载："郁为郁结而气不舒也，冒为昏冒而神不清也，也谓之昏迷者是也。"中医文献还有"昏迷""昏蒙""昏厥""谵昏"等病名，均属神昏的范畴。

证型：根据病因病机的不同分为闭证与脱证。闭证分为热陷心营证、热结胃肠证、喘促痰蒙证、湿热上蒸证、肝阳暴张证；脱证分为亡阴证、亡阳证。

十、烦躁 dysphoria

定义：本病是由邪热、痰火、瘀血或脏腑阴阳失调等致心神被扰，以心中烦热不安，手足躁扰不宁为特征的病证。心中热而不安叫"烦"，手足扰动不宁叫"躁"。烦与躁常并称，但有虚实寒热的不同。

出处：始见于《内经》。《素问·至真要大论》载："少阳之复，大热将至，心热烦躁。"又载："少阴之胜，心下热，善饥，脐下反动，呕逆躁烦。"《素问·至真要大论》指出烦躁多与火邪内扰相关。金代成无己《伤寒明理论》载："所谓烦躁者，谓先烦渐至燥也。"若先躁后烦，则称为躁烦。明代陶华《伤寒六书》曰："烦为扰乱而躁为愤怒，躁为先烦而渐至躁也。伤寒烦躁，则有阴阳虚实之别。心热则烦，阳实阴虚。肾热则躁，阴实阳虚。烦则热之轻，躁则热之甚也。有邪在里而烦躁者，有不烦便作躁闷者，此为阳盛隔阴，欲于泥水中卧，饮水不得入口也。"

证型：以表寒郁热证、少阳郁热证、阳明腑实证、气分热盛证、热入营血证、痰火内扰证、瘀血内结证、心血不足证、阴虚火旺证等为主。

十一、失眠 sleeplessness

定义：临床以经常不能获得正常睡眠时间和质量等为特征的病证称为失眠。本病多因思虑劳神太过，气血亏虚，或因情志所伤，气机不舒，以及火热内扰、痰浊阻滞等，使阴阳不和，神气不宁所致。本病常见于不寐、郁病、神劳、癫病、狂病、脏躁、绝经前后诸症及部分全身性疾病中。

出处：《内经》中称本病为"目不瞑""不得眠""不得卧"。《难经·四十六难》载："老人血气衰，肌肉不滑，营卫之道涩，故昼日不能精，夜不得寐也。故知老人不得寐也。"

证型：以肝火扰心证、痰热扰心证、心脾两虚证、心肾不交证、心胆气虚证等为主。

十二、健忘 Amnesia

定义：本病又称"善忘"，临床以与增龄不相称的记忆力明显减退，遇事易忘等为特征，多由心脾亏虚，心肾不交，年老精衰，或瘀痰痹阻清空等所致。

出处：《诸病源候论》曰："多忘者，心虚也。心主血脉而藏于神，若风邪乘于血气，使阴阳不和，时相并隔，乍虚乍实，血气相乱，致心神虚损而多忘。"《圣济总录》曰："健忘之病，本于心虚，血气衰少，精神昏聩，故志动乱而多忘也。盖心者，君主之官，神明出焉。苟为怵惕思虑所伤，或愁忧过损，惊惧失志，皆致是疾。故曰愁忧思虑则伤心，心伤则喜忘。"

证型：以心脾不足证、肾精亏耗证、痰浊扰心证、血瘀痹阻证等为主。

十三、嗜睡 drowsiness

定义：本病又称"多寐""多卧""嗜眠""多眠"，临床以患者精神委顿，不分昼夜，时时欲寐，实际睡眠时间增加等为特征，多因阳气不足，或痰湿内盛，瘀血浊毒阻蔽清阳所致。

出处：《素问·诊要经终论》载："秋刺夏分，病不已，令人益嗜卧，又且善梦。"

证型：以湿盛困脾证、瘀血阻滞证、脾气虚弱证、阳气虚衰证等为主。

十四、目盲 blindness

定义：本病临床以视力严重下降，甚至失明为特征，多由气血瘀阻，或痰热上壅，肝火亢盛，肝肾阴血亏虚而使目无所养所致。

出处：《素问·生气通天论》曰："目盲不可以视，耳闭不可以听，溃溃乎若坏都，汩汩乎不可止。"

证型：以气滞血瘀证、肝火亢盛证、风痰阻络证、痰热蕴结证、气虚血瘀证、肝肾阴虚证等为主。

十五、耳鸣 tinnitus

定义：本病即耳中鸣响，临床以无相应声源时自觉耳中或头颅有鸣响声为特征，多由阴血亏虚，或肾精不足、中气下陷，耳窍失养，以及风阳痰火上扰，风邪上乘或药毒犯耳等所致。

出处：《素问·脉解》曰："所谓耳鸣者，阳气万物盛上而跃，故耳鸣也。"

证型：以肝气郁结证、风邪侵袭证、痰湿困结证、脾胃虚弱证、心血不足证、肾精亏损证等为主。

十六、耳聋 deafness

定义：本病临床以双耳或单耳听声不真或不闻声音，检查听力严重障碍等为特征，多由寒热痰火内扰，或气血亏虚，外伤及药物中毒等闭塞耳窍所致。

出处：《左传·僖公二十四年》载："耳不听五声之和为聋。"《灵枢·决气》曰："精脱者，耳聋。"

证型：以肝胆火盛证、痰火郁结证、风热上扰证、肾精亏虚证、清气不升证等为主。

十七、鼻衄 epistaxis

定义：本病临床以鼻中出血为特征，多由鼻部疾患或外伤，或肺、胃、肝经火热上扰，脾虚不能统血等所致。

出处：《诸病源候论·鼻久衄候》曰："鼻衄，由热乘血气也。"

证型：以热邪犯肺证、肝火上炎证、胃热炽盛证、气血亏虚证等为主。

十八、牙痛 toothache

定义：本病临床以牙齿酸楚、牙龈疼痛等为特征，多由风邪侵袭，或胃火上炎，肾虚火浮，或脾虚气弱，或牙体腐蚀等所致，常见于龋齿、牙痈、牙咬痈、齿槽风等。

出处：《灵枢·经脉》曰："大肠手阳明之脉……是动则病，齿痛，颈肿。"

证型：以胃火炽盛证、肾虚火旺证、肾精亏虚证等为主。

十九、齿衄（牙衄）gingival hemorrhage

定义：本病又称为"牙衄""牙血""牙宣"，临床以血液自牙龈渗出为特征，多由胃经积热，或阴虚火旺，或心脾两虚，血不循经所致。本病常见于牙宣及紫癜、髓劳、肥气、血溢病、疫斑热等。

出处：《证治准绳·杂病》曰："血从齿缝中，或齿龈中出，谓之齿衄，亦曰牙宣。"

证型：以胃火炽盛证、阴虚火旺证等为主。

二十、失音 aphonia

定义：本病又称"喑"，亦称"倒嗓""声嘶"，临床以神清而声音嘶哑，甚则不能发出声音为特征，多由风寒或风热火毒等邪犯喉，或燥热袭肺，肺虚失润，或嗜食肥甘、烟酒熏灼，痰热内生，或久病精气内夺，声道燥涩，或情志、劳伤，气机郁滞等所致，常见于喉喑、喉癣、气厥、喉息肉、白喉、子喑等。

出处：《诸病源候论·风失音不语候》曰："喉咙者，气之所以上下也。会厌者，音声之户；舌者，声之机；唇者，声之扇。风寒客于会厌之间，故卒然无音。皆由风邪所伤，故谓风失音不语。"

证型：以外感风寒证、外感风热证、肺燥津伤证、气郁血瘀证、痰湿郁滞证、肺脾气虚证、肺肾阴虚证等为主。

二十一、咯血 Hemoptysis

定义：本病是由阴虚火旺，或心火上炎，邪热蕴肺，灼伤络脉所致的，以喉部或喉以下呼吸道出血经口腔排出为特征的病证。

出处：《素问·宣明五气》载："五气所病……肺为咳。"《素问·咳论》载："五脏六腑，皆令人咳，非独肺也。"

证型：以燥热犯肺证、阴虚肺热证、肝火犯肺证等为主。

二十二、咳嗽（咳逆）cough

定义：本病是由六淫外邪袭肺，或有害气体刺激，痰饮停肺，气阴亏虚等致使肺失清肃，肺气上逆所致的，以从肺经喉发出"咳、咳"声为特征的病证。

出处：《景岳全书·咳嗽》载："以余观之，则咳嗽之要，止唯二证，何为二证？一曰外感，二曰内伤，而尽之矣。"

证型：以风寒袭肺证、风热犯肺证、风燥伤肺证等为主。内伤咳嗽以痰湿蕴肺证、痰热郁肺证、肝火犯肺证、肺阴亏虚证等为主。

二十三、气喘（喘促）panting

定义：本病是由外感风寒、风热袭肺，或因邪热炽盛、痰饮停肺、肺肾气虚等所致的，以呼吸困难、气息急促为特征的病证。

出处：《灵枢·五阅五使》载："肺病者，喘息鼻张。"《灵枢·本脏》载："肺高，则上气，肩息咳。"

证型：以风寒壅肺证、表寒肺热证、痰热郁肺证、痰浊阻肺证等为主。虚喘以肺气虚耗证、肾虚不纳证、正虚喘脱证等为主。

二十四、咳血 expectoration of blood

定义：本病是由外伤或外邪犯肺，或肝火犯肺、阴虚火旺，或气不摄血等，致使肺络受损，血逸脉外所致的，以血来自肺或气管、血随咳嗽而出等为特征的病证。

出处：《素问·示从容论》载："于此有人，四肢解堕，喘咳血泄，而愚诊之以为伤肺。"《黄帝素问宣明论方》载："心火有余而妄行，上为咳血衄血，下为大小便血。"

证型：以燥热伤肺证、肝火犯肺证、阴虚肺热证等为主。

二十五、胸痛 chest pain

定义：本病是由胸部外伤，或因火热内灼、痰饮内阻、气滞血瘀等所致的，以心胸、胸肋等部位自觉疼痛，或切按则痛等为特征的病证。

出处：《素问·脉解》云："所谓胸痛少气者，水气在脏腑也，水者，阴气也，阴气在中，故胸痛少气也。"

证型：以气滞血瘀证、寒凝气滞证、痰浊闭阻证、心阳不振证等为主。

二十六、心悸 palpitate

定义：本病是由气虚血弱，心失所养，或因情绪刺激、外邪直中心络，或痰饮、瘀血等痹阻心脉所致的，以自觉心搏异常跳动，心慌不安，或时作时止等为特征的病证。

出处：《金匮要略·惊悸吐衄下血胸满瘀血病脉证治》载："寸口脉动而弱，动即为惊，弱则为悸。"

证型：以心虚胆怯证、心血不足证、阴虚火旺证、心阳不振证、水饮凌心证、瘀阻心脉证等为主。

二十七、心痛 heart pain

定义：本病是由痰浊瘀血内阻，阳虚寒凝，或阴血亏虚等所致的，以自觉膻中部位及偏左侧的心胸疼痛等为特征的病证。

出处：《灵枢·五邪》载："邪在心，则病心痛。"

证型：以心血瘀阻证、气滞心胸证、痰浊闭阻证、寒凝心脉证、气阴两虚证、心肾阴虚证等为主。

二十八、呕吐 vomiting

《内经》对呕吐有较详细的论述，认为外邪、火热、食滞及肝胆气逆犯胃等均可导致呕吐。汉代张仲景《金匮要略》有"呕吐哕下利病脉证治"专篇，根据不同病因、症状而立法遣方，至今仍被临床广泛应用。呕吐泛指因外感或内伤，以及头部损伤、妊娠、药物中毒等各种原因引起胃失和降、胃气上逆所致的疾病，临床以胃内容物从口中吐出，或恶心作哕等为主要临床特征。本病根据呕吐的病因、病机及症状，可分为干呕、暴吐。

（一）干呕 dry vomiting

定义：本病是由胃虚气逆，或因肝气犯胃，胃失和降，气逆上冲所致的，以时作恶心，但有声而无物吐出，或仅哕出涎沫而无食物等为特征的病证。

出处：《诸病源候论》载："干呕者，胃气逆故也。但呕而欲吐，吐而无所出。"

证型：以肝气犯胃证、胃中实热证、胃中实寒证、脾胃阳虚证等为主。

（二）暴吐 fulminant vomiting

定义：本病是由暴饮暴食，或外感疫毒，或食物、药物中毒，邪毒犯胃，暴逆上冲所致的，以突发呕吐，或暴吐如喷，不能自已，呕吐物多为食物、痰涎或胆汁等为特征的病证。

出处：《素问病机气宜保命集》载："上焦吐者，皆从于气……其脉浮而洪，其证食已暴吐。"

证型：以外邪干胃证（外感寒邪证、外受风热证、外感暑湿证）、饮食伤胃证、痰饮阻胃证为主。

二十九、呕血（吐血）hematemesis

定义：本病是由肝胃积热、脾气虚弱、瘀血阻滞等多种原因，使胃络受损，胃失和降所致的，以血液自胃或食管上泛，经口呕吐而出等为特征的病证。

出处：《素问·举痛论》载："怒则气逆，甚则呕血及飧泄。"

证型：以胃热壅盛证、肝火犯胃证、气虚血溢证等为主。

三十、胃痛 epigastralgia

定义：本病是由寒热侵扰，或饮食失调，阴阳气血不足，气滞血瘀等，使胃失和降所致的，以自觉剑突下的上腹部疼痛，或切按则痛等为特征的病证。

出处：《灵枢·邪气脏腑病形》载："胃病者，腹膜胀，胃脘当心而痛。上支两胁，膈咽不通，食饮不下，取之三里也。"

证型：以寒邪客胃证、饮食伤胃证、肝气犯胃证、肝胃郁热证、湿热中阻证、瘀血停滞证、脾胃虚寒证、胃阴不足证等为主。

三十一、脘痞 gastric stuffiness

定义：脘痞是以胃脘胀满，切按柔软、不痛为特征的病证，可因寒热互结，气机阻滞，或脾胃气虚，运化失健等所致，常见于胃及肝、胆、脾的慢性病变之中。临床若对导致脘痞的病种尚不能确定时，可以脘痞待查作为初步诊断，并进行辨证分型。脘痞的病理性质有虚实之分。脘痞初期，多为实证；脘痞日久，转为虚证。

出处：《素问·至真要大论》云："太阳之复，厥气上行，水凝雨冰，羽虫乃死，心胃生寒，胸膈不利，心痛痞满。"

证型：以肝胃不和证、脾虚气滞证、肝胃阴虚证、脾虚气陷证、痰湿内阻证等为主要证型。

三十二、嘈杂 epigastric upset

定义：嘈杂是指自觉胃中空虚，似饥非饥，似痛非痛，似辣非辣，懊侬莫可名状等为特征的病证，可单独出现，又常与胃痛、吐酸兼见，多因伤食、胃寒、胃热、阴血亏虚及肝胃不和等所致，病位在胃，与肝、脾二脏关系密切。

出处：元代朱丹溪《丹溪心法》谓："嘈杂，是痰因火动，治痰为先。"明确提出嘈杂的病名，并认为其病机是"食郁有热"。明代张景岳《景岳全书·嘈杂》曰："嘈杂一证，或作或止，其为病也，则腹中空空，若无一物，似饥非饥，似辣非辣，似痛非痛，而胸膈懊侬，莫可名状，或得食而暂止，或食已而复嘈，或兼恶心，而渐见胃脘作痛。"何梦瑶《医碥·杂症·嘈杂》云："其证似饥，急欲得食，心中扰扰不宁，如酸如辣，似慌张。"

证型：临床分虚实二类，亦可为虚实夹杂，实者多属胃热，虚者属胃虚、血虚。胃虚嘈杂可有胃气虚及胃阴虚之不同；血虚嘈杂兼见气血两亏之表现。

三十三、胁痛 hypochondriac pain

定义：胁痛是指自觉一侧或两侧胁肋部疼痛，或切按则痛等为特征的疾病。胁，指侧胸部，为腋以下至第十二肋骨部的总称。如清代吴谦《医宗金鉴》所言："其两侧自腋而下，至肋骨之尽处，统名曰胁。"本病多因气机郁滞，脉络失和，或胆汁瘀积等所致，病位在肝胆，与脾胃及肾二脏关系密切。

出处：《内经》已有对胁痛的记载，指出胁痛的病因、病机、临床特点，认为胁痛主要与肝胆有关。如《素问·脏气法时论》曰："肝病者，两胁下痛引少腹。"《素问·举痛论》曰："寒气客于厥阴之脉，厥阴之脉者，络阴器，系于肝。寒气客于脉中，则血泣脉急，故胁肋与少腹相引痛矣。"隋代巢元方《诸病源候论》曰："胸胁痛者，由胆与肝及肾之支脉虚，为寒所乘故也……此三经之支脉并循行胸胁，邪气乘于胸胁，故伤其经脉。邪气之与正气交击，故令胸胁相引而急痛也。"

证型：以肝郁气滞证、肝胆湿热证、瘀血阻络证、肝络失养证等证型为主。

三十四、黄疸 jaundice

黄疸是指白睛、皮肤黏膜及小便发黄等为特征的疾病。《内经》已有关于黄疸的病名及其主要症状的记载。如《素问·平人气象论》云："溺黄赤，安卧者，黄疸……目黄者曰黄疸。"《灵枢·论疾诊尺》云："身痛面色微黄，齿垢黄，爪甲上黄，黄疸也。"黄疸的病位主要在脾、胃、肝、胆。由于湿邪壅阻中焦，脾胃失健，肝气郁滞，疏泄不利，致胆汁输泄失常，胆液不循常道，外溢肌肤，下注膀胱，而发为目黄、肤黄、小便黄之病证。根据病因、病机及临床表现的不同，本病可分为阳黄、阴黄。

（一）阳黄 yang jaundice

定义：阳黄是指以发热，烦渴，身目黄色鲜明如橘子色，小便色深如浓茶为主要表现的疾病，多由湿热之邪所致。

出处：《景岳全书·杂证谟·黄疸》载："阳黄证因湿多成热，热则生黄，此即所谓湿热证也。"

证型：以热重于湿证、湿重于热证、湿热兼表证、肝胆湿热证、胆腑郁热证、疫毒炽盛证等为主。

（二）阴黄 yin jaundice

定义：阴黄是指皮肤巩膜黄色晦暗如烟熏为主要表现的疾病，病程较长，多由脾胃虚寒，寒湿内阻所致。

出处：《诸病源候论》载："阳气伏，阴气盛，热毒加之，故但身面色黄，头痛而不发热，名为阴黄。"清代林珮琴《类证治裁》云："阴黄系脾脏寒湿不运，与胆液浸淫，外渍肌肉，则发而为黄。"《医学心悟》云："复有久病之人，及老年人，脾胃亏损，面目发黄，其色黑暗而不明。"

证型：以寒湿阻遏证、血瘀肝郁证、肝脾不调证、阳虚寒凝证、脾虚湿困证等为主。

三十五、吐酸 acid regurgitation

定义：吐酸又称为吞酸、泛酸、噫酸，临床以酸水自胃中上涌至咽喉，随即咽下，或由口中吐出等为特征，多由肝气郁结，胃气不和，或因肝火犯胃，或宿食不化，食伤脾胃，或脾胃虚寒，饮停上泛等所致。

出处：《素问·至真要大论》谓："诸呕吐酸，暴注下迫，皆属于热。"认为本病多属于热。明代龚廷贤《寿世保元》谓："夫酸者肝木之味也，由火盛制金，不能平木，则肝木自甚，故为酸也。"清代李用粹《证治汇补》谓："大凡积滞中焦，久郁成热，则木从火化，因而作酸者，酸之热也，若客寒犯胃，顷刻成酸、本无郁热，因寒所化者，酸之寒也。"说明吐酸不仅有热证而且有寒证，并与胃有关。

证型：本病的基本病机为肝胃失和，有寒热之分。吐酸属热者，多由肝郁化热，邪热犯胃，胃气上逆所致；因寒者，多因脾胃虚弱，肝气犯胃而成。

三十六、腹痛 abdominal pain

定义：腹痛是以胃脘与季肋以下，耻骨毛际以上的腹部自觉疼痛，或切按则痛等为特征，多因外感六淫及虫、食、石、粪等内外损伤，痹阻脏腑气血，或气血亏虚等所导致的各种急慢性病变。《内经》对腹痛的病因病机有较为全面的认识。《素问·举痛论》云："寒气客于小肠，小肠不得成聚，故后泄腹痛矣。"病位涉及脾、胃、肝、胆及大小肠等多个脏腑，基本病机为脏腑气机阻滞，气血运行不畅，脉络痹阻，则不通则痛；或脏腑经络失养，则不荣而痛。

出处：《症因脉治·腹痛论》载："痛在胃之下，脐之四傍，毛际之上，名曰腹痛。"《诸病源候论·腹痛病诸候》曰："腹痛者，由腑脏虚，寒冷之气，客于肠胃、募原之间，结聚不散，正气与邪气交争相击故痛。"

证型：以寒邪内阻证、湿热壅滞证、饮食积滞证、肝郁气滞证、瘀血内停证、中虚脏寒证等证型为主。

三十七、腹胀 abdominal distension and fullness

定义：腹胀是指以自觉腹部胀满不适，或腹部膨胀、叩之如鼓、食欲不振、食少饱闷、恶心嗳气、四肢乏力等为特征，主要病位为肝、胆、脾、胃等，多由湿热蕴结肝胆、脾虚气滞、寒湿困脾等所导致的各种急慢性病变。

出处：《诸病源候论》载："腹胀者，由阳气外虚，阴气内积故也。阳气外虚，受风冷邪气，风冷，阴气也。冷积于腑脏之间不散，与脾气相壅，虚则胀，故腹满而气微喘。"

证型：以湿热蕴结证、痰饮证、食积证、肝火证、肝肾两虚证、脾实证、肺热证、脾虚证等为主要证型。

三十八、腹泻 diarrhea

腹泻是指以大便次数增多，粪质稀薄等为特征的疾病，多因外感风寒湿热疫毒之邪，或饮食所伤，或情志失调，或久病脾肾阳气亏虚等所致。在《内经》载有"鹜溏""飧泄""注下"等病名，《素问·阴阳应象大论》曰"湿盛则濡泻""春伤于风，夏生飧泄"。《素问·至真要大论》曰："暴注下迫，皆属于热。"其指出泄泻发病与寒、湿、风、热等病因有关，病变脏腑涉及脾、胃、大肠、小肠。根据病机及临床表现的不同，本病可分为风泄、寒泄、湿泻、伤食泻、七情泻、虚泄等。

（一）风泄 wind diarrhea

定义：风泄是由风邪引起的，兼有外感表证，以大便溏泻或泻下清水，头胀，自汗，恶风为主要临床表现的泄泻。

出处：《杂病源流犀烛》载："风泄，恶风自汗，或带清血，由春伤风，夏感湿，故其泻暴。"

证型：以外感风邪、侵袭肠胃证等为主。

（二）寒泄 cold diarrhea

定义：寒泄是由脾胃寒盛所致的，以肠鸣腹痛、便泻稀水等为主要临床表现的泄泻。

出处：《素问病机气宜保命集》载："又有寒泄者，大腹满而泄；又有鹜溏者，是寒泄也。"《丹溪心法》载："寒泄，寒气在腹，攻刺作痛，洞下清水，腹内雷鸣。"

证型：以寒湿内盛证等为主。

（三）湿泻 damp diarrhea

定义：湿泻指湿伤脾胃所致的泄泻，以腹痛不甚，泻下水样便，或水肿，身热，脉濡细或濡数等为主要临床表现。

出处：《证治要诀》载："湿泻，由坐卧湿处，以致湿气伤脾，土不克水。梅雨阴久，多有此病。"《金匮翼》载："湿泻一名濡泄，其脉濡细，其症泄水，虚滑肠鸣，身重、腹不痛。由脾胃有湿，则水谷不化，清浊不分。久雨潮溢，或运气湿土司令之时，多有此疾。"

证型：以湿邪困脾证等为主。

（四）伤食泻 anorexic diarrhea

定义：伤食泻指因饮食过多，损伤脾胃所致泄泻，以腹痛肠鸣，泻下粪便，臭如败卵，泻后痛减，脘腹胀满，嗳腐酸臭，不思饮食，苔垢浊或厚腻，脉滑等为主要临床表现。

出处：《丹溪心法》载："伤食泻，因饮食过多，有伤脾气，遂成泄泻。"

证型：以食滞肠胃证等为主。

（五）七情泻 seven-sense diarrhea

定义：七情泻指因情志刺激过度所致的泄泻，以抑郁恼怒，或情绪紧张而发泄泻，伴有胸胁胀闷，嗳气食少，腹痛攻窜，肠鸣矢气等为主要临床表现。

出处：《医学入门》载："七情泻腹常虚痞，欲去不去，去不通泰。"《景岳全书·泄泻》载："凡遇怒气便作泄泻者，必先以怒时夹食致伤脾胃，故但有所犯即随触而发，此肝脾二脏之病也，盖以肝木克土，脾气受伤而然。"

证型：以肝气乘脾证等为主。

（六）虚泄

定义：虚泄指大便溏泄之属于虚证者，多由脾胃虚弱，肾阳衰微所致，以面色萎黄，倦怠乏力，食少嗳气，大便稀薄而无酸臭味，舌淡嫩苔白，脉虚等为主要临床表现。

出处：《景岳全书》曰："肾为胃关，开窍于二阴，所以二便之开闭，皆肾脏之所主，今肾中阳气不足，则命门火衰，而阴寒独盛，故于子丑五更之后，当阳气未复，阴气盛极之时，即令人洞泄不止也。"《幼科心法要诀》曰："脾虚食后即作泻，腹满不渴少精神，面黄懒食肌消瘦。"

证型：以脾胃虚弱证、脾阳虚衰证、脾虚夹湿证、肾阳虚衰证等为主。

三十九、腹水 abdominal retention of water

定义：腹水指水停腹腔所表现的征象，以水停腹内，或叩之有移动性浊音等为特征，病因主要有气滞、血瘀、脾虚失运、湿热蕴结等，其病位主要为肝、脾、肾，病理因素无外乎气滞、血瘀、水停于腹中。

出处：《诸病源候论》云："水毒气结聚于内，令腹渐大，动摇有声。"《肘后备急方》曰："水病之初，先目上肿起如老蚕，色侠头脉动，股里冷，胫中满，按之没指，腹内转侧有节声，此其候也，不即治须臾，身体稍肿，肚尽胀，按之随手起，则病已成。"

证型：以气滞血瘀证、脾虚气滞证、湿热蕴脾证、脾经热毒证、肝脾血瘀证、脾肾阳虚证等证型为主。

四十、便秘 constipation

便秘又称大便难、大便不通、大便秘涩，是以 7 天内排便少于 2 次，或长期无便意，或虽有便意，大便质硬难解等为特征的疾病。《内经》称本病为"后不利""大便难"，指出便秘与脾胃、小肠、肾有关。其发病的原因，有燥热内结，津液不足；情志失和，气机郁滞；劳倦内伤，身体衰弱，气血不足等。根据便秘的病因、病机及症状，可将其分为热秘、气秘、冷秘、虚秘等四类。

（一）热秘 heat constipation

定义：热秘是肠胃积热，津伤液耗所致的疾病，以大便干结，腹胀腹痛，口干口臭，面红心烦，或有身热等为主要临床表现。

出处：《金匮翼·便秘统论》载："热秘者，热搏津液，肠胃燥结，伤寒热邪传里，及肠胃素有积热者，多有此疾。"《证治要诀·大便秘》载："热秘，面赤身热，肠胃胀闷，时欲得冷，或口舌生疮，此由大肠热结。"

证型：以肠腑燥热、津伤便结证等为主要证型。

（二）气秘 qi constipation

定义：气秘是气机壅滞所致的疾病，以大便干结，或不甚干结，欲便不得出，或便而不爽，肠鸣矢气，腹中胀痛，嗳气频作，纳食减少，胸胁痞满等为主要临床表现。

出处：《症因脉治·大便秘结论》载："气秘便结之症，心腹胀满，胁肋刺痛，欲便而不得便，此气实壅滞之症也。若质弱形弱，言语力怯，神思倦怠，大便不出，此气虚不振之症也。"

证型：以气机郁滞、腑气不通证等为主要证型。

（三）冷秘 cold constipation

定义：冷秘是指由寒气袭于肠道所致的疾病，以大便艰涩，腹痛拘急，胀满拒按，胁下偏痛，手足不温，腰脊酸冷等为主要临床表现。

出处：《圣济总录·大小便门》载："下焦虚冷，窘迫后重，是谓冷秘。"

证型：以阴寒内盛、凝滞胃肠证等为主要证型。

（四）虚秘 deficient constipation

定义：虚秘是由气虚血少、肠燥便结或推动无力所致的疾病，以大便干燥，数日不行，兼面色㿠白，神疲气怯，头晕心悸，或喜热畏寒，四肢不温等为主要临床表现。

出处：《圣济总录·大小便门》载："或因病后重亡津液，或因老弱血气不足，是谓虚秘。"《洁古家珍·杂方》载："胃虚而秘者，不能饮食，小便清利。"《医学心悟·大便不通》载："若老弱人精血不足，新产妇人气血干枯，以致肠胃不润，此虚闭也。"

证型：以气虚、血虚、阴虚、阳虚等证型为主。

四十一、便血 hematochezia

定义：便血系胃、肠络脉受损，以血液随大便而下，或大便呈柏油样为主要临床表现的病证，属于中医学"后血""圊血""下血""肠风""脏毒""结阴""血证""血病""失血"等范畴。致病原因主要为脾虚不能统血，或湿热下注伤损大肠阴络。

出处：《三因极一病证方论》载："病者大便下血，或清，或浊，或鲜，或黑，或在便前，或在便后，或与泄物并下……故曰便血。"

证型：以胃肠积热证、湿热蕴结证、肠风伤络证、脾胃虚寒证等为主。

四十二、腰痛 lumbago

定义：腰痛是一种以腰背部、腰骶部疼痛为主，或伴有下肢放射痛、麻木和无力等症状的病证，属于中医学"痹证""痛证"的范畴。其病因可分为内伤、外感与跌仆挫伤，外邪侵袭、体虚年衰、跌仆闪挫等较为常见，基本病机为筋脉痹阻、腰府失养。

出处：《素问·刺腰痛》载："足太阳脉令人腰痛，引项脊尻背如重状。"

证型：以寒湿腰痛、湿热腰痛、瘀血腰痛、肾虚腰痛等为主。

四十三、尿血 hematuria

定义：尿血指尿液中混有血液甚至伴有血块的一类病证，属中医学"血淋""溺血""溲血"等范畴。本病为热蓄下焦，损伤肾与膀胱脉络所致。除外感邪热外，心、小肠、肝等脏腑皆可成为此等火热之源，但亦有因脾肾不固、血失统摄或气滞血瘀、络阻血溢所致者。

出处：《金匮要略·五脏风寒积聚病脉证治》载："热在下焦者，则尿血，亦令淋秘不通。"

证型：以下焦湿热证、肾虚火旺证、脾不统血证、肾气不固证等为主。

四十四、尿浊 turbid urine

定义：尿浊是以小便混浊、白如泔浆、排尿时尿道无疼痛感为主要症状的疾患。可参考中医古籍中"寒淋""赤白浊"等疾病，多因湿热下注、脾肾亏虚等所致。

出处：《济生方·遗浊》载："若夫思虑不节，嗜欲过度，遂使水火不交，精元失守，由是为赤浊白浊之患焉。赤浊者，心虚有热也，多因思虑而得之；白浊者，肾虚有寒也，过于嗜欲而得之。"

证型：以湿热蕴结证、脾虚气陷证、肾气不固证、肾阴亏虚证等为主。

四十五、水肿 edema

定义：水肿是由肺脾肾三脏对水液宣化输布功能失调，致体内水湿滞留，泛溢肌肤，引起头面、四肢、腹部甚至全身浮肿的病证，属于中医学"水胀""水气病"等范畴。本病主要由外感或内伤所致，外感如风邪、湿邪，内伤如劳倦、饮食、房劳等。

出处：《灵枢·水胀》载："水始起也，目窠上微肿，如新卧起之状，其颈脉动，时咳，阴股间寒，足胫肿，腹乃大，其水已成矣。以手按其腹，随手而起，如裹水之状，此其候也。"

证型：以风水相搏证、水湿浸渍证、湿热内蕴证、脾虚湿困证、阳虚水泛证等为主。

四十六、关节痛 arthralgia

定义：关节痛是人体肌表、经络因感受风、寒、湿、热等引起的以肢体关节及肌肉疼痛、麻木、重着、屈伸不利或关节肿大灼热等为主症的一类病证，属于中医学"痹症""历节病"的范畴。临床上有渐进性或反复发作性的特点。其主要病机是气血运行不畅，筋脉关节失于濡养。

出处：《素问·痹论》载："风寒湿三气杂至，合而为痹也。其风气胜者为行痹，寒气胜者为痛痹，湿气胜者为著痹也。"

证型：以寒湿阻络证、湿热阻络证、寒热错杂证、痰湿阻络证、肝肾亏虚证、瘀血阻络证等为主。

四十七、瘫痪 paralyzed

定义：瘫痪是一类肢体软弱无力，肌肉弛纵不收，难于活动或完全不能活动的疾病。古代医籍所称的"摊缓""四肢不用""四肢不举""足不收""弹曳""痿躄""偏枯"等均属本证范畴。本病多因肝肾亏虚，气血不足，复因风、寒、湿、热、痰、瘀等邪气侵袭经络所致。

出处：《医贯·中风论》载："瘫者坦也，筋脉弛纵，坦然而不举也；痪者涣也，血气涣散而无用也。"

证型：以肺胃津亏证、肝肾阴虚证、湿热阻瘅证、寒湿阻滞证、脾胃气虚证、肾阳虚证、瘀血阻络证、肝郁血虚证等为主。

四十八、震颤 tremor

定义：震颤是指以头部或肢体摇动颤抖，不能自制为主要临床表现的一种病证。轻者表现为头摇动或手足微颤，重者可见头部振摇，肢体颤动不止，甚则肢节拘急，失去生活自理能力。中医学又称本病为"颤证""振掉""颤振"等，多因年老体虚、情志过极、饮食不节、劳逸失当所致。基本病机为肝风内动，筋脉失养。

出处：《素问·脉要精微论》载："骨者，髓之府，不能久立，行则振掉，骨将惫矣。"

证型：以风阳内动证、肾阳不足证、肝郁脾虚证、肝肾阴虚证等为主。

四十九、紫斑（肌衄）purple patch（intramuscular bleeding）

定义：紫斑是以皮肤出现青紫斑点或斑块，抚之不碍手为特征的出血性疾病，中医学也称本病为"阴斑""阳斑""肌衄""汗血""葡萄疫""斑毒"等。其病机为气火逆乱，血不循经，脉络损伤，血溢于外。

出处：《灵枢·百病始生》载："阳络伤则血外溢，血外溢则衄血；阴络伤则血内溢，血内溢则后血。"

证型：以血热妄行证、阴虚火旺证、气不摄血证等为主。

五十、出疹 eruption

定义：出疹是指皮肤出现高出肤面的红色或红白色疹点的疾病，多由风热、风湿、疫毒等邪气外侵，蕴郁肌肤所致，常见于风疹、麻疹、奶麻，皮肤疾病如湿疹、药毒、荨麻疹、疥疮、土风疮、血风疮、血疳疮、经前瘾疹、妊娠风疹等，以及烂喉丹痧等多种外感温热病中。

出处：《医述·疹》载："疹者，痘之末疾也。脾肺二经受病，内应手足太阴，外合肌肉皮毛，犹天地诊戾不正之气，故曰疹也。然未痘先疹，痘后必复疹，惟痘后而疹者，方为正疹。"

证型：以风袭表疏证、风毒犯表证、风热郁滞肌肤证、温毒蕴结肌肤证、火毒蕴结肌肤证、虫毒侵袭肌肤证、肌肤失养证、瘀滞肌肤证等为主。

五十一、瘙痒（皮肤瘙痒）pruritus（skin itching）

定义：瘙痒是一种自觉皮肤瘙痒的症状，多由风邪外袭，或因血热内扰，或血虚失养等所致，可参考中医学"痒风""阴痒""风瘙痒""白疕""湿疮""湿疮毒"等疾病，常见于各种皮肤疾病，以及食物过敏、药物过敏、经前瘾疹、妊娠风疹、阴痒等。

出处：《医学纲目·痒》载："经曰：诸痒为虚。血不荣肌腠，所以痒也。"

证型：以血虚风燥证、肝郁血虚证、湿热内蕴证、风热血热证等为主。

汉语拼音索引

K

Y